Marina Silenzi

Krankheit und Gesundheit in der späten Philosophie Friedrich Nietzsches

Monographien und Texte zur Nietzsche-Forschung

Band 80

Marina Silenzi

Krankheit und Gesundheit in der späten Philosophie Friedrich Nietzsches

---

Eine psychophysiologische Analyse des Leibes und des dionysischen Künstlers

DE GRUYTER

Die Druckvorstufe dieser Publikation wurde vom Schweizerischen Nationalfonds zur Förderung der wissenschaftlichen Forschung unterstützt.

Schweizerischer Nationalfonds

ISBN 978-3-11-134089-0
e-ISBN (PDF) 978-3-11-134092-0
e-ISBN (EPUB) 978-3-11-134116-3
ISSN 1862-1260
DOI https://doi.org/10.1515/9783111340920

Library of Congress Control Number: 2023947659

Bibliografische Information der Deutschen Nationalbibliothek
Die Deutsche Nationalbibliothek verzeichnet diese Publikation in der Deutschen Nationalbibliografie; detaillierte bibliografische Daten sind im Internet über http://dnb.dnb.de abrufbar.

Druck und Bindung: CPI books GmbH, Leck

www.degruyter.com

Danksagung

Das vorliegende Buch ist die Ausarbeitung meiner Dissertation, die ich 2020 an der Universität Basel verteidigt habe. Mein Dank gilt in erster Linie der Schweizerischen Eidgenossenschaft, die es mir ermöglichte, aus Argentinien zu kommen und einen dreijährigen Aufenthalt in Basel zu finanzieren, sowie dem Schweizerischen Nationalfonds (SNF), der die Druckkosten für dieses Buch übernommen hat.

Als Wegweiser für meine Arbeit danke ich meinem Erstbetreuer, Prof. Dr. Hubert Thüring, für unzählige Diskussionen und Gedankenaustausche sowie meinem Zweitbetreuer, Prof. Dr. Markus Wild, für seine Anregungen vor allem zum zirkulären Modell der Gesundheit. Darüber hinaus möchte ich mich bei allen Kolleg*innen bedanken, die mich bei der Verwirklichung dieses Vorhabens unterstützt haben. Ich möchte auch meiner Familie danken, insbesondere meinen Eltern, und meiner schönen Sofia, die mich während dieses manchmal endlos scheinenden Prozesses begleitet und mir auch die Bedeutung der Krankheit näher gebracht hat. Zu guter Letzt möchte ich meiner katzenartigen Gefährtin, meiner süßen Rivka, danken, die ebenso viele schlaflose Nächte verbracht hat wie ich.

 https://doi.org/10.1515/9783111340920-001

Inhalt

Einleitung

Das Hauptziel des vorliegenden Beitrags ist es, den Begriffen der Krankheit und Gesundheit in Nietzsches Spätwerk auf die Spur zu kommen, um sie in Beziehung zueinander zu bearbeiten und gründlich zu verstehen, so dass man sich dem ästhetischen Geschehen und insbesondere dem schöpferischen Tun des Künstlers nähern kann, um zu einer umfassenderen Interpretation dieser Prozesse zu gelangen. So wird es notwendig, auf Nietzsches späte Auslegung der Kunst und vor allem auf sein Konzept des „dionysischen Künstlers" einzugehen und sie aus der Perspektive der Gesundheit zu analysieren. Dazu ist es erforderlich, verschiedene Schriften zu untersuchen und ihre Verflechtung aufzudecken, da Nietzsches Philosophie vom Leser sowohl Neugier als auch ein Interesse am Vergleich seiner Schriften untereinander fordert. Um eine möglichst kohärente Grundlage für die vorgeschlagenen Thesen zu liefern, sammle ich die einschlägigen Texte und Briefe Nietzsches hauptsächlich ab 1885, die als Hauptquelle für dieses Thema dienen, wobei natürlich der Dialog mit der Fachliteratur nicht außen vor bleiben wird.

Der Vorschlag, den späten Nietzsche als Ausgangspunkt für dieses Unterfangen zu nehmen, stützt sich vor allem auf die Tatsache, dass Nietzsche erst in den Vorreden von 1886/1887 und danach eine nahezu systematische Konzeption von Gesundheit und Krankheit ausarbeitet, wie ich hier argumentiere und nachzeichne. Dies erfolgt in unmittelbarem Zusammenhang mit seiner selbstanalytischen Tätigkeit sowie mit der erstmals im Kontext dieser Vorreden artikulierten Gestaltung des „schlechten Pessimismus" und des „tragischem Pessimismus" als Formen der Krankheit bzw. Gesundheit. Es ist meines Erachtens unmöglich, seine späte Konzeption beider Begriffe zu trennen, ohne auf die nachgelassenen Aufzeichnungen von 1887–1888 und hier insbesondere auf die Arbeitshefte W II 2 und W II 5 einzugehen. In diesen wendet Nietzsche sich einer Definition des ästhetischen Urteils auf der Grundlage normativer Werte zu, die ihre Grundlage in psychophysiologischen Parametern haben. Seine Auffassung der Gesundheit als ästhetisches Ereignis gipfelt wiederum in seinen Reflexionen über die Kunst und den dionysischen Künstler in der GD, der, wie ich hier vorschlage, zum Ideal einer interpretativen Haltung der Welt gegenüber wird. Die Hauptmerkmale des Apollinischen und des Dionysischen als ästhetische Äußerungen und als leibliche Erfahrungen in der GT werden hier insbesondere in den Kapiteln 1.2.1, 1.3 und 3.1 betrachtet und im Vergleich mit seiner späteren Philosophie analysiert. In Anbetracht der noch zu erforschenden Wechselbeziehung zwischen den Vorreden von 1886/1887, dem ästhetischen Urteil, den damit verbundenen psychophysiologischen Werten und der Rolle der Kunst und des Künstlers, die in Nietzsches späten Periode zur Sprache kommen, sowie des geringen Umfangs der Forschung über diese Themen im Vergleich zu der großen Aufmerksamkeit, die seiner ersten „Phase über die Kunst" bereits zuteil wurde, halte ich es für angemessen und originell, ein solches Vorhaben zu unternehmen. Zusätzlich ist es notwendig, Nietzsches vertiefte Diskussion der Bedeutung des Leibes zu berücksichtigen. In deren Rahmen stellt Nietzsche den Leib als selbstregulierend und als

 https://doi.org/10.1515/9783111340920-002

Komplex von Prozessen der Kraft dar, allerdings erst Anfang bis Mitte der 1880er Jahre. Obwohl der Leib schon in der GT eine wichtige, sogar wesentliche Rolle spielt, wenn es darum geht, die Erfahrungen des Apollinischen und des Dionysischen darzustellen, beginnt Nietzsche einige Jahre später, sich von dieser eher metaphysischen Sicht zu entfernen. Dies geht mit der Entwicklung einer Leibkonzeption einher, die die in der GT illustrierte Zerstörung des Individuums durch das Naturwesen durch detaillierte individualisierte psychophysiologische Prozesse im Zusammenhang mit interpretierenden Ausdrücken der Macht ersetzt. Ohne dieses Konzept des Leibes klar herauszustellen ist es kaum möglich, Nietzsches Aussagen über die Gesundheit, die Kunst und die ästhetische Interpretation der Welt in seiner Spätphilosophie nachzuvollziehen. Die zentralen Thesen dieser Arbeit werden im Folgenden kurz dargestellt und erläutert.

1. Die Vorreden von 1886/1887 sind der Ort der Genese der späten Auffassung von Krankheit und Gesundheit in Nietzsches Werk. In ihnen setzt er die Absicht um, den Leser auf das aufmerksam zu machen, was er selbst in den Briefen dieser Zeit als philosophische und persönliche „(Selbst-)Entwicklung" bezeichnet, indem er der Selbstbeobachtung und Selbstanalyse Raum gibt und davon ausgehend seine Erfahrung in und mit der Philosophie darstellt. Die psychologischen Aspekte, die er in diesen Vorreden und Briefen explizit anspricht, machen diese Schriften zur idealen Grundlage für die Darstellung seiner Gesundheitskonzeption. Da die fünf Vorreden von 1886/1887 für die neuen Ausgaben der GT, MA I, M und FW und für die erste Ausgabe von MA II dieses Thema gemeinsam haben, wird in diesem Buch eine intertextuelle Lektüre zwischen ihnen versucht, um die gemeinsamen Elemente hervorzuheben und zu interpretieren. Auf der Grundlage der Ähnlichkeiten wie auch der Unterschiede lassen sich die Konturen der Begriffe von Krankheit und Gesundheit herausarbeiten. Der paratextuelle Charakter der Vorreden wird somit um ihre intertextuellen Verbindungen ergänzt. Es wird auch gezeigt, dass die Begriffe der Krankheit und der Gesundheit eine Beziehung dieser fünf Schriften untereinander stiften, die stärker ist als ihre jeweilige Beziehung zu den Texten, denen Nietzsche sie voranstellt. Der Beitrag dieser These ist zweifach: Die Vorreden von 1886/1887 sind bisher kaum auf ihre Intertextualität hin mit dem Fokus auf Krankheit und Gesundheit untersucht worden. Auch fehlt bislang eine spezifische Analyse dieses Themas, die die verschiedenen Spätschriften Nietzsches, eingeschlossen die Nachlässe aus jener Zeit, einbezieht und in einen Dialog bringt.

2. In der Philosophie seiner letzten Jahre erarbeitet und bestimmt Nietzsche die Begriffe „Krankheit" und „Gesundheit", denen er die Namen „schlechter Pessimismus" oder „Romantik" und im Unterschied dazu „tragischer Pessimismus" oder „Pessimismus der Stärke" gibt. Obwohl den Begriffen „Pessimismus" und „Romantik" ein allgemein negativer Sinn zugeschrieben wird, definiert er sie erst ab 1886 spezifisch im Hinblick auf psychophysiologische Aspekte im Zusammenhang mit der Thematik der Krankheit. Infolgedessen erhalten diese Begriffe eine neue Bedeutung, indem sie die Krankheit bezeichnen, die er durch Wagner und Schopenhauer mit ihren bestimmten Persönlichkeitsmerkmalen verkörpert sieht. Diesen neuen Sinn erhält Nietzsche bis zum Ende seiner Philosophie aufrecht, wobei für ihn die Kritik an der wagnerianischen Romantik im Vordergrund steht, die er ab 1888 als décadence oder dégénérescence kennzeichnet.

Indem er diese klare Unterscheidung innerhalb des allgemeinen Gebrauchs des Wortes „Pessimismus“ vornimmt und ihn in seinen Schriften der letzten Jahre auf diese spezifische Weise charakterisiert (die dann in der Tat durch die Einführung neuer Merkmale, die ausschließlich dem Wagnerschen Dekadenztypus zugeschrieben werden, weiter ausgearbeitet wird), liegt es nahe, anzunehmen, dass „Romantik“ oder „schlechter Pessimismus“ sich in jenen Jahren zu zentralen kritischen Grundbegriffen innerhalb seiner Philosophie entwickeln.

In gleichem Maße wird auch der tragische oder starke Pessimismus zu einer Kategorie, da sich dieses Konzept, das im *Versuch einer Selbstkritik* zum ersten Mal in einem veröffentlichen Werk verwendet wird, ausschließlich auf eine höhere Gesundheit bezieht, die dem dionysischen Menschen zugehört. Die Ausarbeitung der Definition des tragischen Pessimismus als Gesundheitsmodell entfaltet Nietzsche hauptsächlich in den Vorreden von 1886/1887, im Aphorismus 370 der FW und in GD.

3. Krankheit und Gesundheit in Nietzsches Philosophie als gegensätzliche Dialektik oder als graduelle Bewegung zwischen zwei Polen zu interpretieren ist ein Ansatz, der in dieser Arbeit kritisiert wird. Um zu begründen, was ich hier stattdessen als „Zirkularität des relationalen Krankheits- und Gesundheitsgeschehens“ darstelle, gehe ich von Nietzsches These aus, dass sowohl die anorganische als auch die organische Welt als Vollzug und Organisation von Macht verstanden werden müssen, und hebe dann hervor, was Nietzsche unter dem starken Einfluss von Wilhelm Roux unter Leib bzw. Organismus versteht, nämlich eine Entität, die von Machtverhältnissen und der grundlegenden Bedeutung der Selbstregulierung bei der Herstellung der inneren Hierarchie der organischen Funktionen geprägt ist.

Im Zirkulärmodell des Krankheits- und Gesundheitsgeschehens wird jede Art von Identität, jede Art von Zweckmäßigkeit und Teleologie, jede Vorstellung von ‚linearem Fortschritt‘, ja sogar von ‚Überwindung‘, abgelehnt. Die Metaebene oder (selbst-)analytische Ebene, auf der Nietzsche sich vor allem in den fünf Vorreden und in einigen späteren Schriften bewegt, fällt weitgehend mit dem relationalen Krankheits- und Gesundheitsgeschehen zusammen, denn er schreibt von einer allgegenwärtigen Krankheit, von einer stärkeren (aber nicht ‚vollständigen‘) Gesundheit, von den Grenzen und der Willkür der Vernunft beim Verstehen dieser Ereignisse, von der endgültigen Aufhebung aller Reste einer metaphysischen Dialektik, die auf dem Gegensatz von Krankheit und Gesundheit beruht. Allerdings wird hier auch darauf hingewiesen, dass der Mensch gewisse begriffliche Schemata nicht überspringen kann, und es ist Nietzsche selbst, der ebenfalls eine ‚Genesung‘ mit bestimmten identitären und linearen Merkmalen vorschlägt und bestimmte Momente seines Lebens im Zuge dieser Erfahrung charakterisiert.

4. Nietzsche schlägt eine Züchtung der Instinkte, der Affekte und der gesamten psychosomatischen Ebene vor, ausgehend von einer selbstanalytischen Tätigkeit, die nicht auf die Vernunft und ihre bewusste Herrschaft, sondern auf die Erforschung des Leibes in seiner Gesamtheit ausgerichtet ist. Obwohl er vor allem auf die (Wieder-)Aufwertung des letzteren abzielt, indem er dessen primitivste Organisationen und die Lenkung durch die Instinkte hervorhebt, geht die Möglichkeit, einen Weg zum in der

gesamten westlichen Philosophiegeschichte bis dahin vernachlässigten und vergessenen Leib zu eröffnen, von der individuellen analytischen Ebene aus, um in einem ersten Schritt die jeweilige psycho-affektive Ebene zu (re)interpretieren und (re)definieren und damit aus einer bereits eigenen Perspektive die allgemeinen organischen Funktionen mit den individuellen Affekten zu assoziieren.

5. Die Interpretation von Krankheit und Gesundheit wird von Nietzsche in den fünf Vorreden von 1886/1887 vor allem aus einer persönlich-historischen Perspektive ausgedrückt, die seine eigene Krankheits-, Loslösungs- und ‚Genesungserfahrung' reflektiert. Dies wird in jeder der fünf Vorreden wiederholt, aber die Struktur der ersten und der zweiten Ausgabe der FW verstehe ich in diesem Beitrag als formale Darstellung dieses Bewältigungsprozess. Diese formale Struktur wird bei Nietzsche durch ein zentrales Ereignis bestimmt: Die Geburt von Zarathustra. Die FW mit ihren zwei Ausgaben stellt unter Berücksichtigung des Formats nicht zwei verschiedene Bücher dar, sondern sie ist selbst der Ausdruck der von Nietzsche empfundenen Krankheits- und ‚Genesungserfahrung', was natürlich Unterschiede in Bezug auf Ideen und Stilformen zwischen der ersten und der zweiten Auflage mit sich bringt.

6. Für Nietzsche steht nach der hier vorgestellten Interpretation der Gedanke im Mittelpunkt, dass jeder Mensch seine Gesundheit selbst schafft. Die Gesundheit stammt aus einem interpretierenden Leib, der gleichzeitig das Zeichen dafür ist, inwieweit eine Person gesünder oder kränker ist. Die Gesundheit wird letztlich durch die plastischen oder ästhetischen Fähigkeiten eines jeden Menschen definiert und schließt die Krankheit als grundlegendes Element ein. In GD findet die Annäherung an interpretativ-ästhetische Schaffensprozesse als unmittelbarer Ausdruck von Gesundheit ihren höchsten Entwicklungspunkt. Gesundheit wird mit dem Verhalten des dionysischen Künstlers im Moment der Schöpfung identifiziert und durch den Sinn für den tragischen Menschen ergänzt, den Nietzsche in den letzten Aphorismen von GD entwickelt. Entscheidend ist, dass er weder in den nachgelassenen Aufzeichnungen von 1887/1888 aus den Heften W II 2 und W II 5 noch in den Abschnitten von GD, die Fragen der Ästhetik behandeln, auf die Krankheit bzw. die Gesundheit im expliziten Sinne verweist: Die schöpferischen Prozesse des (dionysischen) Künstlers werden zu einem idealisierten kognitiv-normativen Modell der Weltdeutung und der Selbstbejahung der eigenen Existenz.

Nietzsches Gesundheitsauslegung wird von den Theorien des französischen Arztes Charles Féré beeinflusst, insbesondere jenen zur *induction psychomotrice* und *suggestion mentale.* Da die wichtige Beziehung zwischen beiden bisher nur von wenigen Autoren behandelt und analysiert wurde, nehme ich hier eine gründlichere Untersuchung jener nachgelassenen Aufzeichnungen und Streifzüge von GD im Zusammenhang mit bestimmten Passagen von *Sensation et mouvement* vor. Weder diese Nachlässe noch die hier zu analysierenden Streifzüge zur Ästhetik sind bisher in Bezug auf Krankheit bzw. Gesundheit und auf die möglichen Spuren Férés für ein tieferes Verständnis beider Begriffe in Nietzsches Spätwerk betrachtet worden.

Das vorliegende Buch ist in drei Hauptteile gegliedert. Im ersten Teil erörtere ich die Gründe für die Abfassung der fünf Vorreden von 1886/1887 und charakterisiere ihre Inhalte. Anschließend analysiere ich diese fünf Schriften im Hinblick auf Krankheit und

Gesundheit, wobei ich die gemeinsamen Aspekte berücksichtige, um zu einer möglichst klaren und vollständigen Definition der beiden Begriffe zu gelangen. Abschließend gebe ich einen kurzen Überblick über die beiden Begriffe „Romantik" und „Pessimismus" bis Ende 1885/Anfang 1886, um zu dem Schluss zu kommen, dass der Entstehungsort beider in engem Zusammenhang mit dem Krankheitsbegriff und den entsprechenden Figuren Schopenhauers und Wagners sowie dem mit den plastischen Transfigurationskräften der Krankheit verbundenen Pessimismus ausschließlich in den fünf Vorreden zu finden ist.

Im zweiten Teil geht es um eine genauere Erläuterung von Krankheit und Gesundheit in Nietzsches Spätphilosophie. Die Bedeutung beider Begriffe ist eng mit seinem Verständnis des Leibes und seiner inneren Vorgänge verbunden. In diesem Teil wird daher auf seine Charakterisierungen eingegangen, wobei auch die Ähnlichkeiten mit den Theorien von Roux herausgearbeitet werden. Anschließend werden sowohl das dialektische als auch das graduelle (und doch auf Gegensätzen beruhende) Schema zur Deutung von Krankheit und Gesundheit kritisiert, die häufig im Zusammenhang mit Nietzsches Forschungen zu diesem Thema verwendet werden. Als Alternative stelle ich ein zirkulär-relationales Modell der Krankheit und der Gesundheit vor, das sich auf den psychophysiologischen Zustand des Menschen konzentriert. Auf diese Weise wird die Idee des physiologischen Determinismus abgelehnt und die Bedeutung der Psychologie in Nietzsches späten Werken hervorgehoben: Es handelt sich um eine psychophysiologische Züchtung des ganzen Leibes, die Nietzsche selbst in den fünf Vorreden durch die Figur des Psychologen(-Philosophen) verkörpert. Schließlich wird die von ihm selbst in den fünf Vorreden erlebte Krankheits- und ‚Genesungserfahrung' genauer untersucht, wobei die FW als formale Struktur dessen vorgeschlagen wird, was er als Bewältigungsgeschehen darstellt.

Der dritte und letzte Teil fokussiert sich auf Nietzsches Auffassung der Ästhetik und des Dionysischen in seinem Spätwerk. Zu diesem Zweck gehe ich kurz auf die frühe Charakterisierung des Apollinischen und des Dionysischen ein, damit der Bedeutungswandel des Dionysischen ab 1887 klarer sichtbar wird. Das folgende Kapitel erläutert die Bedeutung des ästhetischen Urteils in (allgemeinen) schöpferischen Prozessen und zeigt die wichtige Rolle des Instinkts und des Unbewussten für die Interpretation der Welt auf. Anschließend werden ausgewählte Passagen aus *Sensation et mouvement* in Bezug auf Nietzsches ästhetische Interpretation analysiert, die er in seinen Arbeitsheften W II 2 und W II 5 sowie in den *Streifzügen eines Unzeitgemässen* in GD entwickelt. Schließlich wird der Versuch unternommen, Nietzsches Konzeption des dionysischen Künstlers in seinen späteren Jahren klar darzustellen. Hier geht es um den dionysischen Künstler als Repräsentant des Modells der Gesundheit: Er hat einen überbordenden Willen und kann daher seinen eigenen Rauschzustand schaffen und mit seinen plastischen Kräften das Schlimmste im Leben assimilieren und verwandeln.

Teil I: **Die Vorreden von 1886/1887 im interrelationalen Dialog aus der Krankheits- und Gesundheitsperspektive**

1.1 Erste Annäherung an die Vorreden von 1886/1887: Gründe und Genese

1886 entschließt sich Nietzsche, neue Vorreden für vier seiner zuvor veröffentlichten Bücher zu schreiben. *Die Geburt der Tragödie*, *Morgenröthe*, *Menschliches Allzumenschliches I* und *Die fröhliche Wissenschaft* sollen ein neues Format mit neuen Vorreden erhalten. Außerdem verfasst er eine Vorrede für die erste Ausgabe von *Menschliches Allzumenschliches II*, die aus zwei früheren Schriften besteht: *Vermischte Meinungen und Sprüche* und *Der Wanderer und sein Schatten.* Die neuen Ausgaben erscheinen 1886/1887, d.h. 15 Jahre nach der Veröffentlichung der GT. Wenn der Leser Nietzsches Werk über die Jahre betrachtet, wird ihm die ständige Verwandlung seiner Philosophie vor Augen geführt. Daher stellt sich zunächst folgende Frage: Warum beschäftigt Nietzsche sich mit der Überarbeitung von Werken, die in einer schon relativ entfernten Vergangenheit entstanden sind? Um dieser Frage nachzugehen, betrachte ich hauptsächlich Briefe aus dem Umfeld der Entstehung der fünf Vorreden 1886/1887 und das Forschungsfeld zum Thema. Zentral ist die Geschichte von Nietzsches Verhältnis zu seinem damaligen Verlag.

Eine These zum Ursprung dieser fünf Vorreden entwickeln beispielsweise Jutta Georg und Sebastian Kaufmann. Sie thematisieren Nietzsches Wunsch, endlich gelesen zu werden und die Verkaufszahlen seiner alten Bücher zu steigern. Ich würde jedoch einen weiteren, im Forschungskontext noch nicht berücksichtigten Grund zur Entstehung der Vorreden hervorheben: Sie werden zum zentralen Ort für Nietzsches Auseinandersetzung mit der Krankheit und der Gesundheit. Er schlägt in diesen Vorreden einen unvergleichbaren psychologischen Ton an, der sich in WA und EH wiederholt. Sein Versuch ist, wie er es in verschiedenen Briefen dieser Zeit ausdrückt, dem Leser die Entwicklung seiner Person in Entsprechung zu seiner Philosophie darzustellen. Er macht aus den fünf Vorreden die Bühne, auf der sich eine solche experimentelle Psychologie entfalten soll.[1] Auf der Grundlage dieser selbstanalytischen Tätigkeit bestimmt er die Werte von Krankheit und Gesundheit. Auf diese Weise führt er in ihnen eine

1 Claus-Artur Scheier verweist auf den starken Selbstbezug der Vorreden von 1886/1887 (wobei er auch die Vorreden von JGB und GM einbezieht) und sieht sie als Plattformen für eine Geschichte der Selbstentwicklung, die für die Interpretation von Nietzsches letzten Schriften von entscheidender Bedeutung seien. Vor diesem Hintergrund ist es seiner Ansicht nach notwendig, die Vorreden gemeinsam zu lesen: „In der Tat sind sie, im Zusammenhang gelesen – und jedenfalls die Vorreden von 1886 sind auch im Zusammenhang gedacht –, nicht weniger als ein Proto-Ecce-Homo oder, genauer, ein ‚Ecce auctor', der Schlüssel zu allen folgenden Schriften bis zu den Briefen und Postkarten vom Januar 1889. Aber als disiecti membra poetae werden sie kaum so gelesen werden", Scheier 1990, Einleitung VIII – IX. Ich betone ebenfalls, wie wichtig es ist, dass die Vorreden von 1886/1887 zusammen gelesen werden, aber im Unterschied zu Scheier bestimme und präsentiere ich die Wechselbeziehung zwischen ihnen und hebe zunächst die Begriffe der Krankheit und der Gesundheit hervor. Die Vorreden von JGB und GM werden in dieser Arbeit nicht analysiert, da sie sich weniger auf diese beiden Begriffe konzentrieren als die Vorreden von GT, MA I, MA II, M, FW.

 https://doi.org/10.1515/9783111340920-003

‚Sanierung' seiner Philosophie in zweierlei Hinsicht durch: Einerseits möchte er die alten Bücher in etwas Neues verwandeln, andererseits präsentiert er in den Vorreden von 1886/1887 eine ‚Sanierung'[2] im Sinne einer ‚Genesung'.[3]

1886 beendet Nietzsche endgültig sein Verhältnis zu seinem Verleger Ernst Schmeitzner, der seine Werke vom dritten Stück der UB bis zum dritten Buch von Za im Jahr 1884 herausgebracht hatte. Er ist genötigt, einen neuen Verlag zu finden, der nicht nur seine zukünftigen Werke veröffentlicht, sondern auch die übrigen bereits veröffentlichten Bücher übernimmt. Die Beziehung der beiden verschlechtert sich zunehmend und die Meinungsverschiedenheiten zwischen ihnen können nicht beigelegt werden. Nietzsche beschuldigt Schmeitzner, seine Bücher nicht ausreichend zu bewerben, was für ihren Verkauf schädlich sei. Außerdem bezeichnet er Schmeitzner, und dies mit gutem Grund, als „antisemitisch",[4] wovon sich Nietzsche abgrenzen möchte, da es ihm einen schlechten Ruf einbringe.[5]

Bereits 1884 kann man in vielen Briefen das fehlende Einverständnis zwischen beiden erkennen und ebenso Nietzsches Willen, den Verlag zu wechseln. Schon am Ende des Jahres teilt er seiner Mutter und Schwester in zwei Briefen jenen tiefen Wunsch mit, den Chemnitz-Verlag von Schmeitzner zu verlassen und damit den Konflikt um die übrigen Exemplare zu lösen. Am 14./15. November schreibt er: „Schmeitzner s o l l und m u ß mich verkaufen, ich will aus dieser ‚Sackgasse' heraus" (Nietzsche an Franziska und Elisabeth Nietzsche, 14./15. November 1884, KGB III/1, Bf. 555). Nur einige Wochen später berichtet er erneut von den Problemen mit seinem Verleger, die nicht nur finanzielle Fragen, sondern auch die Rechte an seinen Schriften betreffen:

---

2 Der Begriff „Sanierung" stammt vom lateinischen Verb *sanare,* was auf Deutsch „heilen", „gesund machen" bedeutet. Vgl. Kluge 2002, 785.

3 Es ist offensichtlich, dass das Konzept der „Genesung" und der Verweis darauf, dass eine Krankheit verschiedene Stadien im Übergang zu einer stärkeren Gesundheit durchläuft, auf einer Linearität beruht, die der in Abschnitt 2.7.2 kritisierten meta-analytischen Ebene entspricht. Die bewusste Wahrnehmung des Menschen projiziert jedoch die ‚Genesung' auf den Zustand seiner eigenen Gesundheit. Die Verwendung dieses Begriffs, der auf den Annahmen eines linearen Fortgangs und einer klaren Identifizierbarkeit von Gesundheit und Krankheit beruht, wird in der vorliegenden Arbeit als Teil der bewussten begrifflichen Wahrnehmung des Menschen und der Art und Weise, wie er seine eigene Gesundheit versteht, betrachtet.

4 1881 unterschreibt Ernst Schmeitzner, gemeinsam mit anderen Persönlichkeiten der damaligen Zeit, die sogenannte *Antisemitenpetition,* die die Rücknahme wesentlicher Gleichstellungsgesetze für Juden in Deutschland verlangt; vgl. Wawrzinek 1927. In einem Brief an Overbeck schreibt Nietzsche darüber: „Leider, so muß ich sagen, war diese Versteigerung nicht durchzusetzen; und Deine wie meine Schriften liegen vollständig v e r g r a b e n und u n a u s g r a b b a r in diesem *Antisemiten*-Loch. (Das ist m e i n e Einsicht in die Sache: *Schmeitzner* selber denkt nicht anders darüber.) Meine ‚Litteratur' existirt n i c h t m e h r", Nietzsche an Franz Overbeck, Anfang Dezember 1885, KGB III/3, Bf. 649.

5 Im gleichen Brief schreibt Nietzsche an Overbeck: „sie [Nietzsches Bücher] werden überall unter die ‚antisemitische Litteratur' gerechnet [...]. Vom Zarathustra sind nicht hundert Exemplare verkauft (und diese fast nur an Wagnerianern und Antisemiten!!)", Nietzsche an Franz Overbeck, Anfang Dezember 1885, KGB III/3, Bf. 649.

> Also: Herr Schm<eitzner> kann, wenn er will, die von den vereinbarten 1000 noch vorhandenen Exemplare meiner Schriften an irgend einen Buchhändler verkaufen, *er kann aber nicht das Verlagsrecht dieser Schriften verkaufen,* **weil** *er es nicht besitzt!* [...] Die Summe 20 000 M. ist eine alberne Schwindelei des Schmeitzner. Gesetzt es giebt von den ursprünglich hergestellten 13000 Exemplaren meiner Schriften [...] noch die Hälfte, was wohl die ungefähre Wahrheit sein wird, also c. 7000, so würde der unverschämte Schwindler dann immer noch 3 Mark ungefähr für jedes Exemplar haben wollen!! [...]. Inzwischen aber hoffe ich, daß Schm<eitzner> mir dies erspart und seinerseits einen Käufer findet. (Nietzsche an Franziska und Elisabeth Nietzsche, 4./11. Dezember 1884, KGB III/1, Bf. 564)

Nietzsches dringender Wunsch, einen neuen Verlag zu finden, intensiviert sich im Jahr 1885, da es wahrscheinlich keinen Käufer gibt, der sowohl sein früheres als auch sein künftiges Werk erwerben möchte. Diese Tatsache führt ihn zur Selbstfinanzierung des vierten und letzten Teils von Za. Er wendet sich noch einmal an seine Mutter und Schwester, um über den Vorfall zu sprechen. In diesem Brief drückt er seine tiefe Enttäuschung aus, dass er für sein wichtigstes Buch keinen interessierten Verlag findet: „Über die Schmeitzner-Angelegenheit bin ich sehr erstaunt. Es kommt mir sehr zustatten, denn ich habe, weil ich diesen Winter keinen Verleger fand, trotz ernstlicher Bemühung, und weil dies Suchen endlich gegen meinen Stolz gieng, den vierten (und letzten) Theil Zarathustra auf eigne Kosten drucken lassen." (Nietzsche an Franziska und Elisabeth Nietzsche, 16. April 1885, KGB III/3, Bf. 596)

Im Sommer des gleichen Jahrs ist der Bruch mit Schmeitzner unabwendbar, und Nietzsches Drang, von diesem so schnell wie möglich loszukommen, wird offensichtlich. Am 15. August 1885 schreibt er wieder an seine Schwester: „Ich kann nämlich nur wiederholen, was ich schon ein Mal Dir schrieb: *woran mir* **absolut** *gelegen ist*, das ist, meine Schriften *aus* Sch<meitzner>s *Händen zu winden*" (Nietzsche an Elisabeth Förster, 15. August 1885, KGB III/3, Bf. 621). Im Juli 1886 nimmt der Konflikt mit Schmeitzner eine drastische Wende: Letzterer findet keinen Verlag, der Nietzsches Werk kaufen möchte. Aus Verzweiflung über den Verlust fordert er Nietzsche auf, den Rest seiner eigenen Bücher für den Gesamtbetrag von 12.500 Mark zu kaufen. Diese Forderung spielt eine wesentliche Rolle, wenn man die Frage nach dem Grund der Vorreden von 1886/1887 stellt. Schmeitzner schickt Nietzsche das folgende Bestandsverzeichnis der Werke, die er immer noch besitzt:

> [...] so gestatte ich mir Ihnen die betreffenden Bücher gleich direkt anzubieten. Es sind dieß

c° 751 Geburt d. Tr.	c°808 Wanderer
c° 212 Betrachtung I.	c° 784 Morgenröthe
c° 351 Betrachtung II.	c° 788 Wissenschaft
c° 350 Betrachtung III.	c° 915 Zarathustra I
c° 768 Betrachtung IV.	c° 907 Zarathustra II
c° 511 Menschliches I.	c° 937 Zarathustra III
c° 674 Menschliches II	c° 967 Wagner französ<isch>

> Ich stelle, da ich nun gern räumen möchte, für Alles zusammen den Pauschalpreis von 12500 Mark. (Schmeitzner an Nietzsche, Juli 1886, KGB III/4, Bf. 387)

Nietzsche sieht die dringende Notwendigkeit, einen Käufer für seine Bücher zu finden. Mit dieser Absicht wendet er sich an seinen früheren Verleger, Ernst Wilhelm Fritzsch. In einem Brief vom 5. Juli 1886 schildert er Fritzsch seine Unzufriedenheit über die Situation mit Schmeitzner. Dort erwähnt Nietzsche auch die Forderung von Schmeitzner: „Wie er auf den absurden Gedanken gekommen ist, daß ich selbst meine Bücher zurückkaufen soll, weiß ich nicht" (Nietzsche an Fritzsch, 5. Juli 1886, KGB III/3, Bf. 718). In demselben Brief äußert Nietzsche seinen Wunsch, ihn wieder als Verleger zu gewinnen: „Es wäre mir ein großer Stein vom Herzen, wenn meine Litteratur erst glücklich in Ihren Hafen eingeschifft ist! Hoffentlich können Sie mich baldig mit dieser Nachricht beglücken" (Nietzsche an Fritzsch, 5. Juli 1886, KGB III/3, Bf. 718).

Fritzsch nimmt die Anfrage an und entscheidet sich, Schmeitzner die restlichen Bücher Nietzsches abzukaufen. Die Einigung zwischen beiden ist aber viel komplizierter und dauert länger, als Nietzsche erwartet hatte. In einem Briefentwurf an Overbeck kann man seinen Willen erkennen, dieses Problem endgültig zu lösen. In diesem stellt er seine Sorge direkt dar: „Fritzsch und Schm<eitzner> haben sich bisher nicht geeinigt. Dieser Tage hat Schm<eitzner> mir direkt den Antrag gemacht, ich sollte meine Literatur für 12500 Mark abkaufen" (Nietzsche an Franz Overbeck, 14. Juli 1886, KGB III/3, Bf. 720 Entwurf). Nietzsche entscheidet sich schließlich, den Ton dieses Briefes zu mildern und sagt das Folgende: „Fritzsch hat sich bisher noch nicht mit Schm<eitzner> verständigen können, aber vielleicht kommt es doch noch dazu, da F<ritzsch> großen Werth darauf zu legen scheint, den ‚ganzen Nietzsche', so wie den ganzen Wagner in seinem Verlag zu haben" (Nietzsche an Franz Overbeck, 14. Juli 1886, KGB III/3, Bf. 721). Am 20. Juli berichtet er seinem Freund Heinrich Köselitz, dass „die Verständigung zwischen Schm<eitzner> und Fritzsch hoffentlich sehr bald erreicht [ist]" (Nietzsche an Heinrich Köselitz, 20. Juli 1886, KGB III/3, Bf. 724). Endlich kauft Ernst W. Fritzsch den ganzen Rest von Nietzsches Werk, aber die Menge der übrigen Exemplare stellt immer noch ein großes Problem dar. Sowohl Nietzsche als auch sein neuer Verleger müssen eine Lösung finden.

Am 7. August 1886 teilt Nietzsche Fritzsch das erste Mal seine Idee mit, MA I, M und die FW mit neuen Vorreden zu versehen. Auf diese Weise sollen die neuen Ausgaben der Bücher das Interesse des Publikums wiedererwecken, um die restlichen Exemplare endlich zu verkaufen:

> Die Zahl der Exemplare ist so groß, daß es scheinen möchte, als ob es sich um eine ganz neue Ausgabe handle. Dies hat mir einen Gedanken eingegeben. Wenn nun einmal die Titel- und Umschlagblätter durch neue zu ersetzen sind und jedenfalls einige Buchbinder-Arbeit nöthig wird, was meinen Sie? wäre es nicht vernünftig, jenen Anschein zu benutzen d. h. auf den Titel drucken zu lassen/Neue Ausgabe vermehrt durch eine Vorrede. (oder Einleitung etc?)/Sie werden bemerken, daß Menschl<iches> Allzum<enschliches> die Morgenröthe, die fröhliche Wissenschaft einer Vorrede ermangeln. (Nietzsche an Fritzsch, 7. August 1886, KGB III/3, Bf. 730)

Nach Nietzsches eigener Erklärung handelt es sich hier darum, eine Art von Illusion zu schaffen. Der Leser soll glauben, dass die neuen Ausgaben vollständig neu gedruckt wurden, obwohl nur eine neue Vorrede hinzugefügt und der Buchdeckel – und in einigen Fällen auch der Titel – geändert wurden. Daraus lässt sich folgern, dass sein Wille, neue Vorreden zu schreiben, hauptsächlich auf kommerziellen Gründen beruht, da die Anzahl der verbleibenden Bücher und damit die finanziellen Einbußen zu hoch wären.

Dies wird auch von Jutta Georg in ihrer Darstellung des Themas als ein zentraler Grund für die erneute Herausgabe dieser Werke betont. Sie behauptet, dass die Neuausgabe „ein Motiv [hat]: der Wunsch, endlich gelesen zu werden und die schlechten Verkaufszahlen seiner Bücher zu verbessern" (Georg 2015, 19). Dieses von Georg besonders hervorgehobene Motiv zielt hauptsächlich auf die kommerzielle Dimension, aber auch auf den Wunsch nach Anerkennung: Der hauptsächliche Grund für die Vorreden ist sowohl die Gewinnung von Lesern als auch die Steigerung der Verkäufe. Georg fügt jedoch in ihrer Interpretation hinzu, dass „[g]leichermaßen aber mit den neuen Vorreden wohl auch neue Akzente gesetzt [werden sollten]; [es] sollte[n] aus einer nachträglichen, weil erst nach dem Abschluss der Schriften erreichten Perspektive, andere Orientierungen, Verweise und Zuspitzungen vorgenommen werden" (Georg 2015, 19). Auf diese Weise versteht sie sowohl Nietzsches Absicht, gelesen zu werden und die Verkaufszahlen zu steigern, als auch die Entfaltung neuer Perspektiven seiner Philosophie als die wesentlichen Motive hinter der Genese der Vorreden.

In einigen Briefen kann man durchaus feststellen, dass Nietzsche selbst den kommerziellen Aspekt und den Wunsch, seine Philosophie bekannter zu machen und neue Leser zu gewinnen, als die wichtigsten Aspekte erachtet, die ihn veranlassen, eine Überarbeitung früherer Werke durchzuführen. So lässt er diese Sorge deutlich in einem Brief an seinen neuen Verleger durchscheinen: „Nehmen wir an, daß bis zum Frühjahr meine ganze Litteratur, so weit sie in Ihren Händen ist, zum neuen Fluge fertig und neu ‚beflügelt' ist. Denn diese ‚*Vorreden*' sollen F l ü g e l sein!" (Nietzsche an Ernst W. Fritzsch, 29. August 1886, KGB III/3, Bf. 740). Nietzsches Interesse, dass diese fünf Schriften so schnell wie möglich aus Fritzschs Lager verschwinden und auf den Markt kommen, wird im gleichen Brief von einer gewissen Unlust begleitet, diese neuen Vorreden zu schreiben. Er beichtet Fritzsch, dass man viel Mut für diese Aufgabe brauche, und stellt ihm die Frage, ob er genau wisse, „w i e v i e l Muth und Inspiration gerade zu solchen ‚*Vorreden*' noth thut? und außerdem noch mehr ‚g u t e r W i l l e'" (Nietzsche an Fritzsch, 5. Juli 1886, KGB III/3, Bf. 740). Der Umstand, dass Nietzsche hier einerseits über die Möglichkeit spricht, seinen Schriften ‚Flügel' zu verleihen, sowie andererseits über die Schwierigkeiten, die neuen Vorreden für diese fünf Werke zu verfassen, weist darauf hin, dass er ein starkes Bedürfnis zu befriedigen sucht: Er möchte seine Philosophie sanieren. Deswegen wäre es nicht richtig zu denken, dass sich das Motiv der neuen Vorreden von 1886/1887 vollständig auf den kommerziellen Aspekt beschränkt. Zwar besteht der dringende Wille Nietzsches, diese Werke neu herauszugeben, allerdings nicht allein vor dem Hintergrund der geschilderten geschäftlichen Herausforderungen. Im Brief vom 7. August 1886 erweitert er die Konzeption seiner Vorreden und sagt:

> es hatte gute Gründe, daß ich damals als diese Werke entstanden, mir ein Stillschweigen auferlegte — ich stand noch zu nahe, noch zu sehr „drin" und wußte kaum, was mit mir geschehn war. Jetzt, wo ich selber am besten und genauesten sagen kann, was das Eigene und Unvergleichliche an

> diesen Werken ist und inwiefern sie eine für Deutschland neue Litteratur inauguriren [...] würde ich mich zu solchen zurückblickenden und nachträglichen Vorreden gerne entschließen. (Nietzsche an Ernst Fritzsch, 7. August 1886, KGB III/3, Bf. 730)

Nietzsches kommerzielle Absicht, die Verkäufe zu steigern, wird durch einen tieferen Wunsch begleitet. Er möchte sich seinen alten Büchern wieder annähern, um bestimmte Aspekte zu überarbeiten – aber mit einer gewissen Distanz, wie er es selbst ausdrückt, da er ihnen seiner Meinung nach zuvor noch zu nahe gestanden hatte. So macht er deutlich, dass die Genese der Vorreden von 1886/1887 nicht nur kommerzielle Absichten verfolgt.

Man kann daher behaupten, dass das Vorhaben, die neuen Vorreden zu schreiben, nicht allein kommerzielle Gründe hat. Für ihn bedeuten der Verlagswechsel und die Neuausgabe vielmehr eine echte Gelegenheit, seine alten Schriften neu zu ordnen, was aber nur aus einer gegenwärtigen Perspektive heraus erreicht werden kann. Seine Selbstkritik an den Werken seiner Jugendzeit betrifft sehr oft den Stil, in welchem die Bücher geschrieben wurden. In den brieflichen Äußerungen dieser Zeit über die Vorreden wird aber deutlich, dass er auch auf neue Perspektive und Orientierungen in seiner Philosophie hinweist. Zudem gibt es einen Aspekt, der mit seiner persönlichen Entwicklung zusammenhängt und der, wie hier vorgeschlagen, bei der Analyse der Vorreden ein wesentliches Gewicht erhält: die Erfahrungen mit seiner eigenen Gesundheit, die wesentlich vor dem Hintergrund seiner Beziehung zu Schopenhauer und Wagner in den neuen Ausgaben dargestellt werden. Sie werden von Nietzsche in den Vorreden deutlich angesprochen und in den nächsten Kapiteln genauer betrachtet. Seiner Einschätzung nach führte seine psychische Verfassung zu einer Schwierigkeit, das Eigene und Unvergleichliche dieser früheren Bücher nachzuvollziehen, und bringt ihn dazu, sich ihnen gegenüber distanziert und selbstkritisch zu verhalten. Dies deutet er in einem Brief am 2. September 1886 an Bernhard und Elisabeth Förster an, in dem er über den *Versuch einer Selbstkritik* schreibt:

> Eben erscheint eine neue Ausgabe von „Menschliches, Allzumenschliches“, mit einer langen *Vorrede* (ein Druckbogen); vorbereitet wird zu gleichem Zwecke die „Geburt der Tragödie“, bereichert durch einen „Versuch einer Selbstkritik“, worin ich meiner Wagnerei und Romantik von Ehedem gründlich die Wahrheit gesagt habe. (Nietzsche an Bernhard und Elisabeth Förster, 2. September 1886, KGB III/3, Bf. 741)

Wie noch zu zeigen sein wird, versteht Nietzsche unter dem Begriff „Romantik“ eine bestimmte Art von Krankheit. Als eine solche Krankheit wird er insbesondere in den Vorreden von 1886/1887 den Komplex von Faktoren beschreiben, der nach seiner aktuellen Interpretation eine negative Wirkung auf sein Leben und seine Philosophie gehabt habe.

Bezüglich Wagner und seiner eigenen Gesundheit schreibt Nietzsche nur ein paar Tage später über die Vorrede zu MA II in einem weiteren Brief:

> Es liegt mir etwas an dieser zweiten Vorrede. Um den ewigen Mißverständnissen in Bezug auf meinen Bruch mit R. W<agner> ein Ende zu machen, habe ich mich entschlossen, die Hauptsache deutlich zu sagen. Es ist freilich damit etwas gewagt. — Übrigens bin ich heil-froh, auf diese schreckliche und lebensgefährliche Wendung als auf ein *„Hinter-mir"* blicken zu können. Im Handumdrehen hätte ich daran zu Grunde gehn können; ich bin nicht grob genug dazu, um mich von Menschen trennen zu können, die ich geliebt habe. Aber es ist geschehn: und ich lebe noch. [...] Ist es nicht ein Meisterstück und Kunstgriff, wie ich den Fritzsch zur Herausgabe der 2 Bände Menschl<iches> Allzu<menschliches> gebracht habe? Ich meine, es wird sein Vortheil sein. (Mir scheint es eine Erlösung). (Nietzsche an Heinrich Köselitz, 13. September 1886, KGB III/3, Bf. 747, kursive Hervorhebung M. S.)

In diesem Brief wird sichtbar, wie Nietzsche das Ziel der Vorrede mit dem Thema der Krankheit und der ‚Genesung' in Beziehung setzt. Den Ausdruck „Hinter-mir" verwendet er dort, um über seinen Prozess der Bewältigung der Romantik zu sprechen.[6] Er weist in diesem Brief darauf hin, dass er sich jetzt, d.h. im Kontext des Jahres 1886, ganz ‚heil-froh' fühlt, wenn er über eine solche Erfahrung schreiben kann. Auf diese Weise deutet Nietzsche eine Art von „Besserung" an, die in vielen Briefen dieser Zeit eine Rolle spielt. Mit Nietzsches eigenen Worten versteht er die Vorrede für den zweiten Band von MA als eine „Erlösung" (Nietzsche an Heinrich Köselitz, 13. September 1886, KGB III/3, Bf. 747) und auch als ein Meisterstück, in dem er endgültig seine Befreiung von der Romantik artikuliert. Dieses Gefühl der Erholung und des ‚Fortschritts' verknüpft er in einigen Briefen aus dem Jahre 1886 mit der von ihm so genannten „Selbstentwicklung". Am 16. August 1886 schreibt Nietzsche an seinen neuen Verleger über die Vorrede zu MA I: „es ist ein wesentlicher Beitrag zum Verständniß meiner Bücher und der ihnen zu Grunde liegenden schwerverständlichen *Selbstentwicklung*" (Nietzsche an Ernst W. Fritzsch, 16. August 1886, KGB III/3, Bf. 732, kursive Hervorhebung M. S.). Noch einmal nennt er die fundamentale Rolle, die die neuen Vorreden spielen sollen. Aber diesmal weist er genauer auf seine eigene Entwicklung als Philosoph hin, was einen retrospektiven und selbstanalytischen Aspekt impliziert. Darum sollen diese fünf Vorreden unter einem psychologischen Ansatz gelesen werden.

Es sieht so aus, als ob Nietzsche sich erst im Jahr 1886 bereit fühlt, neue Vorreden für diese Bücher zu schreiben und dem Publikum damit ein neues, gründlicheres Verständnis zu ermöglichen. In diesen fünf Schriften stellt er eine spezifische Periode seines Lebens dar, die er mit der romantischen Krankheit verbindet, und damit auch seine individuelle Entwicklung, die auf seine Loslösung von der Romantik folgte. Erst auf der Grundlage des Gefühls, nun eine stärkere Gesundheit erlangt zu haben, findet sich Nietzsche bereit, über die Erfahrung mit der früheren Krankheit und seine ‚Genesung' zu schreiben. Man kann Hinweise in einigen Briefen des Jahres 1886 finden, in denen er über dieses Gefühl berichtet, er sei nunmehr für eine solche Aufgabe bereit. Ein aufschlussreicher Beleg dafür ist folgender Brief Nietzsches an Overbeck:

---

6 Vgl. hier 1.2.3.

> Das Letzte ist, daß zwei meiner früheren Bücher in neuen Ausgaben erscheinen, die „Geburt der Tragödie", bereichert durch einen als Vorrede vorauslaufenden „Versuch einer Selbstkritik", den ich Deiner Aufmerksamkeit empfehle; insgleichen Menschliches Allzumenschliches in 2 Bänden, mit langen Vorreden, in denen einige Winke für solche gegeben sind, welche sich ernsthaft auf mein „Verständniß" vorbereiten wollen. Übrigens hat es mit dem „Verstandenwerden" etwas auf sich; und ich hoffe und wünsche, es möge noch eine gute Zeit dauern, bis es dazu kommt. Am besten wäre es wohl erst nach meinem Tode [...] meine Angst war groß geworden gerade in der umgekehrten Richtung, nämlich, daß ich dies Mal etwas zu deutlich gewesen sei und „mich" zu früh schon verrathen habe. Es liegt auf der Hand: ich muß erst noch eine Menge erzieherischer Prämissen geben, bis ich mir endlich meine eignen Leser gezüchtet habe, ich meine Leser, die meine Probleme sehn dürfen, ohne an ihnen zu zerbrechen. (Nietzsche an Franz Overbeck, 12. Oktober 1886, KGB III/3, Bf. 761)

Die ‚erzieherischen Prämissen', die Nietzsche dem Leser in den Vorreden zukommen lässt, konnte er seiner Auffassung nach nicht früher darlegen. Die fünf Vorreden von 1886/1887 sind folglich das geeignete Szenario zum ‚Verstandenwerden' und zu seiner ‚Selbstentwicklung' als Philosoph. Was in erster Instanz kommerziellen Zwecken dienen sollte, verwandelt sich für den Leser in eine perfekte Heranführung, die Selbstentwicklung Nietzsches gründlicher zu erfassen. Ähnlich argumentiert Paul van Tongeren über die Motivation für die Vorreden von 1886/1887, wobei er jedoch auch diejenige von GM berücksichtigt: „die Entwicklungsgeschichte des freien Geistes, Nietzsches selber oder auch einer bestimmten Problematik in seinem Werk" (Van Tongeren 2012, 9) werden dort artikuliert.[7]

Bereits am 16. August 1886 sendet Nietzsche dem Verlag einen Teil des Manuskripts der Vorrede zu MA I. Wie er in diesem Brief erklärt, hatte er schon vorher begonnen, diese Vorrede zu entwerfen:

> anbei folgt ein Stück Manuskript (Vorrede und Schlußgedicht) womit ich meinerseits dazu beitragen möchte, die noch übrigen 500 Exemplare von Menschl<iches> Allzumenschl<iches> flott zu machen [...]. Ich schrieb es in meinen letzten Monaten des Nizzaer Winteraufenthaltes nieder, ein paar Wendungen abgerechnet, die der Engadin dazu erfunden hat. — (Nietzsche an Ernst W. Fritzsch, 16. August 1886, KGB III/3, Bf. 732)

Am 29. August lässt Nietzsche seinem Verleger einen weiteren Teil jener Vorrede zukommen und, offenbar am selben Tag oder nur ein paar Tage danach, diejenige zur GT:

> hier folgt die Vorrede zur neuen Ausgabe der „Geburt der Tragödie": Sie können auf diese sehr inhaltreiche und gründlich orientirende Vorrede hin das Buch noch einmal von Stapel laufen las-

7 Eine ähnliche Auslegung vertritt Jochen Schmidt in seinen Kommentaren zur GT. In diesen fügt Schmidt auch den Hinweis auf Za als weiteres Motiv hinzu: „Als Vorrede zur neuen Ausgabe von GT sollte dieser ‚Versuch' eine ähnliche Funktion erfüllen wie die systematisch projektierten ‚Vorreden', die N. in seinen letzten Jahren für eine ganze Reihe seiner früheren Werke verfasst. Er beabsichtigt darin nicht nur, diese Werke selbst klarer zu konturieren und neue Aufmerksamkeit nach Jahren der Nichtbeachtung für sie zu gewinnen; er will auch eine geistige Entwicklung markieren und insbesondere alle Fluchtlinien auf *Also sprach Zarathustra* hin zeichnen", Schmidt 2012, 3.

> sen, — es scheint mir sogar von größtem Werthe, daß dies geschieht. Alle Anzeichen sprechen dafür, daß man sich in den nächsten Jahren viel mit meinen Büchern beschäftigen wird. (Nietzsche an Ernst Fritzsch, 29. August 1886, KGB III/3, Bf. 740)

Im gleichen Brief nutzt er die Gelegenheit, um erneut zu betonen, wie relevant es sei, dass seine Leser ihn verstünden, da er „bei weitem der unabhängigste und im großen Stile denkendste Denker dieser Zeit [sei]" (Nietzsche an Ernst Fritzsch, 29. August 1886, KGB III/3, Bf. 740). Darum wird „man mich nöthig haben, und alle möglichen Versuche, mir beizukommen, mich zu verstehen, zu ‚erklären' usw. machen" (Nietzsche an Ernst Fritzsch, 29. August 1886, KGB III/3, Bf. 740). Im gleichen Brief fügt er einen anderen wesentlichen Grund hinzu, der die Entstehung der fünf Vorreden rechtfertigt: seinen Zarathustra. Dies ist nicht das erste Mal, dass er Selbstbewunderung in Bezug auf die Bedeutung und den Einfluss ausdrückt, die er von Za für die Geschichte der Philosophie und Literatur erwartet. Mehrmals kann beobachtet werden, wie Nietzsche die Entfaltung seiner Gedanken nach dessen Entstehung anordnet, die ein Davor und Danach in seinem Leben und seiner Philosophie markiert:[8] „Das Wesentliche ist, daß, um die Voraussetzungen für das Verständniß des **Zarathustra** zu haben [...] alle meine früheren Schriften ernstlich und tief verstanden sein müssen; insgleichen die Nothwendigkeit der Aufeinanderfolge dieser Schriften und der in ihnen sich ausdrückenden Entwicklung" (Nietzsche an Ernst Fritzsch, 29. August 1886, KGB III/3, Bf. 740).

Zusätzlich zum ‚Verstandenwerden' und der ‚Selbstentwicklung', die zusammen mit seiner Interpretation der Gesundheit analysiert werden sollen, nennt er also ein drittes Motiv zur Genese der Vorreden 1886/1887: Der Weg zu Za. Die in diesen fünf Schriften dargestellte ‚Selbstentwicklung' soll seinen Weg bis zu diesem Werk veranschaulichen.[9] Nietzsche schreibt über diesen dritten Grund der Vorreden weiter an Fritzsch: „Dieser ‚Versuch', zusammengehalten mit der ‚Vorrede von Menschl. Allzumenschliches', ergiebt eine wahre Aufklärung über mich — und die allerbeste Vorbereitung für meinen verwegenen Sohn Zarathustra." (Nietzsche an Ernst Fritzsch, 29. August 1886, KGB III/3, Bf. 740). Auf diese Selbstdeutung bezieht sich auch Jutta Georg, die daher die Vorreden von 1886/1887 gleichzeitig als ‚Nachreden' charakterisiert: „Wenn jede Zeile auf den Zarathustra zuläuft, ist das eine sehr starke These, die nicht nur das Prinzip der Zurückdatierung belegt, sondern es dahingehend präzisiert, die Vorreden auch als Nachreden verstehen zu können" (Georg 2015, 20). Wolfram Groddeck weist ebenso auf diesen Aspekt der Vorreden – eigentlich aller Schriften Nietzsches sowohl vor 1886/1887 als auch danach – hin: „*alle* Aphorismen-Bücher betrachtet Nietzsche jetzt – wie er in mehreren Briefen betont – als *Kommentar* für seinen ‚Zarathustra'" (Groddeck 1997, 194).

8 Vgl. hier 2.9.

9 In 2.9 wird dargestellt, wie Nietzsche die Perioden seines Schaffens in Entsprechung zu seiner Krankheit ordnet. Za charakterisiert die Öffnung zu einer stärkeren Gesundheit in seinem Leben. Für Nietzsche hat dieses Werk einen sehr wichtigen philosophischen und persönlichen Wert.

Am 2. September sendet er die Vorrede von MA I an Heinrich Köselitz und bittet ihn darum, sich ganz frei zu fühlen, die angemessenen Korrekturen zu erledigen und den Bogen nach erfolgter Überarbeitung direkt an Fritzsch zu schicken. In diesem Brief erklärt Nietzsche ihm die doppelte Natur der Vorreden: „Auf diese Weise hoffe ich den Büchern ein neues Interesse und, buchhändlerisch betrachtet, auch Flügel zu geben" (Nietzsche an Heinrich Köselitz, 2. September 1886, KGB III/3, Bf. 742). Wie bereits erwähnt wurde, liegt eine Absicht der Vorreden darin, den Absatz zu steigern, ohne neue Exemplare zu drucken, indem zunächst die alten Ausgaben von GT, beide Bände von MA, M und FW wieder auf den Markt gebracht werden sollen. Von diesem kommerziellen Wunsch abgesehen sieht Nietzsche die Möglichkeit, diese Bücher mit neuen Textteilen zu versehen, die dem Publikum zu einem besseren Verständnis verhelfen sollen. Diese Paratexte erschließen einen direkten Zugang zu seinen Gedanken bzw. zu fünf seiner früheren Bücher und geben zusätzlich Hinweise auf Nietzsches gegenwärtige Denkweise. Das von ihm in den Vorreden Ausgearbeitete stellt Überlegungen dar, die, auf neuen Sichtweisen basierend, den Inhalt der früheren Bücher einleiten. Daher sind die Vorreden von 1886/1887 auf zweifache Weise bedeutungsvoll: Sie erlauben nicht nur, eine präzisere Auffassung seines Gesamtwerks zu gewinnen – eingeschlossen die Perspektive, die Nietzsche selbst auf dieses Werk entwickelt –, sondern sie führen auch an die philosophische Konzeption heran, die er in seinen letzten Schaffensjahren entwickelt. Seine Meinung über seine früheren Schriften hat die Form einer stark gegenwartsbezogenen Auslegung vergangener Umstände. Daher hat seine Analyse einen starken psychologischen Zug. Im gleichen Brief erläutert er: „Die Vorrede, so wie sie hier vorliegt, hat hoffentlich eine erträgliche Mitte zwischen dem Allzusubjektiven und Allzuobjektiven — jene Mitte, die den guten Geschmack einer Vorrede ausmacht?" (Nietzsche an Heinrich Köselitz, 2. September 1886, KGB III/3, Bf. 742). Er fasst die Vorrede als einen Mittelweg zwischen einem introspektiven und einem objektiven Blick auf sein Werk auf, was auch auf folgende Weise verstanden werden kann: Die Vorrede ist die Ouvertüre zum Werk, und in dieser Ouvertüre nimmt Nietzsche die subjektive Rolle des Patienten wie auch die objektive Rolle des Psychologen an. Nietzsche erarbeitet 1886/1887 die Vorreden sehr sorgfältig und verleiht ihnen einen einzigartigen Wert für das Verständnis seiner späten Konzeption der Krankheit und Gesundheit. Die fünf Vorreden sollen daher als Verkettung gelesen und analysiert werden, da Nietzsche selbst eine Intertextualität generiert, indem er jenes Thema in jedem dieser Texte aufgreift.

Die paratextuelle Funktion der Vorreden soll in diesem Kontext kurz erwähnt werden. Dazu ist es zunächst hilfreich, Gérard Genettes Definition der Paratextualität zur Kenntnis zu nehmen. In *Palimpseste. La Littérature au second degré* erklärt er sie wie folgt:

> Le second type (de relation transtextuelle) est constitué par la relation, généralement moins explicite et plus distante, que, dans l'ensemble formé par une œuvre littéraire, le texte proprement dit entretient avec ce que l'on ne peut guère nommer que son *paratexte:* titre, sous-titre, intertitres;

> préfaces, postfaces, avertissements, avant-propos, etc.; notes marginales, infrapaginales, terminales; épigraphes; illustrations. (Genette 1982, 7–8)

Die Paratextualität wird als eine Eigenschaft des Textes verstanden, die sich gleichzeitig innerhalb und außerhalb desselben befindet. Genette erklärt das Präfix „para“ folgendermaßen: „un préfixe antithétique qui désigne à la fois la proximité et la distance, la similarité et la différence, l’intériorité et l’extériorité [...]. Elle opère leur confusion, laissant entrer l’extérieur et sortir l’intérieur, elle les divise et les unit“ (Genette 1987, 9). Laut Nietzsche sollte jede der von ihm verfassten Vorreden zu einem tieferen Verständnis früherer Werke führen. In den Vorreden versucht er aber auch, *neue* „Prämissen“ (Nietzsche an Franz Overbeck, 12. Oktober 1886, KGB III/3, Bf. 761), d.h. neue Schlüssel zu seiner späten Philosophie vorzulegen, was die Vorreden in einem gewissen Maße von den Werken, denen sie zugehören, unabhängig erscheinen lässt. Außerdem sollen die fünf Vorreden weder allzu subjektiv noch allzu objektiv verfasst sein, sodass sie dem Leser neue philosophische Hinweise geben und sich nicht darauf beschränken, Nietzsches eigene Erfahrung öffentlich zu machen. Die Vorreden befinden sich auch in diesem ‚Zwischen‘ und lassen sich in dieser Hinsicht durch Genettes Konzeption der Paratextualität erfassen: Seine Paratexte liegen innerhalb, aber auch außerhalb der Texte, sie sind subjektiv nah, aber beinhalten auch objektiv distanzierende Faktoren.

Zieht man in Betracht, wie Nietzsche die fünf Vorreden von 1886/1887 in ihrem Zusammenhang behandelt, kann jedoch die Intertextualität zwischen Paratexten als eine weitere ihrer Eigenschaften hinzugefügt werden, die man nicht durch Genettes Theorie abgedeckt findet. Wie vorher gezeigt wurde, benutzt er diese Schriften als Bühne, auf der er seine ‚Selbstentwicklung‘, hauptsächlich unter die Begriffe der Krankheit und der Gesundheit gebracht, darstellt. Die Vorreden fokussieren folglich nicht ausschließlich auf das jeweils durch sie eingeleitete Buch. Nietzsche verbindet sie auf eine solche Weise miteinander, dass die Möglichkeit einer Inter-Analyse aus ihrem Zusammenhang heraus eröffnet wird. Es ist notwendig, diese bis heute nicht ausreichend erschlossene Korrelation zwischen ihnen in den Blick zu nehmen und den Ursprung seiner späteren Interpretation von Krankheit und Gesundheit nachdrücklich herauszuarbeiten. Auf diese Weise verstärkt die Intertextualität der Vorreden hauptsächlich ihre Unabhängigkeit von den entsprechenden Texten, die ihnen als Para-Texte dienen.[10]

Hinsichtlich der Briefe, die bisher analysiert worden sind, kann der Sinn der Vorreden von 1886/1887 nach vier verschiedenen Gesichtspunkten klassifiziert werden: 1. Nietzsche möchte Kundschaft für bisher nicht verkaufte Bücher finden, zusätzlich neue Leser hinzugewinnen und eine größere Anerkennung in der Philosophie und Literatur erfahren. 2. Er schreibt die Vorreden für die neuen Ausgaben, damit der Leser ein tieferes Verständnis dieser fünf Bücher erreichen kann. 3. Die Vorreden weisen dem

---

10 Jene Eigenschaft wird ebenfalls durch die Analyse der fünf Vorreden in 1.2 betrachtet und belegt, hauptsächlich auf der Grundlage von Genettes Definition der Paratextualität.

Leser einen Weg durch seine Philosophie bis zu seinem bisherigen Hauptwerk: *Also sprach Zarathustra.* 4. Nietzsche will dem Leser ‚seine Entwicklung' oder, wie er sagt, „Selbstentwicklung" (Nietzsche an Ernst W. Fritzsch, 16. August 1886, KGB III/3, Bf. 732) als Philosoph und auch als Mensch zeigen. So tritt er in eine selbstanalytische Dimension ein (in wie hohem Maße diese als fiktiv zu beurteilen ist, steht auf einem anderen Blatt), und zwar notwendigerweise im Rückblick von einer aktuellen Perspektive aus. Dabei kommt eine psychologische Dimension zum Tragen, die er hauptsächlich anhand der Begriffsfelder von Krankheit/Romantik wie auch von Gesundheit/tragischem Pessimismus in seine Vorreden einführt. Mit anderen Worten: Die von ihm untersuchten selbstanalytische Dimension betrifft vor allem seine Erfahrung mit der Krankheit bzw. mit der Gesundheit und die Art und Weise, wie er sie beide aus einer philosophischen Sicht versteht und definiert.

Dieses letzte Motiv für die Genese der fünf Vorreden von 1886/1887 stellt Georgs sowie andere Interpretationen in einem neuen Licht dar. Es ist wichtig, darüber hinaus die psychologischen Aspekte insbesondere bei der Analyse von Krankheit und Gesundheit in Nietzsches Absicht zu betonen. Es kann behauptet werden, dass die vier Gründe gemeinsam auf eine ‚Sanierung' seiner Philosophie hinauslaufen. Sein Wunsch ist es, sich der übriggebliebenen Bücher zu entledigen. Er versucht, dies durch neue Umschlagblätter und Vorreden zu erreichen, da es so scheinen soll, als ob es sich um eine neue Ausgabe handle. Etymologisch betrachtet deutet die ‚Sanierung' auch auf einen heilenden Prozess hin: Nietzsche stellt in diesen fünf Vorreden seine psychische ‚Selbstentwicklung' als eine Erfahrung der ‚Genesung' von einer Krankheit dar. Diese fünf Schriften beabsichtigen die Bewältigung der Romantik und somit den Beginn seiner neuen Philosophie. Nietzsches Vorsatz, in den Vorreden die psychologische Dimension zu erforschen, wird von ihm sehr deutlich im gleichen Brief an Fritzsch vom 16. August 1886 dargestellt. In diesem Brief bezieht er sich insbesondere auf die Vorrede zu MA I: „Das *Stück Psychologie,* welches in dieser Vorrede enthalten ist, dürfte an sich schon interessant genug sein, um das Buch flügge zu machen" (Nietzsche an Ernst W. Fritzsch, 16. August 1886, KGB III/3, Bf. 732, kursive Hervorhebung M. S.). Obwohl er nur die Vorrede zu MA I erwähnt, kann man jene psychologischen Eigenschaften in jedem dieser fünf Paratexte von 1886/1887 finden.

An dieser Stelle muss noch ein weiterer Hinweis auf die Vorreden zu den beiden Bänden der MA gegeben werden. Wie Nietzsche selbst in dem Brief an Fritzsch anmerkt, der den ersten Teil des Entwurfs der Vorrede zu MA I begleitet,[11] hatte er an diesem Manuskript bereits einige Monate zuvor gearbeitet. Zwar bezieht sich Nietzsche in dem Brief auf den Winter 1885/1886 in Nizza, doch findet man bereits im Sommer/Herbst 1885 nachgelassene Aufzeichnungen, die zum Arbeitsheft W I 7 gehören und in denen er den Inhalt dieser Vorrede in vertiefter Weise ausarbeitet. Das wird bei den Nachlässen 1885, W I/7, S. 38–41; KSA 11, 40[59] und W I/7, S. 14–19; KSA 11, 40[65] sowie 41[9] deutlich. Was die Vorrede der MA II betrifft, so hatte Nietzsche, wie er selbst in zwei Briefen an

11 Vgl. S. 16.

Overbeck und Köselitz im Dezember 1885 berichtet, bereits im Frühling/Sommer desselben Jahres Entwürfe für eine mögliche Vorrede zu diesem zukünftigen Band zu Papier gebracht:[12] „Mit Credner war ich über eine *zweite Auflage von Menschl., Allzumenschliches* einig geworden, für welche ich Alles (bis auf die Abschrift) bereit gemacht hatte – ein ganzer Sommer Arbeit steckt darin" (Nietzsche an Franz Overbeck, Anfang Dezember 1885, KGB III/3, Bf. 649, kursive Hervorhebung M. S.); „für eine zweite Auflage von Menschl<iches>, Allzum<enschliches>, welche ich mit viel Fleiß *in diesem Sommer* vorbereitet hatte, war ein ausgezeichneter Verleger gefunden" (Nietzsche an Heinrich Köselitz, 6. Dezember 1885, KGB III/3, Bf. 650, kursive Hervorhebung M. S.). In jenen nachgelassenen Aufzeichnungen, auf die sich Nietzsche in den beiden zitierten Briefen zu beziehen scheint, denkt er über Wagner, Schopenhauer, den negativen Einfluss beider auf sein Leben und sogar über das Problem der Rangordnung nach – Themen, die für die beiden MA-Vorreden gleichermaßen zentral sind. Es ist offensichtlich, dass er bereits mehr als ein Jahr vor der Veröffentlichung der beiden Bände mit den beiden neuen Vorreden beschäftigt war.

Folglich kann man in Frage stellen, ob die Absicht, die fünf Vorreden zu verfassen, auf den Moment zurückgeht, an dem Nietzsche die Notwendigkeit empfindet, sich von den alten Exemplaren zu befreien. Sebastian Kaufmann meint diesbezüglich:

> Trotz [...] der miserablen Verkaufszahlen plante Nietzsche bereits seit Herbst 1885, seine dahin publizierten Schriften [...] in einer neuen Auflage erscheinen zu lassen [...]. Insbesondere mit den neu entstandenen Vorreden, die insofern ja eigentlich (im zeitlichen Sinn) Nachreden waren, wollte Nietzsche seinen früheren, bis dahin kaum gelesenen Werken gesteigertes Interesse verschaffen. (Kaufmann 2015, 13)

Nach Kaufmann bestand Nietzsches Wunsch mehr darin, gelesen zu werden, als darin, verkauft zu werden. Nietzsche hegte bereits vor seinem Bruch mit Schmeitzner die Absicht, die Vorreden zu verfassen, da seine Bücher in diesem „Loch"[13] keine richtige Werbung erhielten. Bis dahin beruhte Nietzsches Absicht darauf, den Verlag zu wechseln und Schmeitzner einen Käufer finden zu lassen. Erst Mitte 1886 spitzt sich jenes Problem zu, als Schmeitzner Nietzsche auffordert, die restlichen Exemplare seiner Bücher aufzukaufen.

Der zentrale Punkt, auf den Kaufmann hinweist und welcher seine Theorie über die Absicht der Vorreden stützt, befindet sich unter anderem in der nachgelassenen Aufzeichnung aus dem Arbeitsheft W I 8, das zeitlich auf diejenigen Hefte folgt, in denen Nietzsche die ersten Gedanken einer möglichen Vorrede sowohl für die Neuausgabe von MA I als auch für die Erstausgabe von MA II aufzeichnet.[14] Das Textstück, auf das Kaufmann hinweist, lautet:

---

12 Diese nachgelassenen Aufzeichnungen lassen sich im Arbeitsheft W I 3 finden und sind folgende: NL 1885, W I/3, S. 78, S. 64, S. 60, in KSA 11, 35[48], 35[76], 35[78].

13 Vgl. hier Fußnote Nr. 4, S. 10.

14 Wie bereits erwähnt, wurden die Arbeitshefte W I/3 und W I/7, in denen Entwürfe zu den beiden Vorreden von MA zu finden sind, zwischen Frühjahr und Herbst 1885 geschrieben. Der von Kaufmann

Sieben Vorf
1. Geburt der Tragödie .... Artisten-Metaphysik.
2. Unzeitgemässe Betrachtungen. ..... Der Bildungsphilister. Der Ekel.
Leben u. Historie – Grundproblem.
Der philosoph. Einsiedler. „Erziehung"
Der Künstler=Einsiedler. „~~Romantik~~"
{Was an W. zu lernen ist.}
3. Menschliches Allzumenschliches. Der freie Geist.
4. Vermischte Meinungen u. Sprüche. Der Pessimist des Intellekts
5. Wanderer u. Schatten. Einsamkeit, als Problem.
6. Morgenröthe. Moral als eine Summe von Vorurtheilen
7. Fröhliche Wissenschaft. Hohn über die europäische Moralistik.
~~8. Also sprach Zarathustra~~
Aussicht auf eine Überwindung
Sieben Vorreden.
Ein Nachtrag der Moral.

(NL 1886, KGW W I/8, S. 99; KSA 12, 2[124])

Nach Auskunft dieser nachgelassenen Schrift war es sein Wunsch, genau sieben Vorreden zu schreiben.[15] Es ist aber anzunehmen, dass Nietzsche auch daran dachte, seinem potenziellen neuen Verleger mit dem Übriggebliebenen seines vergangenen Werks nicht zu schaden. Auf diese Weise würde sich die Entstehung der Vorreden von Anfang an auf ein kommerzielles Motiv stützen. Dieses nennt er am 7. August 1886 in dem bereits zitierten Brief an seinen neuen Verleger, in welchem er ihm die Idee, den Rest seiner früheren Werke mit einer neu hinzugefügten Vorrede und in bestimmten Fällen auch mit einer neuen Überschrift herauszugeben, schildert und schließlich betont, sein Vertrauen nicht zu enttäuschen:

> Ich denke, Sie fühlen mir nach, hochgeehrter und lieber Herr Fritzsch, daß ich bei diesen Vorschlägen sammt und sonders I h r Interesse im Auge habe; ich möchte durchaus nicht, daß Sie jemals den großen Vertrauens-Beweis, den Sie mir durch den Ankauf meiner ganzen bisherigen Litteratur gegeben haben, zu bereuen hätten. (Nietzsche an Fritzsch, 7. August 1886, KGB III/3, Bf. 730)[16]

Wahrscheinlich hatte Nietzsche den Plan, sieben Vorreden für frühere Werke zu veröffentlichen; wahr ist aber, dass er sich dabei nicht ganz sicher war, ob er eine neue Vorrede auch zu den neuen Ausgaben der GT, der M und der FW schreiben sollte, unter anderem deshalb, weil ihm nicht von Anfang an klar war, ob er alle seine Schriften von Schmeitzner zurückerhalten würde. Deswegen sah sein ursprünglicher Plan nur vor, eine neue Vorrede zu MA I und wahrscheinlich auch eine zur ersten Ausgabe von MA II auszuarbeiten. Wesentlich ist hierfür der schon zitierte Brief vom 15. August 1885 an

angesprochene Nachlass gehört zum Arbeitsbuch W I/8, das bereits mehrere Hinweise auf das Projekt enthält, auch für GT, M und FW neue Vorreden zu schreiben.

15 Die UB und die VM werden danach der zweite Band von MA.

16 Siehe hier S. 12–14.

seine Schwester, in dem er sie lediglich darum bittet, den Rest der Exemplare des ersten Bandes von MA, die Schriften, die den zweiten Band für die neue Ausgabe konstituieren würden, und die drei Teile von Za zu kaufen:

> Zur Instruktion für das Bieten bei dieser Auktionirung bitte ich diese Gesichtspunkte zu betrachten./ 1. **ich möchte vor Allem**/Menschliches, Allzumenschliches 1878./Nachtrag dazu: Vermischte Meinungen und Sprüche 1879./Der Wanderer und sein Schatten 1880 **in Besitz bekommen**; diese bedürfen nämlich absolut einer schleunigen **neu** redigirten Auflage (ich kann nicht darauf warten, bis die spärlichen letzten Exemplare von „Menschl<iches> Allzum<enschliches>" sich verkauft haben; was bei dem augenblickl Stande der Dinge sich auf Jahrzehnde hinausschieben könnte). (Nietzsche an Elisabeth Förster, 15. August 1885, KGB III/3, Bf. 621)

Was die restlichen Bücher anbelangt, so lässt er diese wahrscheinlich außen vor:

> 2.) Sodann will ich die drei Theile Zarathustra wieder bekommen (und sie, nach sorgfältigstem Ermessen, persönlich an einen neuen Verleger verkaufen)/3) Nicht will ich in Besitz bekommen die Reste der Exemplare Geburt der Tragödie 2. Aufl. und der vier Unzeitgemässen Betrachtungen 1873–1876/4) Was die „Morgenröthe" und „die fröhliche Wissenschaft" anbetrifft: so bin ich bei mir selber nicht entschlossen. Es würde mir zu viel Noth und Sucherei machen, gerade für solche Schriften (Elite-Schriften für Elite-Menschen, d.h. für ganz Wenige) neue Verleger zu finden. So mag es rathsam sein, auch diese, wie die unter 3) aufgezählten, laufen zu lassen. (Nietzsche an Elisabeth Förster, 15. August 1885, KGB III/3, Bf. 621)

Nietzsche beabsichtigt nicht, den Rest der Exemplare von GT zurückzukaufen. Er hat auch ernsthafte Zweifel daran, M und die FW zu erwerben, da er befürchtet, keinen Verleger für deren neue Ausgabe zu finden. Die Geschichte der Vorrede von MA I und eventuell des zweiten Bandes geht jedoch etwas tiefer: Sie ist bereits von Anfang an ein konkreteres Projekt Nietzsches, wie zumindest die nachgelassenen Aufzeichnungen vom Frühling bis Herbst 1885 deutlich machen. Er will lediglich einen neuen Käufer für eben dieses Werk finden, um dem Leser eine verbesserte und bearbeitete Ausgabe bereitzustellen. Zu dem Zeitpunkt, als Nietzsche entsprechende Pläne macht, ist noch nicht die Rede davon, dass Schmeitzner ihn drängt, den Rest der vorrätigen Bücher zu kaufen. Zwar wollte Nietzsche bereits 1885 den Verlag wechseln, allerdings nicht unter dem Druck von Schmeitzners späterem Drängen. Es ist daher anzunehmen, dass sein Interesse an der Neuausgabe von MA I sowie an der ersten Ausgabe von MA II nicht nur darin besteht, die Bücher schnell zu verkaufen, sondern auch darin, ihren Ruf zu wahren.

Das Projekt bezüglich der Vorreden von MA hatte mehr mit Nietzsches Wunsch, gelesen zu werden, zu tun als mit der Notwendigkeit, verkauft zu werden: Die neue Vorrede sollte Leser anlocken und ihnen den aktuellen Stand seiner Philosophie vermitteln. Selbstverständlich kann man diese zwei Tatsachen nicht voneinander trennen, wie folgende Äußerung aus demselben Brief zeigt: „zugleich mit so unschicklichen Vorschlägen über die Mittel, meine Litteratur verkäuflich und um mich herum Lärm zu machen“ (Brief an Heinrich Köselitz, 6. Dezember 1885, KGB III/3, Bf. 650). Während er für den Rest seiner alten Werke nur einen Käufer braucht[17] – oder sie einfach „laufen lassen“ (Brief an Elisabeth Förster, 15. August 1885, KGB III/3, Bf. 621) kann –, um sich von seiner Verpflichtung gegenüber Schmeitzner zu lösen, sucht er für MA sowie für *Vermischte Meinungen* und *Der Wanderer und sein Schatten* einen neuen Herausgeber, mit dem er die (Neu)Ausgabe dieser Werke durchführen kann. In anderen Worten: für GT, M und die FW will er einen Käufer finden, um seine Schulden zu begleichen. Im Fall von MA I und MA II stellt er fest, dass er einen neuen Verleger braucht, bei dem er eine verbesserte und erweiterte neue Ausgabe veröffentlichen kann. Im Sinne dieses Vorhabens verfasst er bereits 1885 mögliche Entwürfe für die Vorreden von MA I und MA II. Ihr Motiv hat, verglichen mit den anderen Vorreden von 1886/1887, weniger mit Fragen des Geschäfts zu tun. Die Vorreden zu MA, das „Stück Psychologie“ (Nietzsche an Ernst W. Fritzsch, 16. August 1886, KGB III/3, Bf. 732), könnten angesichts dessen als ein Vorbild für den Rest dieser Vorreden gelten. Die anderen Schriften will er hingegen vor allem deshalb „aus Schs Händen [...] winden“ (Nietzsche an Elisabeth Förster, 15. August 1885, KGB III/3, Bf. 621), um seine Beziehung zu ihm beenden zu können und sich von allen negativen Aspekten dieser Beziehung zu befreien. Er möchte sich aber nicht die Mühe machen, Vorreden zu verfassen bzw. die anderen Schriften zu verbessern, solange angesichts der geringen Zahl der bisherigen Leser nicht zu erwarten ist, dass sich dieser Aufwand lohnt. Erst als Schmeitzner ihn auffordert, den Rest seiner früheren Bücher zu kaufen, entschließt Nietzsche sich, die Vorreden zu ihnen zu schreiben. Offensichtlich ist es, dass er nicht das gleiche Problem mit seinem neuen Verleger wiederholen will. Der Wunsch, seine früheren Schriften bzw. MA I, VM und WS mit Blick auf die Leserschaft zu verbessern, hätte chronologischen Vorrang. In Anbetracht der Weise, in der sich schließlich der Konflikt mit Schmeitzner auflöst, sieht Nietzsche keine Alternative, als den unverkauften Büchern ebenfalls Vorreden zu widmen.

Jenseits der Motivationen für die Genese der fünf Vorreden 1886/1887 ist die Analyse ihres Inhalts zentral für die vorliegende Arbeit. Die Vorreden sind die Mitte zwischen dem Subjektiven und dem Objektiven, Nietzsche selbst ist das Studienobjekt, aber auch das Subjekt, das über seine früheren Werke nachdenkt. Er verbindet seine persönliche Entfaltung, eben seine philosophische Selbstentwicklung, mit der Evolution seiner Bücher. Er betont diese Idee sehr nachdrücklich und formuliert sie in verschiedenen Briefen, insbesondere an Fritzsch, während der Entstehungsperiode der Vorreden:

> Meine Schriften stellen eine fortlaufende Entwicklung dar, welche nicht nur mein persönliches Erlebniß und Schicksal sein wird: — ich bin nur der Erste, eine heraufkommende Generation wird das, was ich erlebt habe, von sich aus verstehn und eine feine Zunge für meine Bücher haben. Die Vorreden könnten das Nothwendige im Gange einer solchen Entwicklung deutlich machen. (Nietzsche an Ernst W. Fritzsch, 7. August 1886, KGB III/3, Bf. 730)

17 Vgl. auch dazu die schon zitierten Briefe an Franziska und Elisabeth Nietzsche auf S. 10 – 11.

Weil Nietzsche diesen Weg aufzeigen möchte, beinhaltet jede der fünf Vorreden in größerem oder geringerem Maße Hinweise auf die ‚Selbstentwicklung'. Die Paratexte zu MA fungieren als Ausgangspunkt und Vorbild für diese Prosa, die nur als Gesamtwerk und im Zusammenhang dieser fünf Schriften wahrgenommen werden soll. Es ist daher nicht erstaunlich, dass sie ineinandergreifen und einen Aspekt wiederholen: Es handelt sich darum, die subjektiv-objektive Patient-Arzt-Dimension (die eigentlich auf eine ‚Selbstheilung' hinausläuft) darzustellen. Diese Dimension repräsentiert seine philosophische und auch psychologische ‚Selbstentwicklung'.

So können die Vorreden von 1886/1887 so verstanden werden, dass sie die gemeinsame Funktion haben, die ‚Selbstentwicklung' bei der Krankheits- und ‚Genesungserfahrung' aufzuzeigen und den Gedanken auszuführen, dass diese Erfahrung ihm die Perspektive gab, die ihm die Ausarbeitung seiner tiefsten Gedanken ermöglichte. Auch wenn der ursprüngliche Plan nicht darin bestand, genau diese fünf Vorreden zu verfassen, so hat Nietzsche doch, sobald er diese Aufgabe für notwendig hielt, ein gemeinsames Thema als roten Faden und Zusammenhang zwischen ihnen konzipiert. Dieses Bedürfnis, das sich in die Möglichkeit verwandelt, dem Leser die Wendungen seiner Philosophie bis hin zu den Grundlagen seiner eigensten Werte vor Augen zu führen – was nur möglich angesichts der Krankheit möglich gewesen sein soll! –, dient ihm schließlich als weiteres Motiv für ihre Abfassung. Darüber hinaus teilen sie spezifische rhetorische Merkmale: In jeder Vorrede gibt es Textstellen, in denen Nietzsche in der ersten Person spricht und die Vergangenheit aus einer gegenwärtigen Perspektive darstellt. In diesen Passagen schreibt er über sich selbst und skizziert eine Analyse seiner ‚Genesung' aus einer aktuellen Interpretation heraus – ein Charakteristikum, das außer auf diese fünf Vorreden nur auf WA und EH zutrifft.[18] Dabei kann man durchaus annehmen, dass EH eine analytische Autobiografie ist. In ihr verwendet Nietzsche einen ähnlichen Stil wie in den Vorreden von 1886/1887: Er beschäftigt sich mit dem Studium seines früheren Werks von einem aktuellen Standpunkt aus. Dies erklärt er ganz am Anfang:

> An diesem vollkommnen Tage, wo Alles reift und nicht nur die Traube braun wird, fiel mir eben ein Sonnenblick auf mein Leben: ich sah rückwärts, ich sah hinaus, ich sah nie so viel und so gute Dinge auf einmal. Nicht umsonst begrub ich heute mein vierundvierzigstes Jahr, ich durfte es begraben, — was in ihm Leben war, ist gerettet, ist unsterblich. Die Umwerthung aller Werthe, die Dionysos-Dithyramben und, zur Erholung, die Götzen-Dämmerung — Alles Geschenke dieses Jahrs, sogar seines letzten Vierteljahrs! Wie sollte ich nicht meinem ganzen Leben dankbar sein? Und so erzähle ich mir mein Leben. (EH, Vorbemerkung)

Die Vorrede zu WA gehört ebenfalls zu diesen selbstanalytischen Schriften. Wie in 2.6 erklärt wird, hat diese Schrift ein ‚reflexives' Format, da Nietzsche dort über seine ei-

18 In den Vorreden zu *Die Genealogie der Moral* und *Der Antichrist* verwendet Nietzsche auch das Personalpronomen „ich", aber es handelt sich in beiden Fällen um keinen selbstanalytischen Blick auf seine Erfahrung mit der Krankheit, wie es der Fall bei den fünf anderen hier thematisierten Vorreden ist.

gene Erfahrung mit dem Einfluss Wagners spricht, den er 1888 als Prototyp der Krankheit darstellt. Durch die fünf Vorreden zu den neuen Ausgaben der GT, MA I und II, der M und der FW entsteht Nietzsches späte Auslegung der Begriffe der Krankheit und Gesundheit. Der Schlüssel zu ihrem tieferen Verständnis besteht in der Berücksichtigung ihrer Intertextualität.

1.2 Zweite Annäherung an die Vorreden von 1886/1887: Die Genese der späten Konzeption von „Krankheit" und „Gesundheit"

Die fünf Vorreden von 1886/1887 haben ein gemeinsames Thema: Die Gesundheit. Eine der Thesen dieser Arbeit lautet, dass diese Paratexte die Genese von Nietzsches später Konzeptualisierung von Krankheit und Gesundheit kennzeichnen und dass die in ihnen dargelegte Charakterisierung, selbstverständlich mit gewissen Anpassungen und Vertiefungen, bis zum Ende seiner Philosophie gilt. Obwohl das Thema der Gesundheit in anderen vorherigen Schriften erwähnt und entsprechend in einigen Aphorismen behandelt wird – was insbesondere dann augenfällig wird, wenn man Nietzsches gesamte Philosophie als „Lebensphilosophie" interpretiert –, fokussiert er darauf in diesen Vorreden deutlich tiefgründiger als in früheren Werken. Aus meiner Sicht ist es möglich, die Vorreden von 1886/1887 als Quellen für Nietzsches späte Konzeption der Krankheit und Gesundheit unter folgenden Gesichtspunkten zu interpretieren: 1. Die Konzentration des Themas (in jeder dieser Vorreden bezieht sich Nietzsche auf die Krankheit bzw. auf seine Krankheit und seine ‚Genesung'); 2. die Strukturierung (wie schon erwähnt wurde, entfaltet Nietzsche in ihnen eine psychologische Analyse, die aus zwei philosophischen Fragen hervorgeht: Was ist Romantik? und: Was ist Gesundheit bzw. gesund für das Individuum?); 3. die Intertextualität (in diesen fünf Vorreden gibt es bestimmte Metaphern, die Nietzsche wiederholt, wodurch eine Verbindung zwischen ihnen wie auch eine gewisse Eigenständigkeit der Texte hergestellt wird); 4. die Aufrechterhaltung der Bedeutung von Krankheit bzw. von Gesundheit bis zum Ende seiner Arbeit – auch wenn er den Begriff durch denjenigen der „décadence" oder „dégénérescence" ersetzt – 5. der klare Unterschied der spezifischen Bedeutung von Pessimismus oder Romantik einerseits, tragischem Pessimismus andererseits. Dies trifft vor allem auf beiden Vorreden von MA, *Versuch einer Selbstkritik* und auf FW zu.[19] 6. Es ist das erste Mal, dass Nietzsche in einem veröffentlichen Werk den Begriff „(tragischer) Pessimismus" in Bezug auf eine positive Lebenserfahrung verwendet, genauer gesagt in Bezug auf die Bejahung der eigenen Existenz selbst in den schwierigsten Momenten. An gleicher Stelle werden ebenfalls die Ausdrücke „Pessimismus" und „Romantik" im engeren Sinne zum ersten Mal in einen direkten und eindeutigen Zusammenhang mit der Krankheit gebracht, die durch die Figuren von Wagner und Schopenhauer repräsentiert wird.[20]

Nietzsche hält seine frühere Philosophie für sanierungsbedürftig und empfindet daher die Notwendigkeit, eine neue Vorrede für die fünf Bücher zu schreiben. Der

---

19 Das fünfte Buch der FW spielt ebenfalls eine wesentliche Rolle, wenn man Nietzsches späte Konzeption der Gesundheit interpretiert. Aphorismen wie 370 und 382 sollten allerdings nicht ohne Rücksichtnahme auf die Vorreden von 1886/1887 gelesen und interpretiert werden.
20 Vgl. hier 1.3.

 https://doi.org/10.1515/9783111340920-004

selbstanalytische Ton, den Nietzsche für die Vorreden der beiden Bände von MA anschlug, erstreckt sich auf die anderen vier Paratexte und erzeugt eine Wechselbeziehung zwischen ihnen. Die Vorreden von 1886/1887 stellen sich auf diese Weise als ideales Szenario heraus, in dem er seine Konzeption von Krankheit bzw. Gesundheit entwickeln kann. Im Rahmen einer persönlichen Geschichte von ‚Genesung' inmitten einer allgegenwärtigen Krankheit eröffnet er für sich selbst die Möglichkeit, seine Auffassung von beiden zu entfalten.[21]

Als nächstes untersuche ich die Art und Weise, wie Nietzsche seine Krankheits- und Gesundheitsauslegung in den fünf Vorreden einführt, analysiere die wesentlichen Ideen im Kontext jeder Vorrede und artikuliere sie im Vergleich.

1.2.1 Zu den Vorreden von *Die Geburt der Tragödie* und *Morgenröthe*

Im *Versuch einer Selbstkritik* führt Nietzsche vor allem eine Rückschau auf die wichtigsten Aspekte der GT durch. Seine Analyse des Buchs ist eng mit seiner aktuellen Konzeption des Dionysischen verbunden.[22] Zum ersten Mal in seiner veröffentlichten Philosophie unterscheidet er einen guten Pessimismus, den er „Pessimismus der Stärke" nennt, von einem schlechten.[23] Er sieht die Tragödie als das Kunstwerk des Pessimismus, das aus dem „Phänomen des Dionysischen" hervorgeht (GT, Versuch einer Selbstkritik 1). Wenn Nietzsche auf den Pessimismus der Stärke hinweist, bezieht er sich auf eine spezifische Art von Menschen mit bestimmten Eigenschaften. Er beschreibt diesen Pessimismus als Zeichen eines Individuums, das in der Fülle des Seins lebt und mit diversen Formen von Problemen konfrontiert werden kann: „Giebt es einen Pessimismus der S t ä r k e? Eine intellektuelle Vorneigung für das Harte, Schauerliche, Böse, Problematische des Daseins aus Wohlsein, aus überströmender Gesundheit, aus *Fülle* des Daseins?" (GT, Versuch einer Selbstkritik 1). Wie im Folgenden und in den nächsten

---

21 Zu diesem Punkt schreibt Günter Gödde: „Man kann die Krankheit als Ausgangspunkt und treibende Kraft eines umfassenderen Wandlungsprozesses verstehen, der nicht nur Nietzsches Psychologie, sondern seine ganze Persönlichkeit erfaßte", Gödde 2009, 510.

22 Wie Schmidt in seinen Kommentaren zur GT aufweist, analysiert Nietzsche sein erstes Buch später durchaus kritisch und distanziert sich von Schopenhauer und Wagner: „Vierzehn Jahre nach der Veröffentlichung der *Geburt der Tragödie aus dem Geiste der Musik* blickt N. in diesem ‚Versuch', den er der mit verkürztem Titel versehenen Neuausgabe von 1886 vorausschickt, kritisch zurück. Er distanziert sich von methodischen Unzulänglichkeiten, jugendlichem Überschwang und den einst für ihn maßgebenden Autoritäten: von Schopenhauer und Wagner", Schmidt 2012, 3.

23 Sowohl die Vorrede zur M als auch diejenige zur FW wurden laut Nietzsches eigener Datierung im Herbst 1886 geschrieben. Die Vorrede zum zweiten Band von MA wurde im September 1886 verfasst, diejenige zum ersten Band im Frühling 1886. Am Ende des *Versuchs einer Selbstkritik* gibt es kein Datum, aber die Briefe bestätigen, dass Nietzsche seinem Herausgeber diese Schrift zuerst übergeben hat. Vgl. MA II, Vorrede 7; M, Vorrede 5 und FW, Vorrede 4. Siehe auch den Brief an Fritzsch Nr. 740, hier auf S. 13 und auf S. 17 zitiert.

Kapiteln begründet wird, wird der Pessimismus der Stärke zu einem Gesundheitsmodell, das Nietzsche in seiner Philosophie der letzten Jahre hauptsächlich mit der Konzeption des Dionysischen in Beziehung setzt. Der Hinweis auf die Gesundheit lässt sich tatsächlich im ganzen *Versuch einer Selbstkritik* finden, ohne dort jedoch so stark auf Nietzsche selbst bezogen zu sein wie in den Vorreden von MA I, MA II und FW.[24] Bereits in der GT versuchte er ein Lebensparadigma bzw. ein Gesundheitsmodell zu etablieren. *Versuch einer Selbstkritik* greift denselben Punkt wieder auf, aber Nietzsche entwickelt in dieser Vorrede neue Begriffe, die seine ‚Lebensphilosophie' bestimmter fassen.

Am Ende des *Versuchs einer Selbstkritik* stellt er ein anderes Konzept vor, das er zuvor schon mehrmals verwendet hatte, aber in den Vorreden eine neue Bedeutung erhält: Nietzsche beendet die neue Vorrede mit einem Hinweis auf die Romantik. Hier führt er eine Art von Dialog mit den „jungen Romantiker[n]" (GT, Versuch einer Selbstkritik 7), die ihm verschiedene Fragen stellen. Die erste betrifft ein Verständnis von Romantik, das die Dialogpartner gerade aus Nietzsches Buch gewonnen zu haben meinen: „ – Aber, mein Herr, was in aller Welt ist Romantik, wenn nicht Ihr Buch Romantik ist? […] ist Ihr Pessimisten-Buch nicht selbst ein Stück Antigriechenthum und Romantik, selbst etwas ‚ebenso Berauschendes als Benebelndes', ein Narkotikum jedenfalls, ein Stück Musik sogar, deutscher Musik?" (GT, Versuch einer Selbstkritik 7). In diesem Passus erreicht Nietzsche den Höhepunkt der Selbstkritik an seiner Frühperiode in der Philosophie: Es ist unbestreitbar, dass sein Buch Wagnersche und Schopenhauersche Spuren enthält. Trotzdem versteht er auch – und hauptsächlich – sein erstes veröffentlichtes Werk bereits als Ausdruck gegen die Romantik:[25]

> Nochmals gesagt, heute ist es mir ein unmögliches Buch […]. Hier redete jedenfalls […] eine fremde Stimme, der Jünger eines noch „unbekannten Gottes", der sich einstweilen unter die Kapuze des Gelehrten, unter die Schwere und dialektische Unlustigkeit des Deutschen, selbst unter die schlechten Manieren des Wagnerianers versteckt hat (GT, Versuch einer Selbstkritik 3)

Als Widerstandsbegriff entwickelt Nietzsche im *Versuch einer Selbstkritik* den Gedanken des Pessimismus der Stärke,[26] der auf die griechische Kultur und das Dionysische

24 Wie später gezeigt wird, geht Nietzsche von seiner eigenen Erfahrung aus, wenn er in jenen drei Vorreden das Thema der Krankheit und der Gesundheit behandelt. Die Selbstreferenz ist deswegen in ihnen am stärksten, während in dieser Hinsicht die Vorrede zu M am wenigsten selbstreferenziell ist. Im *Versuch einer Selbstkritik* stellt Nietzsche die Frage nach der Gesundheit in den Mittelpunkt seiner Darstellung der griechischen Kultur und ihrer Leidensfähigkeit.

25 Über eine frühere Diskrepanz zwischen Nietzsche und Wagner vgl. Santini 2016. Die Autorin stellt dort ausführlich die Uneinigkeit dar, die von Anfang an zwischen Nietzsche und Wagner hinsichtlich ihres Grundverständnisses von Musik bestand.

26 Zum Pessimismus der Stärke und zum Tragischen als Bekämpfung des schlechten Pessimismus, der der Figur Schopenhauers (und Wagners) entspricht, schreibt Jochen Schmidt: „aber er entkommt dieser Sphäre des Pessimismus nur, indem er mit einem dialektischen Kunstgriff das ‚Tragische' und den ‚Pessimismus' der Griechen als Zeichen von Kraft, Gesundheit und Fülle interpretiert, aufgrund deren sie sogar vor einer schlimmen Grundverfassung des Daseins nicht zurückscheuten. Im ‚Dionysischen' scheint sie ihm aufgehoben", Schmidt 2012, 11.

Bezug nimmt. Im letzten Absatz bestreitet er den jungen Romantikern die Notwendigkeit der Romantik, wie er sie selbst einmal verkörpert hatte: „‚Sollte es nicht n ö t h i g sein?'... Nein, drei Mal nein! ihr jungen Romantiker: es sollte n i c h t nöthig sein! [...]. Ihr solltet vorerst die Kunst des d i e s s e i t i g e n Trostes lernen, – ihr solltet lachen lernen, meine jungen Freunde, wenn anders ihr durchaus Pessimisten bleiben wollt" (GT, Versuch einer Selbstkritik 7). An dieser Stelle wird deutlich, dass er den Pessimismus im positiven Sinne als Mittel zur Unterdrückung der Romantik einsetzt. Nietzsche beendet diese Vorrede mit einem Zitat aus Za:

> Diese Krone des Lachenden, diese Rosenkranz-Krone: ich selber setzte mir diese Krone auf, ich selber sprach heilig mein Gelächter [...]. Diese Krone des Lachenden, diese Rosenkranz-Krone: euch, meinen Brüdern, werfe ich diese Krone zu! Das Lachen sprach ich heilig: ihr höheren Menschen, l e r n t mir — lachen! (Za, Vom höherem Menschen)

Das Lachen wird zur Eigenschaft eines Menschen, der mutig genug ist, auferlegte Werte zu hinterfragen und seine eigenen für das Leben zu bilden. Es ist auch bedeutsam, dass Nietzsche den *Versuch einer Selbstkritik* mit einem direkten Hinweis auf Zarathustra beendet, wie ich in 2.9 weiter ausführen werde.

In der Vorrede zur M setzt Nietzsche sich unter anderem mit seiner Krankheit und Gesundheit auseinander. Der erste Hinweis auf eine persönlich schwierige Zeit befindet sich am Ende des ersten Teils, in dem er seine ermüdende Arbeit auf der Suche nach seinen eigenen philosophischen Grundlagen, ‚begleitet' nur von seiner eigenen Einsamkeit, schildert:[27]

> In diesem Buche findet man einen „Unterirdischen" an der Arbeit, einen Bohrenden, Grabenden, Untergrabenden. Man sieht ihn, vorausgesetzt, dass man Augen für solche Arbeit der Tiefe hat –, wie er langsam, besonnen, mit sanfter Unerbittlichkeit vorwärts kommt, ohne dass die Noth sich all-

27 Zur Thematisierung der Einsamkeit siehe Stegmaier 2016. In diesem Aufsatz betont Stegmaier die Wichtigkeit der Einsamkeit in Nietzsches Leben und Werk: „Er stellte dort die Einsamkeit als Verpflichtung des eigentlichen Philosophen dar, der auf tiefere Einsichten ausgeht und damit die alten untergräbt. Sie war sein Grund, am Leben zu bleiben", S. 318. Bezeichnend ist der Beitrag von Karl Jaspers zur Thematisierung der Einsamkeit durch Nietzsche. In *Nietzsche* widmet er dieser Frage ein ganzes Kapitel, vgl. S. 58–91. Jaspers analysiert Nietzsches Verbindung zu Erwin Rohde, Richard Wagner, Lou Salome, Paul Rée, etc., und stellt die Diagnose: „In einem Dauernden ist für Nietzsche, so unentbehrlich es ihm menschlich ist, keine Geborgenheit möglich, weder bei seinen Angehörigen, noch bei dem gleichsam Dauernden der in den Individuen ständig wechselnden Geselligkeit, in der die Menschen kommen und gehen, wiederkehren, aber nie erschüttern, noch in den geistig-geselligen Berührungen mit mannigfachen bedeutenden Männern, noch durch den Halt beim treuen Overbeck. Das Ergebnis ist überall: vertiefte Einsamkeit", Jaspers 1981, 59. Zum gleichen Thema vgl. weiterhin Stuppner 2011, und auch Kristina Jaspers 2016. Die Autorin versteht die Einsamkeit als ein zentrales Element sowohl im Stil als auch in den Inhalten von Nietzsches Schriften: „Man könnte Nietzsches Werk als eine Art inneren Monolog, als kritisches Selbstgespräch des Wanderers mit seinem Schatten begreifen. Denn die Einsamkeit, die Vereinzelung ist ein notwendiges Element in Nietzsches Leben und Werk und seine rhetorischen Appelle sind zumeist an ihn selbst gerichtet", S. 44.

> zusehr verriethe, welche jede lange Entbehrung von Licht und Luft mit sich bringt [...]. Man verlernt gründlich das Schweigen, wenn man so lange, wie er, Maulwurf war, allein war —— (M, Vorrede 1)

In dieser Passage schreibt Nietzsche in einer unpersönlichen Weise über sich selbst. Das Thema setzt sich im zweiten Teil der Vorrede fort, in dem er plötzlich das unpersönliche Pronomen „man" durch das Pronomen der ersten Person ersetzt und genau aufzeigt, auf wen sich die vorhergehenden Abschnitte beziehen: „In der That, meine geduldigen Freunde, ich will es euch sagen [...] hier in dieser späten Vorrede, welche leicht hätte ein Nachruf, eine Leichenrede werden können: denn ich bin zurück gekommen und — ich bin davon gekommen" (M, Vorrede 2). Nietzsche spielt hier auf einen offensichtlichen Widerstand in seinem Leben an, wenn er sagt, dass die Vorrede zur M ein Nachruf hätte sein können. Die Beschreibung dieser Periode konzentriert sich auf die Einsamkeit, die als etwas fast Unerträgliches dargestellt ist, wie er als nächstes sagt: „Glaubt ja nicht, dass ich euch zu dem gleichen Wagnisse auffordern werde! Oder auch nur zur gleichen Einsamkeit! Denn wer auf solchen *eignen* Wegen geht, begegnet Niemandem" (M, Vorrede 2, kursive Hervorhebung M. S.). Nietzsches Behandlung der Einsamkeit wird in den Vorreden von MA I und II detaillierter ausgearbeitet. Hier verweist er auf seine Einsamkeit als Folge des Betretens eines eigenen Weges, der scheinbar einzigartig ist, da niemand auf ihm zu finden ist. Es liegt auf der Hand, dass er von seinem philosophischen Weg, von der Entstehung, Entfaltung und Verteidigung seiner Ideen, die sich größtenteils der ganzen philosophischen Tradition widersetzen, spricht. Hier spielt er auf seine ‚Selbstentwicklung' als Denker an, die mit der Entwicklung seiner Werke und der Trennung von früheren philosophischen Ideen einhergeht, wie er sie in den bereits analysierten Briefen erörtert. Die Gründe der Einsamkeit erklärt Nietzsche auch ausführlicher in den Vorreden beider Bände von MA. Die Romantik wird in dieser Vorrede erst kurz vor ihrem Schluss angesprochen. Dort schreibt Nietzsche Folgendes:

> dass wir von Grund aus Allem feind sind [...] feind dem Halb- und Halben aller Romantik und Vaterländerei; feind auch der Artisten-Genüsslichkeit, Artisten-Gewissenlosigkeit, welche uns überreden möchte, da anzubeten, wo wir nicht mehr glauben — denn wir sind Artisten —; feind, kurzum, dem ganzen europäischen F e m i n i n i s m u s (oder Idealismus, wenn man's lieber hört), der ewig „hinan zieht" und ewig gerade damit „herunter bringt" (M, Vorrede 4).

Nietzsches Andeutung richtet sich gegen Schopenhauer und Wagner, was bei der Analyse der Vorreden von MA I und II explizit wird.[28] Mit der Anspielung auf den Patriotismus parodiert er Schopenhauers *Parerga und Paralipomena.*[29] Und natürlich steht

---

28 Die Begriffe „Femininismus", „Femininischen" verwendet Nietzsche in den Vorreden von 1886/1887 als Synonym von „Romantik". Vgl. GT, Versuch einer Selbstkritik 2; MA II, Vorrede 2; M, Vorrede 4.

29 In einem Aphorismus dieses Buchs drückt Schopenhauer aus: „Die wohlfeilste Art des Stolzes hingegen ist der Nationalstolz. Denn er verrät in dem damit Behafteten den Mangel an individuellen Eigenschaften, auf die er stolz sein könnte, indem er sonst nicht zu dem greifen würde, was er mit so vielen Millionen teilt. Wer bedeutende persönliche Vorzüge besitzt, wird vielmehr die Fehler seiner eigenen Nation, da er sie beständig vor Augen hat, am deutlichsten erkennen. Aber jeder erbärmliche Tropf, der

Richard Wagner für die Figur des Künstlers, der sich dem Genuss hingibt und gewissenlos ist. In den fünf Vorreden von 1886/1887 entwickelt Nietzsche einen bedeutsamen Aspekt bezüglich der Romantik. Wenn er den Begriff einführt, denkt er dort ausschließlich an den Einfluss von Schopenhauer und Wagner auf die Philosophie, die Kultur, die Kunst. Die Romantik sieht er jetzt nur durch ihre Figuren geprägt. Nietzsche benutzt eine genaue Charakterisierung des Begriffes „Romantik", um einen zentralen Gedanken für seine Philosophie auszuarbeiten: Die Romantik gewinnt ein einzigartiges Gewicht, so dass sie sich in eine ‚Kategorie' verwandelt, die in engem Zusammenhang mit dem Parameter der Gesundheit bzw. der Krankheit in den letzten Jahren seiner philosophischen Arbeit steht.[30] Allein die Tatsache, dass er die Romantik (danach mit „décadence" und auch mit „dégénérescence" asoziiert) zu einem „geschlossenen" Konzept ausarbeitet und dieses bis zum Ende seiner Philosophie beibehält, bezeichnet ihre Wichtigkeit. Die Romantik ist durch ihre zwei Hauptfiguren auf ‚die Modernen' beschränkt. Nietzsche gebraucht den Begriff in den Vorreden zu MA I, II und der FW vor dem Hintergrund seiner persönlichen Erfahrung, die sowohl seine eigene frühe Aufnahme von ‚fremden Prinzipien' aus Schopenhauers und Wagners Denken in seine Philosophie als auch das spätere Urteil umfasst, jene Aufnahme sei Moment einer zunehmenden Krankheit gewesen. Die Begründung seines Standpunkts ist daher in diesen Schriften eindeutig experimentell im Sinne einer bestimmten Form des Erfahrungsbezugs.[31]

---

nichts in der Welt hat, darauf er stolz sein könnte, ergreift das letzte Mittel, auf die Nation, der er gerade angehört, stolz zu sein. Hieran erholt er sich und ist nun dankbarlich bereit, alle Fehler und Torheiten, die ihr eigen sind, mit Händen und Füßen zu verteidigen", Schopenhauer 1977, 394.

30 In 1.3 wird gezeigt, wie Nietzsche den Begriff „Romantik" vor 1886 unterschiedslos für verschiedene Themen und verschiedene Figuren verwendet.

31 Ein solcher experimenteller Aspekt ist auch in EH deutlich, einer weiteren Schrift Nietzsches von autobiographischem Format. Zu Nietzsches Philosophie als Experiment vgl. Kristina Jaspers 2016, 38: „Sein Leben ist ein permanentes Experiment. Ob Medientheorie, Physiologie oder Psychologie – seine Reflexionen beginnen stets mit der Selbstanalyse [...]. Es geht ihm um die ästhetische Stilisierung des Lebens, um *Selbstgestaltung* im wörtlichen Sinn, um die Formung seines Selbst. Alles in Frage stellend, sucht er nach den Prämissen seines eigenen Lebens. Das Leben wird damit zur Versuchsanordnung für das Denken; und auch das Scheitern ist Teil dieses Experiments". Jaspers thematisiert die Beziehung zwischen dem Experiment und dem Leben Nietzsches, die in direktem Zusammenhang mit der Ausarbeitung seiner Philosophie steht. Es wird hier genaugenommen behauptet, dass Nietzsche sein spätes Konzept von Krankheit und Gesundheit auf der Grundlage seiner persönlichen Erfahrung ausarbeitet. Denselben Aspekt betont Nietzsche in der Vorrede zu WA, indem er argumentiert, dass seine tiefste Beschäftigung darin bestehe, beide Konzepte zu verstehen. Jaspers hebt in dem Passus auch hervor, dass aus dem Experiment eine selbstanalytische Tätigkeit entspringt. Zum Experimentieren im Schaffen des Individuums vgl. Schmid 2010, 53: „Wenn das Subjekt der Identität am Ende ist, wenn es kein substantielles Subjekt mehr gibt, kein Subjekt mehr als unveränderlichen Grund unseres Selbst- und Weltverhältnisses, dann ist der Raum für dasjenige Subjekt eröffnet, das kunstvoll erst neu zu gestalten ist; ein Subjekt der Erfahrung und des Experiments. Dieses Selbst ist nicht ‚authentisch'. Diese Selbstkonstituierung ist keine ‚Selbst-Verwirklichung' — sie hat nichts mit einem Selbst zu tun, das in irgendeiner Tiefe erst aufzuspüren wäre, wo es unerkannt vor sich hin gelebt hätte. Statt sein Selbst zu suchen oder es den Praktiken der Normierung zu überlassen, kommt es darauf an, es selbst erst herzustellen. Es geht um die

1.2.2 Zur Vorrede von *Menschliches, Allzumenschliches* I

Auch in der Vorrede von MA I führt Nietzsche die Einsamkeit ein:

> In der That, ich selbst glaube nicht, dass jemals Jemand mit einem gleich tiefen Verdachte in die Welt gesehn hat [...] und wer etwas von den Folgen erräth, die in jedem tiefen Verdachte liegen, etwas von den Frösten und Aengsten der Vereinsamung, zu denen jede unbedingte Verschiedenheit des Blicks den mit ihr Behafteten verurtheilt, wird auch verstehn, wie oft ich zur Erholung von mir [...] irgendwo unterzutreten suchte – in irgend einer Verehrung oder Feindschaft oder Wissenschaftlichkeit oder Leichtfertigkeit oder Dummheit (MA I, Vorrede 1)

Die Einsamkeit bezieht er wieder auf seine erste philosophische Periode, in der er stark vom Denken Schopenhauers und Wagners beeinflusst war. Er rechtfertigt seine Annäherung an sie mit seinem Gefühl des Alleinseins bzw. mit der Angst, in der Welt der Philosophie missverstanden zu werden. So ergänzt er:

> auch warum ich, wo ich nicht fand, was ich brauchte, es mir künstlich erzwingen, zurecht fälschen, zurecht dichten musste [...]. Vielleicht, dass man mir in diesem Betrachte mancherlei Kunst", mancherlei feinere Falschmünzerei vorrücken könnte: zum Beispiel, dass ich wissentlich-willentlich die Augen von Schopenhauer's blindem Willen zur Moral zugemacht hätte [...] insgleichen dass ich mich über Richard Wagner's unheilbare Romantik betrogen hätte (MA 1, Vorrede 1)

Das Gefühl der Verbundenheit hält nicht lange an, der totale Bruch mit Wagner und Schopenhauer findet zwischen 1878 und 1879 statt. Nietzsche tritt folglich in ein neues Stadium der Krankheit ein: die von ihm so genannte „Loslösung".[32] Die Einsamkeit verstärkt sich, aber sie mischt sich mit einem anderen Gefühl, nämlich demjenigen der Hoffnung. Wie Nietzsche im zweiten Teil dieser Vorrede sagt, antwortet die Entstehung des ersten Bandes von MA und die im Buch dargestellte Figur der ‚freien Geister' auf ein soziales Bedürfnis, das auch mit bestimmten Grundzügen seines eigenen Lebens nach dem Bruch mit Schopenhauer und Wagner übereinstimmt: „aber ich hatte sie damals, wie gesagt, zur Gesellschaft nöthig, um guter Dinge zu bleiben inmitten schlimmer Dinge (Krankheit, Vereinsamung, Fremde, Acedia, Unthätigkeit)" (MA I, Vorrede 2). So beschreibt er den Abschied von Schopenhauer und Wagner in mehreren Passagen dieser fünf Vorreden. Die Genese der ‚freien Geister' geht daher mit Nietzsches

---

Ausarbeitung des Selbst als ein Kunstwerk". Über das Schreiben als Experiment vgl. Thüring 2015. Zur Beziehung des Experimentes zur Wissenschaft und zum Leben im 19. Jahrhundert vgl. Blättler 2012 und Kaulbach 1980.

32 Wie in 2.7.2 erläutert wird, handelt es sich bei der Bezugnahme auf ‚Stadien' oder ‚Entwicklungsstufen' in der Krankheit bzw. in der ‚Genesung' um eine Assoziation der Vernunft, denn erst diese verbindet die verschiedenen auf die Lebenskraft bezogenen Ereignisse – Verlust oder Gewinn – mit einem einheitlichen Begriff der Krankheit (oder der Gesundheit). So erzeugt die Vernunft eine (begriffliche) Identität der Krankheit und definiert möglicherweise deren Ursache. Ebenso ist der Begriff „Überwindung" das Ergebnis eines bewussten Prozesses, bei dem bestimmte Relationen zwischen Machtorganisationen mit einem Urteil belegt werden, während man auf einer fundamentaleren Ebene nur sagen könnte, dass diese Organisationen versuchen, ihre Stärke zu erhöhen.

Bedürfnis einher, sich von der Romantik abzulösen: Er bestimmt die ‚freien Geister' gerade durch ihren Bruch mit der Vergangenheit. In seinen eigenen Worten: „Man darf vermuthen, dass ein Geist, in dem der Typus ‚freier' Geist einmal bis zur Vollkommenheit reif und süss werden soll, sein entscheidendes Ereigniss in einer grossen Loslösung gehabt hat" (MA I, Vorrede 3). Das zentrale Ereignis im Leben des freien Geistes ist der Bruch mit dem, worin er versunken ist, der Bruch mit dem, was ihn davon abhält, frei zu sein. Der freie Geist ist das Produkt von Nietzsches sozialem und psychologischem Experiment, das sich aus der Notwendigkeit ergibt, erstens aus sich selbst heraus neue Parameter der Gesundheit zu finden und zweitens neu zu überdenken, was sie – hauptsächlich für die Person selbst – bedeutet. Das analytische philosophische Ergebnis dieses Prozesses, den Nietzsche hauptsächlich aus dem Standpunkt des Lebens betrachtet, ist die Akzeptanz und die Verwandlung eines Krankheitszustandes aus eigenen psychophysiologischen Parametern für die Existenz eines jeden Einzelnen.

Anschließend beschreibt Nietzsche genauer, was er unter „Loslösung" versteht. Er behauptet, dass ein solcher Bruch mit der Vergangenheit abrupt stattfindet, als etwas, das die junge Seele plötzlich freisetzt: „die junge Seele wird mit Einem Male erschüttert, losgerissen, herausgerissen" (MA I, Vorrede 3). In den Tiefen dieser Seele entsteht ein Trieb, der sie dazu bringt, sich loszulösen und die Verbindung mit dem durchzuschneiden, was sie zurückhält. Sie fühlt den Wunsch und die Notwendigkeit, weiterzugehen, um den gegenwärtigen Zustand zu bewältigen: „ein Wille und Wunsch erwacht, fortzugehen, irgendwohin, um jeden Preis" (MA I, Vorrede 3). Das innere Bedürfnis des Individuums nach Gesundheit ist so groß, dass es im Gegenzug sein ganzes Leben aufs Spiel setzt, statt in einem erkranken Zustand weiter zu existieren, was eine allgemeine Schwächung aller inneren Kräfte und kein relatives Wachstum derselben bedeutet. Diese Idee drückt Nietzsche mit folgender Aussage, die ihre letztendliche Bedeutung mit dem Motto und der Vorrede der neuen Ausgabe der FW erreicht,[33] aus: ‚Lieber sterben als hier leben' – so klingt die gebieterische Stimme und Verführung: und dies ‚hier', dies ‚zu Hause' ist Alles, was sie bis dahin geliebt hatte!" (MA I, Vorrede 3). Die Bedeutung ist eindeutig: Der Geist wird potentiell frei und hinterlässt etwas, das von nun an nur noch ein Teil der Vergangenheit ist, ungeachtet der von ihm empfundenen Zuneigung für diese Zeit. Was ihn sich bis dahin heimisch fühlen ließ, was ihm Vertrauen gab, verwandelt sich in etwas Fremdes. Das intimste instinktive Verlangen nach ‚Genesung', also die Beherrschung der Kraftminderung, führt den Geist dahin, seine Autonomie wieder zu erreichen: „Ein plötzlicher Schrecken und Argwohn gegen Das, was sie liebt, ein Blitz von Verachtung gegen Das, was ihr, Pflicht hiess, ein aufrührerisches, willkürliches, vulkanisch stossendes Verlangen nach Wanderschaft, Fremde, Entfremdung, Erkältung, Ernüchterung, Vereisung" (MA I, Vorrede 3).

Die Loslösung ist hier als ein positives Ereignis geschildert, dank dessen der Geist seine Befreiung fremder leerer Werte erreicht und seinen eigenen Weg findet. Sie „verräth" (MA I, Vorrede 3), wie Nietzsche behauptet, einen Sieg (MA I, Vorrede 3). Aber

33 Diese Idee wird in 2.9 dargestellt.

„ein Sieg? Über was? Über wen?“ (MA I, Vorrede 3). Zu der positiven Beschreibung kommt nun die negative Seite hinzu, auf die ein solcher Vorgang die Antwort darstellt. Die Loslösung ist ein wesentliches Ereignis im Leben des freien Geistes. Der von Nietzsche angedeutete Sieg stellt eine heilende Erfahrung dar, die jedoch sehr lang dauern und als schwierig erlebt werden kann. Er erkennt an, dass die Loslösung von einer Krankheit eine negative und schmerzhafte Seite umfasst, die für das Individuum auch gefährlich sein kann: „[D]ergleichen Schlimmes und Schmerzliches gehört zur Geschichte der grossen Loslösung“ (MA I, Vorrede 3). Nietzsche versteht diese Periode noch als Teil der Krankheit: „Sie ist eine Krankheit zugleich, die den Menschen zerstören kann“ (MA I, Vorrede 3). Gerade diese erste Manifestation von Stärke und des Willens zur „Selbstbestimmung und Selbst-Wertsetzung“ (MA I, Vorrede 3) bringt einen gewissen Ausdruck von Krankheit mit sich: „wie viel Krankheit drückt sich an den wilden Versuchen und Seltsamkeiten aus, mit denen der Befreite, Losgelöste sich nunmehr seine Herrschaft über die Dinge zu beweisen sucht!“ (MA I, Vorrede 3). So erfährt das Individuum durch den Loslösungsvorgang sowohl den Schnitt, der zur Suche und zur Ausarbeitung eigener Werte und einer eigenen Philosophie führt,[34] als auch eine neue Phase der Krankheit, die sich jedoch schließlich mit einem potentiell langen ‚Genesungsweg‘ identifiziert: „Von dieser krankhaften Vereinsamung, von der Wüste solcher Versuchs-Jahre ist der Weg noch weit bis zu jener ungeheuren überströmenden Sicherheit und Gesundheit“ (MA I, Vorrede 4). Damit wird verständlich, dass Nietzsche mit ‚Sieg‘ die vom Menschen projizierte ‚Überwindung‘ der Krankheit meint, die stattfindet, wenn er genügend Stärke gesammelt hat, um seine Weltanschauung in der Welt zu entfalten.

Da Nietzsche in seiner Interpretation der Gesundheit die Reaktion der Instinkte in den Vordergrund stellt und diese Reaktion als Verteidigung gegen den Schwund von Kräften versteht, bedeutet die vollbrachte Loslösung des Individuums bereits den Beginn einer Verwandlung und Beherrschung der Krankheit, die diese Verwandlung immer schon als Forderung in sich selbst enthalten muss. Jene zentrale Konzeption von Nietzsches Philosophie wird in der Vorrede zu MA II explizit eingeführt, aber schon in der Vorrede zu MA I lassen sich Ansätze zu dieser Idee erkennen. Dort schreibt er über die „überströmende [...] Gesundheit“, (MA I, Vorrede 4) „welche der Krankheit selbst nicht entrathen mag, als eines Mittels und Angelhakens der Erkenntniss“ (MA I, Vorrede 4). Das instinktive Reagieren gegen die Krankheit wird von Nietzsche als eine Fähigkeit des Leibes betrachtet. Die Krankheit des werdenden freien Geistes soll die Gesundheit umschließen, sonst wäre dieser eine andere Art von Individuum, nämlich ein

34 Vgl. Nicodemo 2016, 168: „Damit [mit der Loslösung] versucht er nicht nur die Basis und die Herangehensweise seines Denkens sowie die Problemstellung und die Perspektive zu definieren, aus der die philosophischen Fragen behandelt werden müssen, um zu neuen Ergebnissen zu gelangen. Er versucht auch Anhaltspunkte zur Selbstbestimmung und Konturierung seiner eigenen philosophischen und existentiellen Aufgabe zu gewinnen, die nun als Lebensaufgabe sowie als Merkmal eines jeden Philosophen aufscheinen“.

Individuum, das gegen seine eigene leibliche Natur verstößt.[35] Er behauptet sein Leben und strebt nach der Gesundheit, da er natürlicherweise die Krankheit assimilieren und sie in etwas Positives für sich selbst umwandeln muss.[36] In Abgrenzung hierzu führt Nietzsche in diesen Vorreden die Figur der Romantik ein.

Auf diese Weise schlägt er vor, die bestehende Dichotomie zwischen den Begriffen der Gesundheit und der Krankheit zu überwinden: Die Gesundheit kann nicht auf die Krankheit verzichten, sondern braucht sie. Die Mehrheit der Autoren, die sich mit Nietzsches Konzeption der Gesundheit beschäftigt haben, betrachtet die Krankheit als einen wesentlichen Bestandteil der Gesundheit, allerdings mit der Betonung auf einer *großen* Gesundheit. Diesen Aspekt erwähnt Nietzsche ebenfalls in der Vorrede von MA I. Es wird sehr oft postuliert, dass es sich hier um einen dialektischen Prozess handele, weil entweder eine gegensätzliche Koexistenz oder eine ‚Überwindung' der Krankheit aus großer Gesundheit nachgezeichnet wird. Hier wird eine Interpretation der Krankheit bzw. der Gesundheit als Manifestation relationaler Machtereignisse vertreten, die nichts mit einer dichotomen Lektüre zu tun hat. Diese Aufhebung der Dialektik und sogar des linearen Kontinuums, auch wenn die letztgenannte Auslegung auf eine graduelle Entfaltung der Gesundheit deutet, wird durch das zirkulär-relationale Schema von Krankheit und Gesundheit zurückgewiesen.[37] Nietzsche verweist auf Krankheit und Gesundheit als gemeinsam auftretende und miteinander übereinstimmende Ausdrucksformen der werdenden Organismen, und er führt die Erkenntnis des Charakters solcher Ereignisse auf den freien Geist der beiden Bände von MA zurück, dem „viele[n] und entgegengesetzte[n] Denkweisen erlaubt [sind]" (MA I, Vorrede 4). Die interpretative Befreiung des Geistes zielt also auf die Überwindung der dualistischen Denkweise, die nach Nietzsche ihren Ursprung in der Metaphysik hat. Eine solche Erkenntnis trägt auch zur Bildung der Gesundheit auf der analytischen oder Metaebene bei, da sie zu einem tieferen Verständnis für die grundlegenden organischen Prozesse beiträgt und hilft, die Vorurteile und Beschränkungen abzuwerfen, die den Verallgemeinerungen der Vernunft entspringen. Im Zusammenhang mit diesem Gedanken steht Nietzsches Be-

---

35 Dies wäre ein Romantiker bzw. ein *décadent*. Vgl. 2.6 und 2.8.

36 Eine solche Auffassung der Gesundheit steht mit seiner Konzeption des Willens zur Macht in Zusammenhang. Obwohl Nietzsche in diesen Vorreden nicht explizit auf ihn hinweist, ist die Bedeutung des Willens zur Macht in ihnen latent. Nietzsche stellt die Forderung an das Individuum auf, in jeder Situation stärker und gesünder zu werden. Thomas Long findet die Gründe von Nietzsches Auffassung der Gesundheit größtenteils in der Theorie des Willens zur Macht: „Furthermore, Nietzsche's conception can be tied to his philosophical ontology [...]. Since for Nietzsche 'life itself is *will to power*' and since the will to power is essentially *assertiveness*, then health should be thought of as simply another aspect of the will to power", Long 1990, 116 f.

37 Dass die Gesundheit die Krankheit braucht, ist ein Merkmal jeder Art von Gesundheit, besser gesagt: in jedem Krankheitsgeschehen bzw. Gesundheitsgeschehen sind beide untrennbar miteinander verbunden. Dies wird in 2.7.1 und 2.7.2, und zwar im Kontext einer Kritik an den Interpretationen anderer Autoren zu diesem Thema. Unter den Autoren, die vor allem die Krankheit als Teil der „grossen Gesundheit" betonen, können folgende genannt werden: Faustino 2010; Schmücker 2012; Montebello 2001; Cherlonneix 2002; Jaspers, Karl 2010; Aurenque 2016; Stegmaier 2016; Schipperges 1975; Bilheran 2005.

hauptung, dass das bewusste Denken in erster Linie als eine von den Instinkten geleitete Tätigkeit zu verstehen ist.[38] Ohne bereits auf die Analyse der Urgeschichte des Leibes einzugehen, in der Nietzsche die Vernunft als ein später als die anderen geschaffenes Organ versteht, soll hier kurz angemerkt werden, dass es unmöglich und unnötig ist, zu versuchen, das Leibliche vom Vernünftigen zu trennen, auch wenn Nietzsche eine Dominanz und eine größere Bedeutung des Leibes in allen individuellen Prozessen sieht[39].

Gegen diesen metaphysischen Standpunkt schlägt er eine Deutung der Welt, des Lebens und auch der Gesundheit vor, die auf keiner arbiträren Dualität beruht, sondern auf einer Vielfalt von Einzelheiten, bei denen jeder Ausdruck von Kraft als ein interpretatives Geschehen zu verstehen ist.[40] Ihm zufolge soll „[m]an [...] nämlich zweifeln, erstens, ob es Gegensätze überhaupt giebt“ (JGB 2). Begriffe, die an der Spitze der Oppositionshierarchie stehen, wie Wahrheit, Substanz (das Wesen oder das Ding an sich) oder (unveränderliche) Identität, scheinen in der gesamten Geschichte der Philosophie nur durch Gegensätze ihre Bedeutung gefunden zu haben. Nietzsche versucht, diese universelle Gültigkeit hinter leeren Begriffen zu entfernen und sie gegen unmittelbare partikulare Bezüge auszutauschen. So begründet er in seiner Philosophie nicht nur eine individuelle Gesundheit, sondern verweist auch auf die Aufhebung des Dualismus zwischen ihr und der Krankheit. Dies betrifft nicht zuletzt das dialektische Denken, das die Existenz des einen Elements unter der Bedingung der Negation des anderen annimmt. Die Krankheit eines Freigeistes soll ein gewisses Maß an Gesundheit enthalten, was den Beginn einer Akzeptanz und Transformation des Widerstands bedeutet; umgekehrt kann man sagen, dass die Gesundheit die Krankheit enthält, weil die letztere die ständige Stärkung und Bekräftigung der Gesundheit anregt. Gesundheit bedeutet also nie eine vollständige ‚Überwindung‘ von Krankheit. So enthält auch die große Gesundheit die Krankheit als konstitutives Geschehen, aber Krankheit ist darüber hinaus konstitutiv im Leben eines jeden Menschen – und damit jeder Art von Gesundheit – sowie unverzichtbar für den Menschen, um sein eigenes Leben zu stärken. Nietzsches Vorstellung von Krankheit und Gesundheit lässt sich nicht mit einer dialektischen Interpretation in Einklang bringen. Er findet überhaupt keinen Widerspruch zwischen beiden Begriffen, mit anderen Worten: Es gibt kein antithetisches Verhältnis und deshalb keine dialektische Bewegung zwischen beiden. Die Krankheit ist nie überwunden, die Gesundheit nie ganz erreicht. Darüber hinaus begreift Nietzsche die „Dialektik als

38 Nietzsche führt diesen zentralen Aspekt seiner Philosophie, der seine Wertschätzung des Leibes als Ganzes und seiner primitiveren Funktionen gegenüber den rationalen Fähigkeiten rechtfertigt, in seinem Werk mehrfach an. Siehe zum Beispiel JGB 3: „ebenso wenig Bewusstsein in irgend einem entscheidenden Sinne dem Instinktiven e n t g e g e n g e s e t z t [ist], – das meiste bewusste Denken eines Philosophen ist durch seine Instinkte heimlich geführt“.

39 Zum Thema Leib vgl. hier besonders 2.1, auch 2.2 und 2.3.

40 Die Meisten der genannten Autoren in 2.7.1 erkennen den nicht-gegensätzlichen Charakter der Krankheit und der Gesundheit im Sinne eines absoluten Ausschlusses des einen vom anderen an, verweisen aber trotzdem auf eine Dialektik in der Koexistenz der beiden.

Décadence-Symptom“ (EH, Warum ich so weise bin 1) und bezieht sich dabei auf Sokrates, Platon und den deutschen Idealismus.

Der Weg auf der Loslösung bedeutet ein Überdenken eigener Werthaltungen und Gewohnheiten. Die Umwandlung der Krankheit wird dann von einer selbst-analytischen und kognitiven Übung begleitet, die auf dem Verständnis des Individuums als einzigartiges physiopsychologisches Ganzes beruht: Das Maß dessen, was gut für das Leben ist, wird *in erster Linie* instinktiv gemessen, was mit einer bewussten Anerkennung instinktiver Prozesse einhergehen soll. Genau in diesem Moment, in dem der Geist die Einzigartigkeit der eigenen Gesundheit erkennt, beginnt die Umwertung der eigenen Wertschätzungen. Um den ‚Genesungsprozess‘ zu erläutern, verwendet Nietzsche in der Vorrede von MA I zwei bestimmte Metaphern, die sich in der Vorrede der FW wiederholen. Erstens bezieht er sich auf ein wärmeres Gefühl, „gelber“ (MA I, Vorrede 5), weil die Winde des Frühlings sich nähern, was das Ende des Winters ankündigt. Die zweite Metapher handelt von einem Sicherheits- und Konformitätszustand, den ein Individuum empfindet, wenn es lange Zeit am ‚selben Ort‘ oder, mit Nietzsches Worten, „zu Hause“ (MA I, Vorrede 3 und Vorrede 5) geblieben ist. Der nächste Schritt in die so erfasste ‚Genesung‘ besteht in dem Entschluss des Menschen, sich von alten, negativen geistigen sowie physischen Einflüssen und von der Träumerei, die ein angenehmes Gefühl erzeugte, loszulösen. Das Individuum, das auf seine Befreiung zusteuert, „war ausser sich: es ist kein Zweifel“ (MA I, Vorrede 5), und erst ab diesem Augenblick kann es die Welt mit seinen eigenen Augen sehen. Beide Metaphern werden in den 1.2.4 und 2.9 genauer untersucht.

Was Nietzsche nachfolgend schreibt, ist der Schlüssel zum Verständnis seiner späten Konzeption der Krankheit und Gesundheit. Die Vorrede 5 zu MA I schließt er wie folgt ab:

> Und ernstlich geredet: es ist eine gründliche K u r gegen allen Pessimismus (den Krebsschaden alter Idealisten und Lügenbolde, wie bekannt -) auf die Art dieser freien Geister krank zu werden, eine gute Weile krank zu bleiben und dann, noch länger, noch länger, gesund, ich meine *„gesünder“* zu werden. Es ist Weisheit darin, Lebens-Weisheit, sich die Gesundheit selbst lange Zeit nur in kleinen Dosen zu verordnen. (MA I, Vorrede 5, kursive Hervorhebung M. S.)

In Verbindung mit den anderen Vorreden von 1886/1887 wird deutlich, dass es sich hier um die Klassifizierung einer Krankheit handelt, die nach ihrer Stärke und damit in Bezug auf die Bewältigungsmöglichkeiten einer Person definiert wird. Die Krankheit der Romantik unterscheidet sich von der Krankheit des freien Geistes in dem Sinne, dass das jeweilige Individuum in der ersteren nach einer Zeit ohne angemessene Reaktionen keine Stärkung und kein Wohlbefinden erfährt, während die Krankheit des freien Geistes früher oder später mit dem Gefühl einer ‚Genesung‘ zusammenfällt, d. h. mit dem Gefühl einer möglichen, zur Krankheit relativen Stärkung in bestimmten Aspekten: So wird die Romantik zu einem absoluten Krankheitstyp, während die Krankheit des ‚grundsätzlich gesunden‘ Menschen immer ein Kräftespiel zwischen den beiden Elementen ist. Der so genannte „freie Geist“ – jeder Mensch mit der Fähigkeit, sich durch seine Krankheit selbst zu ermächtigen – weiß, wie er die Krankheit zu seinem Vorteil nutzen kann, während der Romantiker dies nicht tut. So kann der freie Geist nach Art eines Romantikers krank werden und dann aus diesem ‚Zustand' heraus den Sinn seiner Gesundheit erkennen und sie aufbauen. Auf diese Weise kann man in diesem Abschnitt die drei grundlegenden Begriffe und ihre Parameter für das Verständnis von „Gesundheit" in seiner Spätphilosophie erkennen: Zum einen führt er die Krankheit ein, die mit einem ‚Genesungsprozess' bzw. einem Prozess der Stärkung verschmilzt, zum anderen versteht er die Romantik als die einzige Art von Krankheit, die in ihrer extremen Ausprägung jeden Kampf gegen Widerstände verliert (in der Tat, wie noch zu erläutern sein wird, reagiert der Romantiker entweder gar nicht oder ständig, weil er die notwendigen Kräfte der Selbstregulierung verloren hat); Gesundheit – die als utopischen Bezugspunkt die große Gesundheit hat – entsteht parallel zu den Krankheitsereignissen des (freien) Geistes, hat Krankheit in ihrem Kern und wird von der Krankheit des Romantikers überwältigt. Nur durch den Weg der Krankheit kann der Mensch ‚gesünder' werden, also eine Art innere Ermächtigung in der Krankheit finden; eine zunehmende Gesundheit enthält in sich selbst ihre eigene Ursache:[41] Der freie Geist verzichtet *nie* auf die Krankheit, was bedeutet, dass es für ihn keinen höheren Zustand einer endgültigen Gesundheit gibt. Nietzsche entwickelt in seiner Philosophie einen offenen Begriff von Gesundheit, der das Bemühen des Organismus darstellt, seine plastischen Fähigkeiten zur Umwandlung von Widerständen zu intensivieren und sich so im Verhältnis zur Krankheit zu stärken. Den wechselnden Charakter der Gesundheit hebt Nietzsche im sechsten Teil der Vorrede erneut hervor:

> Um jene Zeit mag es endlich geschehn, unter den plötzlichen Lichtern einer noch ungestümen, noch wechselnden Gesundheit, dass dem freien, immer freieren Geiste sich das Räthsel jener grossen Loslösung zu entschleiern beginnt, welches bis dahin dunkel, fragwürdig, fast unberührbar in seinem Gedächtniss gewartet hatte. (MA I, Vorrede 6)

Der von ihm in dieser Vorrede entwickelte Begriff der Gesundheit ist dynamisch,[42] weil der Mensch ständig auf der Suche nach seinem Wohlbefinden ist.

Hinter der Einschätzung des Menschen, einen gesünderen Zustand erreicht zu haben, stehen Prozesse der Kraft, die weder die perfekte Vollendung der Gesundheit noch eine geordnete oder sogar teleologische Entwicklung zu ihr hin bedeuten. Es handelt sich vielmehr um eine dynamische Dimension im Menschen, da man ständig

---

41 Dies behauptet auch Martha Faustino: „Erstens wird Krankheit nicht nur als grundlegender Bestandteil der Konstitution von (großer) Gesundheit bezeichnet, sondern sogar als Mittel zu ihrer Förderung, ihrem Wachstum und ihrer Stärkung: Im Nietzsche'schen Universum ist Gesundheit nicht das Gegenteil von Krankheit, sondern die Fähigkeit, Krankheit kontinuierlich zu *überwinden*, wodurch die Gesundheit selbst stärker und robuster wird", Faustino 2016, 17, Übersetzung und kursive Hervorhebung M. S.

42 Diese Eigenschaft der Gesundheit wird auch von Cherlonneix betont, wenn er die Gesundheit „la santé dynamique" nennt: „La grande majorité des occurrences de la santé obéit à une conception croissante et mobile – dynamique – d'une santé ne faisant pas l'économie du passage par la maladie", Cherlonneix 2002, 83.

mehr oder weniger krank wird. Indem Nietzsche keinen abgeschlossenen und keinen allgemeinen Begriff der Gesundheit ins Spiel bringt, lässt er die Möglichkeit offen, Gesundheit als relativ, oder besser gesagt: als in jedem Fall auf besondere Weise ausgeprägt, zu verstehen.[43] Es gibt keine absolute allgemeine Gesundheit, aber jeder Einzelne schafft seine eigene Gesundheit, die immer im Zusammenhang mit einer Form von Krankheitsgeschehen auftritt. Natürlich hat eine „starke Gesundheit"[44] bestimmte Eigenschaften, die Nietzsche prägnant schildert. Die Tatsache, dass es Gesundheit weder als allgemeinen noch als abgeschlossenen Zustand gibt, führt jedoch zu einer Auffassung, dass sie sich in Entsprechung zu einem Mehr oder Weniger von Macht verwirklicht. Auf diese Weise wird jede Spur eines universellen Gesundheitstyps durch die ständige Betonung des Besonderen, mit dem sich Nietzsche in seiner Philosophie befasst, überwunden. Gesundheit steht nun für die Pluralität der Menschen sowie für die Pluralität der Momente im Leben eines jeden Menschen. Nietzsche reflektiert in seiner Philosophie eine ‚echte' menschliche Gesundheit, anstatt auf einen abstrakten universalen Begriff – einen leeren Begriff – abzuzielen.[45] Gesundheit hat das Gesicht jedes einzelnen Individuums, da sie durch seine transfigurativen Fähigkeiten in den Prozessen der Interpretation der Wirklichkeit definiert wird.

Andere Autoren wie Marta Faustino betonen den sozialen Appell, den Nietzsche sowohl in der Vorrede von MA I als auch im Aphorismus 382 der FW offen ausspricht. Es ist richtig, das Unternehmen Nietzsches zu betonen, den Kurs der Philosophie zu ändern und sich mit einem Denken zu befassen, das Gesundheit als soziale Aufgabe hat.[46] Aber es ist dennoch grundlegend, die ‚Natur' zu verstehen, die Nietzsche der Gesundheit zuschreibt. Nur durch eine solche Analyse kann man ihren internen Mechanismus erkennen, die Art und Weise, wie jeder Einzelne die Gesundheit verstärken kann, und die Bedeutung der individuellen Vielfalt, auf die sie hindeutet und die man auf der Grundlage dieser Analyse einfordern muss. Faustino hebt den sozialen Aspekt der Gesundheit als eine Aufgabe der Kultur hervor, indem sie das Personalpronomen „wir" des Aphorismus 382 der FW als Hinweis auf ein kollektives Bedürfnis nach der von Nietz-

43 Long 1990, 117: „Of course, Nietzsche's view of health should not be thought of as a 'theory' of the 'real nature' of health; something that might be confirmed or disconfirmed through empirical investigation. His view of health *is perspectival*, as, indeed, are all other views about the 'nature' of health. We must avoid the idea that our concepts are gifts, needing only refinement, and learn to see them as tools we '*make and create*'".

44 Siehe 3.2.3 und die Charakterisierung des dionysischen Künstlers.

45 Die von Nietzsche eingeführte Auffassung der Gesundheit ist weder abstrakt, noch zielt sie auf Abgeschlossenheit hin. Seine Konzeption hat nichts mit einer idealistischen Interpretation zu tun, sondern vielmehr mit einer ‚menschlichen Idealisierung'. Dieser Aspekt wird in Bezug auf die Streifzüge 7 und 8 von GD in 3.2.3 erklärt.

46 Zu diesem Aspekt siehe Marta Faustinos „Nietzsche's Therapy of Therapy" 2018, 91. Dort argumentiert sie: „Thus, if it is possible to interpret Nietzsche' s philosophical project as a form of therapy, as I want to argue, it is to be expected that it will bear some relation to the project of breeding a new culture, elevating mankind, and revaluing values". Vgl. auch Aurenque 2018, 78–128.

sche so genannten „großen Gesundheit" deutet.[47] Sie verbindet diese Verwendung des Pronomens „wir" mit den freien Geistern der Vorreden zu MA I: „Die Beschreibung erinnert uns sofort an die Freigeister der Vorrede zu *Menschliches, Allzumenschliches* (MA I, Vorrede 4), aber auch und vor allem an die ‚neuen Philosophen' oder ‚Philosophen der Zukunft'" (Faustino 2016, 11).[48] Werner Stegmaier setzt dagegen die Verwendung des Personalpronomens „wir" in diesem Aphorismus in Beziehung zu den ‚ungeduldigen Freunden' des Aphorismus 383 der FW und versteht ihn als eine Art Monolog, als einen rhetorischen Zug, den Nietzsche einfügt, um zu sich selbst zu sprechen: „So konnte Nietzsche auch nur zu sich selbst reden, könnte nur zum Zuhören bei einem Selbstgespräch einladen".[49] Er lehnt es ab, dieses „Wir" als Hinweis auf die kollektive Aufgabe des freien Geistes aufzufassen, und betrachtet den freien Geist als einen einsamen Geist: „Das scheint mir gerade im Blick auf das V. Buch der FW fraglich, in dem Nietzsche nun immer stärker herausgestellt hat, wie hoch die Hürden zur Befreiung des Geistes sind und wie wenige sie darum überspringen werden. Je freier ein Geist, desto einsamer wird er werden; er weiß das und will es darum auch" (Stegmaier 2012, 600 Fußnote 861).

In der vorliegenden Arbeit zeigt sich die Doppeldeutigkeit jener pluralen Anspielungen und des möglichen kollektiven Sinns, was die Verwendung bestimmter Begriffe rund um die Gesundheit angeht. Die Thematik setzt sich über die letzte Vorrede von MA I sowie die Aphorismen der FW hinaus fort (man beachte beispielsweise den direkten Bezug, den Nietzsche im Vorwort von WA auf kulturelle und soziale Aspekte der Krankheit nimmt): Er setzt auf einen gesellschaftlichen Wandel, der jedoch vor allem im individuellen Bereich beginnt. Die Thematisierung der Gesundheit zeichnet sich in seiner Philosophie durch einen Appell an alle Individuen aus, da er Gesundheit ausschließlich durch die *individuelle Vielfalt* definiert. Das Pronomen „wir" scheint jedoch der Gruppe von Menschen gewidmet zu sein, die sich mit dem von ihm vorgeschlagenen philosophischen und ethischen Paradigmenwechsel identifizieren. Ob der Wechsel faktisch eintritt oder nicht, ob es sich nun um einen Vorschlag handelt, den Nietzsche in

47 Vgl. Faustino 2016, 10.

48 Übersetzung M. S.

49 Vgl. Werner Stegmaier 2012, 600 und Faustinos Antwort auf diese Auslegung: „betonen mit zunehmender Intensität die Schwierigkeit, alle Hindernisse für die Befreiung des Geistes zu überwinden, und verbinden die Einsamkeit untrennbar mit der Freiheit des Geistes. Die Verwendung des Pronomens ‚wir' könnte also eine weitere Anspielung auf die berühmten ‚Freunde' sein, die so oft angefordert, aber nie erfüllt wurden, oder eine Form des Monologs, des Gesprächs mit sich selbst, durch das Nietzsche Freude erreichen konnte. Diese Interpretation erscheint uns aus mehreren Gründen nicht richtig: Neben dem bereits erwähnten notwendigerweise schrittweisen und kollektiven Charakter des Nietzsche'schen Projekts ist zu betonen, dass die Tatsache, dass diese ‚Aufgabe' eine kollektive ist, keineswegs die Einsamkeit jedes freien Geistes aufhebt – eine Einsamkeit, die wiederum notwendig ist, damit der freie Geist in die Wirklichkeit zurückkehren und seine ‚Erlösung' mitbringen kann (vgl. MA I Vorrede; GM II 24); andererseits steht der Schwierigkeit, einen freien Geist zu konstituieren, und der Tatsache, dass es nie einen gegeben hat, immer die nietzscheanische Hoffnung gegenüber, dass es ihn eines Tages geben könnte, weshalb er ihn ständig beschwört und in gewissem Sinne durch seine Texte zu kultivieren sucht". Faustino 2016, 11 Fußnote 8.

der Zukunft für realisierbar hält, oder um ein unerreichbares Ideal, appelliert er in verallgemeinerter Form an jeden Einzelnen, der bestimmte Prinzipien seiner Philosophie in seiner eigenen Normativität reflektiert sieht. Er zielt auf einen Wandel des philosophischen Paradigmas, der auf der Überwindung hauptsächlich metaphysischer Werte beruht und das Leben und die Besonderheiten jedes Individuums hervorhebt: Seine Vorstellung des Leibes ist die Legitimation dieser Perspektive. Dies vorausgeschickt, ist es wichtig, noch einmal die Einzigartigkeit des ‚freien Geistes' zu betonen, der in meinem Verständnis für jedes Individuum steht, wenn es seine eigenen ästhetischen Interpretationsprozesse als direkte Manifestationen der Krankheit und der Gesundheit zum Ausdruck bringt und gestaltet: Die gesellschaftliche Aufgabe setzt eine individuelle Transformation und Konstruktion voraus. Aus diesem Grund halte ich es für sinnvoll, zunächst zu erläutern, wie Nietzsches Gesundheitsbegriff jeden Menschen in seiner Individualität betrifft.

Die Art und Weise, in der Nietzsche diese Vorrede abschließt, ist von Bedeutung. Am Ende ruft er die philosophischen Psychologen (an denen es seines Erachtens gerade mangelt) auf, da er ihnen die Aufgabe zuschreibt, sich mit der Gesundheit zu beschäftigen und deren relevante Rolle für die Gesellschaft von morgen zu klären:

> Es wird keinem Psychologen und Zeichendeuter einen Augenblick verborgen bleiben, an welche Stelle der eben geschilderten Entwicklung das vorliegende Buch gehört (oder g e s t e l l t ist —). Aber wo giebt es heute Psychologen? In Frankreich, gewiss; vielleicht in Russland; sicherlich nicht in Deutschland. (MA I, Vorrede 8)

Nietzsches Absicht in den Vorreden wurde bereits bestimmt: Der Inhalt sollte sowohl auf seine individuelle als auch auf seine philosophische Entwicklung verweisen. Ab diesem Jahr gewinnt die Psychologie immer größere Bedeutung in seinem Werk; sie und die Figur des Psychologen treten auch in *Versuch einer Selbstkritik* und in den Vorreden zu MA II und zur FW auf.[50] Aus diesem Grund ist es notwendig, der Funktion der Psy-

---

50 Nur **25 von den insgesamt 186** Erwähnungen des Begriffes „Psychologie" finden wir in den vor 1886 verfassten Werken, nachgelassenen Aufzeichnungen und Briefen Friedrich Nietzsches. Der Begriff „Psychologe" kommt **nur einmal** vor 1886 vor, „Psychologen" **achtmal bei insgesamt 96** Nennungen (vgl. Nietzschesource.org). Einer der ersten, der die Philosophie Nietzsches in Bezug auf die Psychologie analysierte, war Karl Jaspers. In seinem Buch *Nietzsche. Einführung in das Verständnis seines Philosophierens* beschreibt er Nietzsche wie folgt: „Hier entfaltet sich die großartige Psychologie Nietzsches, diese *enthüllende* Psychologie, in deren Handhabung er der Meister war, von dem neben Kierkegaard alle spätere Psychologie dieser Art abhängig ist (und oft Verflachung, banale Wiederholung, praktische Nutzbarmachung wird in der Loslösung von dem Gesamtdenken, in dem sie bei Nietzsche steht)", Jaspers 1981, 130 f. Bekannt ist auch die Interpretation Walter Kaufmanns, für den Nietzsche „der erste große Psychologe" ist (Kaufmann 1978, 261), was Nietzsche eigentlich von sich selbst schon in EH behauptet: „Es gab vor mir noch gar keine P s y c h o l o g i e. — Hier der Erste zu sein kann ein Fluch sein, es ist jedenfalls ein Schicksal: d e n n m a n v e r a c h t e t a u c h a l s d e r E r s t e ..." EH, Warum ich ein Schicksal bin 6. Kaufmann verweist auf zwei zentrale Originalbeiträge von Nietzsche: „Soweit Nietzsches erster Beitrag: Bewußtsein ist eine Oberfläche. Nietzsches zweiter wesentlicher Beitrag zur Psychologie war seine Theorie des Willens zur Macht", Kaufmann 1978, 267. Eine jüngere Interpretation zu diesem Thema

chologie und der psychologisch begriffenen Gesundheit in seiner späten Philosophie besondere Aufmerksamkeit zu widmen. Zunächst stellt Nietzsche einen Mangel an Personen fest, die im Besitz einer leiblichen (also nicht nur geistigen) selbstanalytischen Fähigkeit sind. Dies betrifft in besonderem Maße Deutschland. Nur wer über diese selbstanalytische Fähigkeit verfügt, den Leib als Ganzes und als Grundlage der eigenen Gesundheit wahrzunehmen und zu erfassen, kann ein tieferes Verständnis für die philosophischen Gedanken gewinnen, die Nietzsche im ersten Band von MA und auch in seiner Vorrede äußert.

Zusammenfassend lässt sich Folgendes feststellen: In der Vorrede zu MA I stellt Nietzsche die Romantik als eine Krankheit des Menschen dar, der nicht instinktiv gegen sie reagieren kann, der seine eigenen Parameter der Gesundheit – also das, was nach

---

entwickelt Günter Gödde in *Traditionslinien des „Unbewußten"* 1999. Auf S. 501 weist er darauf hin, dass, „Nietzsches Psychologie [...] ihre Konturen in den 1870er und 1880er Jahren [erhielt]". Wie andere, frühere Kritiker versteht Gödde die Psychologie Nietzsche als „Entlarvungspsychologie", d. h. „als ‚enthüllend', ‚aufdeckend' oder ‚demaskierend'". In der Periode der Niederschrift von MA I, M und der FW sammelt Gödde folgende Merkmale der Entlarvungspsychologie: „Analyse als Zergliederung eines Phänomens in ein komplexeres und vielschichtiges Beziehungsgefüge, Historie als genaue Erforschung der Entstehungsbedingungen eines Phänomens und Kritik als Aufdeckung kollektiver und individueller Irrtümer und Illusionen", S. 508. In M und der FW „spielt nunmehr das Motiv des Macht- und Geltungsstrebens" (S. 509), eine wichtige Rolle. „Dieser Überblick über die mittlere Entwicklungsperiode zeigt, daß Nietzsche seine entlarvende Psychologie im Kontext eines aufklärerisch-antimetaphysischen Anliegens entwickelt hat", S. 509. Es ist richtig, Werke wie MA I, M oder die Erstausgabe von FW in einem psychologischen Rahmen zu interpretieren. Es scheint jedoch, dass Nietzsches seine Philosophie erst seit 1886 in besonderem Maße als psychologische Auseinandersetzung betrachtet. Genau diesen Aspekt betont auch Gödde mit Bezug auf die entlarvende Psychologie Nietzsches in seinem Spätwerk: „Dann allerdings wird er darauf pochen dürfen, daß die Psychologie wieder als Herrin der Wissenschaften anerkannt werde, zu deren Dienste und Vorbereitung die übrigen Wissenschaften da sind. ‚Denn Psychologie ist nunmehr wieder der Weg zu den Grundproblemen' (KSA 5, S. 38). Mit der letztgenannten Formulierung reiht sich Nietzsche in jene gegen Ende des 19. Jahrhunderts einflußreiche Denkbewegung des ‚Psychologismus' ein, der philosophischen Disziplinen wie Logik, Ethik, Ästhetik oder Metaphysik mehr oder weniger auf die Psychologie gründen wollte", S. 513. In dieser späten Periode Nietzsches weist Gödde neben dem Bezug auf JGB auch auf Werke wie die GM, EH und NW hin. Merkwürdigerweise erwähnt er in der Analyse von Nietzsches später Entlarvungsphilosophie weder die 1886/1887 erschienenen neuen Vorreden noch die GD, also jene Texte, in denen Nietzsche die Psychologie des tragischen Menschen und des dionysischen Künstlers entfaltet. In dieser Arbeit wird die These begründet, dass die späte Auffassung von Krankheit/Gesundheit mit einer selbstanalytischen Aktivität einhergeht, die Nietzsche in den Vorreden sehr stark vorantreibt. In seinem Buch *Nietzsches Befreiung der Philosophie* beginnt Stegmaier mit einer Selbstcharakterisierung Nietzsches, die allerdings erst im Jahr 1888 geschrieben wurde: ‚Was Nietzsche auszeichnet: {die Spontaneität seiner /~~die~~ seine psychologische Vision}, eine schwindelerregende Weite der Umschau, des Erlebten, Errathenen, Erschlossenen, ~~des Die tiefere Consequenz~~ {der Wille zur Consequenz}, die Furchtlosigkeit vor der Härte und gefährlichen Consequenz (N 1888, 14[25], KSA 13.230/W II 5, S. 178)', Stegmaier 2012, S. 3. Eine solche späte Selbstbeschreibung seiner psychologischen Einstellung zur Welt stimmt mit der von ihm in den Vorreden von 1886/1887 eingeführten Beschreibung seiner Philosophie überein, besonders mit derjenigen, die wir in der Vorrede von MA II finden. Nietzsches Betrachtung seines Gesamtwerkes als Teil der Psychologie ist in diesen Vorreden bereits deutlich ausgearbeitet.

seiner eigenen Interpretation gut für ihn ist – nicht gestalten kann und der schließlich auch nicht die notwendige analytische Arbeit leistet, die es erfordern würde, die vor allem vom Leib vollzogenen Prozesse zu unterstützen, um besser zu verstehen, was für ihn selbst schädlich oder gesund ist. Als Antwort auf die Romantik führt er eine Art von Gesundheit ein, die dem freigewordenen Individuum gehört, und zwar zu jedem Individuum, das fähig ist, seine Krankheit in Ausdrucksformen seiner eigenen Gesundheit umzuwandeln, indem es seine plastischen Kräfte steigert. Die Gesundheit ist notwendigerweise mit der Krankheit verbunden, denn Nietzsche stellt den Menschen in einem ständigen ‚Genesungsprozess' dar. Selbst eine „grosse Gesundheit" (MA I, Vorrede 4), die er in einigen Passagen nur dem freien Geist eines zukünftigen Paradigmas zuzusprechen scheint, kommt nicht ohne Krankheit aus, sondern enthält sie immerzu.[51]

1.2.3 Zur Vorrede von *Menschliches, Allzumenschliches II*

Nietzsche beginnt diese Vorrede mit der folgenden Behauptung: „Man soll nur reden, wo man nicht schweigen darf; und nur von dem reden, was man überwunden hat, — alles Andere ist Geschwätz, Literatur, Mangel an Zucht" (MA II, Vorrede 1). ‚Überwunden' hat hier eine doppelte Implikation: das Wort spielt auf etwas Erlebtes, Nicht-Fiktionales an – sonst wäre es Literatur –, und es weist darauf hin, dass etwas gelernt, ein Problem gelöst wurde. Nietzsche bezieht sich hier auf spezifische Ereignisse im Leben. Er erklärt weiter: „Meine Schriften reden nur von meinen Ueberwindungen: ‚ich' bin darin, mit Allem, was mir feind war, ego ipsissimus, ja sogar, wenn ein stolzerer Ausdruck erlaubt wird, ego ipsissimum" (MA II, Vorrede 1).[52] Seine Werke sollen ausschließlich seine ‚Siege' zum Ausdruck bringen, und deshalb ist er selbst Teil ihres Inhalts.

Jemand hat gelebt und überlebt:[53] Warum schreibt Nietzsche über seine ‚Überwindungen' im Leben, über die großen gelösten Probleme? Worauf zielt er mit diesem Inhalt? Eine potenzielle Antwort auf diese Frage gibt er am Ende dieser Vorrede. Vorerst ist klar, dass Nietzsche in den neuen Vorreden eine erlebte und schließlich, wie er selbst bekennt, überwundene Dimension zur Sprache bringt. Trotzdem ist noch unklar, warum er ‚überwundene Ereignisse' so betont thematisiert. Es wird aber deutlich, dass er sich in diesen fünf Vorreden hauptsächlich mit der Geschichte seiner Gesundheit beschäftigt. Im ersten Teil dieser Vorrede erwähnt Nietzsche zwei große Namen in seinem Leben: Schopenhauer und Wagner. Bezüglich des Ersten sagt er, dass seine dritte *Unzeitgemässe Betrachtung* „dem grossen Arthur Schopenhauer" (MA II, Vorrede 1) gewidmet sei. Wie er selbst jedoch klarstellt, gab es in der Zeit der Ausarbeitung des Textes *Schopenhauer als Erzieher* „moralistische[n] Skepsis und Auflösung drin, das heisst ebenso sehr in der Kritik als der Vertiefung alles bisherigen Pes-

51 Vgl. EH, Warum ich so weise bin 1.

52 Zur Selbstreferenzialität in Nietzsches Vorreden siehe Van Torengen 2016, 1–16.

53 Vgl. MA II, Vorrede 1.

simismus" (MA II, Vorrede 1). Damit versucht Nietzsche, den Prozess aufzuklären, der zur Trennung von Schopenhauer geführt hatte. Über Wagner schreibt er, dass sein Werk *Richard Wagner in Bayreuth* „thatsächlich eine Loslösung, ein Abschiednehmen" (MA II, Vorrede 1) sei. Die Geschichte über seine Loslösung findet ihren Höhepunkt ab der Periode der Abfassung von MA I.[54] Dieses Buch, das keinem Geringeren als dem freien Geist gewidmet ist, enthält – und dies muss hervorgehoben werden – die „Kälte des Psychologen, welche eine Menge schmerzlicher Dinge, die er unter sich hat, hinter sich hat, nachträglich für sich noch feststellt und gleichsam mit irgend einer Nadelspitze fest sticht" (MA II, Vorrede 1). Bezugspunkt dieser Aussage ist abermals eine potenzielle ‚Überwindung', die ein Teil der persönlichen Geschichte ist und daher ‚hinter einem' steht. Sie spielt auch auf die selbstanalytische Tätigkeit an, die gerade nicht nur auf einer bewussten Ebene, sondern ‚unter einem' stattfindet. Nietzsche gestaltet in diesen Passagen, aber allgemein in den fünf Vorreden von 1886/1887, was er unter Psychologie versteht: eine Art von Selbstreflexion und Selbstanalyse, die das eigene Wohlbefinden in den Mittelpunkt stellt, dabei aber die Grenzen des Bewusstseinsüberschreitet. Somit ist sein Vorschlag, den von ihm in den Vorreden sowie später im Streifzug 7 von GD als *instinktiv* verstanden Bereich zu untersuchen, der sich der Vernunft entzieht und das Denken in seine unbewussten Tiefen ausdehnt. Mit Hilfe der psychologischen Tätigkeit, die Nietzsche als Aufgabe jedes Individuums versteht, kann man auf der Grundlage der Erfahrungen im Leben erkennen, was gut für einen selbst ist.

MA II, als „Fortsetzung [...] und Anhänge jenes eben genannten menschlich-allzumenschlichen ‚Buchs für freie Geister'" (MA II, Vorrede 2), gehört auch in die Sphäre der Psychologie, so dass MA in ihrer Gesamtheit nur von einem ‚Psychologen' wirklich verstanden werden könne.[55] MA II drückt die Kälte des Psychologen aus, der eine Reihe von schmerzlichen Dingen analysiert und allein durch diese Tätigkeit enthüllen kann. Betrachtet man auf die von Nietzsche in der Vorrede von MA I und die bisher genannten Eigenschaften, die für einen Psychologen erforderlich sind, so kann man sagen, dass Nietzsche selbst einer wurde. Ganz allgemein enthält sein Werk sein Blut, weil er mit einer „Nadelspitze" (MA II, Vorrede 1) seine eigene Geschichte in seine Philosophie einbringt und in ihr seinen Autoanalytischen- und ‚Genesungsprozess' ausdrückt. Die Zeit der Loslösung beginnt für ihn während der Entstehung und Abfassung von MA I,

---

54 Vgl. Georg und Reschke 2016, 11: „Nach der Zusendung von *Menschliches, Allzumenschliches* wendet sich Wagner von Nietzsche ab. Für diesen wurde der Besuch der ersten Bayreuther Festspiele 1876 zum Desaster; er markierte nicht zuletzt die schon geahnte Entfremdung. Was dabei erodierte, war das gemeinsame intellektuelle Band zu Schopenhauers Philosophie, die Nietzsche fortan als ‚Willensmetaphysik' verdammte, und an der Wagner, wie seine Opern und Musikdramen belegen, ein Leben lang festgehalten hat". Nietzsche selbst behauptet in EH: „Menschliches, Allzumenschliches ist das Denkmal einer Krisis. Es heisst sich ein Buch für *freien Geister:* fast jeder Satz darin drückt einen Sieg aus – ich habe mich mit demselben vom *Unzugehörigen* in meiner Natur freigemacht" (EH, Menschliches, Allzumenschliches 1).

55 Vgl. MA I, Vorrede 8.

einem Buch, das seiner Meinung nach den persönlichen und philosophischen Schnitt mit ‚romantischen' Ideen durchführt und sein Streben nach freieren Geistern für die Zukunft der Menschheit reflektiert. Erst durch die Lektüre der Vorreden, besonders der von MA I und II, wird wirklich fassbar, dass Nietzsche den ‚freien Geistern' aufgrund seiner eigenen Trennung von Wagner und Schopenhauer in MA I bestimmte Eigenschaften zuschreibt.

Die fünf Vorreden von 1886/1887 verkörpern eine Textgruppe mit einem gemeinsamen Thema und müssen deshalb als Ganzes verstanden werden. Die Intertextualität beschränkt sich nicht auf die Werke, die sie einleiten.[56] Im Gegenteil: Sie erzählen eine andere Geschichte, da ein reiferer, selbstanalytischer Nietzsche aus ihnen spricht und sie nutzt, um seine Konzeption der Krankheit und Gesundheit einzuführen. Zwischen den fünf Paratexten gibt es eine bestimmte Intertextualität, und diese Tatsache fordert eine gemeinsame Lektüre der fünf Schriften. Ihre wechselseitige Abhängigkeit erzeugt zugleich eine gewisse Unabhängigkeit von den Werken, denen sie vorangestellt sind. Nietzsche zieht eine vorbedachte Linie, die diese fünf Vorreden mit den entsprechenden Werken verbindet, aber sie zugleich von ihnen abhebt. Diese Paratexte bilden damit eine teilweise eigenständige Prosa. Somit verlieren sie in gewisser Weise ihren paratextuellen Charakter, da die Bezeichnung „Vorrede" an dieser Stelle bloß eine Ausrede Nietzsches ist: Nur in Form der sogenannten „Vorreden" kann er gleichzeitig eine vollständige ‚Sanierung' seiner Philosophie und seines Lebens vornehmen. Die Vorrede ist daher der Kontext, der sich am besten dazu eignet, auf Nietzsche selbst zu verweisen – anders gesagt, die Rechtfertigung dafür, das „Vorrede-Wörtchen ‚ich'" (Nietzsche an Ernst W. Fritzsch, 29. August 1886, KGB III/3, Bf. 740) zu verwenden. In der Vorrede von MA II definiert er das gesamte Werk MA als eine „G e s u n d h e i t s l e h r e" (MA II, Vorrede 2) gegen die Krankheit, „vielleicht lehren sie, zusammen betrachtet, ihre Lehre stärker und deutlicher" (MA II, Vorrede 2): MA II ist eine „Fortsetzung und Verdoppelung einer geistigen Kur" (MA II, Vorrede 2), die in der Periode seiner Loslösung der Romantik beginnt. Diese Lehre ist die Arbeit eines Pessimisten, aber „mit dem guten Willen zum Pessimismus" (MA II, Vorrede 2). Wie im *Versuch einer Selbstkritik* führt er hier einen positiven Pessimismus ein, den er vom Pessimismus der Romantik unterscheidet. Was ist nun diese Gesundheitslehre, die den Pessimismus des guten Willens kennzeichnet? Um es mit Nietzsches Worten auszudrücken: Die „Schlangenklugheit" (MA II, Vorrede 2), d.h. die Fähigkeit, „d i e H a u t z u w e c h s e l n" (MA II, Vorrede 2), das Vermögen des Menschen, das Grausame und Schreckliche umzuwandeln und zu beherrschen.

So greift er im dritten Teil der Vorrede von MA II seine persönliche Geschichte auf. Die Geschichte setzt sich in jener Zeit, in der er sich von der Romantik verabschiedet, fort:

> Als ich allein weiter gieng, zitterte ich; nicht lange darauf, und ich war krank, mehr als krank, nähmlich müde, aus der unaufhaltsamen Enttäuschung über Alles [...] müde aus Ekel vor dem

56 Insbesondere mit der Vorrede von M legt Nietzsche einen Text vor, der das eingeleitete Werk zum Gegenstand hat.

> Femininischen und Schwärmerisch-Zuchtlosen dieser Romantik [...] müde endlich, und nicht am wenigsten aus dem Gram eines unerbittlichen Argwohns,— dass ich, nach dieser Enttäuschung, verurtheilt sei, tiefer zu misstrauen, tiefer zu verachten, tiefer allein zu sein, als je vorher. (MA II, Vorrede 3)

Mit der Trennung beginnt für Nietzsche eine einsamere Zeit, vielleicht die einsamste von allen. Der Abschied von der Romantik bedeutet, dass er gegen sich selbst und seinen damaligen Glauben Stellung bezieht. Er muss aus dem Zustand des ‚zu-Hause'-Seins heraus, wie er es in der Vorrede der MA I formuliert. Auf diese Weise findet er den Weg, den er als „de[n] Gegensatz aller romantischen Verlogenheit" (MA II, Vorrede 4) versteht und der „zu [sich] selbst, zu [sein]er Aufgabe" (MA II, Vorrede 4) führt. Dieser ‚Zustand' der Gesundheit lässt erkennen, dass die von Nietzsche vorgestellte Konzeption nie etwas endgültig Gelungenes bedeutet, sondern die Vorstellung in sich schließt, das Individuum habe sich ständig für sein Wohlergehen einzusetzen. Wer ‚gesünder' möchte, muss eine beständige Tendenz zur Verwandlung des Problematischen und Schrecklichen im Leben entwickeln und die Neigung zum tapferen Pessimismus entfalten.

Im fünften Teil beschreibt Nietzsche ausführlicher seinen ‚Genesungsvorgang', in welchem er beide Positionen einnimmt, die des Patienten und die des Arztes:[57]

> Optimismus, zum Zweck der Wiederherstellung, um irgend wann einmal wieder Pessimist sein zu dürfen — versteht ihr das? Gleich wie ein Arzt seinen Kranken in eine völlig fremde Umgebung stellt, damit er seinem ganzen „Bisher", seinen Sorgen, Freunden, Briefen, Pflichten, Dummheiten und Gedächtnissmartern entrückt wird und Hände und Sinne nach neuer Nahrung, neuer Sonne, neuer Zukunft ausstrecken lernt, so zwang ich mich, als Arzt und Kranker in Einer Person, zu einem umgekehrten unerprobten Wanderung in die Fremde, in das Fremde [...] ein langes Herumziehn, Suchen, Wechseln folgte hieraus [...] — das Alles ergab zuletzt eine grosse geistige Erstarkung, eine wachsende Lust und Fülle der Gesundheit. (MA II, Vorrede 5)

Der Optimismus, wieder Pessimist zu werden, war schon im Jahr 1878 Nietzsches Absicht. Was bedeutet nun der Ausdruck, „wieder Pessimist" (MA II, Vorrede 5) zu sein? War Nietzsche folglich ein Pessimist? Nach seinen eigenen Aussagen in den Vorreden zu den beiden Bänden von MA und im *Versuch einer Selbstkritik* war er eine Zeit lang ein Romantiker oder ein ‚schlechter' Pessimist. Das bedeutet, dass er von lebensfeindlichen Werten, von der allgemeinen Schwächung seiner Kräfte beeinflusst wurde, ohne in einem solchen Kontext eine Antwort geben zu können. Doch schon im *Versuch einer Selbstkritik* gibt es einen deutlichen Hinweis auf den starken Pessimismus, der der griechischen Kultur innewohnt, und auf sich selbst als Autor, „der sich mit einstweilen unter die Kapuze des Gelehrten, unter die Schwere und dialektische Unlustigkeit des Deutschen, selbst unter die schlechten Manieren des Wagnerianers versteckt hat" (GT, Versuch einer Selbstkritik 3), der sich jedoch – zumindest einige Jahre später – als „Jünger eines noch ‚unbekannten Gottes'" erkennt (GT, Versuch einer Selbstkritik 3). Der

57 Zur Rolle des Arztes und der Bedeutung seiner Figur in Nietzsches Philosophie siehe Sommer 2020, 91–118; Faustino 2018; Aurenque 2018; Lemm 2016.

vorliegenden Analyse folgend, hat Nietzsche also nie an der Romantik selbst gelitten, denn die Periode der Loslösung fällt in die Entstehungszeit von MA I, d. h. er war in der Lage, aus der Krankheit seine eigene Stärkung zu erzeugen, die selbst als diejenige besondere Art von Krankheit verstanden werden könnte, an der der freie Geist leidet. Der im obigen Zitat erwähnte Pessimismus bezieht sich jedoch nur auf den positiven und starken Pessimismus, was bedeutet, dass er ‚wieder' zum Pessimisten wird, denn trotz der Einflüsse sowohl Wagners als auch Schopenhauers sieht er sich, wie er später in EH behauptet, als jemand, der im Grunde gesund war.[58] Nietzsche zieht den Vergleich zur Behandlung durch den Arzt, der den Patienten auf eine andere Art und Weise betrachtet, damit sich der Patient von seinen Sorgen, Pflichten und Ängsten lösen kann. Es scheint, dass die Rolle des Arztes hier tatsächlich derjenigen eines Psychologen oder Psychiaters gleicht,[59] da er in diesem Kontext die Aufgabe hat, dem Patienten die Zukunft zu eröffnen und ihm zu helfen, sowohl seinen vertrauten Kontext als auch seine zugrundeliegenden Ängste loszulassen. Nietzsche zwingt sich selbst, einen neuen psychischen Zustand zu erreichen, und so vereint er den Arzt und den Kranken in einer Person. Deutlich wird, dass er sich als Individuum darstellt, das die Fähigkeit hat, als Kranker selbst die Position des Arztes einzunehmen. Der Pessimismus nach dem Pessimismus steht bevor. Nietzsche muss krank werden, aber gleichzeitig wird er Arzt. Die Suche nach der Loslösung des freien Geistes ist die Suche nach der ‚Genesung' von sich selbst.

Die Figur des Arztes, die im fünften Teil dieser Vorrede auftritt, muss daher in Bezug auf die heilenden analytischen Fähigkeiten des Psychologen verstanden werden. Die von Nietzsche vorgeschlagene ‚Genesung' wird durch diese ‚Selbstbehandlung' erreicht, durch eine psychologische Behandlung, die von jedem Individuum an sich selbst durchgeführt werden soll.[60] Der Psychologe kann dann über dasjenige nachdenken, was sich bereits „hinter" (MA II, Vorrede 1) und „unter" (MA II, Vorrede 1) dem Kranken

58 „Nietzsches Auseinandersetzung mit Wagner und Schopenhauer sowie seine Loslösung von beiden ist also zugleich von philosophischem und existentiellem Belang", Nicodemo 2016, 168.

59 Die Romantik oder der Pessimismus als Krankheit bedeutet eine Störung der Psyche und des Körpers insgesamt, die aber ihren Grund in erster Linie auf der psychologischen Ebene hat. In diesem Kontext ist zu beachten, dass zum Ende des 19. Jahrhunderts die Medizin und die psychologischen Theorien noch eng verbunden waren.

60 Dazu behauptet Aurenque 2016, 29: „Nietzsche sieht in der Gesundheit ein höchst individuelles Phänomen [...]. Vielmehr bildet die Gesundheit je nach Menschen ihre eigene Dynamik; sie verweist auf einen individuellen Prozess, zu welchem stets Krankheit und Leiden gehören". Nicodemo definiert die von Nietzsche entfaltete Philosophie der Lebenskunst „als individuelle Lebensgestaltung": „Dem Leben einen Sinn geben. Nietzsches Lebenskunst am exemplarischen Fall von *Ecce Homo*", Nicodemo 2016, 206. Jörg Zirfas drückt eine ähnliche Interpretation aus: „Kurz: Lebenskunst nach Nietzsche meint eine individuelle Stilisierung des Lebens nach ästhetischen Gesichtspunkten, die einerseits die Kontingenzen des Lebens anerkennt und andererseits diesem Leben eine absolute Gültigkeit verleiht. Lebenskunst befreit von konventionellen Moralvorstellungen und übernimmt die ethische Aufgabe, das Individuum durch Reflexionen und Praktiken ästhetisch zu formen. Aus dem monadischen, identischen und berechenbaren Subjekt wird das nomadische, transformatorische, experimentelle und vielgestaltige Individuum", Zirfas 2016, 229.

befindet – oder auch ‚hinter' und ‚unter' ihm selbst, sofern Psychologe und Patient in einer Person vereint sind –, und zwar mit einer Kälte, die ihm erlaubt, sein Leben neu zu interpretieren. Besonders die schmerzhaften und schrecklichen Dinge machen aus dem Menschen einen Psychologen, der jene als Teil seiner Selbstanalyse auf das Unbewusste richtet, um dessen Prozesse bewusst zu verstehen und aus ihnen zu lernen.

Warum er diese Aufgabe in den fünf Vorreden von 1886/1887 formuliert, ist wenigstens zum Teil klar: Er wählt diesen Raum für seine philosophische und ‚persönliche Sanierung'. Es ist jedoch wichtig zu verstehen, dass die Motivation für die Thematisierung jener psychologischen Dimension in den Vorreden nicht allein darin liegt, die individuelle ‚Therapie' Nietzsches zu reflektieren. Im sechsten Teil der Vorrede schreibt er:

> — Sollte mein Erlebniss — die Geschichte einer Krankheit und Genesung, denn es lief auf eine Genesung hinaus — nur mein persönliches Erlebniss gewesen sein? Und gerade nur mein „Menschlich-Allzumenschliches"? Ich möchte heute das Umgekehrte glauben; das Zutrauen kommt mir wieder und wieder dafür, dass meine Wanderbücher doch nicht nur für mich aufgezeichnet waren, wie es bisweilen den Anschein hatte —. (MA II, Vorrede 6)

Seine Geschichte wirkt als Vorbild, denn sie zeigt den Weg von der Krankheit zu einer möglichen ‚Genesung'. Die von ihm analysierten Erfahrungen und Situationen entsprechen seiner Ansicht nach seiner ‚Genesungsgeschichte', wie er sie in den fünf Vorreden darstellt. Nicht zuletzt jedoch schlägt er ein gemeinsames Modell zum Verständnis von Krankheit und Gesundheit vor, und zwar als Grundlage einer Lehre darüber, wie man eine immer stärkere Gesundheit entwickeln kann. Der nun zum Psychologen gewordene Nietzsche teilt den Menschen mit, wie sie dem Schrecken im Leben begegnen sollen, um wieder gesund zu werden. Er entfaltet in diesen fünf Vorreden eine Lebensphilosophie, die man auch Philosophie der Gesundheit nennen könnte. Wie er in der Vorrede von MA II behauptet, ist dies der „Weg zu einer neuen Gesundheit zu wissen, ach! Und zu gehen, einer Gesundheit von Morgen und Übermorgen" (MA II, Vorrede 6).

Mit den fünf Vorreden beginnt Nietzsche, seine späte Gesundheitstheorie zu gestalten. Nicht zufällig ist wieder die Art und Weise, in der er die Vorrede zu MA II beendet. An ihrem Abschluss kann der Leser eine Antwort auf die zuvor gestellte Frage nach dem Inhalt seiner Schriften finden. Nietzsche schreibt: „– Dass ich schliesslich meinen Gegensatz gegen den romantischen Pessimismus [...] noch in eine Formel bringe: es giebt einen Willen zum Tragischen und zum Pessimismus, der das Zeichen ebensosehr der Strenge als der Stärke des Intellekts (Geschmacks, Gefühls, Gewissens) ist" (MA II, Vorrede 7). Die Verwendung des Begriffs „Formel" bezieht sich auf ein von Nietzsche festgelegtes Prinzip. Mit dieser Formulierung stellt er deutlicher dar, worauf er mit seiner Konzeption der Krankheit und Gesundheit hinweist: Der Pessimismus der Romantik ist die Art von Krankheit, die zurückgelassen werden muss, weil sie die Individuen repräsentiert, denen es fortwährend an Lebenswillen mangelt. Von den romantisch-pessimistisch geprägten Werten dieser Individuen unterscheidet Nietzsche seine Vorstellung von Gesundheit, die mit dem tragischen Pessimismus einhergeht. Ein prägnantes Merkmal dieser Vorstellung ist die Rede von ‚Härte', also der Stärke des Menschen. Das Individuum, das eine solche Gesundheit genießt, akzeptiert die dunklen und schwierigen Situationen des Lebens, ohne sich vor ihnen, vor dem Unerklärlichen des Lebens oder vor existentiellen Zweifeln zu fürchten. Der tragische Mensch bzw. der dionysische Mensch ist aus diesem Grund der größte Vertreter dieses Gesundheitsmodells. Er ist in der Lage, die Krankheit dauernd zu transfigurieren und zu überwinden: Er geht „nach [solch]em g r o s s e n Feinde" (MA II, Vorrede 7), da es seinem Willen entspricht.

Nietzsche entwickelt jedoch einen Gesundheitsbegriff, der auf alle Menschen anwendbar ist. Gesundheit bedeutet auf diese Weise die Fähigkeit zur ständigen Umwandlung der negativen Lebensprozesse des Menschen:[61] „Health is a *transformative capacity to respond in an assertive way to a painful stimulus*" (Long 1990, 117). Das Individuum mit einer höheren Gesundheit fürchtet sich nicht vor den schlechten Momenten, sondern lernt (oder hat bereits gelernt), aus ihnen Kraft zu gewinnen. Diese Gesundheitsinterpretation bleibt für die Menschen „noch neu und fremd" (MA II, Vorrede 7). Die fünf Vorreden von 1886/1887, vor allem die der GT, von MA I und II sowie der von FW haben als Hauptaufgabe, eine solche Perspektive in Bezug auf den Begriff der Gesundheit aufzuzeigen:

> Dies war m e i n e pessimistische Perspektive von Anbeginn, — eine neue Perspektive, wie mich dünkt? [...]. Bis zu diesem Augenblick halte ich an ihr fest, und, wenn man mir glauben will, ebensowohl für mich, als, gelegentlich wenigstens, g e g e n mich... Wollt ihr dies erst bewiesen? Aber was sonst wäre mit dieser langen Vorrede — bewiesen? (MA II, Vorrede 7)

1.2.4 Zur Vorrede von *Die Fröhliche Wissenschaft*

Nietzsche beginnt diese Vorrede mit einer Klarstellung, die als Warnung verstanden werden kann: „Diesem Buche thut vielleicht nicht nur Eine Vorrede noth; und zuletzt bliebe immer noch der Zweifel bestehn, ob Jemand, ohne etwas Aehnliches erlebt zu haben, dem E r l e b n i s s e dieses Buchs durch Vorreden näher gebracht werden kann" (FW, Vorrede 1). Die Hinweise scheinen hier nicht so eindeutig zu sein wie in den anderen Vorreden. Hier bleiben dem Leser einige Fragen offen: Von wessen Erlebnissen ist die Rede? Auf welche Art von Situation spielt Nietzsche an? Und schließlich: Warum bezieht sich Nietzsche überhaupt auf ‚Erlebnisse'?

---

61 Wie ich in 2.7.1 im Hinblick auf den theoretischen Rahmen zur Interpretation der Begriffe Krankheit und Gesundheit in Nietzsches Philosophie zeige, unterscheidet sich diese Definition nicht wesentlich von denen, die von anderen Autoren erarbeitet wurden. Neben dem hier entwickelten zirkulär-relationalen Modell, wird auch ein Ansatz vorgeschlagen, der die fünf Vorreden von 1886/1887 im Dialog miteinander als Ausgangspunkt der Analyse betrachtet und sie dann mit den späteren Werken in Beziehung setzt, um eine präzisere Definition beider Konzepte in seiner späten Philosophie zu gewinnen. Die fundamentale Rolle des dionysischen Künstlers, des Leibes und der Züchtung des Leibes in Bezug auf Krankheit bzw. Gesundheit wird hier ebenso artikuliert.

Dem selbstreferentiellen Charakter der bisher analysierten Vorreden folgend scheint die Antwort der ersten Frage einfach: Nietzsche stellt sich selbst dar. Die zwei anderen Fragen jedoch können nicht im Voraus beantwortet werden. Die folgende Aussage ist dafür von größter Bedeutung: „Es scheint in der Sprache des Thauwinds geschrieben: es ist Uebermuth, Unruhe, Widerspruch, Aprilwetter darin" (FW, Vorrede 1). Genau wie in der Vorrede von MA I – „[e]s wird wieder wärmer um ihn, gelber gleichsam; Gefühl und Mitgefühl bekommen Tiefe, Thauwinde aller Art gehen über ihn weg" (MA I, Vorrede 5) – tritt hier die Metapher des Winters wieder auf: Der Wind, der mit dem bevorstehenden Ende des Winters weht, wird „Thauwind" genannt. Nietzsche bezieht sich mit der Wetter-Metapher (Winter, der durch den Tauwind beendet wird, so dass alles wärmer und ‚gelber' wird) auf eine vermutliche Bewältigung der Krankheit. Die Sprache des vorliegenden Buchs sei dem Vorgang des Tauens analog, der das nahende Ende des Winters kennzeichnet, das Buch spiegele das Klima des Monats April wider. Dieser Behauptung legt Nietzsche jedoch einen gewissen Zweifel bei, wenn er sagt, dass das Buch Widersprüche und Unruhe einschließt. Wie lässt sich dieser scheinbare Widerspruch, der hier angesprochen wird, genauer fassen? Das April-Wetter gehört nicht unbedingt zu einem warmen Frühling, da kalte Tage auch Bestandteil des Frühlings sind. Die vermeintliche Dichotomie, d.h. der noch latente Winter sowie die nahende Wärme gehen Hand in Hand, genau wie in den fortwährenden Prozessen der ‚Genesung': Jeder Ausdruck von Gesundheit entsteht mit und aus der immer anwesenden Krankheit. Im Individuum liegt sowohl das Gefühl der Krankheit als auch das Gefühl des Sieges über sie; Nietzsche schreibt dementsprechend: „man [wird] beständig ebenso an die Nähe des Winters als an den Sieg über den Winter gemahnt" (FW, Vorrede 1), wobei der Winter an dieser Stelle deutlich zur Metapher für die Krankheit wird. April ist eine Zeit des Wandels, die sowohl die Krankheit als auch den erhofften Sieg umfasst, der sich bereits abzeichnet. Das Individuum, das eine solche Erfahrung macht, befindet sich daher im ‚Prozess der Genesung'. Der Sieg, „der kommt, kommen muss, vielleicht schon gekommen ist" (FW, Vorrede 1), bezieht sich trotzdem auf eine von Nietzsche so interpretierte mögliche ‚Überwindung' der Krankheit. Durch den mit dem Wort ‚vielleicht' angedeuteten Zweifel stellt er den Leser vor eine Frage, die er selbst mit Hilfe der Vorrede (eigentlich der fünf Vorreden) lösen muss. Aber er will nicht nur Zweifel wecken, sondern auch den ‚Prozess selbst der Genesung' veranschaulichen. Die Beherrschung der Krankheit muss kommen, auch wenn sie nicht von Dauer ist, denn nur durch sie kann man eine immer stärkere Gesundheit erreichen und den Zustand vermeiden, der sich zur romantischen Krankheit entwickeln kann, d.h. zu der Unfähigkeit, die schöpferische Kraft in psychophysisch herausfordernden Situationen zu finden. Als integraler Bestandteil des Lebens eines jeden Menschen ist Krankheit immer latent vorhanden, so dass eine Person verschiedene Phasen größerer oder geringerer Vitalität durchläuft und mal in stärkere oder schwächere ‚Gesundheitszustände' eintritt, die nicht absolut, sondern immer offen oder im Fluss sind. Jede Art von traumatischer Situation kann zu jedem Zeitpunkt des Lebens (erneut) auf den Menschen einwirken, und sogar die Krankheit ist immer anwesend, aber auf bestimmte Weise kontrolliert, transfiguriert, in eigene Macht und Potentialität umgewandelt. Wie bereits gesagt wurde, besteht eine der ausdrücklichen und zentralen Absichten Nietzsches darin, die metaphysische Komponente des Denkens hinter sich zu lassen und so die Philosophie, die nur durch Widersprüche begründet und gerechtfertigt ist, endgültig zu überwinden. Es gibt weder eine progressive Linearität noch dialektische Gegensatzpaare, vielmehr sind beide Komponenten, Gesundheit und Krankheit, *gleichzeitig einander einschließend* mehr oder weniger vorhanden.[62] Nur auf diese Weise kann Nietzsches Interpretation der Gesundheit dynamisch sein: Der Mensch muss ständig bemüht sein, gesund zu werden.[63]

Nietzsche gibt in dieser Vorrede einen deutlichen Hinweis auf einen bestimmten Zeitabschnitt: „‚Fröhliche Wissenschaft‘: bedeutet die Saturnalien eines Geistes, der einem furchtbaren langen Drucke geduldig widerstanden hat — geduldig, streng, kalt, ohne sich zu unterwerfen, aber ohne Hoffnung“ (FW, Vorrede 1). Das Werk ist das einzige unter den fünf Büchern, die 1886/87 eine neue Vorrede erhalten, das Nietzsche auch an anderer Stelle erweitert, nämlich um ein fünftes Buch und einen Anhang. Die ganze *Fröhliche Wissenschaft* bedeutet den ‚Sieg‘ über die Krankheit, wobei der ‚Sieg‘ jedoch nicht als abgeschlossener Vorgang verstanden werden darf; sie stellt genau das dar, was Nietzsche die „Saturnalien“[64] nennt. In diesem Begriff sieht Werner Stegmaier die Be-

62 Vgl. 2.7.2.

63 Zum dynamischen Aspekt der Gesundheit vgl. hier 2.7 und 2.8. Siehe auch Carbone und Jung 2016, 324: „Wer Gesundheit auf der Grundlage des Gegensatzes ‚gesund – krank‘ zu bestimmen gewohnt ist, wird sie vielleicht zunächst als ‚Abwesenheit von Schmerz und Krankheit‘ begreifen [...]. Gesundheit ist nicht als Zustand zu betrachten, der erreicht oder eben nicht erreicht wird, sondern als *Weg*, auf dem wir bestimmte Formen im Umgang mit uns selbst erproben, schrittweise Voraussetzungen, Bedürfnisse, Kräfte und Möglichkeiten unserer je eigenen Lebensordnung erkunden und diese Ordnung selbst dabei als wandlungsfähig begreifen lernen“.

64 Fast überall, wo Nietzsche von ‚Saturnalien‘ schreibt, gilt das Wort allgemein der Feier und der Freude nach einer langen Periode der Bedrückung, nach einem langen Ertragen des Schweren. Nietzsche entlehnt den Begriff aus dem historischen und mythologischen Bereich. Die Saturnalien waren das Fest zu Ehren des römischen Gottes *Saturnus*, bei dem der Standesunterschied zwischen Herren und Sklaven beseitigt wurde; „die Schulen [wurden] zugemacht, kein Krieg [wurde] angekündigt, niemand [wurde] gestraft“, Hederich 1741, 1733–1734. Die Saturnalien bedeuteten auch das Ende der dunkelsten Zeit des Jahres und die Geburt der neuen Periode des Lichtes, da sie ursprünglich vom 17. Dezember bis zum 23. Dezember gefeiert wurden. Wenn man die Bedeutung der Saturnalien in Betracht zieht, muss man sie als die Feier der Ankunft des Lichtes wie auch der Zeit der Erleichterung verstehen, in der alle Menschen gleichberechtigt das Leben verherrlichten. Vgl. auch Sommer 2012, 474 und seinen Hinweis auf Meyers Konversations-Lexikon: „Vgl. z. B. Meyer 1885–1892, 14, 340: ‚*Saturnalien* (Saturnalia), Fest der alten Latiner, welches der Sage nach zum Andenken an den glücklichen Naturzustand der Menschen in Freiheit und Gleichheit zur Zeit der Regierung des Saturnus [...] eingesetzt wurde. Ohne Zweifel waren die S. ursprünglich ein Fest der Sonnenwende und zugleich eine Art von Neujahrsfest. [...]. Augustus setzte drei Tage (17.–19. Dez.) dafür an [...]. Während der ganzen Festdauer waren alle öffentlichen und Privatgeschäfte eingestellt, die Arbeit ruhte, und ungezügelte Freiheit herrschte überall. Den Gefangenen wurden die Ketten abgenommen, die Sklaven durften mit ihren Herrschaften zu Tische sitzen und wurden sogar von diesen bedient‘“. Stegmaier erklärt auf ähnliche Weise: „Saturnalien, das Fest des Saturn, der auch ein Gott der Aussaat war, feierten in der römischen Antike ursprünglich die Bauern nach der Erntezeit im

tonung der Befreiung von der modernen Wissenschaft: „Nietzsche zitiert die Saturnalien schon früh als ‚fessellose Freiheit', in die auch die moderne Bildung, der Intellekt, die Wissenschaften gelegentlich verfallen können; jede Art von Sklavenarbeit rufe irgendwann nach Saturnalien" (Stegmaier 2012, 26). Artikuliert wird der Gedanke einer Befreiung des Intellekts von fremden Werten und Ideen, die seinen Forderungen und seinem Selbstverständnis nicht entsprechen. Stegmaier identifiziert aber die Bedeutung der Saturnalien mit derjenigen der *Fröhlichkeit* der Wissenschaft. Dazu verbindet er seine Interpretation mit Nietzsches Biografie und schreibt über den

> wunderschöne[n] Januar [...], nach dem Nietzsche dann das IV. Buch der FW überschrieb („Sanctus Januarius"). Er verbrachte heitere Wochen mit Paul Rée, lernte in Rom Lou von Salomé kennen, reiste allein nach Messina, wo er augenscheinlich noch einmal auf Wochen glücklich war [...], verlebte geistig anregendste Wochen mit Lou in Tautenburg, bis dann im August die erste Ausgabe der FW erschien. All dies ‚bedeutet', so Nietzsche im Rückblick der neuen Vorrede zur FW, für ihn selbst Fröhliche Wissenschaft. (Stegmaier 2012, 26)

Die Bedeutung von Nietzsches Ausdruck einer „fröhlichen" Wissenschaft wird in dieser Arbeit nicht weiter analysiert.[65] Es sei aber gesagt, dass der Sinn des Wortes „Sa-

Dezember. Mit der Zeit wurden sie zu einem ausgelassenen Fest, an dem die Standesgrenzen aufgehoben waren und die Sklaven ihre Herren nach Belieben necken durften", Stegmaier 2012, 26.

65 Stegmaiers Interpretation der Bedeutung einer *fröhlichen* Wissenschaft erscheint zutreffend: „Nehmen wir an, dass dies kein Versäumnis ist, dann könnte es ein Hinweis zur Lösung der Rätsel um sie sein. Sie könnte dann eine Formel eben für seine irritierende und faszinierende Kunst philosophischer Schriftstellerei sein, die, als Kunst, nicht definiert werden kann, sondern sich zeigen soll. Unsere weitere Vermutung ist, dass ‚die fröhliche Wissenschaft' als Stimmung des Philosophierens im Werk, das Nietzsche so überschrieben hat, auf ihren Höhepunkt kommt, zunächst in ihren ersten vier Büchern, die Nietzsche selbst in EH ‚im höchsten Grade' ‚tief, aber hell und gütig' nennt (EH, Die fröhliche Wissenschaft); im V. Buch wäre sie dann, nach Z und JGB, zu neuer Reife und Vollendung gekommen. Das V. Buch der FW wäre dann das Modell der ‚fröhlichen Wissenschaft' überhaupt, Ausdruck der ‚fröhlichen Wissenschaft' par excellence", Stegmaier 2012, 28. Diese andere und fröhliche Wissenschaft ist diejenige, die Nietzsche in diesem Werk entwickelt. Dies hat aber kaum mit den Saturnalien zu tun, über die der Philosoph erst in der Vorrede von 1886/1887 schreibt. Hier stellt er klar, dass die FW die Geschichte eines zuerst kranken und danach gesunden Geistes ist. Die Saturnalien sind die Wiedererlangung der Gesundheit, d. h. der Sieg über eine sehr lange Krankheit. Das Verhältnis zur Fröhlichkeit und einer neuen Art von Wissenschaft wird von Nietzsche in EH erklärt: „Ein Vers, welcher die Dankbarkeit für den wunderbarsten Monat Januar ausdrückt, den ich erlebt habe – das ganze Buch ist sein Geschenk – verräth zur Genüge, aus welcher Tiefe heraus hier die ‚Wissenschaft' f r ö h l i c h geworden ist", EH, FW. Nietzsche zitiert anschließend das Motto des vierten Buchs der FW, in dem er über seinen ‚besten Januar' und seine höchste Hoffnung schreibt. Nachfolgend erläutert er die Bedeutung hinter dieser Hoffnung: „Was hier ‚höchste Hoffnung' heisst, wer kann darüber im Zweifel sein, der als Schluss des vierten Buchs die diamantene Schönheit der ersten Worte des Zarathustra aufglänzen sieht?", EH, FW. Nach Nietzsches eigener Beurteilung kennzeichnet Za einen Meilenstein in seinem Denken. Die Wissenschaft ist fröhlich geworden, da er eine neue Wissenschaft mit erneuerten Werten vorschlägt. Seiner Meinung nach repräsentiert Za in besonderem Maße eine solche Wendung in der Geschichte der Philosophie. Während die FW die Hoffnung auf eine *fröhliche* Wissenschaft darstellt, weisen die Saturnalien auf die Hoffnung auf Gesundheit hin.

turnalien“ an dieser Stelle nicht nur auf die „fröhliche Wissenschaft“ bezogen wird – Nietzsche stellt ja in diesem Buch eine Kritik der modernen Wissenschaft und eine Konzeption der Befreiung von ihr dar –, sondern ebenso sehr im Lichte seiner Geschichte der Krankheit und im Kontext der anderen Vorreden von 1886/1887 zu verstehen ist.[66] Der Befreiungsprozess von anderen und fremden Werten und die Entdeckung der eigenen Gesundheit sind ein und dasselbe Ereignis. Er schreibt den Saturnalien zu Recht den widerständigen Charakter eines Geistes zu, der geduldig und kalt auf die ‚Genesung‘ wartet, ohne die Hoffnung zu verlieren. Die Saturnalien stellen daher Nietzsches ‚Genesungserfahrung‘ dar: Der Entstehungsprozess der ganzen FW entspricht dem von ihm erlebten Gang durch die Krankheit hindurch bis zur momentanen Rückgewinnung einer stärkeren Gesundheit; er stellt das Licht dar oder den gewünschten Anfang eines Sieges über eine lange dunkle Zeit in seinem Leben.

Dass der so von Nietzsche deklarierte mögliche Sieg über die romantische Krankheit zeitlich mit der Ausarbeitung der neuen Ausgabe von FW zusammenfällt, wird mit der folgenden Bestätigung deutlich: „und der [Geist] *jetzt* mit Einem Male von der Hoffnung angefallen wird, von der Hoffnung auf Gesundheit, von der *Trunkenheit* der Genesung“ (FW, Vorrede 1, kursive Hervorhebung M. S.). Die Erlangung einer stärkeren Gesundheit beginnt mit der Vollendung dieses Buches, was Nietzsche auch so hervorhebt: „Dies *ganze Buch* ist eben Nichts als eine Lustbarkeit nach langer Entbehrung und Ohnmacht, das Frohlocken der *wiederkehrenden Kraft*, des *neu erwachten Glaubens* an ein Morgen und Uebermorgen...“ (FW, Vorrede 1, kursive Hervorhebung M. S.). Das Gefühl einer wachsenden Gesundheit fällt also in die Zeit der Ausarbeitung der Vorreden von 1886/1887.[67] Die erste Ausgabe von 1882 entspricht immer noch einer schweren und oft hoffnungslosen Loslösungsperiode des freien Geistes,[68] während die zweite Ausgabe mit ihren Erweiterungen – der Vorrede, dem fünften Buch und den *Liedern des Prinzen Vogelfrei* – den Moment der Eintritt jener volleren Gesundheit markieren. FW repräsentiert daher die gesamten ‚Genesungserlebnisse‘ des freien Geistes, was in der von Nietzsche ersehnten „fröhlichen“ Wissenschaft gelingt: Das Buch enthält somit das Aprilwetter und bringt alle möglichen Widrigkeiten eines Geistes zum Ausdruck, der die ganze *fröhliche Wissenschaft* von den letzten Stadien dunkler und verzweifelter Loslösung durchläuft, bis er das Gefühl dessen erreicht, was sich als wiedergewonnene Gesundheit abzeichnet. Das ganze Werk bekämpft daher die Romantik. Aber die Krankheit ist immer latent und wird ständig durch den Inhalt dieses Buches „gemahnt“ (FW, Vorrede 1). Auf diese Weise hören die oben erwähnten Dichotomien auf, Dicho-

66 Den Begriff verwendet Nietzsche nur einmal in der FW bzw. in deren Vorrede.

67 Der Anfang dieser Periode ist zwischen der Ausarbeitung von Za und der Genese der Vorreden von 1886/1887 anzusetzen. Sie entspricht daher der Periode *nach* Za.

68 Während er die FW schreibt, vollendet Nietzsche die Trennung von der Vergangenheit, da dieses Werk Zarathustras ‚Untergang‘ sowohl in seine Philosophie wie auch in sein Leben kennzeichnet. Dieses Ereignis beschreibt und empfindet Nietzsche als die ‚höchste Hoffnung‘, FW, Motto Viertes Buches, KSA 3, S. 343.

tomien zu sein, weil alle Ausdrücke von Krankheit bzw. von Gesundheit zusammen auftreten.

Die Zeit des Einflusses der romantischen Krankheit in seinem Leben beschreibt Nietzsche in der Vorrede der FW in folgenden Worten: „Dieses Stück Wüste, Erschöpfung, Unglaube, Vereisung mitten in der Jugend [...] diese grundsätzliche Einschränkung auf das Bittere, Herbe, Wehethuende der Erkenntniss, wie sie der Ekel verordnete, der aus einer unvorsichtigen geistigen Diät und Verwöhnung" (FW, Vorrede 1). Auf diese Weise bestimmt er die zwei Stadien näher, die bereits in den Vorreden von MA I und II eingeführt wurden: Einerseits stellt er dem Leser die Krankheit der Romantik vor, die in seinem besonderen Fall nicht lange genug anhält, um vollends chronisch zu werden. Anderseits stellt er die Erfahrung einer ‚Genesung', die Saturnalien des Geistes dar, die mit seiner Loslösung anfängt und bis zur Gewinnung einer kräftigeren Gesundheit andauert. Dieses letzte Ereignis stimmt mit der Ausarbeitungszeit der Vorreden 1886/1887 überein.

Bedeutsam für das Verständnis der Gesundheit ist, wie Nietzsche den ersten Teil dieser Vorrede beendet: „wer weiss, was für ein Opfer er [der Dichter der *Lieder des Prinzen Vogelfrei*] sich sucht, was für ein Unthier von parodischem Stoff ihn in Kürze reizen wird. ‚Incipit tragoedia' – heisst es am Schlusse dieses bedenklich-unbedenklichen Buchs" (FW, Vorrede 1). Der Hinweis auf den Anfang der Tragödie hat eine doppelte Bedeutung: Der Leser muss die Struktur der FW berücksichtigen sowie den Grund verstehen, warum Nietzsche in dieser Passage auf die Tragödie anspielt. Es gibt zwei Stellen mehr in dem Werk, an denen er über den Beginn der Tragödie spricht. Eine dieser Stellen findet sich am Ende des vierten Buches und enthält wörtlich dieselbe Aussage – *Incipit tragoedia*, so der Titel des Aphorismus 342 –, die andere im vorletzten Aphorismus des fünften Buches, diesmal auf Deutsch: „die Tragödie beginnt" (FW 382). Eine entscheidende Frage bezüglich der Struktur der FW betrifft das Ende des Werks.[69] Natürlich ist das kein Detail, das Nietzsche übersehen hätte, im Gegenteil, es ist ein zentraler Punkt, der dieses Buch bestimmt. Der Aphorismus 342 des vierten Buchs mit dem Titel *Incipit tragoedia* ist das ursprüngliche Ende der FW, während der Aphorismus 382 des fünften Buches *Die grosse Gesundheit* das eigentliche Ende der zweiten Ausgabe von 1887 darstellt, da der Aphorismus 383 ein Epilog ist und *Die Lieder des Prinzen Vogelfrei* ein Anhang dieses Werkes sind. Diese doppelte Anspielung auf den Beginn der Tragödie hat jedoch eine tiefere Bedeutung. Eine weitere These meiner Arbeit besteht darin, die FW strukturell als die von Nietzsche wahrgenommene und beschriebene ‚Genesungserfahrung' zu interpretieren und sie nicht, wie etwa nach Groddecks Lektüre, in zwei Bücher zu zerlegen.[70] Die doppelte Ankündigung des ‚Beginns der Tragödie' ist von Nietzsche so vorsätzlich platziert, dass man sie in Betracht ziehen muss, um den Sinn hinter der Struktur dieses Buches zu verstehen. Der letzte Aphorismus des vierten Buches, *Incipit tragoedia*, ist die erste Stelle in einem veröf-

69 Vgl. 2.9 sowie Groddeck 1997, 184–185.

70 Vgl. Groddeck 1997.

fentlichten Werk, an der Nietzsche über Zarathustra schreibt. Zarathustra wird hier dem Leser förmlich vorgestellt, so dass der Aphorismus 342 einen Beginn bedeutet – Nietzsches Einführung der zentralen Figur seiner Philosophie in jener Periode. Aber was ist die Beziehung zwischen Zarathustra und der Tragödie? Warum ist der Anfang der Tragödie zugleich der Anfang von Za? Die Antwort ist mit dem vorhergehenden Aphorismus *Das grösste Schwergewicht* verbunden. In diesem Aphorismus stellt Nietzsche zum ersten Mal ein anderes zentrales Thema seiner Philosophie dar: Die ewige Wiederkunft des Gleichen. Der Gedanke, dass „[d]ieses Leben, wie du es jetzt lebst und gelebt hast, [...] du noch einmal und noch unzählige Male leben müssen [wirst]" (FW 341), ist der schwierigste Gedanke von allen und deshalb das schwerste Gewicht, das der Mensch ertragen muss. Die Tragödie beginnt mit Zarathustras Abstieg vom Berg und seiner Rückkehr zu den Menschen. Allgemein stellt Zarathustra die Figur eines Predigers andersartiger und neuer Werte dar, die Nietzsche postuliert.[71] Die Tragödie beginnt daher, wenn Zarathustra beschließt, diese neuen Werte an die Menschen weiterzugeben, damit sie sie auf eine neue Lebensweise anwenden können.

Der Titel von Nietzsches erstem Buch *Die Geburt der Tragödie* erklärt den Ursprung der griechischen Tragödie, der hauptsächlich durch zwei „Triebe" (GT 1, KSA 1, S. 25) bestimmt ist: Das Apollinische und das Dionysische. Es wäre nicht falsch zu sagen, dass er mit diesem Buch versucht, ein Gesundheitsmodell darzustellen, in dem es um die Frage geht, wie die Griechen mit den schrecklichen Ereignissen des Lebens zurechtkommen und die Fähigkeit entwickeln, sich als starkes Volk in ihren Handlungen zu spiegeln. Im Aphorismus 342 der FW spricht Nietzsche von einer anderen Geburt der Tragödie, von einem zweiten Anfang, der mit der Genese von Za zusammenfällt. Ist es möglich, dass es eine der mannigfaltigen symbolischen Bedeutungen Zarathustras ist, eine andere Art von Gesundheit zu repräsentieren? Eine höhere Gesundheit, die die von Zarathustra eingeführten Werte in sich trägt? Ja: Wie ich in 1.1 und 2.9 erkläre, betrachtet Nietzsche Za als die Scharnierstelle in seinem Denken und in seinem eigenen Krankheitsprozess, da Za als die Überwindung aller metaphysischen Prinzipien beschrieben werden kann. Das Buch ist Nietzsches Hoffnung auf eine höhere Gesundheit; es stellt nicht nur in der Philosophie, sondern auch in seinem Privatleben diese Wende dar. Der Anfang der Tragödie ist daher der Hinweis auf eine eigene Philosophie, die sich auf die Gesundheit des Menschen konzentriert und dieses Thema aus der Perspektive eines autonomen Denkens heraus betrachtet.[72] Dieser Interpretationsvorschlag findet seine deutlichsten und auffälligsten Rechtfertigungen in der GD, *Wie die „wahre Welt" endlich zur Fabel wurde*, und in EH, wenn Nietzsche sich mit der Bedeutung des Typus des Zarathustra beschäftigt. Er lässt die gesamte Darstellung der Philosophiegeschichte

---

71 Vgl. Giorgio Collis Nachwort zu diesem Werk in KSA 4, S. 411–416. Obwohl Nietzsche in diesem Buch nicht explizit über die „Umwertung aller Werte" spricht, fordert er deutlich eine Transformation des Menschen. Siehe dazu Milkowski 2001, 335: „Das Bild von den drei Verwandlungen des Geistes liest man seit langem schon nicht nur als eine Beschreibung der geistigen Entwicklung Nietzsches selber, sondern auch als Grundgedanken des Buches *Also sprach Zarathustra*".

72 Das Ziel hinter der oben diskutierten Loslösung liegt darin, die „eigene Aufgabe" zu entdecken.

im „Mittag, Moment des kürzesten Schattens, Ende des längsten Irrtums, höchste[n] Punkt der Menschheit, INCIPIT ZARATHUSTRA" (GD, Wie die „wahre Welt" endlich zur Fabel wurde) kulminieren. Zarathustra ist hier das Zeichen der Überwindung der Geschichte des Irrtums, der Reihe vergangener Überzeugungen, die meist auf eine Welt im Jenseits hindeuten. In EH schreibt er über Zarathustra: „Um diesen Typus zu verstehn, muss man sich zuerst seine physiologische Voraussetzung klar machen: sie ist das, was ich die grosse Gesundheit nenne" (EH, Also sprach Zarathustra 2). Direkt danach zitiert Nietzsche den ganzen Aphorismus 382 der FW.

Za verwandelt sich auf diese Weise in die Darstellung einer völlig transformierten Wertschätzung der Welt in Nietzsches später Philosophie. Die Tatsache, dass er in der ersten Ausgabe von FW *„Incipit tragoedia"* schreibt und dann nicht nur Zarathustra einführt, sondern direkt auf seine Rückkehr mit ‚neuen Werten' zu den Menschen hinweist, zeigt an, dass der Anfang der Tragödie als Anfang einer neuen Philosophie zu verstehen ist.[73] Diese Philosophie konzentriert sich auf das menschliche Leben. Ebenso wie Nietzsche die griechische Kultur früher als Manifestation einer höheren Gesundheit interpretiert hatte, ist dieser zweite, durch Zarathustras Erscheinen bewirkte Anfang der Tragödie die Einführung in Nietzsches späte Philosophie des Lebens und der Gesundheit.

Die zweite Ankündigung des ‚Anfangs der Tragödie' bildet, wie gezeigt, das Ende der FW. In *Die grosse Gesundheit* erscheint dieser Ausdruck zum zweiten Mal.[74] Da das Buch mit diesem Thema endet – so, wie es auch begonnen hat –, schafft der Begriff der Gesundheit eine gewisse Zirkularität. Die FW selbst wird aufgrund ihrer neuen Struktur in der zweiten Ausgabe in eine *formale Darstellung* des Krankheits- und ‚Genesungsgeschehens' aus Nietzsches Perspektive umgewandelt.[75] Der in der ersten Person Plural geschriebene Aphorismus 382 beginnt mit einer Selbstdefinition und Klassifizierung der zukünftigen Menschen: „Wir Neuen, Namenlosen, Schlechtverständlichen, wir Frühgeburten einer noch unbewiesenen Zukunft" (FW 382). Diese Qualifizierung ähnelt der in der Vorrede von MA I ausgeführten Charakterisierung des ‚freien Geistes', dem die Zukunft gehört und der gerade diese Art höherer Gesundheit genießt.[76] Die ‚Frühgeburten' bedürfen eines neuen Mittels für ein neues Ziel in der Geschichte der Menschheit, „einer neuen Gesundheit, einer stärkeren gewitzteren zäheren verweg-

---

73 Vgl. Stegmaier 2012, 596: „Den ersten Entwurf, die Bücher I–IV der FW, ließ Nietzsche nicht fröhlich, sondern mit der Ankündigung einer Tragödie enden, die sich dann als der ‚Untergang' Zarathustras auf dem Markt der Menschen entpuppte. Aber Zarathustra sollte auch der sein, der die europäische Philosophie befreite, indem er ihre Vorurteile überwand und ihr eine bisher ungeahnte Weite und Tiefe und Leichtigkeit schuf".

74 Die Vorrede zu MA I schrieb Nietzsche früher als das fünfte Buch von FW. Oft wird über diesen Sachverhalt hinweggesehen. Der Hinweis auf die ‚grosse Gesundheit' im vierten Teil dieser Vorrede trägt viel zur Interpretation dieses Begriffs bei. Die Charakterisierung einer stärkeren Gesundheit wird in 2.7 und 2.8 entfaltet. Eine dritte und letzte Erwähnung befindet sich in EH, Also sprach Zarathustra II.

75 Vgl. 2.9.

76 Dieser Meinung ist auch Marta Faustino, die das Verhältnis zwischen den ‚freien Geistern' von MA und den an der zitierten Stelle mit „wir" bezeichneten Menschen herausarbeitet. Vgl. Faustino 2016, 11.

neren lustigeren, als alle Gesundheiten bisher waren" (FW 382). Nietzsche beendet die FW mit der Gesundheit als Achse der zukünftigen Philosophie und legt sie als Voraussetzung für die Verbesserung und das Wohlsein des Menschen fest: „wer aus den Abenteuern der eigensten Erfahrung wissen will, wie es einem Eroberer und Entdecker des Ideals zu Muthe ist [...] der hat dazu zuallererst Eins nöthig, die grosse Gesundheit" (FW 382).

Diese Art von Gesundheit sei die Voraussetzung, um eine neue Art von Philosophie auszuarbeiten, wie sie von Nietzsche selbst bestimmt wird. Er führt den Begriff einer im Laufe der Zeit aufzubauenden Gesundheit bereits in der Vorrede von MA I ein, aus der auch eine Projektion in die Zukunft herausgelesen werden kann: Um eine ‚größere' Gesundheit zu erreichen, ist es notwendig, Jahre der ‚Genesung' zu kultivieren, „dazwischen mögen lange Jahre der ‚Genesung' liegen, Jahre voll vielfarbiger schmerzlich-zauberhafter Wandlungen" (MA I, Vorrede 4). Das impliziert die Fähigkeit und Weisheit, Gesundheit als etwas nie Erreichbares zu verstehen, eine Ansicht, die Nietzsche im Aphorismus 382 wiederholt: Die Gesundheit hat man nicht nur, sondern sie ist etwas, das man „auch beständig noch erwirbt und erwerben muss, weil man sie immer wieder preisgiebt, preisgeben muss!" (FW 382). Er betont auf diese Weise wieder die Idee, Gesundheit sei niemals zu vollenden, sondern ein fortwährendes Streben des Menschen zu seinem individuellen Wohlergehen hin. Dieses Merkmal spricht er auch in der Vorrede zur FW an: „Und nun, nachdem wir lange dergestalt unterwegs waren [...] muthiger vielleicht, als klug ist, und oft genug schiffbrüchig und zu Schaden gekommen aber, wie gesagt, gesünder als man es uns erlauben möchte, gefährlich-gesund, immer wieder gesund" (FW 382). Die Geister des zukünftigen Paradigmas[77] bilden eine überströmende Gesundheit nach Jahren der Versuche und Krankheiten, ja die Fähigkeit, sich in jedem möglichen Krankheitszustand wieder aufzubauen. Was man auf lange Sicht erhält, ist eine stärkere Gesundheit. Dies ist bereits mehr, als viele oder die meisten ertragen können: eine Art von Gesundheit, die „gefährlich-gesund" (FW 382) ist. Die Beschreibung der ‚größeren' Gesundheit bzw. einer stärkeren Gesundheit als etwas, das eine gewisse Gefahr beinhaltet, ist bedeutungsvoll. Wir haben bereits gesehen, dass Nietzsche die Gesundheit so begreift, dass sie die Krankheit in die Hand nimmt, und genau das macht ihre Dynamik aus: Nietzsches Konzeption einer überströmenden Gesundheit ist gefährlich, weil sie nicht nur ein gewisses Maß an Krankheit umfasst, sondern ständig zum Furchtbaren im Leben neigt. Diese Art von Gesundheit wird mit bestimmten psychologischen Krankheiten verbunden.[78]

Die von ihm eingeführte Interpretation der Gesundheit unterscheidet sich von der metaphysisch begründeten Vorstellung des Lebens und der Gesundheit. Diese begreift den Menschen und sein Dasein innerhalb der Parameter von Wahrheit und Transzendenz, was in Nietzsches Augen eine Entleerung des Sinnes des Individuums ist, da

77 Vgl. FW 382, *Die grosse Gesundheit*, und siehe auch dazu Faustino 2018; Cherlonneix 2002, 83–100; Carbone und Jung 2016, 323–331; Kristina Jaspers 2016.

78 In 3.2.3 wird genauer gezeigt, wie Nietzsche diese Idee im Rahmen seiner Auffassung des dionysischen Künstlers als eines histrionischen Menschen darstellt.

diese Parameter kaum etwas mit den psychologischen und physiologischen Prozessen seiner Existenz zu tun haben.[79] Dem typischen gegenwärtigen Menschen der modernen Wissenschaft und Metaphysik, der sich durch seinen „Heisshunger in Gewissen und Wissen" (FW 382) auszeichnet, stellt Nietzsche seine Darstellung der Gesundheit gegenüber: „Wie könnten wir uns [...] noch am gegenwärtigen Menschen genügen lassen?" (FW 382). Der gegenwärtige Mensch wird auf diese Weise zur verallgemeinerten Figur der gegenwärtigen Gesundheit, Opfer der Geschichte und der nach Nietzsches Urteil lebensvernichtenden Werte. Die künftigen Menschen, die dagegen eine ‚größere' Gesundheit erobern können, orientieren sich an einer anderen Art von Ideal,

> das Ideal eines Geistes, der naiv, das heisst ungewollt und aus überströmender Fülle und Mächtigkeit mit Allem spielt, was bisher heilig, gut, unberührbar, göttlich hiess [...] das Ideal eines menschlich-übermenschlichen Wohlseins und Wohlwollens, das oft genug unmenschlich erscheinen wird, zum Beispiel, wenn es sich neben den ganzen bisherigen Erden-Ernst, neben alle Art Feierlichkeit in Gebärde, Wort, Klang, Blick, Moral und Aufgabe wie deren leibhafteste unfreiwillige Parodie hinstellt — und mit dem, trotzalledem, vielleicht der grosse Ernst erst anhebt, das eigentliche Fragezeichen erst gesetzt wird, das Schicksal der Seele sich wendet, der Zeiger rückt, die Tragödie beginnt... (FW 382)

Im Satz „die Tragödie beginnt" (FW 382) ist das im Präsens stehende Verb hervorgehoben. Das heißt, dass die Tragödie *jetzt* beginnt, und zwar nur mittels der neuen Art von Gesundheit, die Nietzsche in seiner späten Philosophie postuliert. Im Aphorismus 342 des vierten Buches der FW beginnt die Tragödie mit Zarathustras Rückkehr zu den Menschen und der Vorstellung seiner neuen Werte. Der Anfang der Tragödie im Aphorismus 382 des letzten Buches konzentriert die gleichen Aspekte in sich: Nietzsche postuliert hier eine Art von Gesundheit, die durch seine Philosophie als Bedingung eines neuen Denkens und einer Wende in der Menschheitsgeschichte entwickelt wird. Der Mensch, der in der Lage ist, die von Nietzsche vorgeschlagene Art von Gesundheit zu verstehen und zu üben, soll auch in der Lage sein, das metaphysische Denken zu parodieren.[80] Zwar schreibt Nietzsche diese Art von Gesundheit an einigen Stellen seiner

79 Zur Kritik der Metaphysik im Gegensatz zur Individualität und zum Instinktiven vgl. z. B. Za, Von den Hinterweltlern und Von den Verächtern des Leibes; Aphorismus 354 von FW; JGB, Erstes Hauptstück: von den Vorurtheilen der Philosophen; GD, Die Vernunft in der Philosophie. Als Forschungsliteratur zur Kritik der Metaphysik vgl. Abel 1998; Jensen 2017; Pichler 2017; Heit 2010; Sommer 2017; Sebastian Kaufmann 2016.

80 Vgl. FW 382. Im gleichen Aphorismus weist Nietzsche auf die ‚Parodie' hin, wie er es schon in der Vorrede von 1886 tut. In beiden Fällen werden der Beginn der Tragödie und der Akt der Parodie von ihm als verkettet dargestellt. Wie in 2.9 zu sehen sein wird, wird der Beginn der Tragödie zum Symbol für den Beginn einer neuen Gesundheit, die eben die Kritik und das Verlachen der alten metaphysischen Ideale erfordert. In dieser Arbeit wird die Bedeutung der Parodie jedoch nicht vertieft behandelt. Zur allgemeinen Bedeutung der Parodie, insbesondere mit Bezug auf Za, vgl. Benne 2015; Zittel 2003. Zur Bedeutung der Parodie in der FW 1887 vgl. Stegmaier 2012, 596 – 640. Stegmaiers Interpretation der Rolle der Parodie ist sehr ausführlich, aber als eine zusammenfassende Idee kann der folgende Passus gelten: „Tatsächlich beginnt nach FW 382 mit FW 383 eine offenkundige Parodie, worauf die fröhlich, manchmal frech gestimmten, ebenfalls voller Parodien steckenden PV folgen. Doch auch FW 383 und die PV sind

Spätphilosophie dem freien Geist der Vorrede von MA I wie auch den ‚Geistern von Morgen' der FW 382 zu, aber die von ihm geforderte Übung der Gesundheit – und der Krankheit! – geht *alle* Individuen an. Das ist es, was Nietzsches Paradigmenwechsel motiviert: das Bedürfnis, zu verstehen, wie wichtig es ist, die Gesundheit in erster Linie auf der Grundlage der eigenen Werte und der individuellen leiblichen Hierarchie am Leitfaden des Lebens zu begreifen. Hier setzt die bewusste Analyse der eigenen Gesundheit an. Das Verständnis für die eigene Gesundheit und die Gewichtung der Werte nach dem eigenen Wohlbefinden ist jedoch etwas, das nicht jeder tut oder erreicht. So kann man die Aussage „die Tragödie beginnt" als Indiz für einen Neuanfang für die Menschheit verstehen, weil dieser Sinn bereits durch die dreifache Anspielung – so wie sie sich in den Aphorismen 342, 382 und der Vorrede gezeigt hat – konkretisiert wird. Nietzsche spielt dadurch vor allem auf seine späte Gesundheitsinterpretation an.[81]

Den zweiten Teil der Vorrede beginnt er mit einer plötzlichen Veränderung der jetzt in die dritte Person gesetzten Stimme des Erzählers, die mit Ironie vorgetragen wird, jedoch eine Tatsache als gegeben voraussetzt: „Aber lassen wir Herrn Nietzsche: was geht es uns an, dass Herr Nietzsche wieder gesund wurde? ..." (FW, Vorrede 2). Indem er diese unpersönliche und sogar abwertende Ausdrucksweise gegen sich selbst und gegen seine Krankheitserfahrung verwendet, bestätigt er entschlossen den gegenwärtigen Zustand: Nietzsche ist wieder gesund. Die Tatsache, dass die Leser, möglicherweise

nicht ohne tragische Untertöne. Sie könnten nicht nur Parodien auf alles Heilige und nicht nur auf Z, JBG und das V. Buch der FW, sondern auch eine Selbstparodie sein und damit eine Parodie auf den Parodisten, die wieder ernstzunehmen wäre [...]. Doch es würde FW 383 und den PV offenkundig ein zu großes Gewicht geben, würde man die Schluss-Wendung von FW 382, das Schicksal der Seele sich wendet, der Zeiger rückt, ‚die Tragödie *beginnt*'... allein mit ihnen verbinden. Sie muss auf etwas jenseits von FW 383 und der PV verweisen, etwas dem Schwergewicht von Z Entsprechendes. Dies müsste etwas sein, das entweder nur ernst, nur als Tragödie oder zugleich als Tragödie und als Parodie, also auch fröhlich verstanden werden kann. Nur ernst wollte Nietzsche sein geplantes Hauptwerk zur Umwertung aller Werte verstanden wissen [...]. Dieser ‚Mensch der Zukunft' müsste einer sein, der die Umwertung aller Werte, so tragisch sie sich, auch auf ihn selbst, auswirken könnte, dann auch ‚fröhlich' vollbringt. Er müsste den Menschen eine illusionslose neue Orientierung geben, die sie ihre Welt und ihr Leben in weiteren Horizonten besser verstehen und dadurch neue Lebensmöglichkeiten gewinnen lässt, und er müsste dazu nicht im hohen Pathos eines Propheten, sondern in der fröhlichen Sprache des Alltags reden", S. 622–627. Vgl. auch Stegmaiers Artikel „Fünftes Buch: ‚Wir Furchtlosen'": „Es ist, wie Nietzsche dann in FW 377 schreibt, eine ‚zerbrechliche, zerbrochene Uebergangszeit' (FW 377, 628 f.) – bis ‚die Tragödie beginnt' oder aber die ‚Parodie' (FW 382, 637) darauf. Beides wird möglich sein, und was eintreten wird, bei jedem und jeder Einzelnen, hängt davon ab, was sie aus dem allmählich eindringenden Nihilismus machen können. Es ist nicht nur die Zeit der Verzweiflung, es ist auch die Zeit, sich aus den Fesseln der alten Metaphysik und Moral zu lösen, und der Chance, sich seinen Halt im Denken und Leben neu und nun selbst zu schaffen", Stegmaier 2015, 138. Er betont den Sinn der Parodie und ihr Verhältnis zur Tragödie und charakterisiert die von Nietzsche postulierte Aufgabe, metaphysische und moralische Werte zu überwinden, als etwas Tragisches, Ernsthaftes und zugleich als etwas, das Parodie enthält, d. h. fröhlich ist. Obwohl sich die Gesundheit in der Etablierung neuer Werte realisiert, analysiert Stegmaier ihre Rolle nicht. Im Gegensatz zu seiner Auslegung wird in dieser Arbeit der Sinn der Tragödie in Bezug auf die Gesundheit hervorgehoben.

81 Vgl. 2.9.1.

andere Denker, an ‚Herrn Nietzsches' Gesundheitszustand kein Interesse finden, bezeichnet ein generelles Unverständnis für dieses Thema. Dem Desinteresse an dieser Geschichte setzt er die Meinung des Psychologen entgegen: „Ein Psychologe kennt wenig so anziehende Fragen, wie die nach dem Verhältnis von Gesundheit und Philosophie, und für den Fall, dass er selber krank wird, bringt er seine ganze wissenschaftliche Neugierde mit in seine Krankheit" (FW, Vorrede 2). Der Psychologe bzw. die Psychologie nimmt auf diese Weise eine doppelte Rolle in der Philosophie ein: Psychologie sucht nach einem tieferen Verständnis des Begriffs der Gesundheit, was ein eher theoretischer, zur Metaebene gehörender Aspekt der Annäherung an das Thema ist, der mit einer individuellen persönlichen Erfahrung und ihrer Selbstanalyse einhergeht, und sie gründet sich auf den Wunsch nach der Entfaltung einer größeren Gesundheit für alle Individuen und die Kultur als ganze.[82] Diese Charakterisierung des Psychologen vervollständigt die Überlegungen zu demselben Thema, die Nietzsche in den Vorreden von MA I und MA II formuliert – zum einen, indem er den Mangel an Psychologen anprangert, die die Bedeutung der Gesundheit angemessen darstellen können, zum anderen, indem er ein Typ von Patienten vorstellt, der seinerseits zum Arzt wird und das richtige Heilmittel für sich selbst findet. Der Arzt-Philosoph und der Psychologen-Philosoph scheinen also der gleichen Figur zu entsprechen und die gleichen Funktionen zu haben.

Nietzsche beschreibt in den Briefen dieser Zeit die Beziehung zwischen seiner philosophischen und seiner persönlichen Entwicklung. Darauf verweist er auch in der Vorrede von FW: „Man hat nämlich, vorausgesetzt, dass man eine Person ist, nothwendig, auch die Philosophie seiner Person" (FW, Vorrede 2). Dabei stellt Nietzsche die psychologische Analyse, die er in den Jahren zuvor an sich selbst durchgeführt hatte, in den Mittelpunkt und betont besonders die Suche nach einer stärkeren Bejahung der eigenen Person. So konstituiert sich die Beziehung zwischen der Art der Person, die man ist, der Art der Gesundheit, die man pflegt, und der Art der Philosophie bzw. der Interpretation der Welt, die man vornimmt. Jeder Mensch hat eine seiner Person entsprechende Philosophie, die seine individuelle Auslegung der Welt umfasst. Nietzsche bringt daher die Philosophie in die unmittelbare Nähe des täglichen Lebens der Menschen und zeigt, wie normativ und doch anwendbar seine Philosophie zu verstehen ist. Hier eröffnet sich eine doppelte Klassifikation, die später im Aphorismus 370 und in mehreren nachgelassenen Aufzeichnungen wiederholt wird.[83] Ihr zufolge gibt zwei Arten von Menschen und dementsprechend zwei Arten von Philosophie: „Bei dem Einen sind es seine Mängel, welche philosophiren, bei dem Andern seine Reichthümer und Kräfte" (FW, Vorrede 2). Diese zwei verschiedenen Typen von Menschen setzen sehr unterschiedliche Arten von Philosophie um: Diejenigen, die durch die Armut beherrscht werden, stehen für eine Philosophie, die ihren inneren Zustand ruhigstellt. Die im

82 Vgl. MA II, Vorrede 1. Weitere Charakterzüge des Psychologen werden in 2.8 und in 3.2.3 dargestellt. Die selbstanalytische Tätigkeit des Psychologen entspricht dem, was andere Autoren als „entlarvende Psychologie" oder „Psychologie der Entlarvung" bezeichnen. Vgl. z. B. Jaspers 1981; Walter Kaufmann 1978.

83 Vgl. 2.5.

Geiste Reichen erzeugen dagegen eine Philosophie aus innerer Dankbarkeit und einem Überfluss an Kräften. Die ersten sind die kranken Denker, die nach Nietzsche in der Geschichte der Philosophie regieren, während der zweiten Art von Denkern, den sogenannten ‚freien Geistern', die Zukunft gehören soll.

Es ist klar, dass diesen beiden Arten der Philosophie zwei unterschiedliche Vorstellungen der Gesundheit entsprechen. Dies ist die hier von Nietzsche eingeführte Wendung: Die Philosophie hängt ganz von der Art der Gesundheit ab.[84] Er drückt dies folgendermaßen aus: „was wird aus dem Gedanken selbst werden, der unter den Druck der Krankheit gebracht wird? Dies ist die Frage, die den *Psychologen* beschäftigt: und hier ist *das Experiment* möglich" (FW, Vorrede 2, kursive Hervorhebung M. S.). In diesem Gedanken treffen diese Vorrede und diejenigen von MA I und II, aber auch Nietzsches EH zusammen. Der von der Krankheit zu einer stärkeren Gesundheit führende Prozess ist ein Experimentieren mit den eigenen Kräften, d. h. mit der eigenen ‚Genesungsfähigkeit'. Jedes Individuum sollte ihn durchführen und durchleben. Man bedenke, dass Nietzsche diese Vorrede mit der Warnung beginnt, die *Erfahrungen* in seinem Buch könnten nur wirklich nachvollzogen werden, wenn der Leser tatsächlich etwas Ähnliches erlebt habe, so dass es zu einer angemessenen Lektüre seiner Philosophie gehören würde, ihre ‚Experimente' durchzuführen und sie aus der je eigenen Erfahrung heraus aufzufassen. Der Psychologe wird aber noch einen Aspekt hinzufügen: Sein ‚Genesungsweg' umfasst auch die Frage nach dem Sinn der Krankheit und der Gesundheit und nimmt daher einen analytischen bzw. selbstanalytischen Charakter an. Das Philosophieren Nietzsches „aus der Krankheit heraus oder in die Krankheit hinein gehörte stets zum Selbstkonzept eines Autors, der sein Leben zum Experiment des Erkennenden machen wollte" (Benne und Müller 2014, 59). Psychologie wird in erster Linie experimentell begriffen, so dass der kranke Zustand sich für den Psychologen als Versuch darstellt, den er der Analyse unterwirft: Wie es ein

> Reisender macht, der sich dann ruhig dem Schlafe überlässt: so ergeben wir Philosophen, gesetzt, dass wir krank werden, uns zeitweilig mit Leib und Seele der Krankheit – wir machen gleichsam vor uns die Augen zu. Und wie Jener weiss, dass irgend Etwas nicht schläft, irgend Etwas Stunden abzählt und ihn aufwecken wird, so wissen auch wir, dass der entscheidende Augenblick uns wach finden wird […] (FW, Vorrede 2)

In diesem Passus vertauscht Nietzsche unversehens die Figur des Psychologen mit der des Philosophen und zeigt damit die Notwendigkeit auf, die Frage der Gesundheit und des Leibes in die Philosophie zu integrieren. Aus dem Blickwinkel dieser Art von Philosophie wird der Unterschied zwischen beiden Menschentypen erkennbar: Der zur Psychologie hingezogene Philosoph weiß im Voraus „wohin unbewusst der kranke Leib

84 Ich denke, dass es an dieser Stelle der Arbeit fair ist, die von Nietzsche in den Vorreden von MA I eingeführte Frage erneut, wenn auch paraphrasiert, zu stellen: Wo gab es damals Psychologen? Es wäre richtig, Nietzsche als den ersten Philosophen im Westen zu verstehen, der sich mit dieser Tiefendimension der menschlichen Gesundheit befasst und ihr den individuellen Charakter verleiht, den sie verdient. Vgl. auch Walter Kaufmann 1978.

und sein Bedürfniss den Geist drängt, stösst, lockt – nach Sonne, Stille, Milde, Geduld, Arznei, Labsal in irgend einem Sinne“ (FW, Vorrede 2). Ihm gegenüber steht der Philosoph, der in der Geschichte der Philosophie die Frage des Leibes und seiner Gesundheit vergaß bzw. freiwillig vernachlässigte. Es sei möglich, dass „die Krankheit das gewesen ist, was den Philosophen inspirirt hat“ (FW, Vorrede 2), die auf die Erfahrung des Mangels gegründete Philosophie zu entfalten, die „den Frieden höher [...] als den Krieg [stellt], jede Ethik mit einer negativen Fassung des Begriffs Glück, jede Metaphysik und Physik, welche ein Finale kennt“ (FW, Vorrede 2). Nietzsche geht noch einen Schritt weiter und behauptet, dass die gesamte Philosophie, weil sie sich dem Bereich des Leiblichen gegenüber verständnislos zeigte oder ihn für vernachlässigenswert hielt, eine negative Einstellung zum Leben überhaupt entwickelt habe: „oft genug habe ich mich gefragt, ob nicht, im Grossen gerechnet, Philosophie bisher überhaupt nur eine Auslegung des Leibes und ein Missverständniss des Leibes gewesen ist“ (FW, Vorrede 2). Der kranke Leib hat die bisherige Interpretation der Welt in der Philosophie geleitet.[85] Die Philosophie bzw. der Gedanke müssen daher „immer als Symptome bestimmter Leiber an[ge]sehn“ werden (FW, Vorrede 2).

Nietzsche beendet den zweiten Teil der Vorrede der FW mit einer sehr bedeutsamen Behauptung, die eben seinen Wunsch an den zukünftigen Zustand der Philosophie und die Wendung, die sie nehmen soll, darstellt:

> Ich erwarte immer noch, dass ein philosophischer Arzt im ausnahmsweisen Sinne des Wortes – ein solcher, der dem Problem der Gesammt-Gesundheit von Volk, Zeit, Rasse, Menschheit nachzugehn hat – einmal den Muth haben wird, meinen Verdacht auf die Spitze zu bringen und den Satz zu wagen: bei allem Philosophiren handelte es sich bisher gar nicht um „Wahrheit“, sondern um etwas Anderes, sagen wir um Gesundheit, Zukunft, Wachsthum, Macht, Leben... (FW, Vorrede 2)

Der Arzt-Philosoph oder der Psychologen-Philosoph hat in diesem Kontext die Fähigkeit, in die Krankheit einzutauchen und sich rechtzeitig von ihr zu lösen. Er beschäftigt sich mit der Frage der Krankheit und Gesundheit und ihrer Beziehung zur Geschichte des Denkens – im Grunde eine psychologische Vorgehensweise. In dieser Passage fordert Nietzsche dazu auf, die bisher betriebene Art von Philosophie zu überwinden und einer solchen Platz zu machen, die sich auf die Gesundheit, den Begriff des Leibes als Ganzes und die Individualität konzentriert.

Nietzsche beginnt den dritten Teil der Vorrede mit einem weiteren Hinweis auf seine eigene Krankheitserfahrung: „ — Man erräth, dass ich nicht mit Undankbarkeit von jener Zeit schweren Siechthums Abschied nehmen möchte, deren Gewinn auch heute noch nicht für mich ausgeschöpft ist“ (FW, Vorrede 3). Die Krankheit führt ihn zu einer stärkeren Art von Gesundheit, und deswegen empfindet er eine tiefe Dankbarkeit.

---

85 Der Leib wird hier als ein Ganzes von körperlichen und geistigen Prozessen in einer bestimmten Hierarchie verstanden, die durch ihre Selbstregulierung koordiniert wird und zur Züchtung des Leibes führt. Zu diesem Thema vgl. 2.1. Zur Interpretation des Leibes in Nietzsches Philosophie vgl. Schipperges 1975; Abel 1998; Stiegler 2001; Heit und Loukidelis 2012; Loukidelis 2012; Faustino 2010; Müller 2010; Schlimgen 1999; Moore 2002; Bertino 2011; Dries 2018, etc.

Diese Erfahrung bestimmt die Denkweise jedes Individuums: „Ein Philosoph, der den Gang durch viele Gesundheiten gemacht hat und immer wieder macht, ist auch durch ebensoviele Philosophien hindurchgegangen“ (FW, Vorrede 3). Nietzsche setzt in dieser Textstelle die Philosophie mit der Gesundheit in Beziehung, indem er feststellt, dass die Art der individuellen Gesundheit, die in sich selbst erkannt, erlebt und entwickelt wird, die Grundlage der eigenen Philosophie ist, denn aus der psychophysiologischen Dimension geht die individuelle Interpretation der Welt hervor. Die Erfahrungen der Krankheit und der Gesundheit generieren im Verlauf einer „Selbst-Befragung“ (FW, Vorrede 2) den Lernprozess des Individuums. Es bringt im Falle der Bewusstwerdung der Krankheit all seine selbstanalytischen Werkzeuge mit und bezieht seine bisher gewonnenen Befunde mit ein, um die Krankheit in etwas Positives, d. h. in eine Potentialität für sich selbst zu transfigurieren.

Die Gesundheit ist daher kein Zustand, sondern wird durch die Fähigkeit des Menschen geprägt und definiert, unterschiedliche Probleme zu lösen, indem sie in etwas verwandelt werden, das seine Stärken fördert. Ein ‚gesünder‘ Mensch ist also derjenige, der die Wirklichkeit um seines Wohlbefindens willen unter der ständigen Bedingung der Krankheit umwandeln *kann*, denn ‚gesund‘ zu sein bedeutet nicht die Abwesenheit von Krankheit, sondern ihre ständige Anwesenheit, die aber immer wieder in persönliche Potenz umgewandelt wird: „er k a n n eben nicht anders als seinen Zustand jedes Mal in die geistigste Form und Ferne umzusetzen, – diese Kunst der Transfiguration i s t eben Philosophie“ (FW, Vorrede 3). Ein ständiger Krankheitszustand wohnt allen Individuen inne.[86] Die Krankheit ist ein Verstärker des Lebens. So lernen sie, ihre Gedanken aus dem Schmerz der Krankheit heraus zu nähren, um das Problem oder den traumatischen Zustand nicht zu leugnen, sondern zu interpretieren und zu verwandeln: „[sie] müssen beständig [ihre] Gedanken aus [ihrem] Schmerz gebären und mütterlich ihnen alles mitgeben, was [sie] von Blut, Herz, Feuer, Lust, Leidenschaft, Qual, Gewissen, Schicksal, Verhängniss in [sich] haben“ (FW, Vorrede 3). Die Krankheit fordert dem Menschen eine fortwährende Anstrengung ab, und nur durch sie kann er eine stärkere Gesundheit bilden. Auf diese Weise behauptet Nietzsche erneut, was er in den Vorreden von MA I und II bereits erklärt hat: „und was die Krankheit angeht: würden wir nicht fast zu fragen versucht sein, ob sie uns überhaupt entbehrlich ist? Erst der grosse Schmerz ist der letzte Befreier des Geistes“ (FW, Vorrede 3).

86 Vgl. 2.7.2.

1.3 Der „Pessimismus" und die „Romantik" im Verlauf von Nietzsches Philosophie

Nach der Einführung in Nietzsches Krankheits- und ‚Genesungserfahrung' in den fünf Vorreden von 1886/1887 und der Analyse der dort immer wiederkehrenden Aspekte ist es nun möglich, die Bedeutung der Begriffe „romantischer Pessimismus" und „tragischer Pessimismus" eingehender zu betrachten. Die Romantik oder der Pessimismus des Schlechten ist, wie im Folgenden im Anschluss an Nietzsches eigene Interpretation begründet wird, die Niederlage jeder Bekämpfung innerhalb der hier dargestellten zirkulären Gesundheitsgeschehen (und folglich der Sieg der Krankheitsgeschehen), da sie grundsätzlich zu einer Krankheit wird, aus der keine Steigerung der Kräfte erreicht werden kann, sondern ganz im Gegenteil ihre ewige Stagnation oder ständige Verminderung. Dies bedeutet, dass der Einzelne unter dem chronischen Aspekt einer Krankheit wie der Romantik nicht in der Lage ist, etwas Positives aus seinem Zustand zu entwickeln. Um es klar auszudrücken (darauf wird später noch näher eingegangen), kann und soll in dem von Nietzsche vorgeschlagenen philosophischen Rahmen jede Art von Krankheit, sei sie anatomisch-pathologisch, psychologisch und innerhalb dieser Gruppen vorübergehend oder chronisch, in irgendeinen Machtzuwachs übergehen. In diesem Sinne lässt sich die Romantik also nicht nur vom tragischen Pessimismus unterscheiden, sondern auch vom gesamten Geschehen der Gesundheit und Krankheit eines ‚im Grunde' gesunden Menschen, d.h. sowohl von seiner Gesundheit als auch seiner Krankheit. Allerdings geht es hier nicht um die physischen Pathologien, an denen Nietzsche litt,[87] sondern um die Analyse seiner philosophischen Interpretation von Krankheit und Gesundheit. Ich teile jedoch die Auffassung von Autoren wie Karl Jaspers, Heinrich Schipperberg, Thomas Long, Diana Aurenque u. a., dass Nietzsche ohne die von ihm erlebten ständigen Schmerzen und Unannehmlichkeiten möglicherweise nie die Frage nach den menschlichen Werten und Verhaltensweisen als Zeichen kranker Ge-

87 Viele Autoren nähern sich dem Thema Krankheit und Gesundheit bei Nietzsche auf dem Weg über seine persönliche physische Pathologie an, in der bekanntlich extreme Kopfschmerzen, Darmprobleme, Sehstörungen etc. auftreten. In der vorliegenden Arbeit nehme ich keine Rücksicht auf diese gewiss beträchtlichen Beschwerden, sondern stütze mich ganz auf Nietzsches Äußerungen in seinen veröffentlichten und autorisierten Werken sowie in seinem Nachlass: Hier geht es um Krankheit unter dem Aspekt seiner philosophischen Betrachtungen. Zu den physisch-pathologischen Störungen Nietzsches siehe z. B. Carbone und Jung 2016; Schmücker 2012; Kristina Jaspers 2016. Carbone und Jung behaupten in ihrem Artikel, dass die meisten Kritiker zu diesem Thema sich skeptisch über Nietzsches Behandlung der Gesundheit äußern und in Frage stellen, ob es wirklich ‚Gesundheit' in seinem Werk gibt: „Nietzsche und die Kunst der Gesundheit? – Manch einer mag sich bei dieser Kombination skeptisch fragen, was denn wohl dabei herauskommen kann, ausgerechnet jenen Denker zum Thema Gesundheit zu befragen, dessen Biografie sich eher als fortgesetzte, zuletzt in geistiger Umnachtung kulminierende Krankengeschichte liest", S. 323. Ich stimme diesem Punkt nicht unbedingt zu, da, wie gezeigt, mehrere Forscher und Forscherinnen eine Interpretation der Gesundheit in der Philosophie Nietzsches (Faustino, Schmücker, Aurenque, Montebello, Cherlonneix, etc.) ausgearbeitet haben.

 https://doi.org/10.1515/9783111340920-005

nerationen gestellt und damit seine philosophischen Ansichten zu diesem Thema dargelegt hätte.[88]

Den Begriffen der „Romantik" oder der schlechten Art vom Pessimismus verleiht Nietzsche von Anfang seiner Philosophie an einen negativen Sinn, indem er sie zur Charakterisierung einer kraftlosen gewordenen Kultur, einer in der Transzendenz gegründeten Religion, eines verwelkten Individuums gebraucht – kurz, um den Nihilismus einer von lebensfeindlichen Werten zermürbten Kultur zu bezeichnen. Die spezifische und direkte Anwendung beider Begriffe auf den Bereich der Krankheit, genauer: auf psychophysiologische Merkmale, die die Krankheit Wagners und Schopenhauers kennzeichnen, kommt zum ersten Mal in den Vorreden von 1886/1887 vor.[89] Die Krankheit des Pessimismus, die später auch mit der Degenerescenz verbunden und manchmal vertauscht wird,[90] hat ihren Geburtsort in diesen fünf Paratexten. Mit dieser zentralen Tatsache ist jedoch eine weitere Entwicklung verbunden, die bereits erwähnt wurde: In diesen Vorreden führt Nietzsche zum ersten Mal den Begriff des „tragischen Pessimismus" oder „dionysischen Pessimismus" (auch „tapferer Pessimismus" genannt) in einem veröffentlichen Werk ein,[91] und zwar in direkter Verbindung mit der Bejahung des Lebens. Auf diese Weise schränkt er das breite Bedeutungsspektrum des Begriffs „Pessimismus" streng auf den Rahmen von Krankheit und Gesundheit ein. Beide Arten von Pessimismus werden zu ‚psychophysiologischen Kategorien', da Nietzsche ihre Bedeutung als Regulatoren seiner eigenen Philosophie nicht nur beibehält, sondern vertieft und verstärkt, und zwar von ihrem ersten Auftreten in den Vorreden von 1886/1887 bis zu den Erwähnungen in seinen späteren Werken. Im Anhang sind alle Erwähnungen und Verwendungen der Begriffe „Romantik" und „Pessimismus" bis zum Beginn der Verfassung der fünf Vorreden im Jahre 1886 aufgelistet.[92] Diejenigen, die in irgendeiner Weise der negativen Bedeutung beider Begriffe in einer klaren Beziehung zu der von Schopenhauer und Wagner charakterisierten Krankheit relativ nahe kommen, werden im Folgenden untersucht. Dass gerade diese beiden Figuren und nicht andere in der Zeit um 1886/1887 die Krankheit der Romantik repräsentieren, wird von

88 Vgl. hier 2.7.1.

89 Zum Sinn des negativen Pessimismus vgl. Kaiser 2018; Yhee 2016; Piazzesi 2015; Constancio 2012; Stegmaier 2012.

90 Wie später zu sehen sein wird, übernimmt Nietzsche den Begriff aus Charles Férés Werk „Dégénérescence et criminalité", 1888. Vgl. Müller 2020 und hier 2.3.

91 Die Verwendung des Begriffs „Pessimismus" als Ausdruck eines dionysischen Lebens, im Sinne eines Überschusses an Kraft angesichts jeder überwältigenden und schrecklichen Lebenssituation, findet sich, wie sich gleich zeigen wird, erst im Nachlass 1885/1886, nämlich in den Entwürfen zu *Versuch einer Selbstkritik*.

92 Um zu prüfen, dass die Begriffe des schlechten sowie des tapferen Pessimismus die fünf Vorreden von 1886/1887 als hauptsächlichen Entstehungsort haben, ist es nötig, zuerst den Gebrauch von „Pessimismus" sowie von „Romantik" in Nietzsches Schriften vor der Niederschrift der Vorreden von 1886/1887 zu analysieren. Im Textkörper werden im Folgenden die wichtigsten Stellen in Bezug auf beide Begriffe analysiert. Wegen der Ausweitung der vollständigen Analyse auf *jedes* Auftreten der beiden Begriffe in Nietzsches Philosophie wird ein Anhang mit den entsprechenden Informationen hinzugefügt.

Nietzsche ausdrücklich festgelegt, ebenso wie ihre Charakterisierung in den fünf Vorreden und die ausführlichere in FW 370. Die Figur der Krankheit, die am Ende überwiegt, ist jedoch die von Wagner, den Nietzsche im letzten Jahr seiner Philosophie auch als „décadent“ oder „dégénéré“ bezeichnet.

Das Wort „Romantik“ kommt in Nietzsches Gesamtwerk weniger häufig als „Pessimismus“ vor. In einigen nachgelassenen Schriften ist es möglich, eine Beziehung zwischen beiden Begriffen zu finden. Bereits sehr früh findet sich ein Hinweis auf die literarische Degeneration und die Romantik: „Degeneration: jetzige Dichter und Litteraten, junges Deutschland, Romantik, Goethe“ (NL 1875, KSA 8, 12[9]). Dieser „Degeneration“ setzt Nietzsche aber Schopenhauer und Wagner als ‚Progeneration‘ entgegen: „Progeneration: Luther Goethe Schiller Schopenhauer Beethoven Wagner“ (NL 1875, KSA 8, 12[9]). Obwohl man in dieser nachgelassenen Aufzeichnung die Beziehung des Pessimismus zur Degeneration und Krankheit findet, begreift Nietzsche zur Zeit ihrer Niederschrift Wagner und Schopenhauer noch nicht als deren Vertreter. Erst in einer nachgelassenen Schrift von 1885 charakterisiert er Wagner auf ähnliche Weise wie später im *Fall Wagner:*

> Die Pariser mögen sich gegen Richard Wagner noch so sehr sperren und sträuben: zuletzt gehört er eher noch nach Paris als nach D<eutschland> […]. Die Nähe von krankhaften Begierden, die Brunst rasend gewordener Sinne […] wohin gehört das mehr als in die *Romantik* der französischen Seele!“ (NL 1885, KSA 11, 37[15]).

In einer weiteren Aufzeichnung des gleichen Jahres schreibt Nietzsche über den Gegensatz zwischen der Romantik und der griechischen Welt (bezeichnend ist dabei die Beschreibung der letzteren als ‚Heim‘):

> Die deutsche Philosophie als Ganzes — Leibnitz, Kant, Hegel, Schopenhauer, um die Großen zu nennen — ist die gründlichste Art Romantik und Heimweh, die es bisher gab […]. Man ist nirgends mehr heimisch, man verlangt zuletzt nach dem zurück, wo man irgendwie heimisch sein kann, weil man dort allein heimisch sein möchte: und das ist die griechische Welt! (NL 1885, KSA 11, 41[4]).

Die Romantik ist – ähnlich wie ein Jahr später in den Vorreden von 1886/1887 – ein Gefühl der Fremdheit: Das von der Romantik geschaffene Gefühl entspricht einem Mangel an ‚Heimat‘.[93] Ein klarer Gegensatz zwischen der Romantik und dem Dionysischen oder der dionysischen Kunst befindet sich in den nachgelassenen Aufzeichnungen KGW IX, W I/8, S. 111, W I/8, S. 112 und W I/8, S. 113 von 1885/1886: „Das Wesen der Romantik ging mir auf: der Mangel einer ~~als~~ {einer fruchtbaren Art von M. ist da} zeugend […]. – Damit ist über das Dionysische nichts gesagt“ (NL 1885/1886, KGW IX W I/8, S. 111). „Ist die Kunst eine Folge des Ungenügens am Wirklichen? Oder ein Ausdruck der Dankbarkeit über genossenes Glück? Im ersten Falle Romantik, im zweiten Glorien=schein u. Dithyrambus (kurz Apotheosen=Kunst)“ (NL 1885/1886, KGW IX W I/8,

93 Vgl. 1.2.2 und 2.9.2.

S. 112); „wie würde eine Musik sein, welche nicht romantischen Ursprungs wäre –sondern eines dionysischen?" (NL 1885/1886, KGW IX W I/8, S. 113). Es ist klar, dass Nietzsche hier eine gedankliche Rückschau auf sein erstes veröffentlichtes Buch skizziert, die später im *Versuch einer Selbstkritik* ausgearbeitet wird. Diese Nachlässe können bereits als Entwürfe dieser Vorrede sowie von FW 370 betrachtet werden.

Man könnte sogar die Verwendung des Begriffs „Romantik" in JGB in Betracht ziehen, um zu zeigen, dass die Romantik und der Romantiker als das Gesicht der von Wagner und Schopenhauer vertretenen Krankheit in den Vorreden von 1886/1887 ihre Grundlage hat, auch wenn die vorbereitenden Schriften oder Entwürfe für diese Vorreden deutlich vor der Veröffentlichung von JGB liegen. Das Thema der französischen Romantik und ihres Einflusses auf Wagner nimmt Nietzsche in JGB 256 auf: „die Thatsache bleibt nichtsdestoweniger bestehen, dass die französische Spät-Romantik der Vierziger Jahre und Richard Wagner auf das Engste und Innigste zu einander gehören" (JGB 256). In diesem Aphorismus zählt er Eigenschaften auf, die die französische Romantik und Wagner gemeinsam haben:

> allesammt Fanatiker des Ausdrucks „um jeden Preis" [...], allesammt grosse Entdecker im Reiche des Erhabenen, auch des Hässlichen und Grässlichen, noch grössere Entdecker im Effekte, in der Schaustellung, in der Kunst der Schauläden, allesammt Talente weit über ihr Genie hinaus [...], geborene Feinde der Logik und der geraden Linien, begehrlich nach dem Fremden, dem Exotischen, dem Ungeheuren, dem Krummen, dem Sich-Widersprechenden; als Menschen Tantalusse des Willens, heraufgekommene Plebejer, welche sich im Leben und Schaffen eines vornehmen tempo, eines lento unfähig wussten [...]; allesammt zuletzt an dem christlichen Kreuze zerbrechend und niedersinkend (JGB 256)

Besonders wichtig ist das erste Merkmal, das Nietzsche in der Romantik findet: ‚der Ausdruck um jeden Preis', da dies in WA und auch in der GD mit einer grundsätzlich physiologischen Erklärung verbunden wird.[94] Von dem dekadenten oder degenerativen Künstler behauptet Nietzsche in beiden Büchern, dass er eine erzwungene und willkürliche Kunst schaffe, weil er die organische Rolle der Instinkte nicht respektiere. Auch das Erzeugen eines Effektes auf die Zuschauer wird von Nietzsche in WA weiterentwickelt. Dort argumentiert er, dass diese Art von Kunst eine Übererregung hervorruft, die einen kranken Menschen wie Wagner immer weiter schädigen müsse. Es ist in dieser Textstelle von JGB deutlich, dass Nietzsche den romantischen künstlerischen Ausdruck negativ betrachtet: Sie ist eine Kunst, die sich um jeden Preis ausdrücken will und die Individuen immer zu einer Reaktion zwingen möchte, um ihren Mangel an Logik und Tempo zu kompensieren. Allerdings ist der Hinweis auf die Krankheit hier nicht so direkt artikuliert wie in den Vorreden von 1886/1887, besonders in denen zu MA I und MA II. Bestimmte Merkmale der französischen Kunst, die diese nach Nietzsches Ansicht mit der Kunst Wagners gemeinsam hat, werden in WA und GD aufgezählt; aber diese Darstellung der Kunst als dekadent oder degenerativ ist mit der Lektüre der fünf Vorreden zusammenzuführen, und genau das wird im weiteren Verlauf dieser Untersu-

94 Vgl. hier 2.1, 2.6, 3.2.2 und 3.2.3.

chung geschehen. Dasselbe gilt für die Behandlung des Begriffs „Romantik“ in den letzten drei zitierten nachgelassenen Aufzeichnungen: Der Sinn nähert sich demjenigen an, den Nietzsche in den Vorreden ausführt. In diesen Passagen gibt es zwar eine Identifikation der Romantik mit einer nicht fruchtbaren Art von Menschen, jedoch keine direkte Identifikation der Romantik mit der Krankheit. In den Vorreden kann man kurz sagen, dass die Romantik der Krankheit gleichkommt und durch die Eigenschaften repräsentiert wird, die Nietzsche Wagner und Schopenhauer zuschreibt. Dort verweist Nietzsche zudem auf seine ‚Genesungsgeschichte‘ in Verbindung mit der These von der Krankheit der Romantik, die die Kontrastfolie für den ‚freien Geist‘ und die (stärkere) Gesundheit abgibt. Damit geht er weit über die Hinweise hinaus, die wir in den bisher zitierten Passagen des Nachlasses finden können. Die Vorreden sind daher als der hauptsächliche Ort anzusehen, an dem Nietzsches späte Begriffe der Krankheit und der Gesundheit – und damit auch seine Beurteilung der verschiedenen Formen des Pessimismus – Gestalt annehmen.

Der Begriff „Pessimismus“ hat eine längere Geschichte in Nietzsches Philosophie. Einen ersten Hinweis auf den Pessimismus mit Bezug auf das Dionysische wie auch auf das Tragische gibt es schon im Jahre 1869: „Die Tragödie ist die Naturheilkraft gegen das Dionysische. Es soll sich l e b e n lassen: also ist der reine Dionysismus unmöglich. Denn Pessimismus ist praktisch und theoretisch unlogisch. Weil die Logik nur die μηχανή des Willens ist“ (NL 1869, KSA 7, 3[32]). Offensichtlich hatte Nietzsche bereits den Gedanken gefasst, dass das Dionysische in der Tragödie mit dem Apollinischen zusammenkommen muss, da das ‚reine‘ Dionysische für den Menschen nicht zu ertragen ist. Dionysos im vollen Umfang ist der Pessimismus gegen das Leben, der weder einen praktischen noch einen theoretischen Sinn für den Menschen ergibt. In einer anderen Aufzeichnung des gleichen Jahres wird diese Idee klarer. Der Pessimismus charakterisiert dort die Gegenseite des willkürlichen Wissens, nämlich die tiefliegende, nicht-begriffliche Natur der Welt: „Der Pessimismus ist die Folge der Erkenntniss vom absolut Unlogischen der Weltordnung: stärkster Idealism wirft sich in Kampf gegen das Unlogische mit der Fahne eines abstrakten Begriffs, z. B. Wahrheit, Sittlichkeit usw.“ (NL 1869, KSA 7, 3[51]). Die Idee einer für die Menschen unlogischen Weltordnung entfaltet Nietzsche in seinem ersten veröffentlichen Buch, der GT: Das Dionysische stellt die Enthüllung der wahren Welt dar – eine Enthüllung, die zu ertragen die Menschen nicht imstande sind.[95]

---

95 Vgl. 3.1. In der GT 7 siehe besonders Nietzsches Interpretation von Hamlet, KSA 1, S. 56–57: „Die Verzückung des dionysischen Zustandes mit seiner Vernichtung der gewöhnlichen Schranken und Grenzen des Daseins enthält nämlich während seiner Dauer ein l e t h a r g i s c h e s Element, in das sich alles persönlich in der Vergangenheit Erlebte eintaucht. So scheidet sich durch diese Kluft der Vergessenheit die Welt der alltäglichen und der dionysischen Wirklichkeit von einander ab. Sobald aber jene alltägliche Wirklichkeit wieder ins Bewusstsein tritt, wird sie mit Ekel als solche empfunden; eine asketische, willenverneinende Stimmung ist die Frucht jener Zustände. In diesem Sinne hat der dionysische Mensch Aehnlichkeit mit Hamlet: beide haben einmal einen wahren Blick in das Wesen der Dinge gethan, sie haben e r k a n n t, und es ekelt sie zu handeln“. Vgl. Schmidt 2012, 183: „Mit seiner These, daß die Erkenntnis, und zwar die mehrfach betonte Erkenntnis der ‚Wahrheit‘, das Handeln tötet und damit

In diesen nachgelassenen Aufzeichnungen hat der Pessimismus wegen seiner Verbindung mit dem Dionysischen – ein Gedanke, der Nietzsches erste philosophische Periode kennzeichnet – eine negative Valenz. Der Pessimismus folgt hier auf die Erkenntnis der dionysischen Welt durch die Menschen, die sich in sie vorwagen.[96] Bedeutsam ist seine Interpretation des Pessimismus als *Ergebnis* des kognitiven Versuchs des Menschen, die ‚wahre' Logik der Welt zu verstehen. Ab den Vorreden von 1886/1887 ändert sich diese Interpretation tiefgreifend: Der Pessimismus ist nicht mehr das negativ konnotierte Ergebnis eines Erkenntnis- oder Reflexionsprozesses, sondern der aktive Vollzug der interpretativen Kräfte eines Individuums, in dem es sich einer herausfordernden oder problematischen Lebenssituation stellt und sie in einem ästhetischen Prozess einzuverleiben und zu transformieren sucht. In einer Aufzeichnung von 1871 gibt es einen direkten Hinweis auf das Dionysische als Ursprung des Pessimismus: „Das Dionysische als Mutter der Mysterien, der Tragödie, des Pessimismus“ (NL 1871, KSA 7, 9[61]). Trotzdem wird aus dieser Aufzeichnung keine explizite positive Bedeutung des Dionysischen entwickelt. Schon in Nietzsches Schrift *Sokrates und die griechische Tragödie* schreibt er über den „praktischen Pessimismus“ (SGT 1), den er als die „egoistischen Ziele[n] der Individuen und Völker“ (SGT 1) bestimmt, und kontrastiert ihn mit der tiefen sokratischen Theoriesehnsucht und dem anschließenden Energieverlust, der mit dem absurden Streben nach Wahrheit verbunden ist. Der praktische Pessimismus wird mit den ethischen und fatalistischen Aspekten bestimmter Kulturen angesichts der Tragödie des Lebens in Verbindung gebracht. Sokrates kommt, um die Lebensweise der antiken griechischen Kultur zu lähmen, indem er die Wissenschaft als die endgültige Antwort auf alle Fragen postulierte und zum Theoretiker schlechthin wurde, dessen Arroganz auf der Macht seiner Vernunft beruhte: „jener unerschütterliche Glaube, dass das Denken, an dem Leitfaden der Kausalität, bis in die tiefsten Abgründe des Seins reiche, und dass das Denken das Sein nicht nur zu erkennen, sondern sogar zu corrigiren im Stande sei“ (SGT 1).

Vor diesem Hintergrund liegt es nahe, anzunehmen, dass der Begriff „Pessimismus“ in der GT eine prominente Rolle spielen müsste.[97] Jedoch gebraucht er ihn in diesem

---

Hamlets Schicksal bestimmt, deutet N. dieses Schicksal in Schopenhauers Sinn. Für Schopenhauer ist die ‚Wahrheit' das ‚Nichts' (Die Welt als Wille und Vorstellung I, letzter Abschnitt, Frauenstädt, Bd. 2, 487)“.

96 Vgl. 3.1.

97 Nietzsche deutet mehrfach an, dass der Pessimismus seinen Ursprung in seinem ersten veröffentlichen Buch *Die Geburt der Tragödie* hat. Es ist richtig, dass er dort die Konzeption des Dionysischen, seine Auswirkungen auf das Individuum und sogar auf seine Gesundheit im Detail entwickelt. Der Begriff „Pessimismus“ bezieht sich jedoch in der ersten Ausgabe von GT weder direkt auf den tragischen Pessimismus noch auf den schlechten Pessimismus, d. h. auf die Romantik. Ganz am Anfang des *Versuchs einer Selbstkritik* stellt er einige Fragen zum griechischen Pessimismus und weckt die Erwartung, dass sie in diesem Buch beantwortet würden. In einer Reihe nachgelassener Aufzeichnungen von 1888 analysiert Nietzsche erneut die Bedeutung seines ersten Buches. In NL 1888, KGW IX, W II/5, S. 180; KSA 13, 14[15] schreibt er darüber: „Dieses Buch ist {~~trotzdem~~ dergestalt sogar} antipessimistisch: ~~doch nur~~ {nämlich} in dem Sinn {etwas lehrt, das stärker ist als der Pessimismus, das göttlicher ist als ~~dessen “die~~ „Wahrheit“~~:~~ ~~die Kunst es bereit ist~~, ~~daß einer radikalen Verneinung des Lebens, ein Nein sagen u Neinthun zum~~

Buch insgesamt nur viermal (davon dreimal im selben Abschnitt) und ohne Beziehung zur Gesundheit als Fähigkeit, jede Art von Krankheit in etwas Positives umzuwandeln. Der Pessimismus in GT bedeutet stattdessen eher das Tragische oder Negative im Leben ganz allgemein. Für die neue Ausgabe nimmt Nietzsche 1886 die bedeutsame Änderung vor, dass er dem Leser seinen Begriff des tragischen Pessimismus, der allein im *Versuch einer Selbstkritik* neunmal vorkommt, als Manifestation der sich ausbreitenden inneren Stärke angesichts der schlechten Erfahrungen des Lebens vorstellt. Die erste Erwähnung des Pessimismus in der ersten Ausgabe von 1872 befindet sich in GT 15. Es handelt sich hier um eine Wiederholung von Passagen aus *Sokrates und die griechische Tragödie*, in denen Nietzsche erneut auf das Vergnügen sowohl des Künstlers als auch des theoretischen Menschen Sokrates an der Frage nach dem Unendlichen verweist. Dies betrifft zugleich die Frage, wie die Ethik des praktischen Pessimismus dem Künstler und dem theoretischen Menschen entgegenkommt, um sie zu retten. Sokrates verfällt jedoch dem naiven Glauben, das ‚Wesen‘ der Welt durch seine theoretischen Fähigkeiten verstehen und sogar verändern zu können: „Angesichts dieses praktischen Pessimismus ist Sokrates das Urbild des theoretischen Optimisten, der in dem bezeichneten Glauben an die Ergründlichkeit der Natur der Dinge dem Wissen und der Erkenntniss die Kraft einer Universalmedizin beilegt und im Irrthum das Uebel an sich begreift“ (GT 15, KSA 1, S. 100). In GT 19 erzählt Nietzsche die Entstehungsgeschichte der modernen Oper. Sie ist in seiner Darstellung die Frucht des theoretischen Menschen, der in ihr vor allem den deutlichen Ausdruck des Wortes einfordert, wobei die Musik praktisch durch die sprachliche Aussage ersetzt wird. Der Sänger „[verschärft] den pathetischen Wortausdruck in diesem Halbgesange [...]: durch diese Verschärfung des Pathos erleichtert er das Verständniss des Wortes und überwindet jene übrig gebliebene Hälfte der Musik“ (GT 19, KSA 1, S. 121). Die Naivität des modernen Menschen besteht darin, den modernen künstlerischen Ausdruck mit dem griechischen musikalischen Ausdruck gleichzusetzen, als ob die Oper eine Rückkehr zur Tragödie wäre. So wie den Griechen die Tragödie in ihrer apollinisch-dionysischen Synthese rettete, sei die Oper dem modernen Menschen das „Trostmittel gegen jenen Pessimismus“ (GT 19, KSA 1, S. 122) des Lebens. Die GT enthält daher weder die Konzeption des „tragischen“ oder „dionysischen Pessimismus“ als Bekämpfung der Krankheit noch die Konzeption des Pessimismus als einer bestimmten Krankheit. Bis dahin stellt der Pessimismus in Bezug auf die kognitiven und künstlerischen menschlichen Ausdrucksformen eine für die menschliche Existenz unerträgliche Ebene dar. Gerade der pessimistische Teil des Lebens muss dem Individuum

---

~~Leben~~ {besten Willens} ~~Recht gegeben werden müßte, wenn es nicht eine Gegenkraft gäbe, mächtiger, verführerischer, göttlicher als die ‚Wahrheit~~‘: die Kunst“. In NL 1888, KGW IX, W II/5, S. 181; KSA 13, 14[24]: „Man sieht, daß in diesem Buche der Pessimismus, sagen wir deutlicher, der Nihilismus als die ‚Wahrheit‘ gilt“. In NL 1888, KGW IX, W II/5, S. 178; KSA 13, 14[26]: „Geburt der Tragödie/Aber kommen wir zur Hauptsache, zu dem, was das Buch auszeichnet u bei Seite stellt, ~~zu drei neuen Conceptionen~~, zu seiner Originalität: es enthält drei neue Conceptionen. Die erste haben wir bereits genannt: die Kunst als das große Stimulans des Lebens, zum Leben. Die zweite {es ~~giebt~~ bringt}: ein neuer Typus des Pessimism, der klassische. ~~Die dritte~~ {Zur dritten}: ~~ein~~ {es stellt} neues Problem {neu,} der Psychologie, das griechische.“

verborgen bleiben oder, wie es in der Tragödie geschieht, durch das apollinische Element vermittelt werden. Der Pessimismus betrifft damit die ‚unlogische' Weltordnung, deren Erkenntnis das praktische Leben des Menschen unmöglich zu machen scheint.[98]

Einem ähnlichen Gedankengang folgend weist die letzte Aufzeichnung von 1872 auf das Gefährliche der Welterkenntnis hin. In der nachgelassenen Aufzeichnung 19[52] schreibt Nietzsche: „Das absolute Wissen führt zum Pessimismus: die Kunst ist das Heilmittel dagegen" (NL 1872, KSA 7, 19[52]). Der Wille des Menschen zum Wissen führt ihn eigentlich zu seiner Zerstörung. Die Kunst ist das Heilmittel gegen diesen Typus des Pessimismus, der nichts mit dem tapferen Pessimismus zu tun hat. In der Zeit nach der GT trennt Nietzsche sich von seiner eher auf die Kunst und deren Zusammenhang mit dem Leben fokussierten philosophischen Periode, um sich vermehrt mit epistemologischen und wissenschaftlichen Fragestellungen zu befassen.[99] Im Nachlass 1873, KSA 7, 29[4] äußert er: „1. Wahrheit als Pflicht — verderbliche Wahrheit. Analyse des Wahrheitstriebes — Pathos [...]. Die Wahrheit im System des Pessimismus. Das Denken ist etwas, was besser nicht wäre". Allerdings wiederholt sich hier, was in den vergangenen Jahren unter anderem in Bezug auf Sokrates über den Pessimismus gesagt wurde, der als Folge der Suche nach Wahrheit um jeden Preis hervorgerufen wird. 1873/1874 kommt er von der Kunst ab, was unter anderem dazu führt, dass das Dionysische in Vergessenheit gerät. Es sieht so aus, dass Nietzsche das Thema des Pessimismus von diesem Moment an vor allem aus erkenntnistheoretischer Perspektive in den Blick nimmt, was nun kaum mehr mit einer dionysischen Ebene der Wirklichkeit als ‚wahrer Welt' zu tun hat.[100] Sein alter eigener Glaube an die Wahrheit bröckelt in diesen Jahren. Er beginnt bereits, sie als einen absurden Anspruch des Menschen an die Wissenschaft zu sehen, der dem Leben schadet. So lautet die Aufzeichnung 9[1] von 1875:

> Die Lösung der Pessimisten ist eine unlogische, sie stellen zwei logisch unvereinbare Welten neben einander: denn die höhere Ordnung der Dinge soll die niedere bei ihnen nicht erklären, sondern aufheben, vernichten; oftmals nehmen sie gerade für die Existenz der wirklichen Welt blinde

98 Auch gibt es in der *Geburt der Tragödie* merkwürdigerweise keinen Hinweis auf das Wort „Pessimisten".

99 Vgl. Giorgio Collis Nachwort zu MA I, in KSA 2, S. 707: „Der auffallendste Gegensatz zwischen den in *Menschliches, Allzumenschliches* und den vorhergehenden Werken vertreten Anschauungen betrifft die Stellung von Wissenschaft und Kunst. Der Primat, der in der Periode der *Geburt der Tragödie* und der *Unzeitgemässen Betrachtungen* der Kunst zugestanden wurde, wird jetzt mit klaren Worten auf die Wissenschaft übertragen".

100 Vgl. z.B. Nachlass 1875, KSA 8, 9[1], S. 137: „Also: die Unterscheidung zweier Welten, von denen die eine die schlechtere ist, die unwirklichere im Vergleich zu einer wirklicheren besseren, die These somit des Pessimismus ist die Thatsache, welche allem Werthschätzen vorausliegt; sie liegt in der Constitution des urtheilenden Verstandes, der von der Identität als der ihm zugänglichen Welt ausgeht"; „[e]s giebt viel mehr Behagen, als Unbehagen in der Welt. Practisch ist der Optimismus in der Herrschaft; — der theoretische Pessimismus entsteht aus der Betrachtung: wie schlecht und absurd der Grund unseres Behagens ist; er wundert sich über die geringe Besonnenheit und Vernunft in diesem Behagen; er würde das fortwährende Unbehagen begreiflich finden", NL 1876, KSA 8, 18[15].

> Unvernunft als Ursache an. Es ist keine logische Noth, sondern eine poetische, welche den Pessimismus erzeugt. (NL 1875, KSA 8, 9[1])

Auf diese Weise löst Nietzsche auch seine dualistische metaphysische Haltung auf, die in der GT deutlich erkennbar ist. Im Jahr 1878, in der Zeit seiner Loslösung von Schopenhauer und Wagner, verfasst er die erste nachgelassene Aufzeichnung, in der er den ambivalenten Einfluss des Skeptizismus auf sein Denken erkennt. Die Skepsis bedeutet zwar eine Befreiung, aber auch ein Zweifeln an Werten, die für ihn höchst bedeutsam gewesen waren: „Der Schopenhauersche Mensch trieb mich zur Skepsis gegen alles Verehrte Hochgehaltene, bisher Vertheidigte (auch gegen Griechen Schopenhauer Wagner) Genie Heilige — Pessimismus der Erkenntniss. Bei diesem Umweg kam ich auf die Höhe, mit den frischesten Winden" (NL 1878, KSA 8, 27[80]).

Eine Aufzeichnung von 1880 ist wichtig für die vorliegende Auseinandersetzung mit dem Pessimismus, da Nietzsche ihn zum ersten Mal explizit mit dem Begriff der Krankheit verbindet: „138. Wie viel Krankheit giebt es noch! Wie viel Erschöpfung durch übermäßige Anstrengung! Wie viel böse Langeweile! [...] Folglich: wie viel Pessimismus muß es noch geben!" (NL 1880, KSA 9, 3[77]). Diese Aufzeichnung ist bisher die einzige, die so deutlich wie die Vorreden von 1886/1887 den Begriff „Pessimismus" mit demjenigen der Krankheit zusammenführt. Im Jahr 1881 zeichnet Nietzsche einen weiteren Gedanken auf, der hinsichtlich seiner Interpretation des Schmerzes bzw. der Krankheit bemerkenswert ist:

> Die Fähigkeit zum Schmerz ist ein ausgezeichneter Erhalter, eine Art von Versicherung des Lebens: dies ist es, was der Schmerz erhalten hat: er ist so nützlich als die Lust — um nicht zu viel zu sagen. Ich lache über die Aufzählungen des Schmerzes und Elends, wodurch sich der Pessimismus zurecht beweisen will — Hamlet und Schopenhauer und Voltaire und Leopardi und Byron [...]. Ich [...] stelle mich zum Leben hin, um zu helfen, daß aus dem Schmerze so reich wie möglich Leben wachse — Sicherheit, Vorsicht, Geduld, Weisheit, Abwechslung, alle feinen Farben von hell und dunkel, bitter und süß — in allem sind wir dem Schmerz verschuldet, und ein ganzer Kanon von Schönheit Erhebung Göttlichkeit ist erst recht möglich in einer Welt tiefer und wechselnder und mannigfaltiger Schmerzen. (NL 1881, KSA 9, 13[4])

In dieser Aufzeichnung äußert er sich nicht nur gegen Schopenhauers pessimistische Interpretation des Schmerzes,[101] sondern er zeigt bereits, dass die typische pessimisti-

101 In *Die Welt als Wille und Vorstellung* beschreibt Schopenhauer den Schmerz als Bestandteil der menschlichen Existenz: „Wir setzen indessen unser Leben mit großem Antheil und vieler Sorgfalt fort, so lange als möglich, wie man eine Seifenblase so lange und so groß als möglich aufbläst, wiewohl mit der festen Gewißheit, daß sie platzen wird./Sahen wir schon in der erkenntnißlosen Natur das innere Wesen derselben als ein beständiges Streben, ohne Ziel und ohne Rast; so tritt uns bei der Betrachtung des Thieres und des Menschen dieses noch viel deutlicher entgegen. Wollen und Streben ist sein ganzes Wesen, einem unlöschbaren Durst gänzlich zu vergleichen. Die Basis alles Wollens aber ist Bedürftigkeit, Mangel, also Schmerz, dem er folglich schon ursprünglich und durch sein Wesen anheimfällt. Fehlt es ihm hingegen an Objekten des Wollens, indem die zu leichte Befriedigung sie ihm sogleich wieder wegnimmt; so befällt ihn furchtbare Leere und Langeweile: d. h. sein Wesen und sein Daseyn selbst wird

sche Person nicht in der Lage ist, aus der Krankheit und dem Schmerz eine Stimulation ihrer Stärke zu gewinnen. Ein zweiter übergeordneter Hinweis, der später in den Vorreden von 1886/1887 wiederholt wird, betrifft die Art und Weise, wie der Schmerz im Leben der Menschen wirken soll, nämlich als Durchgangsmoment zu einem gesünderen stärkeren Leben. Beide Aspekte, die Nietzsche bereits 1881 festhält, werden dann in der späten Interpretation der Krankheit zentral. Obwohl Nietzsche hier den Pessimisten als jemanden sieht, der nicht weiß, wie er sich von seiner eigenen Krankheit ernähren soll, identifiziert er den Pessimisten nicht direkt mit dem Zustand der völligen Krankheit. Wenn man aber davon ausgeht, dass die Krankheit normativ irgendwann als Energieplus fungieren soll, aber der Pessimist sie nicht mehr als Zugang zur Gesundheit nutzen will und kann, lässt sich die Unterscheidung zwischen einem Kranken mit Aussicht auf ‚Genesung' und einem Wesenspessimisten sehen.

Erst im Jahre 1884 formuliert Nietzsche deutlich den Zusammenhang des von ihm vormals geliebten Wagner mit dem Pessimismus. Die Aufzeichnung lautet:

> Mit dem Schlusse seines Lebens hat R<ichard> W<agner> sich durchgestrichen: unfreiwillig gestand er ein, daß er verzweifelte und sich vor dem Christenthum niederwarf/Ein Überwundener! — [...]. Die Stellung zum Christenthum entschied mich — zugleich über allen Schopenh<auerianismus> und den Pessimismus. (NL 1884, KSA 11, 25[416])

1885 findet man eine weitere Erwähnung des Pessimismus und seines Verhältnisses zu Wagner in einer Aufzeichnung aus dem Arbeitsheft W I 7, die zu den Vorarbeiten für die Vorrede zu MA I zählt und mit dem Titel „Vorrede" überschrieben ist. In ihr beschreibt Nietzsche die Zeit seiner Jugend, als er sich unter dem Zauber Wagners befand:

> Es war im Sommer 1876. Damals stieß ich, wüthend vor Ekel, alle Tische von mir, an denen ich bis dahin gesessen hatte, und ich gelobte mir, lieber zufällig und schlecht, lieber von Gras und Kraut und unterwegs, wie ein Thier, lieber gar nicht mehr zu leben als meine Mahlzeiten mit dem „Schauspieler-Volk" und den „höheren Kunstreitern des Geistes" — solche harten Ausdrücke gebrauchte ich damals — zu theilen[102] (NL 1885, KSA 11, 41[9])

ihm zur unerträglichen Last. Sein Leben schwingt also, gleich einem Pendel, hin und her, zwischen dem Schmerz und der Langenweile, welche beide in der That dessen letzte Bestandteile sind. Dieses hat sich sehr seltsam auch dadurch aussprechen müssen, daß, nachdem der Mensch alle Leiden und Quaalen in die Hölle versetzt, für den Himmel nun nichts übrig blieb, als eben Langeweile [...]. Wenn wir nun aber erkannt haben, daß der Schmerz als solcher dem Leben wesentlich und unausweichbar ist, und nichts weiter als seine bloße Gestalt, die Form unter der er sich darstellt, vom Zufall abhängt, daß also unser gegenwärtiges Leiden eine Stelle ausfüllt, in welche, ohne dasselbe, sogleich ein anderes träte, das jetzt von jenem ausgeschlossen wird, daß demnach, im Wesentlichen, das Schicksal uns wenig anhaben kann; so könnte eine solche Reflexion, wenn sie zur lebendigen Ueberzeugung würde, einen bedeutenden Grad Stoischen Gleichmuths herbeiführen und die ängstliche Besorgniß um das eigene Wohl sehr vermindern. In der That aber mag eine so viel vermögende Herrschaft der Vernunft über das unmittelbar gefühlte Leiden selten oder nie sich finden", Schopenhauer 2019, 244–247.

102 Wagner wird hier nicht direkt genannt, aber die Charakterisierung des ‚Schauspieler-Volks' und der ‚höheren Kunstreiter des Geistes' spielen auf ihn an. Zu Wagners Verhältnis zum Schauspieler vgl.

Anschließend schildert Nietzsche den Weg nach der Erkenntnis der Krankheit. Die Loslösung ist wiederum der erste Schritt zu dem, was der Mensch als einen ‚Genesungsprozess' wahrnimmt und versteht. Dieser ist ein Prozess, in dem die Krankheit zwar noch präsent ist, das Individuum sich aber bereits auf die Suche nach neuen Werten macht, an denen es sich in seinem Leben orientieren kann: „Nachdem ich endlich ruhiger geworden war, obschon durchaus nicht billiger und versöhnlicher, löste ich mich langsam und ohne Unart aus meiner bisherigen ‚Gesellschaft' und gieng auf die Wanderschaft, — krank, lange Jahre krank" (NL 1885, KSA 11, 41[9]). Er erkennt hier, dass es für ihn damals notwendig war, eine sehr kritische Haltung gegenüber der gesamten lebensfeindlichen Tradition einzunehmen: „Eine große, immer größere Loslösung — denn philosophische Menschen treiben das Einzelne gern ins Allgemeine — eine willkürliche ‚Entfremdung' war in jener Zeit meine einzige Labsal" (NL 1885, KSA 11, 41[9]). Der kritische Widerstand gegen die leere Verallgemeinerung der Ansichten und Gedanken, die bis dahin sein philosophisches Paradigma bildeten, führten nicht nur zur Befreiung, sondern auch zu einer neuen Phase der Krankheit, die er wie folgt beschreibt:

> Es war ein böses Spiel: ich war oft krank daran, — aber mein Entschluß blieb stehen. Ich „zerbrach mein verehrendes Herz" selber und sah mir noch seine gebrochenen Stücke und deren Kehrseiten an, — nicht ohne vielerlei neue Lust und Neugierde: denn man ist in dem Grade grausam als man der Liebe fähig ist. Endlich kam ich, Schritt vor Schritt, zu der letzten Forderung meiner innewendigen Härte: ich setzte mir die beste Miene zu meinem bösen Spiele auf, lachte allen ‚Pessimismus' bei mir aus und wehrte mich boshaft gegen jeden Schluß, an dem Krankheit und Einsamkeit einen Antheil haben könnten: — „vorwärts, sagte ich mir, eines Tags wirst du gesund sein, heute genügt es, sich gesund zu stellen!' Der Wille zur Gesundheit ist schon das allerbeste Heilmittel!" (NL 1885, KSA 11, 41[9])

Am Ende dieser Passage stellt Nietzsche klar, dass der schwere und einsame Weg nicht selbst eine stärkere Gesundheit, sondern vorerst nur seine *Hoffnung* auf Gesundheit war: Die Befreiung des Geistes ist selbst eine Krankheit, die aber an ihrem Horizont eine ‚Genesung' ahnen lässt. Erst mit der Loslösung beginnt überhaupt die Hoffnung. Das Lachen tritt in dieser nachgelassen Aufzeichnung als ein Symptom eines Bewältigungsmechanismus und einer möglichen Umwandlung der Krankheit auf.

In diesem Entwurf zur Vorrede zu MA I versucht Nietzsche auch, den Titel des Buchs (*Menschliches, Allzumenschliches. Ein Buch für freie Geister*) mit Bezug auf die persönliche Geschichte seiner Erkrankung und beginnenden ‚Genesungserfahrung' zu erklären. Wie er es in der Endfassung der beiden Vorreden zu MA darstellt, spiegelt sich in dem Begriff ‚freier Geist' seine Begierde nach der absoluten Befreiung von fremden Werten:

Stegmaier 2012, 596–640, und auch Urs Sommers Kommentare zu WA, Sommer 2012, 104, 119–122, 127–128, 156–157.

> Darauf machte ich zum ersten Male meine Augen auf — und sah alsbald viele Dinge und viele Farben der Dinge [..]. Eine Art Vogel-Freiheit, eine Art Vogel-Umblick, eine Art Mischung von Neugierde und Verachtung [...] das war endlich der erreichte neue Zustand, mit dem ich es lange aushielt. Ein ‚freier Geist‘ und nichts mehr: so fühlte, so nannte ich mich damals (NL 1885, KSA 11, 41[9]).

Der Unterschied zwischen dem ‚zu-Hause-Bleiben‘ und den freien Menschen wird auch hier sehr deutlich: Letztere erkennen und schätzen die Einzigartigkeit ihrer Interpretationsakte und finden heraus, was für sie selbst sinnvoll ist. So sind sie in der Lage, eine vollständigere Gesundheit auszubilden. Dies bezieht sich auf die bereits dargestellte Idee in der Vorrede zur FW, dass man so viele kranke und gesunde Zustände erfährt, wie man durch Philosophien hindurchgehe.[103]

Sobald der Einzelne beschließt, sich der Krankheit zu stellen, setzt er den introspektiven Weg zu bekräftigenden Werten fort, was er als seine ‚Genesung‘ begreift:

> Dies waren Jahre der Genesung: vielfältige Jahre voll bunter und schmerzlich-zauberhafter Begebnisse [...]. Damals hatte ich „mich“ noch nicht gefunden: aber ich war tapfer unterwegs nach ‚mir‘ und prüfte tausend Dinge und Menschen, an denen ich vorbei kam, ob sie nicht zu „mir“ gehörten oder Etwas mindestens von „mir“ wüßten. (NL 1885, KSA 11, 41[9])

Der Weg zu sich selbst ist ein Aspekt, den er in den Vorreden von MA I und II stark betont. Nietzsche verwendet in der Vorrede von MA I den Ausdruck ‚außer sich‘ zu sein, wenn das Individuum nicht auf seinem eigenen Weg ist, sondern unter dem Einfluss von Werten steht, die es nicht repräsentieren. Das Außer-sich-Sein bedeutet eigentlich, immer noch „zu Hause“ (MA I, Vorrede 5) zu bleiben, „wie ein zärtlicher dumpfer Eckensteher“ (MA I, Vorrede 5), ohne irgendeine Art von Trennung oder Veränderung vorzunehmen. Dieses „zu Hause“-Sein (MA I, Vorrede 3) stellt in dieser Vorrede die Gewohnheit des freien Geistes dar, an einer ihm im Grunde fremden Stelle unter dem Einfluss fremder Werte zu bleiben. Diese Metapher vollendet sich mit dem Motto für die neue Ausgabe der FW, wenn Nietzsche behauptet, dass er nun in seinem eigenen Haus wohne.[104]

Genau wie in der Vorrede von MA I betont er hier, dass der Pfad der Trennung und Einsamkeit gleichzeitig zur ‚Genesung‘ führt. Jene Suche nach sich selbst beschreibt er als tapfer und als einziges Mittel dafür, gesund zu werden. Die Aufzeichnung zeigt deutlich, dass die Loslösungszeit eine Probezeit für ihn war, die zwei Seiten hat: eine persönliche, die seinen individuellen Wunsch zeigt, sich von der Krankheit zu trennen und sie potenziell zu bewältigen, und eine philosophische, die das Verständnis der Krankheitsmechanismen aus dem persönlichen Experiment heraus betrifft. Unter dem Motto der Selbstanalyse zielen beide Seiten darauf ab, eine größere Gesundheit zu erobern. Dieses Spiel, das Nietzsche für sich selbst inszeniert, endet mit dem Lachen über

---

103 Vgl. dazu FW, Motto der Ausgabe von 1887, KSA 3, S. 343 und hier 1.2.4.
104 Vgl. 2.9.2.

den Pessimismus, so wie er es auch in *Versuch einer Selbstkritik* tut. Das Lachen ist wiederum die Metapher für das Erkennen und den versuchten Bruch (die ersten Erlebnisse in der Loslösung) von dem, was einem schadet, von dem, was krank macht, gefolgt vom Eintritt in die Einsamkeit und die verschiedenen nachfolgenden Krankheitserfahrungen. Die Loslösung ist jedoch schon das erste Zeichen der Hoffnung auf die Wiederherstellung der Gesundheit. Diese Idee, die Krankheit als ein Experiment des Geistes zu verstehen, führt Nietzsche hauptsächlich in den Vorreden von MA II und FW sowie in EH *Warum ich so weise bin 1* und *2* aus. In diesen drei Schriften erklärt er die Notwendigkeit des Selbstexperiments mit der Krankheit und stellt es sogar in EH als seine längste Aufgabe dar:[105] die Krankheit auf der persönlichen psychophysischen Ebene zu bekämpfen und jene Zukunftsphilosophie entwickeln zu können, deren Kern eine neue Art von Gesundheit ist. Indem er die Rolle des Psychologen oder des philosophischen Arztes annimmt, macht Nietzsche deutlich, dass sein gesamtes Werk um die Frage der ‚Überwindung' des Pessimismus oder der Dekadenz, also um die „Umwerthung der Werthe" (EH, Warum ich so weise bin 1), kreist, um den Typus des tragischen Pessimismus zu postulieren.

Zwischen Herbst 1885 und Herbst 1886 verfasst er eine Reihe weiterer Aufzeichnungen, in denen er die Differenz der beiden Arten von Pessimismus zu entwickeln beginnt. Sie scheinen vorbereitende Schriften für den *Versuch einer Selbstkritik*, für FW 370 und für thematisch verwandte Stücke zu sein, in denen es um romantische Kunst geht, aber zugleich um den tragischen Pessimismus als Ausdruck eines Überschusses an Kraft: „Es ist zuletzt eine Sache der Kraft: diese ganze romantische Kunst könnte von einem Überreichen u. willensmächtigen Künstler ganz ins Antiromantische – {oder um meine Formel zu brauchen} ~~ich will persönlicher reden~~ – ins Dionysische umgebogen werden" (NL 1885/Herbst 1886, KGW IX, W I/8, S. 121; KSA 12, 2[101]). Das Dionysische versteht er hier bereits als ‚antiromantischen' Ausdruck des Willens, das heißt als Zeichen der Gesundheit. Dazu schreibt er im gleichen Heft:

> Fehlerhafte Nutzanwendung auf die Gegenwart: ich ~~deutete~~ {verstand, wer weiß, aus welche welcher pers. Erfahrung} den {philosoph.} Pessimismus {des neunzehnten Jahrh.} ~~als~~ {wie als ob er die} Folge ~~der~~ {einer} höheren Kraft u. Lebensfülle, welche sich {das Tragische ~~wie~~ Erkenntniß wie einen} den Luxus ~~des Tragischen~~ {auf Grund ihres Überreichthums} erlaub{t} ~~kann~~. {darf} (NL 1885/Herbst 1886, KGW IX, W I/8, S. 114; KSA 12, 2[111])

In diesen Aufzeichnungen weist Nietzsche deutlich auf die Charakterisierung des Pessimismus als Krankheit und des Pessimismus eines starken Willens hin, der den Schrecken des Lebens begegnen kann: „Der Pessimismus (als Instinkt) u der Wille zum Pessimismus. Haupt-Contrast" (NL 1885/Herbst 1886, KGW IX, W I/8, S. 100; KSA 12, 2[126]). Die erste Art antwortet auf einen kranken Leib, dessen intimster Teil, seine instinktive Ebene, bereits von der Krankheit befallen ist.[106] Der starke Pessimismus ist eindeutig

105 EH, Warum ich so weise bin 1.

106 Zur Rolle der Instinkte im Leib und in der Gesundheit des Menschen vgl. hier 2.1 und 2.2.

Nietzsches Angriff gegen die Romantik: „Pessimismus u. Dionysismus" (NL 1885/Herbst 1886, KGW IX, W I/8, S. 33; KSA 12, 2[204]). In KGW IX, W I/8, S. 96 betont er erneut die zwei Arten von Pessimismus, die er danach in den Vorreden von 1886/1887 zum ersten Mal in einem veröffentlichen Werk vorstellt: „Es ist I. die Zeit des großen Mittags, der furchtbarsten Aufhellung: meine Art von Pessimismus: – großer {H.} Ausgangspunkt" (NL 1885/Herbst 1886, KGW IX, W I/8, S. 96; KSA 12, 2[128]). Hier erkennt man auch die Beziehung zum Mittag, der einige Jahre später in GD mit der Entstehung von Zarathustra verbunden und als Manifestation des besten Augenblicks der Philosophie dargestellt wird. Wie aus den Briefen jener Zeit und aus der Vorrede von FW hervorgeht, hat die Philosophie der Zukunft ihren Wendepunkt in *Also sprach Zarathustra.* Dieses Werk stellt eine zweite Geburt der Tragödie dar und soll zu einer Philosophie führen, die ihre Achse in der Gesundheit hat. Nietzsche findet den Willen des tragischen Menschen als denjenigen, der den Pessimismus als unvermeidlich im Leben begreift und ihn zu seiner eigenen Stärkung in den schwierigsten Situationen einsetzt: „[d]er Stärkste {u. Tapferste} M. fürchtet sich nicht vor dem tragischen Pessimismus: {er will ihn -} er glaubt an das ewige Leben." (NL 1885/1886, KGW IX, W I/8, S. 113).

Ein deutlicher Hinweis auf die Romantik als Krankheit und den Pessimismus als Suche nach sich selbst ist auch im gleichen Heft die Aufzeichnung W I/8, S. 21:

> Das {gerade} mir Schädlichste, die {idealistische Lügnerei u.} ~~Romantische Zuchtlosigkeit~~ nahm ich [...] Partei {gegen „mich" und für} Alles, was ~~mir~~ {gerade mir}wehe that u. hart fiel: – so fand ich den Weg zu jenem tapferen Pessimismus wieder, der der Gegensatz aller roman-{tischen Verlogenheit} [ist] (NL 1885/1886, KGW IX W I/8, S. 21)

Aus der Reihe von Aufzeichnungen (NL 1885/1886, KGW IX W I/8, S. 21–24 und W I/8, S. 26), die sich als Vorarbeit für die Vorrede von MA II interpretieren lassen, strich Nietzsche nur die erste, gerade zitierte (W I/8, S. 21), nicht aus.[107] Wie in der endgültigen Fassung der Vorrede von MA II geht Nietzsche hier auf die Geschichte seiner Krankheit und ‚Genesung' ein, viele der von ihm beschriebenen Aspekte seiner eigenen Erfahrung finden sich in jener Vorrede wieder.

Aus der Analyse des Gebrauchs der beiden Begriffe „Romantik" und „Pessimismus" von der Zeit der GT bis in die Zeit der fünf Vorreden von 1886/1887 ergibt sich, dass die Identifizierung des romantischen Pessimismus mit der Krankheit ihre Genese in den Vorreden selbst sowie in den Vorarbeiten zu ihnen (in den nachgelassenen Aufzeichnungen vom Sommer und Herbst 1885 bis zum Herbst 1886) hat. Nietzsche definiert die romantische Krankheit hauptsächlich durch Eigenschaften, die er an Wagner und Schopenhauer aufweist. Der schlechte Pessimismus oder die Romantik wird durch spezifische Werte und Eigenschaften zum Parameter der Krankheit, was aus beiden Begriffen eine psychophysiologische Kategorie macht. Bis in die Zeit der Vorreden lassen sich sowohl der schlechte Pessimismus wie auch die Romantik in Bezug auf verschiedene allgemeine Themen gruppieren. Im Vordergrund steht für den Leser die

107 Diese Nachlässe sind nur in KGW IX, aber nicht in der KSA zu finden.

metaphysische Beziehung des Menschen zur Wahrheit und deren Erkenntnis. Nietzsche nennt den Pessimismus und die Romantik ferner im Zusammenhang mit Moral, Religion, Kunst und moderner Kultur. Bis zur Entstehung der Vorreden 1886/1887 sind der Pessimismus und die Romantik die Äußerung einer ‚metaphysischen Weltanschauung‘, die selbst als Manifestation einer psychophysiologischen Störung bewertet und deshalb in einigen wenigen der zitierten nachgelassenen Aufzeichnungen oberflächlich als Krankheit dargestellt wird. Der Begriff des „tapferen“ oder „tragischen Pessimismus“ folgt einer ähnlichen Entwicklung: Erst in diesen fünf Vorreden und den dazu gehörenden Vorarbeiten verwendet er den Ausdruck „Pessimismus“ im positiven Sinne als Bezeichnung für eine Art von Gesundheit, die sich in Widerständen und in der Krankheit verstärkt. Aus der Analyse seiner Verwendung von „Pessimismus“ und „Romantik“ kann man folgern, dass der Pessimismus als Krankheit wie auch der (tragische) Pessimismus als Ausdruck einer überströmenden Gesundheit den Ort seiner Entstehung in diesen fünf Paratexten hat.

Teil II: **Die relationalen Krankheits- und Gesundheitsprozesse im Interpretationszirkel**

2.1 Genealogie und Funktionsweise der organischen Welt. Leibliche Prozesse, Hierarchien und Selbstregulierung

Eine der Säulen von Nietzsches Philosophie ist der Wille zur Macht – ein charakteristisches und im akademischen Feld ausführlich bearbeitetes Thema. Ich hebe daher nur dessen Hauptmerkmale hervor, um dann zu Nietzsches Interpretation des Organismus und seiner Funktionen überzugehen, denn dieser ist die Grundlage der Gesundheit und Krankheit. Nur wenn wir uns mit der Organisation, den Funktionen und der Regulierung des Leibes befassen, können wir uns dem nähern, was Nietzsche in den letzten Jahren seines Werkes mit „gesund" oder „krank" meint.

Sowohl die organische als auch die anorganische Welt sind durch Akkumulation, d.h. den Versuch, die inneren Kräfte zu steigern, gekennzeichnet. Im Gegensatz zu den charakteristischen darwinistischen Theorien seiner Zeit schlägt er nicht die *Erhaltung* der Kräfte (die Erhaltung der Arten) als zentrales Prinzip vor,[108] was das Anhalten des Flusses der sich gegenseitig zu erobern strebenden Kräfte bedeuten würde, sondern deren Zunahme und Entfesselung: „Dieser ‚Wille zur Akkumulation von Kraft' ist kennzeichnend für alles Lebendige" (Abel 1998, 82) und muss in allem kosmischen Geschehen als der ursprüngliche Trieb angesetzt werden. Jedes Geschehen ist, wie Günter Abel hervorhebt, als „Vollzug des Mit- und Gegeneinander-Wirkens der Kräfte-, mithin der Willen-zur-Macht-Organisationen" (Abel 1998, 82) zu verstehen. Der Versuch jedes Geschehens, mehr Macht zu erlangen, ist charakteristisch für jedes Kraftzentrum, vom bewussten Gedanken über das Organische bis zum Anorganischen. Der Wille zur Macht ist der beherrschende und ursprünglichste Affekt in allen Phänomenen, während „die Selbsterhaltung [...] nur eine der indirekten und häufigsten Folgen davon [ist]" (JGB 13). Diesen Affekt definiert Nietzsche als „eine plötzliche Kraftexplosion" (NL 1884, KSA 11, 25[436]), indem das Wollen nicht an eine Ursache gebunden werden soll, sondern nur den Reiz bedeutet, andere Wille-zur-Macht-Gebilde zu befehlen.

Es handelt sich hier um relative Krafteinheiten, die sich nach der primitivsten aller Strebungen organisieren: andere Kräfte zu erobern und zu beherrschen. Solche Kräftegebilde sind aber nach Nietzsche relativ, nämlich ein ständiges „Zusammenspiel" (NL 1885, KSA 12, 2[87]) der Kräfte. Jenes „Herrschafts-Gebilde, das Eins bedeutet, aber nicht eins ist" (NL 1885, KSA 12, 2[87]) zeigt Nietzsches Versuch, jede Art von einheitlicher Repräsentation abzuschaffen, die sich durch den Bezug auf Substanzen oder stabile Subjekte konstituieren würde. In Müller-Lauters Worten: „Das Eins ist nicht. Dann ist auch der Wille zur Macht nicht Eins. Die Einheit von Herrschafts-Gebilden, in denen eine Vielheit von Machtquanten zusammengefügt ist, hat kein Sein" (Müller-Lauter 1999b, 40), in dem Sinne, dass solche Gebilde kein festes, stabiles Sein sind, sondern das kontinuierliche Spiel der Kräfte ohne Ruhe. „Nicht nur das Eins eines or-

108 Vgl. Moore 2002, 21–55.

 https://doi.org/10.1515/9783111340920-006

ganisierten Herrschafts-Gebildes hat kein solches ‚Sein', sondern auch das Viele, das in einem Gebilde zusammenspielt ‚ist' nicht, sofern es als aus festen Einheiten zusammengesetzt gedacht wird" (Müller-Lauter 1999b, 41). Es scheint dann richtig zu sein, von Machtorganisationen zu sprechen und diesen Begriff mit der ständigen Veränderung, die das Spiel um Macht und Eroberung impliziert, zu verbinden. So wie Nietzsche seine Interpretation des Willens zur Macht gegen die Theorie der Krafterhaltung setzt, so greift er auch die damals bekannte atomistische Theorie an. Die Hauptgegenbewegung richtet sich gegen den letzten Glauben an etwas Festes, an „das Erdenrest- und Klümpchen-Atom" (JGB 12), als die Bestätigung, weiterhin an der Überzeugung festzuhalten, dass sich letztlich nicht alles verändert, sondern dass es eine letzte Einheit gibt, die sich jeder Veränderung widersetzt. Er spürt in diesem Aphorismus von JGB die Verbindung bestimmter wissenschaftlicher Überzeugungen mit metaphysischen Postulaten auf und benennt die Gefahr, die gerade dies für die Überwindung der letzteren auf dem Gebiet der Philosophie darstellt. Der Atomismus ist der Übergang zur „Seelen-Atomistik" (JGB 12), wie sie für die Metaphysik und jede nihilistische Theorie typisch ist, die die Seele weiterhin „als etwas Unvertilgbares, Ewiges, Untheilbares, als eine Monade, als ein Atomon" (JGB 12) postuliert. Die Aufgabe des Psychologen aus den Vorreden von 1886/1887 aufgreifend skizziert Nietzsche in JGB 12 kurz dessen Verantwortung. Der Psychologe strebe einen Paradigmenwechsel weg von der Metaphysik, dem Christentum oder einer wie auch immer gearteten Weltanschauung an, die aus seiner Sicht eine Abwertung des als Ganzes verstandenen Leibes darstellt und weiterhin eine unzerstörbare letzte Substanz postuliert: „der neue Psycholog [bereitet] dem Aberglauben ein Ende [...], der bisher um die Seelen-Vorstellung mit einer fast tropischen Üppigkeit wucherte" (JGB 12); der neue Psychologe bringt eine neue Konzeption des Leibes mit sich.

Nietzsche sieht den Willen zur Macht als den vielleicht einzigen möglichen Weg, jegliche Vorstellungen von Einheit und Substanz zu beseitigen. Hinzu kommt ein zentraler Aspekt des Willens zur Macht, nämlich dass er sich von aller Art von Einheit und Substanzialität fernhält, die die Veränderlichkeit der Existenz aufhalten würde. Die Willen-zur-Macht-Organisationen sind völlig dynamisch und, wie Nietzsche selbst sagt, keine stabile Einheit, sondern Machtgebilde, die je nach der Leistung ihrer Machtzentren, der Eroberung und dem darauf folgenden Gehorsam bestimmter Teile, eine erfolgreiche Machtordnung bilden. Dieses Wechselspiel der Kräfte-Organisationen ist das Grundgeschehen der Wirklichkeit. Damit hebt Nietzsche den klassischen Begriff des „Organismus" insofern auf, als in Lebewesen, die als Spiel der Kräfte auf der Grundlage wechselnder Organisationen konzipiert sind, niemals eine harmonische Integration der Teile, sondern ein permanenter Kampf stattfindet.[109] Mit anderen Worten: Die in einer

109 Zur Verwendung der Begriffe „Organismus" und „Organisation" in der Wissenschafts- und Philosophiegeschichte siehe Toepfer 2004. Im 17. Jahrhundert bezeichnete der Begriff der „Organisation" vor allem „den gegliederten Bau von Lebewesen, insbesondere ihre regelmäßige Feinstruktur [...]. Der Ausdruck bezeichnet also in erster Linie die statische innere Gliederung eines Körpers", S. 87. Einer der großen Unterschiede zwischen der Verwendung dieses Begriffs im 17. Jahrhundert und dem 18. Jahr-

Organisation der Kräfte eroberte Ordnung ist nichts Endgültiges oder Unveränderliches, sondern ihr Wesen beruht ganz auf dem Kampf zwischen allen Teilen.

Die Konzeption des Organismus im 18. Jahrhundert überwand sowohl die aristotelische Position, dass die innere Organisation der Lebewesen durch die Seele gegeben ist, als auch das mechanistische cartesianische Modell. Kant führte in die Philosophie die Vorstellung ein, dass die Natur ihre eigene Dynamik aus sich selbst heraus erzeuge: er schreibt „den Organismen bekanntermaßen […] eine ‚bildende Kraft' zu und spricht von ‚sich selbst organisirenden Wesen' und gilt damit vielfach als Begründer des modernen Begriffs der Selbstorganisation" (Toepfer 2004, 96–97). Lebewesen sind aus ihrer eigenen Dynamik heraus entstanden, sie sind nicht durch einen äußeren Einfluss geformt worden. Sowohl Kant als auch der von ihm beeinflusste Schelling sehen jedoch in dieser Dynamik oder inneren Ordnungskraft der Organismen eine teleologische Grundlage für ihre Organisation.[110] Nietzsche distanziert sich von diesen Interpretationen des Organismus in der zeitgenössischen Wissenschaft und Philosophie: Ihm zufolge 1) gibt es keine Seele oder Monade, die die Organisation des Lebewesens leitet, 2) sind Körper nicht mechanisch durch äußere Ursachen bestimmt, sondern durch innere Kräfte bzw. den Affekt des Commandos und 3) ist das innere Bewegungsgeschehen

---

hundert ist die Vorstellung, dass die Lebendigkeit einer so feinen Organisation der Teile eines Körpers „nicht in der internen strukturellen Differenzierung ihrer Teile [gesehen wird], sondern in der zu dem Körper hinzutretenden *Seele*", Toepfer 2004, 87. Mit Descartes und seiner mechanistischen Deutung der Lebensvorgänge wurde die aristotelische Vorstellung von der Einheit zwischen Körper und Seele aufgegeben, um die Trennung von Körper und Seele zu konzipieren. Die Verwendung beider Begriffe ändert sich in der zweiten Hälfte des 18. Jahrhunderts, als Theorien, die auf Gott, der Seele oder sogar dem Mechanismus als äußerer Zwangskraft beruhen, zugunsten der Idee eines Organismus mit innerer Dynamik und Organisation, die gerade in der Innerlichkeit eines jeden Lebewesens entstehen, aufgegeben werden. Organisation wird mit der inneren Ordnung des Organismus in Verbindung gebracht: „Im Laufe der zweiten Hälfte des 18. Jahrhunderts bildet sich die Auffassung heraus, die Organisation stelle das für Lebewesen charakteristische Merkmal dar; ‚Organisation' und ‚Lebendigkeit' können dabei fast zu Synonymen werden", Toepfer 2004, 94. Dieser Organismus oder diese lebendige Organisation wird jedoch hauptsächlich als eine innere kausale Kombination und Ordnung gedacht, während für Nietzsche diese ephemeren Gebilde aus dem ständigen Wechselspiel von Kräften erwachsen und auch das Verständnis der anorganischen Welt bestimmen.

110 Vgl. Toepfer 2004, 96–98. Kant schlägt vor, bestimmte Naturphänomene, die hauptsächlich mit dem prozessualen und dynamischen Verständnis der Materie zusammenhängen, mechanisch zu erklären, während er die Organisation der Natur unter einer Reihe von Zwecken oder Endursachen versteht, vgl. z. B., was Kant selbst in *Allgemeine Naturgeschichte und Theorie des Himmels* 1755, S. 229–230 dazu schreibt. Eine sachdienliche Zusammenfassung der kantischen Interpretation der organischen Welt, d. h. der Natur nach Wirk- und Endursachen verfasst Peter McLaughlin: „Schließlich muss jedes Teil nicht nur als Zweck oder Endursache von den anderen betrachtet werden können, sondern auch als Wirkursache oder reale Ursache der Hervorbringung der anderen, als ‚hervorbringendes Organ', weshalb der Naturzweck ein ‚organisiertes und sich selbst organisierendes Wesen' ist […]. Ein organisiertes Wesen ist mehr als bloß eine Maschine, weil es die Kraft hat, seine Teile zu bilden und sogar diese bildende Kraft auf die Teile, auf die Materien, übertragen kann, so dass die Teile sich gegenseitig hervorbringen können", McLaughlin 1989, 37. Um den kantischen Standpunkt in seiner Beziehung und Differenz zu Nietzsches Position zu ihren Interpretationen des Organismus zu vertiefen vgl. auch Abel 1998, 111–112.

der Machtgebilde nur triebhaft, nicht aber zweckmäßig bzw. teleologisch bestimmt. Hinzu kommt, dass Nietzsche die vermeintliche Ordnung bzw. die Idee „eines fertigen organischen Gebildes“ (Abel 1998, 112), auf die der Begriff Organismus anspielt, als Ausdruck von gegeneinander wirkenden Kräften beschreibt, so dass die vermeintliche organische ‚Ordnung‘ sich eher in unzähligen Kämpfen ohne jegliche Ordnung auflöst. Schließlich (4) gibt es im Geschehen des Kampfspiels keine Gesetze „Es handelt sich vielmehr um eine absolute Feststellung von Machtverhältnissen [...] hier giebt es kein Erbarmen, keine Schonung, noch weniger eine Achtung vor ‚Gesetzen‘!“ (NL 1885, KSA 11, 36[18]). Leben ist daher „eine dauernde Form von Prozeß der Kraftfeststellungen“ (NL 1885, KSA 11, 36[22]), und eine harmonische, kampflose Organisation würde dessen Ende bedeuten. Auf diese Weise gibt es auch in Nietzsches Konzeption des Organismus keinen festen Mittelpunkt der Organisation, der sich über die anderen Teile oder Machtzentren erhebt und sie regiert: „das centrale Schwergewicht ist etwas Wandelbares; das fortwährende Erzeugen von Zellen usw. giebt einen fortwährenden Wandel der Zahl dieser Wesen“ (NL 1885, KSA 11, 34[123]). Ein „fortwährendes Um- und Neu-Organisieren der Kräfte-Konstellation“ (Abel 1998, 115) findet statt, bei dem sich die Machtzentren, die zeitweise herrschend und organisierend wirken, sich ständig wandeln und jederzeit ihre zentrale Stellung verlieren können.

Die relative Stabilität innerhalb einer Organisation von Kräften wird nur durch innere Kämpfe erreicht, wobei auch der unterlegenen Kraft eine Rolle für die Erhaltung des Ganzen zukommt: „denn Gehorchen ist ebenso eine Selbst-Erhaltungs-Funktion als, für das stärkere Wesen, Befehlen“ (NL 1884, KSA 10, 25[430]). In diesem Sinne erhält der interne Kampf die Organisation bzw. den Organismus am Leben, nicht umgekehrt. Die gehorchenden Teile innerhalb der Kräfte-Organisation bewahren ihr Interesse an der Erhaltung am Leben, da sie – mindestens momentan, im Zustand der Unterwerfung – nicht in der Lage sind, ihre Kräfte zu vermehren. Auf diese Weise produziert die Organisation der Teile eine gewisse Hierarchie im Organismus. So wie die eroberten Teile ihre Funktion annehmen, um zumindest sich selbst zu erhalten, müssen die beherrschenden Teile auch die schwächeren Teile erhalten, um ihre Herrschaft über sie fortsetzen zu können. Laut Nietzsche muss „der Befehlende den Gehorchenden alles schaffen [...], was zu ihrer Erhaltung dient, somit selber durch deren Existenz bedingt ist“ (NL 1885, KSA 11, 34[123]). Dieses Argument wird für die Erklärung der Unmöglichkeit, eine Krankheit vollständig zu überwinden, wesentlich sein.[111]

Kurz gesagt bezieht sich der Begriff „Organisation“ auf alle Formen der Organisierbarkeit, in denen ein Kräftespiel vorhanden ist. Diese Organisationen sind keine Einheiten, da sie lediglich durch die dynamische Natur des Willens zur Macht gestaltet werden. Diese Dynamik bestimmt den Wettkampf der Teile gegeneinander um die Eroberung eines Überschusses an Macht, wobei die Siegreichen die Besiegten erhalten und letztere die ersteren zu ihrer Erhaltung brauchen. Bekanntlich ist Nietzsches Interpretation der Organismen und ihrer Funktionsweise stark von den Forschungen Wil-

111 Vgl. 2.7.2.

helm Roux' beeinflusst. Es gibt drei grundlegende Merkmale, die den Organismus bzw. den Leib in Nietzsches Philosophie hauptsächlich charakterisieren und zugleich in Roux' Werk zu finden sind: 1) der Kampf der Teile, 2) die Genealogie und Rangordnung der Teile und Organe sowie 3) die Selbstgestaltung und Selbstregulierung des Leibes, besonders in der Gegenwart von Reizen. Es geht hier nicht darum, sich intensiv mit Roux' Forschungen und ihrer Rezeption durch Nietzsche zu befassen, denn hierzu liegen bereits genügend Arbeiten vor, die jedoch nur ein beschränktes Spektrum von Perspektiven auf das Thema einnehmen.[112] Ich halte es dennoch für sinnvoll, einige weniger beachtete Merkmale wie die Punkte 2 und 3 nicht nur in Bezug auf Nietzsches Auffassung vom Leib, sondern im Zusammenhang mit seiner Konzeptualisierung der Krankheit und der Gesundheit hervorzuheben.

Jede Zelle, jedes Gewebe, jedes Organ bedeutet eine Ansammlung von Kräften, die versucht, den Rest der im Leib vorhandenen Kräfte zu erobern: „man [hat] den Kampf überall wieder entdeckt und redet vom Kampfe der Zellen, Gewebe, Organe, Organismen" (NL 1881, KSA 9, 11[128]). Der Kampf spielt sich jedoch zwischen Teilen der gleichen Art ab: „Wie Zelle neben Zelle physiologisch steht, so Trieb neben Trieb" (NL 1883, KSA 10, 7[94]). Wie Roux in *Der Kampf der Teile im Organismus* argumentiert, „muss [der Kampf] nothwendig in ebenso viele Unterinstanzen zerfallen, als selbständig variirende Einheiten da sind, also in einen Kampf der Zellentheilchen, der Zellen, der Gewebe und der Organe, jede Einheit nur mit Ihresgleichen kämpfend" (Roux 1881, 72). Diese Kräfteverteilung bleibt aber nicht immer auf der Ebene von Teilen gleicher Ordnung: Die niederen Teile können durch Ausdehnung zu Teilen höherer Ordnung werden und damit beginnen, gegen andere dieser höheren Ordnung zu kämpfen. Die Grundlage des Kampfes ist der Unterschied zwischen „verschiedenen Substanzen" (Roux 1881, 72) der Zellen, denn nur bestimmte Teile werden sich schneller assimilieren und darum auch schneller regenerieren und mehr Raum gewinnen, bis sie den Raum der anderen Zellen erobern. Wenn das immer wieder passiert und die anderen Teile sich nicht so schnell regenerieren wie die ersten, dann werden sie immer schwächer und verlieren immer mehr Platz, bis sie schließlich verschwinden.[113] Dies ist die erste

---

112 Zu Nietzsches Auseinandersetzung mit Roux' Forschungen vgl. Müller-Lauter 1978; Stiegler 2001; Toepfer 2004; Haaz 2002. Müller-Lauter zeigt, dass Nietzsche sich tief mit Wilhelm Roux' *Der Kampf der Theile im Organismus. Ein Beitrag zur Vervollständigung der mechanischen Zweckmässigkeitslehre* auseinandergesetzt hat: „Roux' Buch erschien im Februar 1881. Es findet sich in Nietzsches Bibliothek; vermutlich hat er es bald nach seinem Erscheinen erworben. Jedenfalls läßt sich eine erste Auswertung der Untersuchungen Roux' schon in Aufzeichnungen vom Frühjahr-Herbst 1881 feststellen. Von dieser Zeit an verwendet Nietzsche spezifische Begriffe Roux' zum Teil mit leichter Abwandlung, bei der Beschreibung organischer Prozesse. So spricht er von ‚Selbstregulierung', von ‚überreichlichem Ersatz' und von ‚Lebensreiz'. In der Zeit Frühjahr-Sommer 1883 hat Nietzsche das Buch von Roux erneut gelesen. Schon die im Vergleich zu 1881 größere Zahl von Exzerpten, Zusammenfassungen und Auswertungen, die wir in KGW VII/1 finden, läßt auf eine Intensivierung seines Roux-Studiums schließen. 1884 setzt sich Nietzsche dann in kritischen Bemerkungen mit Grundbestimmungen Roux' auseinander", Müller-Lauter 1978, 192.

113 Dazu vgl. Roux 1881, 73 und Müller-Lauter 1978, 201.

Art des inneren Kampfes der Teile im Organismus, den Roux beschreibt und den auch Nietzsche in seinen nachgelassenen Aufzeichnungen aufnimmt: „Kampf der Theile/um Raum/um Nahrung/sei es mit oder ohne Reizeinwirkung" (NL 1883, KSA 10, 7[86]).

Die zweite Art von Kampf, die Roux anspricht, ist der um die Nahrung. Offensichtlich lassen sich die beiden Kämpfe nicht trennen, denn eine Zelle wird in der oben beschriebenen Weise dann die Oberhand gewinnen, wenn ihre Substanzen die ihr zur Verfügung stehenden Nährstoffe besser nutzen können. Sobald Nahrungsmangel herrscht, können sich die Zellen nicht mehr um den Platz streiten, sondern es bleiben erstens „solche Verbindungen übrig" (Roux 1881, 75), die am wenigsten Material zur Regeneration benötigen, und zweitens solche, die sich am schnellsten regenerieren. Die anderen in den Zellen ablaufenden Prozesse werden ausgehungert und verschwinden. Wenn die Assimilation der Nahrung den Verbrauch übersteigt, d.h. eine Überkompensation stattfindet, und andere Substanzen oder Zellen nicht im gleichen Maße zur Assimilation fähig sind, dann gewinnen jene Substanzen oder Teile der Zellen Alleinherrschaft in derselben. Sowohl der Kampf um Raum als auch um Nahrung findet im Stoffwechsel statt, und zwar in dem Moment, in dem die Zellen nicht mehr völlig homogen sind, d.h. solange ihre Substanzen variieren. Auf diese Weise profitieren bestimmte Teile der Zelle oder ihrer Substanzen von günstigeren Eigenschaften, da sie sich rascher regenerieren, die Nahrung schneller aufnehmen und sich in den Raum der anderen Teile ausdehnen können. In diesem Zusammenhang gebraucht Nietzsche in einer nachgelassenen Aufzeichnung von 1883 die Begriffe „Übercompensation des Verbrauchten", um die Prozesse des Wachstums und der Herrschaft hervorzuheben. Er behauptet, wie Roux selbst, dass das Wachstum oder die Neigung zur Alleinherrschaft die Rechtfertigung für die Ausbreitung des Lebens ist:

> Wenn eine Qualität der Zelle chemisch so beschaffen ist, die Assimilation die Zersetzung übersteigt, also Übercompensation des Verbrauchten, Wachsthum eintritt: so begründet diese wichtige Eigenschaft die Herrschaft über die anderen Q<ualitäten>. Wir kennen keinen Organism, keine Zelle, welche nicht in einem Stadium ihres Lebens diese Kraft hätte: ohne sie könnte sich das Leben nicht ausbreiten. (NL 1883, KSA 10, 7[95]).

Hier sei ergänzt, dass Roux die bereits von Virchow ausgearbeitete Idee einer gewissen Unabhängigkeit der Teile des Organismus aufgreift und damit die Vorstellung eines zentralisierten Organismus aufgibt:

> [I]n den höchsten Organismen [ist] die Centralisation zum Ganzen gar nicht eine so vollkommene, wie man sie sich noch oft vorstellt, [sie ist] nicht derartig [...], dass alle Theile nur in dem Organismus, welchem sie angehören, und nur an der Stelle ihres normalen Sitzes bestehen könnten und somit, vollkommen in Abhängigkeit, nur als Theile des Ganzen in fest normirter Weise zu leben vermöchten. (Roux 1881, 65)

Genaugenommen findet dieser interne Kampf zwischen den Teilen der Zellen unabhängig vom Organismus als ‚Ganzem' statt. Er ist ein Kampf um Nahrung und in der Folge dessen um Raum. Hier kommt Nietzsches Konzeption der Kräfte-Organisationen ins Spiel, die sich vor allem auf das stützt, was Roux erforscht hatte und für Nietzsche eine Distanzierung vom Begriff des Organismus früherer Jahrhunderte nahelegte. Schließlich fügt Roux noch eine dritte Art des Kampfes zwischen den Teilen der Zellen hinzu, nämlich den direkten Kampf, bei dem die herrschenden Teile die besiegten entweder direkt vernichten oder assimilieren. Die Teile, die sich schneller regenerieren und weniger Verschleiß haben, gewinnen die Übermacht und erweisen sich als Schlüssel zur Vollkommenheit des Organismus.

Die Teile des Organismus werden darüber hinaus durch äußere Reize, die sich auf die Entwicklung bestimmter Eigenschaften auswirken, beeinflusst. Roux betrachtet insbesondere die Reize, die „häufig einwirken, sich während des Lebens oft wiederholen" (Roux 1881, 78) und wegen ihres wiederholten Einflusses auf Teile des Organismus die Kraft haben, „dauernde Veränderungen hervorzubringen, allmählich bestimmte Qualitäten in den Zellen zu *züchten*" (Roux 1881, 78, kursive Hervorhebung M. S.). Die Zellsubstanz, die bei der durch „Einwirkung des Reizes veranlassten Umsetzung weniger rasch sich verbraucht als die anderen bei derselben Einwirkung" (Roux 1881, 78), wird dann die anderen beherrschen, gegebenenfalls ihren Raum erobern und die Alleinherrschaft in der Zelle gewinnen. Dieser Aspekt ist hier äußerst wichtig, um die Begründung hinter der Aussage zu verstehen, dass ein krankes Wesen wie ein Romantiker, dann auch „décadent" genannt, nicht in der Lage ist, durch Anpassung auf Reize zu reagieren. Die Reize führen also seine Erschöpfungherbei, was Nietzsche mit dem Mangel an innerer Regulierung assoziiert.[114] Mit anderen Worten: die Veränderungen oder Wirkungen, die die Reize auf einen Organismus haben, sind schädlich, wenn sie dazu führen, dass der Organismus seine Kräfte schlichtweg verbraucht. Andererseits kann der Reiz jedoch auf eine günstige Weise wirken, indem die Substanz ihre Affinität für die Nahrung sowie ihre Fähigkeit, sie zu assimilieren, verstärkt. Hier lässt sich vielleicht ein Wendepunkt in Nietzsches Verständnis der Rolle der Reize erkennen, den er dann in Bezug auf seine Lektüre von Charles Férés Werk sowie in seinem eigenen Nachdenken über den romantisch-dekadenten Kranken einerseits und den dionysischen Künstler andererseits weiter verfolgt: Die Reaktion des Organismus und seiner Teile auf einen Reiz kann zu ihrem eigenen Verschwinden führen oder im Gegenteil ihr eigenes Wachstum durch Assimilation und Expansion fördern. Der Reiz steigert dann die „Lebensfähigkeit" (Roux 1881, 78) der Organismen, besonders ihre Assimilation. An dieser Stelle sei kurz auf die Bedeutung hingewiesen, die Nietzsche der Assimilation der Machtorganisationen in den Prozessen des Kampfes beimisst: Die Aneignung ist ein ästhetisches Ereignis, eine Interpretation der Welt, die einen fortwährenden Prozess der Bildung und Umwandlung darstellt. Wenn die Assimilations-

114 Wie noch zu erläutern sein wird, eröffnet Nietzsche hier einen doppelten Angriff, nämlich 1) auf eine von Schopenhauer inspirierte Lebenshaltung, die jede Reaktion auf einen Reiz verweigert, so aber einen schon bestehenden Mangel an Kraft verschärft, und 2) auf die durch Wagner vertretene psycho-organische Konstitution, auf jeden Reiz unpassend zu reagieren, die mangels Regenerationszeit ebenfalls zur Erschöpfung des Organismus führt. In beiden Fällen versagt die Regulierung des Leibes, was zu seiner Erschöpfung und der Unmöglichkeit führt, sich aus irgendeiner Erfahrung, geschweige denn aus der Krankheit, zu stärken. Vgl. 2.5.

fähigkeit des Organismus durch den Einfluss äußerer Reize gestärkt wird und er seinerseits in der Lage ist, sich unter diesen Einflüssen nicht zu erschöpfen, dann wird nicht nur seine Gesamtkraft gestärkt, sondern seine Assimilationsfähigkeit nimmt unter dem Einfluss dieser Reize zu. Eine Organisation, die sich schneller anpasst und die entsprechenden Transformationen vornimmt, hat nun einen größeren Spielraum, um alles zu besiegen, was sich anders als sie selbst und daher eine mögliche Bedrohung für sie ist. Wenn es dem Einzelnen gelingt, sich das für seine Existenz Negative mit größerer ‚Leichtigkeit' anzueignen und umzuwandeln, wobei alles andere nun die Art von Reizen ist, die seine eigenen steigern kann, dann erlangt es eine tiefere persönliche kognitive und psychosomatische Bedeutung.

Die Veränderungen, die sich in den Zellsubstanzen durch die Einwirkung der ihre Vitalität erhöhenden Reize ereignen, erweisen sich als günstig für die Zelle, so dass die wiederholte Einwirkung des Reizes zu einer weiteren Verstärkung führt. Reize werden dann für die von ihnen erzeugten Variationen unentbehrlich, da die Teile der Zelle hinsichtlich Assimilation, Wachstum und sogar Überkompensation vom Reiz abhängig werden. Ohne die lebenswichtigen Reize würden diese Stoffe zugrunde gehen. Wenn die Reizgröße beschränkt ist, dann findet in den Teilen des Organismus ein Kampf um ihn statt, denn die Aufnahme des Reizes bringt allgemein eine vollständigere Entwicklung. Die Eigenschaften, die für die Erhaltung des Organismus am nützlichsten sind, werden dann vom Individuum bewahrt, und so werden sie durch die Zellen verbreitet und andere Eigenschaften unterdrückt. Die Erhaltung der Eigenschaften, die aus der Wirkung des Reizes entstehen, führt zu einer Stärkung des gesamten Organismus. Dies formuliert Nietzsche in einer nachgelassenen Aufzeichnung von 1884: „— Erhaltung des Individuums: d. h. voraussetzen, daß eine Vielheit mit den mannichfaltigsten Thätigkeiten sich ‚erhalten' will, n i c h t als sich-selber-gleich, sondern ‚lebendig' — herrschend — gehorchend — sich ernährend — wachsend —" (NL 1884, KSA 10, 25[427]). Er spielt hier auf die Art und Weise an, wie sich der Organismus durch die Erhaltung der stärksten Zellteile in einer ständigen Entwicklung erhält. Anders ausgedrückt: Der Organismus erhält seinen inneren Kampf der Teile, aus dem die Stärkeren als Sieger hervorgehen und ihn folglich als Ganzes stärken. Dies wiederholt sich, wenn neue Substanzen sich im Organismus unter dem Einfluss von Reizen entwickeln und diese wiederum für das Individuum günstiger sind, so dass sie die vorherigen ersetzen. Auf diese Weise wird die selbstregulierende Fähigkeit des Organismus neue Eigenschaften nach drei Kriterien auswählen, so Roux:

> Also z. B. von allen den Stoffen, welche durch einen Reiz in ihrer Ernährungsfähigkeit erhöht werden und bei der veranlassten Umsetzung am wenigsten verbrauchen etc., wird der Organismus an der einen Stelle diejenigen auslesen, welche sich dabei am kräftigsten und raschesten zusammenziehen, an der anderen diejenigen, welche einen Reiz am besten zur Attraction und Umwandlung von abzuscheidenden Stoffen verwenden, an dritten Stellen endlich diejenigen, welche den Reiz am wenigsten selber verbrauchen, sondern am besten weiter gehen lassen, ihn leiten. (Roux 1881, 84)

An diesem Punkt kommt die Selbstregulierung des Organismus ins Spiel. Die selbstkoordinierte Auswahl schafft nach diesen drei Kriterien Prioritäten unter den Zellen, die bestimmten von ihnen zur größeren und effektiveren Eroberung von Raum oder Nahrung verhelfen und sie zu einer schnelleren Regeneration anregen: „Das Auslesen im Kampf der Individuen wird diejenigen Eigenschaften zur dauernden Erhaltung auswählen, welche sich für das ganze Individuum nützlich erweisen" (NL 1883, KSA 10, 7[98]). So beginnt der Organismus in seiner Auswahl der für die Entwicklung am besten geeigneten Eigenschaften, den Körper mit seinen Organen, Geweben, Zellen und all ihren Funktionen zu *züchten:* „Und es besteht dabei [...] die Notwendigkeit, dass, wenn geeignete, auf den Reiz reagirende Variationen auftauchen, diese specifisch gerichteten Reactionen durch den Kampf der Theile zu immer höherer Stufe der Vollkommenheit gezüchtet werden" (Roux 1881, 85).

Die Funktionsweise zellulärer organischer Prozesse ist derjenigen der Organe ähnlich. Die Zellen des gleichen Gewebes haben nicht die gleiche Lebenskraft, was zu ihrem Kampf führt. Diejenigen, „welche unter den vorhandenen Verhältnissen am günstigsten zur Vermehrung disponirt sind, werden sich rascher vermehren" (Roux 1881, 88) und folglich den anderen den Platz für ihre Nachkommen wegnehmen, also deren Fortbestehen in der Zukunft verhindern. Wie bei den Zellteilen gewinnen die günstigeren Eigenschaften der Zellen das Übergewicht, d. h. diejenigen, die sich im Stoffwechsel durch stärkere Affinitäten leichter regenerieren und weniger verbrauchen. Dies alles wird durch die Wirkung eines Reizes verstärkt. So werden unter den Zellen,

> welche Reizen ausgesetzt sind, diejenigen einen wesentlichen Vortheil haben und sich cet. par. mehr vermehren, welche bei der Reizeinwirkung am wenigsten rasch sich verzehren, welche durch den Reiz in ihrer Affinität zur Nahrung und in der Regeneration gestärkt werden: und eventuell werden noch mehr diejenigen Zellen die anderen überholen, welche durch den Reiz bis zur Uebercompensation gekräftigt werden. (Roux 1881, 89)

Die Auswirkungen des Zellkampfes sind nach Roux danach zu beurteilen, wie viele Zellgenerationen dieser Kampf beeinflusst, und dies hängt wiederum davon ab, zu welcher Zeit neue Eigenschaften im Leben des Individuums auftreten. Ist dies erst beim erwachsenen Individuum der Fall, so wirkt eine solche Eigenschaft nur auf die Organe ein, deren Zellen noch einer physiologischen Reproduktion unterliegen. Wenn die Variation dagegen zu einem frühen Zeitpunkt, beispielsweise im Embryo, auftritt, tragen alle sich entwickelnden Gewebe ihren Charakter.[115] Die Entwicklung des Organismus, so folgert Roux, ist nicht konstant, sondern wird durch äußere Einflüsse modifiziert, also durch verschiedene Arten von Reizen, die die Gestaltung des Organismus im embryonalen und postembryonalen Stadium verändern. Die Vererbung führt also nicht zu ei-

115 Es kann auch zwischen den Geweben zu einem Kampf kommen. Allerdings sind diese untereinander heterogen, so dass keine Entwicklung der Eigenschaften wie im Fall der Moleküle und Zellen stattfindet. Auch der Kampf zwischen den Organen spielt sich zwischen heterogenen Teilen ab, wobei er sich um Raum und Nahrung dreht.

ner vollständigen Bestimmung des Organismus, da die Wirkung der Reize insbesondere in den postembryonalen Prozessen variabel und nicht berechenbar ist.

Hinzu kommt die Art und Weise, wie sich der jeweilige Organismus in Reaktion auf die empfangenen Reize organisiert, d.h. die Art seiner Selbstregulationsfähigkeit. Zwischen den Molekülen und den Zellen findet ein Kampf um die Eroberung der Kräfte statt, in dem sich schließlich bestimmte Teile als übermächtig erweisen. Dies ist für das ganze Individuum nützlich, weil die siegreichen Eigenschaften im gesamten Organismus wirksam werden. Wenn die Teile sich im Kampf zu größerer Kraft entwickeln, dann muss auch die Leistungsfähigkeit des gesamten Organismus entsprechend zunehmen, „in der gleichen Weise, wie sich die Leistungsfähigkeit eines Heeres steigert, dessen Offiziere unter einander wetteifern und in welchem immer blos die besten derselben zur Heranbildung des Nachwuchses ausgewählt werden“ (Roux 1881, 107). Dies stellt Nietzsche wie folgt in einer von Roux' Lektüre inspirierten nachgelassenen Aufzeichnung dar: „[Der Mensch] zieht in den Krieg, um seinen Staat und Häuptling zu bereichern und zum Überersatz zu verhelfen, mit jeder persönlichen Gefahr der Verkümmerung Entbehrung Verstümmelung. Er assimilirt als Mitglied seiner Gesellschaft Fremdes an sich, lernt für deren Wohl“ (NL 1881, KSA 9, 11[182]). Der Kampf des Individuums oder der Teile eines Organismus bedeutet unter den Prinzipien der Selbstgestaltung und Selbstregulierung eine Gesamtverbesserung. Durch den Kampf veranlasst erzeugt der Organismus neue Teile im Stoffwechsel, wenn das Prinzip der Selbstregulation erkennt, dass sie den Organismus nicht verkümmern lassen. Die im Kampf der Teile zunächst erhaltungsfähigen Substanzen, welche sich jedoch nicht zur Erhaltung des Ganzen in seinem Kampf mit der Außenwelt eignen, werden eliminiert.

Auf der Grundlage der hier ausgewählten und analysierten Passagen und unter Berücksichtigung von Nietzsches quasi-textueller Interpretation von Roux' Organismustheorien können wir drei Aspekte feststellen, die für Nietzsches Verständnis des Organismus bzw. des Leibes zentral sind. Dies sind 1. der Kampf der Teile, bei dem sich in den Molekülen und Zellen siegreiche Fähigkeiten herausstellen. Letztere kommen der Entwicklung des Organismus zugute (während der Kampf zwischen den Geweben und Organen die gleiche Menge an Kräften in den Teilen aufrechterhält), 2. die Prinzipien der Selbstregulation und Selbstgestaltung, denn gerade der Kampf führt zur Ausbildung neuer Eigenschaften. Dies fördert die Selbstregulierung des Organismus, insofern Eigenschaften selegiert werden, die zu seiner Erhaltung und seinem Wachstum beitragen, und 3. die Ersetzung voriger Eigenschaften durch neue, wodurch sich eine innere Hierarchie entwickelt und die schwächeren Eigenschaften oder Teile eliminiert werden. In Nietzsches Worten entspricht dies der ‚Rangordnung' des Organismus auf der Grundlage seiner (Vor)Geschichte.

Roux sieht in *Der Kampf der Theile im Organismus* nicht nur den Kampf als das eigentliche Prinzip des Lebens,[116] sondern er betont zwei grundlegende Eigenschaften im Organischen, nämlich die Überkompensation, die Nietzsche unter der Formel des

116 Vgl. Roux 1881, 65.

Willens zur Macht versteht und als unerlässlich für das Wachstum der organischen Teile einschätzt, und die Selbstregulation.[117] Im Kampf der Moleküle oder Zellen, so argumentiert Roux, suchen diese ihre eigene Erhaltung,

> und dass dabei etwas für das Ganze Nützliche geschieht, ist blos dadurch bedingt, dass eben blos solche Eigenschaften übrig bleiben konnten und allein übrig geblieben sind, während die millionenmal mehr anderen, welche aufgetreten waren, ohne dem Ganzen zu nützen, das Ganze ruiniren und damit das Ganze und sich selber von der Dauer ausschliessen mussten. (Roux 1881, 220)

Auf diese Weise macht er deutlich, dass seine Vorstellung des Organismus nichts mit einem Gleichgewicht ohne innere Konflikte zu tun hat, sondern dass der Organismus auf einem ständigen Kampf der Teile beruht. Nur durch Versuch, Irrtum und Zufall über Jahrtausende hinweg bildet er Eigenschaftenaus, die für ihn als ganzen günstig sind. Dies führt zu einem Prozess der Hierarchisierung seiner Eigenschaften – einer Rangordnung, die wiederum Hand in Hand mit den gestaltenden und natürlich regulierenden Fähigkeiten des Organismus geht.

Wie bereits erwähnt, können Reize sowohl zu einer verstärkten Assimilation als auch zu einem beschleunigten Verbrauch des Assimilierten führen. Nur solche Prozesse, bei denen ein ökonomisches Gleichgewicht zwischen dem Materialverbrauch und der Geschwindigkeit der Assimilation besteht, bleiben erhalten. Um zu vermeiden, dass ein Prozess seine Kraft schneller verbraucht, als er assimilieren kann, muss ein Abhängigkeitsverhältnis zwischen dem Verbrauch, der Assimilation und dem Reiz hergestellt werden. Wenn der Verbrauch höher ist, muss die Anstrengung, Nahrung aufzunehmen, und die entsprechende Assimilationsfähigkeit steigen. Nur die Selbstregulierung des Organismus kann diese Art von interner Ökonomie für die Erhaltung der Teile und damit des Ganzen aufrechterhalten. Wenn der Verbrauch groß ist, muss die Assimilation proportional sein, und wenn letztere den Verbrauch übersteigt, kommt es, wie schon gesagt, zu einer Überkompensation. Wenn das jedoch nicht der Fall ist und der Verbrauch durch die Wirkung des Reizes nur zum sofortigen Verbrauch ohne stimulierende Assimilation führt, dann gehen diese Teile zugrunde. Auf diese Weise ist die Selbstregulierung direkt verantwortlich für die Funktionen, Eigenschaften und Teile des Organismus, die erhalten bleiben und sich weiterhin durchsetzen. Auch hier muss die Bedeutung der Rolle der Reize und des beschleunigten Verbrauchs der inneren Kräfte in Bezug auf Nietzsches späte Krankheitsinterpretation hervorgehoben werden, die zunächst in der intertextuellen Lektüre der fünf Vorreden von 1886/1887 systematisch dargelegt und dann zu einer detaillierteren Beschreibung der Dekadenz mit ihrem unbestrittenen Vertreter Wagner fortgeführt wird. Zwar ist Férés Theorie der psychomotorischen Induktion, wie sie Nietzsche rezipiert, von zentraler Bedeutung für dessen auf Wagner bezogene Definition der Dekadenz von 1888 und für das kognitiv-normative und gesundheitsbezogene Modell des dionysischen Künstlers. Aber bereits Roux' Arbeit hat einen deutlichen Einfluss auf seine Analyse der Wirkung des Reizes auf den Orga-

117 Vgl. Roux 1881, 226.

nismus, der Selbstregulierung und der Ausbildung einer innerleiblichen Hierarchie. Auf diesen Punkt wird unten noch eingegangen.

Der Verbrauch sollte im Organismus nicht kontinuierlich sein, sondern Pausen haben, in denen sich die Zellen oder Teile von ihnen regenerieren;[118] wenn der Verbrauch sich beschleunigt, sollte die Assimilation sich ihm anpassen. Dieser Rhythmus mit seinen Momenten der Nutzung, Entladung und Neuassimilierung muss, wie erklärt, durch die Selbstregulierung des Organismus geregelt werden. Darin besteht die organische Dynamik: Sind die durch die verschiedenen Reize angeregten Substanzen oder neuen Merkmale derartig, dass mit „dem stärkeren Verbrauch auch die Affinität, Regenerationsmaterial aus der nächsten Umgebung aufzunehmen, wächst, also [...] der Appetit mit dem Nahrungsbedürfniss sich steigert und die Regenerationsgeschwindigkeit sich entsprechend vergrössert" (Roux 1881, 76), dann werden diese Substanzen dominieren. In anderen Worten: „Die Dauerprocesse müssen Hunger haben" (Roux 1881, 222).[119] Die Prozesse, die „im Lauf der Millionen Jahre und im ewigen Wechsel des Geschehens" (Roux 1881, 220) zu überdauern fähig sind, müssen, wie Roux selbst bekräftigt, hungrig sein. Das heißt, sie müssen zu einer größeren und wirksameren Assimilation für ihre Regeneration und Eroberung des inneren Raumes neigen. Nietzsche deutet diese Idee gemäß seiner Terminologie des Willens zur Macht und schematisiert damit das Geschehen im Protoplasma. Wie Roux selbst erklärt, entspricht ‚Hunger' der bewussten Art, diesen Prozess des Assimilationsbedürfnisses zu verstehen, den Nietzsche als einen Schritt zum Verständnis eines ‚geistigeren' Willens zur Macht beschreibt:

> Der Wille zur Macht kann sich nur an Widerständen äußern; er sucht also nach dem, was ihm widersteht, — dies die ursprüngliche Tendenz des Protoplasma, wenn es Pseudopodien ausschickt und um sich tastet. Die Aneignung und Einverleibung ist vor allem {ein Überwältigen-wollen} [...] {„Hunger" ist nur eine engere Anpassung, nachdem der Grundtrieb nach Macht geistigere Gestalt gewonnen hat.} (NL 1887, KGW IX, W II/1, 29; KSA 12, 9[151])

Mit diesem Gedanken stimmt der Nietzsche des fünften Buches der FW wie auch des WA überein: die Reize führen zu beschleunigtem Verbrauch und zur möglichen Erschöpfung, wenn keine proportionale Steigerung der Assimilation erfolgt.[120] Die im Orga-

---

118 Vgl. Roux 1881, 74. Zum Zusammenhang zwischen ununterbrochener Arbeit und der Erschöpfung des Leibes durch ungenügende Nahrung das Fehlen notwendiger Pausen, was eine Bedingung für die Degeneration des Individuums und sogar der nachfolgenden Generationen wäre, siehe NL 1888, KGW IX, W II/6, S. 88; KSA 13, 15[37]. Obwohl diese nachgelassene Aufzeichnung eng mit den Theorien von Charles Féré verwandt ist, steht die Erschöpfung des Leibes durch Überarbeitung ohne die notwendige Regenerationszeit in direktem Zusammenhang mit den organischen Theorien der Zeit, wie z. B. derjenigen von Roux.

119 Roux 1881, 222. In Bezug auf den Begriff „Hunger" fügt Roux hinzu: „Dieses Wort ist hier natürlich nicht als eine bewusste Empfindung, sondern in der Bedeutung einer stärkeren chemischen Affinität zur Nahrung bei stärkerem Nahrungsbedürfniss aufzufassen", S. 222.

120 In FW 370 charakterisiert Nietzsche Wagner durch Wahnsinn und Rausch, letzteren aber nicht als Folge eines psychophysiologischen Reichtums, sondern als Symptom der Armut. Dieser Anstoß zur

nismus vorherrschenden Stoffe oder Veränderungen sind dann diejenige, die „bei der durch die Einwirkung des Reizes veranlassten Umsetzung weniger rasch sich verbrauch[en]" (Roux 1881, 78) und diejenigen, „welche durch den Reiz in ihrer Affinität zur Nahrung und in der Fähigkeit, sie zu assimiliren, erhöht [werden]" (Roux 1881, 78). Daher ist das beste *principium operandi* im Organismus das der Ökonomie, d. h. das Prinzip, möglichst wenig zu verbrauchen und möglichst viel zu assimilieren. Um ein Gleichgewicht zu erreichen und um Verschwendung zu vermeiden, fordert das zweitbeste *principium operandi*, Verbrauch und Assimilation in ein proportionales Verhältnis zu bringen. Es sind Teile oder Zellen mit diesen Eigenschaften, die – in Verbindung mit der Selbstgestaltung und der Selbstregulierung – durch die (Vor)Geschichte hindurch am erfolgreichsten bleiben, damit eine höhere Rangordnung in der organischen Welt erreichen und „im Kampf der Molekel und im Kampf der Zellen siegen müssen [...], welche einfach im Stoffwechsel siegen, welche also sich mit dem vorhandenen Nahrungsmaterial am besten nähren und am wenigsten verbrauchen" (Roux 1881, 111).

Wie angegeben stellt Roux die Selbstregulation und Überkompensation als „Grundeigenschaften" (Roux 1881, 226) eines jeden Organismus fest, die für das Leben unverzichtbar sind und die Nietzsche in seiner Konzeption des Leibes auch annimmt. Hier lässt sich ein grundlegender Aspekt nachzeichnen, um die Bedeutung der Selbstregulierung in Zusammenhang mit Nietzsches Auslegung der Krankheit und der Gesundheit besser zu verstehen. Roux behauptet: „*Die Selbstregulationsfähigkeit kann eine mehr oder minder grosse sein*, je nach der Konstanz oder Variabilität der Verhältnisse" (Roux 1881, 226 – 227, kursive Hervorhebung M. S.), das heißt, diese Grundfähigkeit für das Leben wird sich in Organismen mit größeren Variationen, in denen es nicht so viele Konstanten gibt, entwickeln oder stärker werden. Roux argumentiert: Selbstregulation sei die Vorbedingung[121] der Selbsterhaltung; wenn erstere eingeschränkt ist, funktioniert der Organismus nicht mit seiner vollen Leistung. Selbstregulierung ist nach Nietzsches Ansicht eine grundlegende Eigenschaft organischer Wesen, die sich aber mit der Zeit entwickelt und verstärkt: „*Die Selbstregulirung ist nicht mit Einem Male da.* Ja, im Ganzen ist der Mensch ein Wesen, welches nothwendig zu Grunde geht, weil es sie noch nicht erreicht hat" (NL 1881, KSA 9, 11[130], kursive Hervorhebung M. S.). Überdies schreibt er:

> Der freieste Mensch hat das größte Machtgefühl über sich, das größte Wissen über sich, die größte Ordnung im nothwendigen Kampfe seiner Kräfte, die verhältnißmäßig größte Unabhängigkeit seiner einzelnen Kräfte, den verhältnißmäßig größten Kampf in sich: er ist das zwieträchtigste Wesen und das wechselreichste und das langlebendste und das

Zerstörung wird nicht von einer anschließenden Schöpfung als Zeichen einer wachsenden Kraft begleitet. Wenn es in diesem Sinne nur um die Zerstörung des Wahrgenommenen geht, ohne die Möglichkeit, es aus einem Zustand der Fülle heraus zu assimilieren und dann die für das Leben notwendigen Veränderungen vorzunehmen, dann gibt es beim Verbrauch nur einen Verlust an inneren Kräften. Die tiefgründigste Erklärung dieses Prozesses im *Fall von Wagner* wird von Nietzsche in WA dargestellt; siehe hier 2.6.

121 Vgl. Roux 1881, 227.

> überreich begehrende, sich nährende, das am meisten von sich ausscheidende und sich erneuernde. (NL 1881, KSA 9, 11 [130])

Im Einklang mit Roux' Theorie nimmt Nietzsche an, dass die Selbstregulierung mehr oder weniger entwickelt und verfestigt sein kann, und das hängt von der Vielfältigkeit der inneren Prozesse ab, d.h. vom Grad des Kampfes der Teile: je größer der Kampf, desto größer die Ordnung, aber gleichzeitig die Unabhängigkeit der Teile, die den ständigen Kampf und gerade dadurch das Leben und die Erhöhung der Selbstregulierung hervorrufen. Die Leistung der Selbstregulation sei dann direkt proportional zur Komplexität und Quantität dieser Prozesse. Deshalb, schreibt Nietzsche, ist der freiere Mensch derjenige, der mehr inneren Kampf in sich selbst hat, weil dies zu einer Verbesserung der Selbstregulierung des Leibes führt. Auf diese Weise werden seine allgemeinen organischen Funktionen begünstigt die Assimilationsprozesse sind effizienter, der ganze Organismus wird stärker usw.

Wenn die Ausbildung der Selbstregulation und die Größe der Kämpfe im Organismus Hand in Hand gehen, führt eine fortgeschrittenere Selbstregulationsfähigkeit zu einem größeren Gefühl der Macht. Autoren wie Wolfgang Müller-Lauter, Günter Abel, Christoph Kalb und Barbara Stiegler charakterisieren die Selbstregulation auch als eine zentrale Eigenschaft in der Organisation der Kräfte des Organismus, die weder mechanisch noch teleologisch agiert.[122] In ihrer Behandlung dieses Begriffes befindet sich jedoch kein direkter Hinweis auf ihren Komplexitätsgrad, d.h., dass die Selbstregulation sogar unter Mitgliedern derselben Art einfacher und weniger auf die Regulierung vielfältiger physiologischer Prozesse vorbereitet sein kann, was wiederum eher im Sinne von Krankheit als von Gesundheit zu interpretieren ist. Dieses Merkmal muss noch einmal hervorgehoben werden und sollte bei der Lektüre des vorliegenden Buches stets präsent sein, und zwar auch dann, wenn der Leser sich nicht nur mit der von Nietzsche ausgearbeiteten Konzeption des Leibes in seiner Philosophie befassen möchte, sondern auch mit seiner Philosophie der Gesundheit. In mehreren Texten und nachgelassenen Aufzeichnungen weist er darauf hin, dass die Selbstregulation eine grundlegende Rolle bei der Bestimmung der Qualität der leiblichen Prozesse und damit der Qualität der Gesundheit spielt: Die Fähigkeit zur Selbstregulation ist der Gesundheit immanent. Man kann hier nur andeuten, was er ‚im Falle Wagners' über die Überwältigung seiner Selbstregulierung durch Reize schreibt, so wie er sich in GD und in verschiedenen Aufzeichnungen von 1888 den dionysischen Künstler mit einem überlegenen Regulierungsapparat vorstellt.[123] Die den Organismen eigene Regulierung findet, wie oben gesagt, im Kampf um die Eroberung der Kräfte statt, also als Koordinierung der dem Leben eigenen Dynamik. Die Selbstregulierung ist eben die organische

122 Siehe Müller-Lauter 1978, 199–208; Abel 1998, 112–120; Stiegler 2001, 72–77; Kalb 2016, 84–97.

123 Die Tatsache, dass Nietzsche dem dionysischen Künstler die Unfähigkeit zuschreibt, *nicht* auf alle Reize zu reagieren – denn er verfügt über inneren Reichtum und ist dadurch Erzeuger seines eigenen Rausches –, bedeutet, dass er eine fortgeschrittenere Selbstregulierung benötigt, damit sein Leib in der Lage ist, die schöpferischen Akte zu koordinieren. Dies wird in 3.2.3 erläutert.

Fähigkeit, eine gewisse Stabilität zwischen den Teilen des Organismus, die im Allgemeinen ihre eigene Stärkung und Unabhängigkeit suchen, zu erreichen. Sie wählt die vorteilhaftesten Eigenschaften für den Organismus aus, hält eine interne Hierarchie aufrecht und definiert den Grad des Verbrauchs und der Assimilation zwischen den Teilen der Zellen und den Zellen selbst. Wie sowohl Müller-Lauter als auch Abel argumentieren, ist die Bedingung der Selbstregulierung der Wille zur Macht und nicht andersherum.[124] Nietzsche deutet in der zitierten nachgelassenen Aufzeichnung und in der folgenden deutlich an, dass sich parallel zur Komplexität der inneren Kämpfe eine immer stärkere Selbstregulierung entwickelt, die zunehmend bereit ist, zugunsten des zunehmenden Lebens zu reagieren: Über den Sinn der Dekadenz hinaus ist dies ein entscheidender Punkt für das gesundheitliche, kognitive und normative Modell in seinem späten Denken. Dieser Punkt wird besonders durch die Figur des dionysischen Künstlers aufgrund seiner überlegenen Fähigkeit zur Selbstregulierung dargestellt, die ihn in die Lage versetzt, auf jeden Reiz angemessen zu reagieren, was wiederum einen Zuwachs an Macht bedeutet.[125]

Nietzsche beobachtet im Verlauf der Geschichte eine Art Übergang (nicht notwendigerweise eine Entwicklung) zwischen der organischen Vorgeschichte und den Anfängen eines rationalen (Um-)Interpretierens (denn der Leib versteht, aber nicht auf begrifflich-kategoriale Weise) der physiologischen Funktionen und der Eigenschaften der organischen Welt. Die Affekte, die durch Gewohnheit und dann durch äußere Disziplinierung sozial geworden sind, verdrängen den frühen individuellen Ausdruck, was dazu führt, dass die sozial-affektive Ebene dominiert und die affektiv-individuelle Ebene unterdrückt wird. Die rationale gesellschaftliche Deutung organischer Fähigkeiten, die sich in Wahrheit nur individuell manifestieren lassen, wird in die Gestaltung und Durchsetzung verallgemeinerter sozialer Affekte übersetzt. So verliert das individuelle Verständnis dessen, was das Organische bzw. der Leib für einen selbst bedeutet:

> Er [der Mensch] verwandelt sich zum Organ im Dienste seiner Gesellschaft durchaus und macht von allen Eigenschaften nur den dadurch eingeschränkten Gebrauch: **richtiger:** er hat jene anderen Eigenschaften noch nicht und erwirbt sie erst als Organ des Gemeinwesens: als Organ bekommt er die ersten Regungen der sämmtlichen Eigenschaften des Organischen [...]. Also: der Staat unterdrückt ursprünglich nicht etwa die Individuen: diese existiren noch gar nicht! Er macht den Menschen überhaupt die Existenz möglich, als Heerdenthieren. Unsere Triebe Affekte werden uns da erst gelehrt: sie sind nichts Ursprüngliches! Es giebt keinen „Naturzustand“ für sie! Als Theile eines Ganzen nehmen wir an

124 Müller-Lauter schreibt dazu: „Wir wollen uns zum Schluß noch eine Konsequenz aus Nietzsches Verständnis des Leibes als einer Vielheit von Willen zur Macht vor Augen führen. Er bezeichnet ‚das *Stärker-werden-wollen von jedem Kraftcentrum* aus‘ als ‚die einzige Realität‘. Aus dieser Grundtendenz heraus sind ‚Selbstbewahrung‘ und damit auch Selbstregulation und Dauerfähigkeit (um die Bestimmungen Roux zu nennen, an denen sich Nietzsche zeitweise orientiert hat) nur sekundäre Phänomene“, Müller-Lauter 1978, 221. Abel seinerseits schreibt über den Willen zur Macht als Bedingung der Selbstregulierung: „*Weil* die Teile wachsen, erhält sich die Organisation, nicht umgekehrt“, Abel 1998, 116.
125 Vgl. 3.2.1 und 3.2.3.

> dessen Existenzbedingungen und Funktionen Antheil und einverleiben uns die dabei gemachten Erfahrungen und Urtheile. (NL 1881, KSA 9, 11[182])

Nietzsche assoziiert die Idee einer Gesellschaft, der der Mensch lediglich als ein weiteres Organ angehört, mit einem Organismus. Erst im Laufe der Zeit, angesichts der Kritik, der Infragestellung und der Abschwächung gesellschaftlicher Zumutungen, beginnt der Mensch, seine eigene Individualität zu finden und damit die Potenzialität seiner organischen Eigenschaften in der individuellen Aneignung zu erfassen. In dem Moment, in dem das Einzelne ‚frei' wird, wie Nietzsche es im Nachlass 1881, KSA 9, 11[130] beschreibt und im Folgenden wiederholt, beginnt er, die Eigenschaften als seine eigenen und besonderen zu verstehen und sie seiner eigenen Individualität gemäß auszubilden:

> Nun würde man irren, diese organischen Eigenschaften zuerst bei dem Menschen vorauszusetzen: vielmehr bekommt er diese alle zuletzt, als freigewordener Mensch. Er hat dagegen begonnen als Theil eines Ganzen, welches seine organischen Eigenschaften hatte und den Einzelnen zu seinem Organe machte — so daß durch unsäglich lange Gewöhnung die Menschen **zunächst** die Affekte der Gesellschaft gegen andere Gesellschaften und Einzelne und alles Lebende und Todte empfinden, und nicht als Individuen! (NL 1881, KSA 9, 11[182])

In der individuellen Aneignung organischer Eigenschaften sieht Nietzsche eine Umdeutung und Verwandlung sozialer Affekte in individuelle Affekte; tatsächlich beginnt der Mensch durch diese Anerkennung des sozialen Affekts als nicht repräsentativ für den individuellen Affekt, sich vom Auferlegten zu befreien und sich den Qualitäten seiner eigenen organischen Funktionen zu nähern. Die Analyse dieser Funktionen kann dem Bewusstsein nicht entgehen, aber sobald der Unterschied zwischen der sozial-affektiven und der individuell-affektiven Interpretation der organischen Eigenschaften reflektiert und erkannt wurde, muss sich der Mensch einem Verständnis öffnen, das nicht nur auf der bewussten Ebene bleiben kann. Mit anderen Worten: Es ist zu erwarten, dass organische Eigenschaften, die das Leben befördern (oder auch ihm entgegenwirken), sich in einer affektiven Form manifestieren, die jedoch von der Gesellschaft vorgegeben ist und dem Menschen (immer noch als Organ) intellektuell zugänglich ist. Wenn der soziale Mensch seine Individualität erobern und seine leibliche Leistung nicht mehr als harmonisches Organ unter der Maßgabe einer bestimmten sozialen Rolle betrachten will, muss er dort ansetzen, das heißt, er muss erkennen, was für ihn selbst affektiv ist. Erst durch dieses analytische Erkennen wird ein Zugang, eine Wiederaneignung der organischen Fähigkeiten in der Umdeutung der Affekte erzeugt. Aber die Analyse und die Selbstreflexion müssen versuchen, sich in der Tiefe des Individuums und so nahe wie möglich an der Vorgeschichte der organischen Fähigkeiten zu positionieren. In diesem Sinne ist es notwendig, bestimmte grundlegende metaphysische Konzepte/Kategorien aufzugeben und zu versuchen, sie durch Vorstellungen wie u. a. die eines Organismus in ständigem Kampf zu ersetzen. Es gilt damit, die Bedeutung der organischen Hierarchie, des organischen Gedächtnisses, das sich im Laufe der (Vor) Geschichte herausgebildet hat, die Weisheit des Leibes sowie die Wichtigkeit der Instinkte, Triebe und Affekte zu berücksichtigen. Nietzsche stellt dafür eine Art von Philosophie vor, die sich auf ausgewählte Theorien der Naturwissenschaften seiner Zeit[126] sowie auf eine von ihm vorgeschlagene neue Art von Psychologie stützt. Sie eröffnet die Möglichkeit einer neuen Analyse, mit dem großen und aus meiner Sicht entscheidenden Unterschied, dass diesmal der Schwerpunkt auf die Individualität und Besonderheit gelegt wird, die jeder Leib bedeutet.

So assoziiert und empfindet der freie Mensch, dem Nietzsche eine individuelle affektive Umdeutung seiner organischen Eigenschaften zuschreibt, diese nur zu seinen Gunsten, so zum Beispiel: „Ein starker freier M<ensch> empfindet gegen alles Andere die Eigenschaften des **Organismus** /1) Selbstregulirung: in der Form von Furcht vor allen fremden Eingriffen, im Haß gegen den Feind, im Maaßhalten usw." (NL 1881, KSA 9, 11[182]). Auf diese Weise erlangt der freie Mensch, wie schon zitiert, „das größte Wissen über sich" (NL 1881, KSA 9, 11[130]), über seine eigenen organischen Eigenschaften, die sich mit der entsprechenden individuellen triebhaft-affektiven Dimension korrelieren und von dieser aus analysieren lassen. Die übrigen organischen Eigenschaften werden von Nietzsche in Verbindung mit den folgenden Trieben und Affekten beschrieben:

> 2) überreichlicher Ersatz: in der Form von Habsucht Aneignungslust Machtgelüst/3) Assimilation an sich: in der Form von Loben Tadeln Abhängigmachen Anderer von sich, dazu Verstellung List, Lernen, Gewöhnung, Befehlen Einverleiben von Urtheilen und Erfahrungen/4) Sekretion und Excretion: in der Form von Ekel Verachtung der Eigenschaften an sich, die ihm nicht mehr nützen; das Überschüssige mittheilen Wohlwollen/5) metabolische Kraft: zeitweilig verehren bewundern sich abhängig machen einordnen, auf Ausübung der anderen organischen Eigenschaften fast verzichten, sich zum „Organe" umbilden, dienen-können/6) Regeneration: in der Form von Geschlechtstrieb, Lehrtrieb usw. (NL 1881, KSA 9, 11[182])

Wie Nietzsche in diesen beiden nachgelassenen Aufzeichnungen feststellt, ist die Interpretation der organischen Eigenschaften als Selbstausdruck im sozialen affektiven Rahmen, der von Anfang an besteht, nicht gleich verfügbar, sondern entwickelt sich, wenn das Individuum seine Freiheit gewinnt. Dieses Bild, das er für die Zelle – „mehr Glied als Individuum" (NL 1881, KSA 9, 11[130]) – verwendet und das auch einer Gesellschaft entspricht, die aus noch nicht ganz emanzipierten Individuen besteht, ist eben die Darstellung des inneren Kampfes des Organismus. Wie Roux erklärt, gewinnen die Moleküle oder Zellen die internen Kämpfe und damit die Macht und die entsprechende Unabhängigkeit in dem Sinne, dass sie die Alleinherrschaft über die anderen erlangen.

Vom Organischen geht der Gedankengang zunächst zum kollektiven Affekt über, aus dem heraus der Mensch möglicherweise zu einer Individualität, die vor allem auf der Selbstanalyse der eigenen Erlebnisse beruht, gelangen kann: so ist der freieste Mensch derjenige, der ein tiefes Wissen über sich selbst hat. Auf diese Weise synthetisiert Nietzsche die organische mit der individuellen psychologischen Ebene und gelangt so

126 Vgl. Lemm 2020, 86–90.

zu einer ganzheitlichen Darstellung des Individuums. Die von ihm nachgezeichnete Genealogie des Leibes geht dann von den einfachsten organischen Prozessen, die allen Lebewesen gemeinsam sind, zu komplexeren über, um dann zur Entwicklung des Menschen aus dem Sozialgeschichtlichen zu einer Individualität und zur Schaffung einer eigenen Identität fortzuschreiten.[127] Auf diese Weise stellt Nietzsche, wie in der Forschung schon aufgezeigt wurde,[128] ein Kontinuum zwischen Natur und Geschichte, Tier und Menschheit her. Es muss aber die Rolle des ganzen Leibes im Interpretationsgeschehen hervorgehoben werden: Die Umdeutung und Eroberung der organischen Qualitäten erfolgt im Verhältnis zur Anstrengung der Selbstanalyse, aber nicht ausschließlich auf bewusster Ebene. Der Mensch

> muß in sich die Nachwirkungen des gesellschaftlichen Organismus ausleiden, er muß das Unzweckmäßige von Existenzbedingungen Urtheilen und Erfahrungen, die für ein Ganzes paßten, abbüßen und endlich kommt er dahin, seine Existenzmöglichkeit als Individuum durch Neuordnung und Assimilation Excretion der Triebe in sich zu schaffen. (NL 1881, KSA 9, 11[182])

Der von der Herde befreite Mensch, den Nietzsche als „freigewordene[n] Mensch[en]" (NL 1881, KSA 9, 11[182]) beschreibt, formt schließlich individuelle psychosomatische Eigenschaften aus und deutet die sozialen Affekte um. Auf diese Weise versucht das Individuum, das ursprünglich den organischen Funktionen viel näher stand, sich von aufgezwungenen gemeinsamen Normen zu lösen. Denn im Laufe der Zeit wurden die organischen Funktionen vernünftig gedeutet und dann schließlich von der Kultur moralisiert: „das was wirklich vor sich geht bei der Regsamkeit unserer menschlichen Affekte sind jene physiologischen Bewegungen, und die Affekte (Kämpfe usw.) sind nur intellektuelle Ausdeutungen, dort wo der Intellekt gar nichts weiß, aber doch alles zu wissen meint" (NL 1881, KSA 9, 11[128]). Während die sozialen Affekte immer komplexer und immer stärker rationalisiert werden, entfernen sie sich von den organischen Ursprüngen, von jener natürlichen Vorgeschichte, was Nietzsche folgendermaßen beurteilt: „Aber wir sind lange Mißgestalten, und dem entspricht das viel größere Mißbehagen der frei werdenden Individuen — im Vergleich zur älteren abhängigen Stufe und das massenhafte Zugrundegehen" (NL 1881, KSA 9, 11[182]).

An dieser Stelle muss klargestellt werden, dass Affekte und Leidenschaften als soziale Interpretationen organischer Prozesse dennoch für das Überleben der gesamten Art, also jedes einzelnen Individuums, notwendig sind: „Ein Mensch, ein Volk hat eine physiologische Veränderung erlitten, empfindet diese im Gemeingefühl und deutet sie sich in der Sprache seiner Affekte und nach dem Grade seiner Kenntnisse aus, ohne zu merken, daß der Sitz der Veränderung in der Physis ist." (NL 1881, KSA 9,

127 Zur Genealogie des Leibes vgl. Foucault 1977, 139–164, und Lemm 2020.

128 Vanessa Lemm weist auf dieses Kontinuum zwischen Natur und Mensch hin und stellt außerdem fest, dass der Psychoanalytiker Ludwig Binswanger der erste war, der den Begriff des „homo natura" mit einer naturgeschichtlichen Konzeption verband und damit den Dualismus zwischen Kultur und Natur bestritt. Vgl. Lemm 2020, 74–81.

11[103]); „Unsere Triebe und Leidenschaften sind ungeheuere Zeiträume hindurch in Gesellschafts- und Geschlechtsverbänden gezüchtet worden (vorher wohl in Affen-Heerden): so sind sie als sociale Triebe und Leidenschaften stärker als individuelle, auch jetzt noch“ (NL 1881, KSA 9, 11[130]). Der kritische Punkt liegt in den Prozessen der Rationalisierung und der extremen Abstraktion von Begriffen und Werten, die den individuellen Sinn verallgemeinern und auslöschen. Deshalb setzt Nietzsche darauf, dass der Mensch ‚freier Mensch' wird, wie er in den Vorreden von 1886/1887, insbesondere in denen zu MA I und II, immer wieder anspricht. Es geht vor allem um die Befreiung von Werten, die nicht das Individuum repräsentieren und die deshalb das Lebewesen in seiner einzigartigen Besonderheit krank machen. Nietzsche greift die Vorstellung vom Gefühl der gesteigerten Kräfte in freien Individuen auf und sagt im Nachlass 1881, KSA 9, 11[126]: „Die stärksten Individuen werden die sein, welche den Gattungsgesetzen widerstreben und dabei nicht zu Grunde gehen, die Einzelnen“. Hier ist die Idee zentral, dass der Mensch in der Suche nach seiner individuellen Aneignung die in der Gattung gebildeten Triebe und Affekte umgestaltet und zu seiner Eigenart gelangt: die Menschen werden dann Individuen.[129] Aber so wie die Gattung in einem ersten Moment in der zwischen den Menschen entstandenen Gemeinschaft gestärkt wird, kann der Weg des Erkennens fremder, für die eigene Gesundheit schädlicher Vorstellungen und der Abgrenzung von ihnen für den Menschen selbst gefährlich oder gar tödlich sein, „zahllose Einzelne müssen bei seiner Entstehung zu Grunde gehen! Weil sie allein die erhaltende Gesetzlichkeit und die gewohnte Luft verlieren“ (NL 1881, KSA 9, 11[126]). An diesem Punkt ist daran zu erinnern, dass der Weg der Befreiung von verallgemeinerten und fremden Werten mit dem ‚Weg der Genesung' des Menschen aus der in den Vorreden von 1886/1887 dargestellten Krankheitsperiode zusammenfällt.

Die Erlangung der Individualität im Sinne Nietzsches bedeutet die Überwindung der durch die Herde normierten Werte. Nur in dieser Selbstsuche sei der Mensch in der Lage, sich wieder mit seinem eigenen Leib als Ganzem zu verbinden, also sich die Eigenheiten von psychischen und organischen Vorgängen anzueignen. Zwar gibt es Ähnlichkeiten oder Gemeinsamkeiten zwischen Bestandteilen und Eigenschaften der Organismen einer Art, doch stellt jedes Wesen laut Roux einen einzigartigen Kampf seiner Teile dar. Im Kampf kann sogar jeder Teil besondere Merkmale entwickeln, deren Wirkungen im Organismus ebenfalls singulär sind. Wie Barbara Stiegler betont, verweist Roux bereits auf die „Ungleichheit“ zwischen den Organismen und sogar zwischen ihren Teilen wie z. B. den Zellen, zwischen denen es keinerlei Homogenität gibt.[130] Sowohl Virchow als auch Roux finden bereits im Embryonalstadium eine gewisse Freiheit der organischen Teile gegenüber dem Ganzen und sogar im Verhältnis zu vererbten Formbildungen:

---

129 Vgl. NL 1881, KSA 9, 11[182].
130 Dazu vgl. Stiegler 2001, 73.

> Ausser diesem Beweise, dass viele Theile nicht in absoluter Abhängigkeit von dem Ganzen stehen, spricht sich eine gewisse individuelle Freiheit derselben schon in der embryonalen Entwicklung dadurch aus, dass die vererbten Formenbildungen nicht durch eine vererbte Normirung der Leistungen jeder einzelnen Zelle, sondern blos nach allgemeinen Normen für die Grösse, Gestalt. Structur und Leistung jedes Organes hergestellt werden, so dass für die Einzelausführung, für den Aufbau aus den einzelnen Zellen ein gewisser Spielraum bleibt, innerhalb dessen sich das Geschehen gegenseitig selber regulirt. Dies erkennen wir aus der Ungleichheit der Theile jedes Organes. (Roux 1881, 66)

Die Ungleichheit der Teile des Organismus ermöglicht gerade deren Kampf, denn im gegenteiligen Fall wären sie gleich mächtig und es gäbe überhaupt keinen Kampf: „[d]ie Ungleichheit der Theile wird also die Grundlage des Kampfes der Theile sein müssen: aus ihr ergiebt sich der Kampf von selber infolge des Wachsthums und, wie wir hier gleich hinzufügen wollen, auch schon einfach infolge des Stoffwechsels“ (Roux 1881, 69). Jedes Herrschafts-Gebilde bedeutet Eins, aber es ist nicht eins.[131] Die Pluralität der Kräfte, die sich im Kampf um die Macht aufgrund ihrer Ungleichheit untereinander organisieren, ist ein zentrales Merkmal in Nietzsches Philosophie: Auf die Vielheit und die Besonderheit jedes Dings und Ausdrucks in der Welt hinzuweisen, ist grundlegend, um sie besser zu verstehen. Über die Verschiedenheit der Teile in Organismen sagt Nietzsche in Anlehnung an Roux' Theorie: „Verschiedenheit herrscht in den kleinsten Dingen, Samenthierchen Eiern — die Gleichheit ist ein großer Wahn“ (NL 1881, KSA 9, 11[132]). Dieser psychophysiologische, selbstanalytische Drang ermöglicht es, die Krankheit als Auslöser für die Vertiefung der Selbsterkenntnis und Selbsterforschung des Einzelnen zu nutzen: Durch die Krankheit kann man die eigenen leiblichen Prozesse besser als jeder andere verstehen und sich von verallgemeinerten Werten befreien, die wenig mit den eigenen psychophysischen Erfahrungen zu tun haben. Angesichts des bisher entwickelten gesundheitlichen Interpretationsrahmens kann nur das Individuum selbst bestimmen, was es krank macht oder was als Schmerz gilt.

Die organische Welt wird von Nietzsche als „Triebleben“ (JGB 36) definiert. Dieses sei die einzige gegebene und grundlegende „Realität“ (JGB 36), in ihr sind die organischen Funktionen „synthetisch gebunden in einander“ (JGB 36). Auf diese organische Realität weist Nietzsche hin, um zu einer Neubestimmung dessen zu gelangen, was Leben, Individualität, der Mensch überhaupt bedeuten. Wie Schipperges hervorhebt, hat Nietzsche „[a]us rein methodologischen Erwägungen heraus [...] sich jenen spezifischen Leitfaden gesucht, mit dem er die ‚Realität unserer Triebe‘ als eine ‚Vorform des Lebens‘ beschreibt“ (Schipperges 1975, 48) denn ausgehend von der Erkenntnis, dass die Wirklichkeit instinktiv ist und dass alles andere auf der Grundlage dieses ‚Trieblebens‘ ausgebildet und gezüchtet wurde, ist es „nicht nur erlaubt, diesen Versuch zu machen: es ist, vom Gewissen der *Methode* aus, geboten“ (Schipperges 1975, 48). Wie bei der

131 Dies behauptet Nietzsche im Nachlass 1886, KSA 12, 2[87]. Zur weiteren Diskussion siehe Müller-Lauter 1999b, 15–29, sowie Abel 1998, 82–85 und 110–120. Beide Analysen zu diesem Aspekt sind weithin bekannt, so dass ich es nicht für notwendig halte, in dieser Thematik weiter ins Detail zu gehen.

Analyse der Nachlässe 1881, KSA 9, 11[130] und 11[182] gezeigt wurde, haben die aus den Grundinstinkten des Lebens und aus den organischen Funktionen hervorgegangenen sozialen Affekte, obwohl sie in gewissem Maße für das Überleben notwendig sind, wenig mit der oben eingeführten Besonderheit der Organismen und ihrer Teile gemeinsam. Nur durch die Rückkehr zu einer Analyse dieser primitiveren Realität aus der Perspektive der je eigenen Partikularität kann man zu einer angemesseneren Ausbildung einer individuellen affektiven Welt gelangen – und dies ist für die Pflege der eigenen Gesundheit nötig.

Somit bedeuten Selbsterkenntnis und Selbstanalyse des Menschen die Möglichkeit, zu seinen primitivsten physiologischen Prozessen, die in der Gesellschaft unter dem Joch der Vernunft intellektualisiert und unter ihren Kategorien erstickt wurden, zurückzukehren und sie neu zu interpretieren. Dabei dient die Krankheit dazu, dass der Mensch Zugang zur unbewussten, doch bereits intellektualisierten Ebene der Affekte und Begierden gewinnen kann. Es sind, wie Nietzsche in den Vorreden von 1886/1887 behauptet, die eigenen Erlebnisse, vor allem jene, die schmerzhaft sind und eine gewisse Krankheit bedeuten, die leichter eine unbewusste Welt erschließen. Sich diesem Unbewussten zu öffnen soll dazu führen, dass das Individuum Affekte, Begierden und Werte ausgestaltet, die für es selbst günstiger sind.[132] Die psychologische Introspektion soll zu einer Assoziation der organischen Eigenschaften mit der individuellen affektiven Ebene führen und damit zur *Züchtung der Affekte* nicht mehr in Bezug auf den gesellschaftlichen Kollektivnutzen, sondern im Horizont des Individuums.

Nietzsche assoziiert in den Vorreden von 1886/1887 den introspektiven Weg mit den entsprechenden Krankheitsstadien, als ob sie den Weg zu einem tieferen psychosomatischen Wissen weisen würden. Das ist so, weil die Krankheit die Bedingung für die Gesundheit ist: Die gesamte Erfahrung, eingeschlossen das ständige Durchleben der Krankheit, die innere Stärkung und die (Wieder)Gewinnung der Gesundheit, erzeugt das psychosomatische Wissen darüber, was gut für einen selbst ist. Die Krankheit ist, wie Nietzsche in den Vorreden, im Vorwort von WA und in EH, Warum ich so weise bin 1 und 2 feststellt, der Weg zu einem besseren Verständnis des Leibes insgesamt. Diese leibliche Selbsterkenntnis, die hauptsächlich auf persönlichen Erfahrungen gründet, unterscheidet sich deutlich von jeder Art der Verallgemeinerung, die auf der Normierung bestimmter Werte beruht, auf deren Grundlage man Krankheit oder Gesundheit definieren würde. Die von Nietzsche vorgeschlagene Übung der Selbstanalyse besteht darin, die organischen Funktionen in ihrer individuellen Ausprägung zu reflektieren, sie als eigene Affekte (und damit als Begierden, Gefühle, Wünsche etc.) auszubilden und zu interpretieren und so auf eine primitivere und instinktivere Ebene zuzugreifen: Ziel ist es also, in den psychosomatischen Sinn der eigenen Existenz einzutreten.

So sind die Affekte eines stark von der Gesellschaft geprägten Menschen – um es mit Nietzsches Worten zu sagen: eines nicht freigewordenen Menschen – nicht die gleichen wie die des gewordenen „Einzelwesen[s]" (NL 1881, KSA 9, 11[182]):

132 Vgl. besonders Vorreden von MA I, MA II und FW.

> er fürchtet und haßt stärker und am stärksten als Mitglied eines Geschlechtes oder Staates, nicht seinen persönlichen Feind, sondern den öffentlichen; ja er empfindet den persönlichen Feind wesentlich als einen öffentlichen (Blutrache) Er zieht in den Krieg, um seinen Staat und Häuptling zu bereichern und zum Überersatz zu verhelfen, mit jeder persönlichen Gefahr der Verkümmerung Entbehrung Verstümmelung. Er assimilirt als Mitglied seiner Gesellschaft Fremdes an sich, lernt für deren Wohl; er verachtet was von Eigenschaften nicht mehr zum Bestande der Gesellschaft nützt, er stößt die höchsten Individuen von sich, wenn sie diesem Nutzen widersprechen. (NL 1881, KSA 9, 11[182])

Der freigewordene Mensch, der sich in seiner partikulären psychosomatischen Gesamtheit zu begreifen beginnt, richtet dagegen seine Affekte auf seine eigenen Interessen: die von ihm empfundene Angst hat wenigstens in erster Instanz keine soziale Implikation mehr, sondern ist alles fremde Eingreifen in Bezug auf ihn selbst. Die Überkompensation interpretiert und äußert er als Wunsch nach Selbstaneignung, die Assimilation als eigenes Lernen und Sich-Gewöhnen. Es findet also eine Wiederaneignung statt, eine Erkenntnis des Leibes in seiner besonderen Ganzheit. Was den organischen Mustern im Sinne der Organisation der Elemente für das Überleben der Gattung zu ähneln schien, verwandelte sich mit der Zeit in die „Superfötation" (GD, Das Problem des Sokrates 4) der Vernunft, bis diese die Rolle des Tyrannen übernahm. Aus der Neuinterpretation des Leibes zusammen mit der integrativen, psychosomatischen Selbstanalyse, die vor allem das Unbewusste, die Triebe und die Affekte in den Vordergrund stellt, wird deutlich, dass Nietzsche mit seiner Philosophie, zumindest in seinen letzten Jahren, eine ‚Rückkehr' zum Organischen (oder zur Natur), zum Hören und Verstehen des Leibes vorschlägt.[133] Diesen Weg stellt er in den fünf Vorreden von 1886/1887 in einer Weise dar, die man angesichts der Darstellung der Krankheitsstadien und der Intertextualität, die zwischen den fünf Schriften vermittelt, sogar systematisch nennen könnte. Wie Vanessa Lemm in Anlehnung an Ludwig Binswangers Interpretation argumentiert, besteht die Rückkehr des Menschen zu dieser Stufe des *homo natura* zunächst in der Dekonstruktion der Geschichte, um sie von allen metaphysischen und religiösen Schranken zu befreien, und im Aufbau einer natürlicheren Geschichte, die ein neues und anderes Selbstverständnis des Menschen ermöglicht. Lemm behauptet, dass *homo natura* bereits ein Verständnis der menschlichen Natur für eine kulturelle Transformation widerspiegelt und so die Dualität zwischen Kultur und Natur überwindet. In der vorliegenden Arbeit geht es nicht um diese Dualität oder ihre Überwindung, sondern um die von Nietzsche ausgearbeitete individuelle selbstanalytische Übung als Werkzeug für die Wiederentdeckung und Uminterpretation des Organischen und des unbewussten Psychischen in den zirkulären Krankheits- und Gesundheitsgeschehen.[134] Dies wiederum wird durch die Krankheit gefördert, die jederzeit eine gestärkte Gesundheit ermöglichen soll. Das Individuum, zumindest der ‚freie Geist', bildet

---

133 Vgl. JGB 230 und A 14. Beide Aphorismen erweitern und vertiefen bestimmte Aspekte dieser Aufgabe, die organische Geschichte als Geschichte des menschlichen Leibes neu zu definieren.

134 Dazu vgl. Lemm 2020, 77–90.

dann jene selbstanalytischen Erfahrungen, die als dekonstruktiv – d. h. als Abbau von willkürlichen sozialen Konstrukten, die ihn nicht repräsentieren – verstanden werden können, um der Umgestaltung und Zucht von Instinkten, Affekten, Werten und Ideen Platz zu machen.

2.2 Die instinktive Reaktion gegen die Krankheit

Die Vorreden zum ersten ebenso wie zum zweiten Band von MA widmen sich der Geschichte des persönlichen ‚Genesungsprozesses'. Nietzsche rechtfertigt den ausführlichen Bericht über seine Krankheit ganz zu Beginn dieser zwei Vorreden: Arthur Schopenhauer und Richard Wagner sind die wichtigsten Einflüsse in der Geschichte seines persönlichen Leidens. Einer der Gründe, fremde Werte und Ideen auf sich einwirken zu lassen, ist die Schwierigkeit, mit seinen eigenen Gedanken allein zu sein – eine Selbstständigkeit, die die Fähigkeit zur absoluten Einsamkeit vorauszusetzen scheint. Seine Annäherung an die Philosophie Schopenhauers und die künstlerische Vision Wagners wäre infolgedessen eine Reaktion auf die Furcht vor der Einsamkeit: Nietzsche musste, so seine Begründung, von jemandem verstanden und unterstützt werden. Die Romantik bedeutet in den Vorreden, ‚zu Hause' zu sein, ‚bei sich' zu bleiben und diesen Ruhezustand nicht zu verlassen. Die Loslösung ist zwar das grundlegende Heilmittel gegen diese Art von Pessimismus, die durch die Befreiung des Geistes ausgelöst wird. Sie wird aber immer noch als eine Phase der Krankheit wahrgenommen. Nietzsche stellt dem Leser eine Krankheit vor, die in einem passiven Zustand, einer Art von Taubheit im Leben besteht. Der romantische Geist empfindet sich nicht als krank und fühlt daher keine Notwendigkeit zur Veränderung. Die Loslösung besteht erstens aus der Erkenntnis des eigenen kranken Zustandes und zweitens aus dem Versuch, sich von ihm zu trennen, indem man beginnt, eine Verwandlung zu schaffen. Krankheits- und Gesundheitsvorgänge entsprechen dem Willen zur Macht.[135]

Nietzsche beschreibt sich selbst in den Vorreden für die neuen Ausgaben der GT sowie von MA I und II als Romantiker, zumindest als Anhänger von Wagners und Schopenhauers Pessimismus. Hierin bestand seine Krankheit, und dementsprechend behauptet er, dass die Loslösung seine „antiromantische Selbstbehandlung" (MA II, Vorrede 2) gewesen sei. Warum war Nietzsche in der Lage, in einen ‚Genesungsprozess' einzutreten, wenn er selbst an der Romantik litt? Die Antwort ist einfach: Weil er in der Lage war, die Potenz in der Krankheit zu finden; und dies war wiederum nur möglich, weil er nicht völlig zum Romantiker geworden war. In der Vorrede von MA II beschreibt er, dass sein „gesund gebliebener Instinkt" (MA II, Vorrede 2) verantwortlich dafür gewesen war, ihn zur ‚Genesung' zu leiten. Dies bedeutet, dass der Versuch der ‚Genesung' in erster Linie aus dem instinktiven, d. h. dem leiblichen Bereich hervorgeht.[136] Dieses Ereignis, das Nietzsche in der Vorrede von MA I mit einem „Erdstoss" (MA I, Vorrede 3) in der „junge[n] Seele" (MA I, Vorrede 3) vergleicht, geschieht auf einer unbewussten Ebene.

---

135 Zu den Prozessen des Willens zur Macht siehe Müller-Lauter 1999b und Abel 1998, 3–186.

136 Zur antiromantischen Behandlung schreibt Gödde 1999, 516: „Mit der ‚Entzauberung der Romantiknatur' geht nach Marquard eine ‚Ermächtigung der Triebnatur' Hand in Hand [...]. Dementsprechend werden das Bewußtsein bzw. das Ich entmachtet". Mit dieser Aussage behauptet Gödde genaugenommen, dass die Bekämpfung der Romantik die Schwächung des Ichs bedeutet und folglich die Ermächtigung der Instinkte.

 https://doi.org/10.1515/9783111340920-007

Diese Interpretation lässt keinen Platz für eine auf Vernunft begründete Erholung, zumindest nicht am Anfang. Nietzsche ergänzt anschließend: „Ein Antrieb und Andrang waltet und wird über sie [die junge Seele] Herr wie ein Befehl" (MA I, Vorrede 3). Hier kann man sehen, dass die beginnende Bewältigung der Krankheit auf Instinkten, Trieben oder ‚Andrängen' beruht. Wenn Nietzsche sich auf die Instinkte bezieht, stellt er damit im Allgemeinen eine Distanz zur vernünftigen, bewussten Ebene her.[137]

Ein weiterer Entwurf der Vorrede zu MA I erlaubt es, das Verständnis der unbewussten Dimension und ihrer Funktion im Trennungsprozess zu vertiefen:

> Was begab sich damals eigentlich mit mir? Ich verstand mich nicht, aber der Antrieb war wie ein Befehl [...]. Eine große, immer größere Loslösung, ein willkürliches In-die-Fremde-gehn, eine „Entfremdung", Erkältung, Ernüchterung — dies allein, nichts weiter war in jenen Jahren mein Verlangen." (NL 1885, KSA 11, 40[65])

In dieser nachgelassen Aufzeichnung betont er die Funktion des Antriebes: Ein „Befehl" (NL 1885, KSA 11, 40[65]) aus dem Inneren des Individuums, sich um seine ‚Genesung' zu kümmern, zwingt das Individuum, sich von der Krankheit zu lösen. Genau wie in der Vorrede behauptet er hier auch, dass diese Loslösung wegen ihrer Schwierigkeit ihrerseits krank macht: „— ich war oft krank daran. Jene Loslösung kommt plötzlich wie ein Erdstoß: die junge Seele muß sehen, was sich mit ihr begiebt. Es ist eine Krankheit zugleich, die den Menschen zerstören kann: dieser erste Ausbruch von Kraft und Willen zur Selbst-Bestimmung" (NL 1885, KSA 11, 40[65]). Auf diese Weise versteht Nietzsche die Loslösung als ‚Weg in die Genesung', aber immer noch im Rahmen der Krankheit.

Die Trennungsbewegung als erste Annäherung an eine ‚Genesung' entspringt aus dem Unbewussten des Menschen, das zu ‚befehlen' scheint, unter allen Umständen zu einem Ort außerhalb des Krankheitszustands aufzubrechen.[138] Das „irgend wohin um jeden Preis" (MA I, Vorrede 3) bezeichnet das Bedürfnis des Leibes, den Weg zur ‚Genesung' zu finden. Der ‚einzige gesunde Instinkt', den Nietzsche beschreibt, zwingt den Leib, zu reagieren. Der Leib als Ganzes soll auf koordinierte Weise gegen die Krankheit reagieren, um sie zu bekämpfen und sich nicht von ihr überwältigen zu lassen. Ein gesunder Leib soll agieren, um die sich ausbreitende und Raum gewinnende Krankheit zu bewältigen und so nicht in das ‚romantische' Stadium zu verfallen. Letzteres bedeutet

137 Vgl. dazu hier 2.4 und auch 2.7.2. In dem, was bisher zur Genealogie und Hierarchie des Leibes ausgeführt wurde, schreibt Nietzsche den Instinkten und der unbewussten Ebene des Menschen fundamentale Lebensfunktionen zu, die er vom bewussten oberflächlichen Denken unterscheidet.

138 Gödde weist auf die „[t]riebpsychologische[n] Grundannahmen" in Nietzsches Philosophie – und auch in der Psychologie Freuds – hin. Er charakterisiert den Menschen wie folgt: „Der Mensch wird als von triebhaften Bedürfnissen und Interessen bestimmtes, verdrängendes und sublimiertes Wesen gesehen", Gödde 1999, 530. Obwohl Nietzsche „keinen klar definierten Begriff des ‚Unbewußten' verwendet" (Gödde 1999, 530), werden bei beiden Autoren „Worte und Taten als Manifestationen unbewußter Antriebe, hauptsächlich von Trieben und Triebkonflikten angesehen" (Gödde 1999, 530). Wie Nietzsche im Aphorismus der FW 354 deutlich macht, lenkt das Unbewusste die Handlungen des Menschen, vgl. hier 2.1 und 2.4.

nicht einfach chronische Krankheit – denn in der Chronizität der Krankheit kann man doch immer wieder innere Kraft finden –, sondern vor allem die bewusste Unwilligkeit, gegen das zu reagieren, was alle Kräfte des Leibes schwächt. Die leibliche Atrophie wird von Nietzsche, wie ich später erläutere, in unmittelbarem Zusammenhang mit der Rolle der Vernunft konzipiert, das heißt in direktem Zusammenhang mit der Hierarchisierung der Funktionen der Organe und Körperteile und der Herrschaft, die sie über diese ausübt. Im Gegensatz zu dieser Atrophie stellt Nietzsche als Determinante für die Gesundheit die Selbstregulierung der inneren Prozesse und ihre Hierarchisierung fest. In den Ereignissen der Macht soll sie es ermöglichen Interpretationen der Aneignung und der Beherrschung zu züchten, die das Individuum dazu bringen, das für sein Leben Günstige zu bestätigen und zu verstärken. Dies wird von Nietzsche in der endgültigen Fassung der Vorrede für MA I betont, wo er die Loslösung als „erste[n] *Ausbruch von Kraft* und *Willen zur Selbstbestimmung, Selbst-Werthsetzung,* dieser Wille zum freien Willen“ (MA I, Vorrede 3, kursive Hervorhebung M. S.) charakterisiert. Im passiven Zustand der (romantischen) Krankheit trifft den Geist ein gegen die Krankheit wirkender Kraftstoß wie eine Explosion, die ihn zum ‚Prozess der Genesung‘ treibt. Aus den Instinkten und Trieben entsteht der Wille zur Befreiung, der die eigenen Werte zu bestimmen versucht, ohne sich dabei von der Krankheit beschränken zu lassen, deren Unvermeidbarkeit er doch in jedem Fall anerkennt. Gerade in dieser Einsicht gewinnt er Räume der Selbstbejahung. Die Instinkte gelten hierbei als leibliche Grundlagen, die selbst nicht gänzlich in der Krankheit versunken sind. Der Leib aber schafft seine Interpretationsprozesse nicht mehr aus allen seinen Vermögen, sondern hauptsächlich aus der Vernunft. Genau aus diesem Grund gibt es eine Art Zustand von individueller Unterdrückung, der die Vermögen des Leibes insgesamt einschränkt.

Die Möglichkeit, die eigenen Lebenskräfte auf der Grundlage eines Leibes zu stärken, der auf eine entsprechende Selbstregulierung reagiert, ermöglicht es dem Einzelnen, den ersten Schritt zur Bewältigung des traumatischen Zustands zu tun. Der ‚Beginn der Genesung‘ besteht gerade im Erkennen des eigenen Krankheitszustandes, was für den Einzelnen zunächst unbewusst geschieht, bevor er sich der Notwendigkeit der Konfrontation bewusst wird und die körpergesteuerten Prozesse selbstanalytisch begleitet. In der Analyse des eigenen Zustandes soll das Individuum die Gründe und Wertvorstellungen, die es zum Sturz in die Krankheit geführt haben, definieren und verstehen, um sie verwandeln zu können. Sowohl gegen äußere Einflüsse als auch gegen eigene Interpretationen, die aber zur leiblichen Gesundheit nicht beitragen, soll man sich wenden und sich auf die Suche nach dem Eigenen machen, das das Leben bekräftigt. Wenn Nietzsche sich auf diese „Selbst-Werthsetzung“ (MA I, Vorrede 3) und „Selbstbestimmung“ (MA I, Vorrede 3) bezieht, hat dies einen wörtlichen Sinn: Jeder soll erreichen, was segensreich und fördernd für das Leben ist. Die psychische und somatische Beschränkung durch die Krankheit wird allein kraft des Willens zur Selbstbestimmung durchbrochen. Die Interpretation der Welt wird nicht mehr von einer deprimierten Verfassung beherrscht, sondern nährt sich nun aus einer Kraft, die es erlaubt, die Welt und die eigene Existenz zu würdigen. Die Fähigkeit des Individuums, seine Weltsicht in die Tat umzusetzen und sich nicht mehr von einem Zustand der

Schwäche niederhalten zu lassen, findet neben dem ‚Genesungsprozess' statt: „der Befreite, Losgelöste [sucht] sich nunmehr seine Herrschaft über die Dinge zu beweisen" (MA I, Vorrede 3). Die Loslösung als ‚Genesungsprozess' charakterisiert die freien Geister, d. h. die Individuen, die aus ihrem Krankheitszustand herauszukommen und die Gesundheit zu erlangen versuchen. Das Individuum muss aber spüren und annehmen, dass es für seine Gesundheit notwendig ist, einen Schnitt mit der gegenwärtigen Verfassung vorzunehmen und eine Veränderung herbeizuführen, obwohl der Weg zur reicheren Gesundheit schwer und lang sein kann und mit einem Gefühl extremer Einsamkeit einhergeht.

Im dritten Teil der Vorrede von MA II beschreibt Nietzsche den Wendepunkt seiner Krankheitsperiode als „die höchste Zeit, Abschied zu nehmen" (MA II, Vorrede 3). Um die Loslösung in Bewegung zu setzen, muss man gegen sich selbst, gegen bestimmte krankhafte Mechanismen, die inzwischen Gewohnheiten geworden sind, kämpfen: „Einsam nunmehr und schlimm misstrauisch gegen mich, nahm ich, nicht ohne Ingrimm, dergestalt Partei gegen mich und für Alles, was gerade mir wehe that und hart fiel" (MA II, Vorrede 4). Die Aktivität der Erkenntnis und dann der Trennung von bestimmten Merkmalen, die dem kranken Individuum zu eigen geworden sind, impliziert einen tiefliegenden Willen zur ‚Genesung'. Indem man jene Merkmale und Charakterzüge herausfordert, findet man „den Weg zu jenem tapferen Pessimismus wieder" (MA II, Vorrede 4), den Nietzsche, wie schon erwähnt, als den Weg zu einem selbst, zu eigenen Aufgaben charakterisiert. Der Wille zur ‚Genesung' wird daher von ihm als Merkmal des tapferen Pessimismus identifiziert. Im Gegensatz hierzu ist es ein Kennzeichen der Romantik, Trost in einem Zustand zu suchen, der der Gesundheit schadet und daher das Leben bedroht – anders gesagt, sich in diesem Zustand, ‚zu Hause' zu fühlen.

Warum wird der Mensch krank? Im Allgemeinen tritt die Krankheit ein, wenn er auf seine „eigene Aufgabe" (MA II, Vorrede 4) verzichtet. In Nietzsches eigenen Worten: „Krankheit ist jedes Mal die Antwort, wenn wir an unsrem Rechte auf unsre Aufgabe zweifeln wollen" (MA II, Vorrede 4). Diese Antwort mag sich etwas kryptisch anhören. Was bedeutet hier die ‚Aufgabe' eines Menschen? Zuerst soll betont werden, dass er in diesem Abschnitt der Vorrede von MA II nicht mehr von seiner eigenen Aufgabe und Krankheit schreibt, sondern von der Aufgabe des Menschen im Allgemeinen. Um dies besser zu erläutern, muss man Rücksicht auf die Gesamtheit seines Denkens nehmen und verstehen, dass seine Philosophie allein unter der ‚Optik des Lebens' begriffen werden kann. Genau dies gibt er im *Versuch einer Selbstkritik* zu verstehen:

> Darauf hin sollte es schon mit einiger Rücksicht und Schweigsamkeit behandelt werden; trotzdem will ich nicht gänzlich unterdrücken, wie unangenehm es mir jetzt erscheint, wie fremd es jetzt nach sechzehn Jahren vor mir steht, — vor einem älteren, hundert Mal verwöhnteren, aber keineswegs kälter gewordenen Auge, das auch jener Aufgabe selbst nicht fremder wurde, an welche sich jenes verwegene Buch zum ersten Male herangewagt hat, — die Wissenschaft unter der Optik des Künstlers zu sehn, die Kunst aber unter der des Lebens … (GT, Versuch einer Selbstkritik 2)

An dieser Stelle sei daran erinnert, dass Nietzsche das Leben in Analogie zu den plastischen Kräften in der Kunst denkt.[139] Das heißt, dass die schöpferischen Prozesse im Leben genauso erfolgen wie in der Kunst und vom Individuum auf ‚künstlerische' Weise gestaltet werden müssen.[140] Dies ist bereits in der GT deutlich, wenn Nietzsche sowohl das Apollinische als auch das Dionysische als Triebe der Natur, die sich mit dem Leben des Individuums wie auch mit seinen künstlerischen Äußerungen verflechten, definiert. In den bereits analysierten Teilen 2 und 3 der Vorrede von FW hält Nietzsche fest, dass der Mensch sein Leben an vielerlei Philosophien orientiere. Er beschreibt das Leben selbst auf folgende Weise: „Leben – das heisst für uns Alles, was wir sind, beständig in Licht und Flamme verwandeln, auch Alles, was uns trifft, wir können gar nichts anders" (FW, Vorrede 3). Mit der Betonung auf dem Wort „können" bestimmt er die Aufgabe des Menschen im Leben: alles in „Licht" (FW, Vorrede 3), also in für ihn wohltuende Perspektiven der Welt zu transfigurieren: Darin besteht die grundlegende Fähigkeit jeden Individuums. Seine wesentliche Aufgabe ist folglich, eine ständige Verwandlung der Dinge und des Lebens durchzuführen und darin die innere Bewegung der Existenz zu verwirklichen.[141] An diesem Punkt lässt sich Nietzsches Theorie des Willens zur Macht erkennen, die seine Philosophie strukturiert und den Hintergrund

---

139 Die Interpretation des Kunstbegriffs und seines Zusammenhanges mit dem Leben wird in 3.1 und 3.2.3 entwickelt.

140 Zur Funktion der ästhetischen Kräfte siehe Abel 1998, 72–83. Abel klärt an dieser Stelle die plastische Natur des Willens zur Macht: „Darin vollzieht sich keine Naturalisierung der Ästhetik. Umgekehrt: der als Willen-zur-Macht-Geschehen aufzufassende Grundcharakter alles Wirklichen ist als ‚ästhetisch' zu qualifizieren. Kunst erweist sich als der explizite und in sich gesteigerte expressive Austrag dessen, wozu Ansätze und wovon Spuren in jedem Lebendigen zu finden, ja an aller Lebendigkeit selbst wesentlich beteiligt sind [...]. Das Ästhetische hat seine quasi naturphilosophische Wurzel in dem als Mit- und Gegeneinander von Willen-zur-Macht-Komplexen zu verstehenden Spiel der organisierenden Kräfte, der Organe, Formen, Farben, Fähig- und Fertigkeiten, die als die Gestaltungen der Wirklichkeit erscheinen. Das Ästhetische ist die Entfaltung dieser Beschaffenheit", S. 82–83. Zum Verhältnis zwischen Kunst und Leben siehe auch Meyer 1993. Abel definiert Nietzsches ästhetische Auslegung der Welt wie folgt: „Das Leben ist ein ständig über sich hinaus Wollendes. Es ist Wille zur Macht [...]. Obschon das Leben selbst der höchste Wert ist, kreist es doch nicht beruhigt in sich selber, sondern ist als Wille zur Macht permanent getrieben vom Impetus nach immer neuen, stärkeren Formen der Selbstverwirklichung", Abel 1998, 69.

141 Dieser Konzeption der Verwandlung liegt der Gedanke zugrunde, dass jeder schaffende Prozess ein auslegender Prozess ist. Dazu vgl. Abel 1998, 140–141: „Alles Geschehen in einer organischen Welt ist ein ‚Überwältigen, Herrwerden', und dieses Übermächtigen wiederum ist ‚ein Neu-Interpretieren, ein Zurechtmachen', bei dem ‚der bisherige ‚Sinn' und ‚Zweck' notwendig verdunkelt oder ganz ausgelöscht werden muß'. Das Grundgeschehen des Übermächtigens, auf dem alle Veränderungen in, an und von Seiendem, vom Bereich des Anorganischen über das Organische bis hin zur Bewußtheit und zu den Gebilden des bewußten Denkens beruhen, wird also als ein zurüstendes Um- und Neu-Interpretieren aufgefaßt. Bedenkt man, daß Organisationen und Funktionalitäten überhaupt nur in und als Vollzüge der Willen-zur-Macht-Quanten sind, dann ist nicht mehr überraschend zu hören, daß jeder Wille-zur-Macht interpretiert [...]. Interpretation wird so von Nietzsche in den Grundvorgang der Übermächtigung und Selbst-Überwindung vollständig hineingenommen. Interpretation gehört, und das ist der entscheidende Punkt, unauftrennbar und analytisch zum Charakter und Vollzug jeden Geschehens".

auch der zitierten Stelle bildet. Es ist jedoch wieder anzumerken, dass in den letzten Jahren seines Werks, genauer ab 1886, die Psychologie eine zunehmend wichtige Rolle einnimmt: die introspektive Lebensaufgabe, die sich nach seiner Krankheit in dem der Loslösung entsprechenden selbstanalytischen Prozess intensiviert zu haben scheint, tritt in den Vorreden von 1886/1887 besonders deutlich in den Vordergrund. Vergleichbares gilt für WA und EH, wobei er in beiden Werken die Behandlung des Pessimismus bzw. der Dekadenz und den Weg zu ihrer ‚Überwindung' als seine wichtigste philosophische und gleichzeitig persönliche Aufgabe bezeichnet. Ab der Zeit der fünf Vorreden gewinnen die Überlegungen zur Gesundheit als psychisches und physisches Geschehen, die untrennbar mit seiner zugrundeliegenden Theorie des Willens zur Macht verbunden sind, an konzeptionellem Boden. Dabei scheint es, dass Nietzsche sowohl seine Vorstellung vom Leib als auch vom Willen zur Macht als selbstverständlich und als hinreichende Grundlage für seine Überlegungen zur Gesundheit ansah. Es ist deshalb kein Zufall, dass er im Umfeld seiner Interpretation der Krankheit und Gesundheit – wie auch derjenigen des dionysischen Künstlers ab 1887 – an den wichtigsten Stellen zu diesen Themen den „Willen zur Macht" nicht mehr explizit erwähnt. Es hat den Anschein, als wolle er sich nun auf die psychophysiologischen Geschehnisse und die Art und Weise, wie der Mensch sie interpretiert und analysiert, konzentrieren. Erstellt die Figur des Psychologen und die Funktion der tragischen Psychologie in den Vordergrund, und zwar im Kontext des Lebens selbst, einschließlich des allgemeinen Alltagslebens eines jeden Menschen.

In den Vorreden von MA I und II betont Nietzsche mehrmals, wie wichtig es ist, sich selbst zu bestimmen, die Gewohnheiten eines „Eckensteher[s]" (MA I, Vorrede 5) zu überwinden und Abstand von allem zu gewinnen, was das Individuum lähmt und betäubt. Das ist das Wesen des Loslösungsprozesses. Der Mensch, so Nietzsche, erkennt das Bedürfnis, das den Grund seiner Loslösung bildet, und weiß, dass er nicht mehr den Romantikern und den Gründen der Krankheit Gehör schenken darf, wenn es ihm um sein Wohl geht: „‚Du solltest' – genug, der freie Geist weiss nunmehr, welchem du ‚sollst' er gehorcht hat, und auch, was er jetzt k a n n, was er jetzt erst – d a r f ..." (MA I, Vorrede 6). Nach dem Bruch mit der romantischen Verfassung kann man über seine schöpferischen Kräfte verfügen und mit ihnen spielen. Mit der Loslösung gewinnt das Individuum seine eigene plastische Fähigkeit zurück, stärkt sie im Verlauf des schöpferischen Geschehens mit den eigenen Werten und nähert sich auf diesem Wege einem Zustand zunehmender Gesundheit an. Den Unterschied zu diesem Geschehen artikuliert seine Anmerkung über die Krankheit in EH, Warum ich so weise bin 2: „Ein typisch morbides Wesen kann nicht gesund werden, noch weniger sich selbst gesund machen; für einen typisch Gesunden kann umgekehrt Kranksein sogar ein energisches S t i m u l a n s zum Leben, zum Mehr-leben sein" (EH, Warum ich so weise bin 2). Mit dieser Aussage bekräftigt Nietzsche erneut, dass die Krankheit eine wesentliche Eigenschaft der Gesundheit ist. Zudem behauptet er zum ersten Mal, dass ein ‚morbides Wesen' nie wieder die Gesundheit finden kann. Ein Mensch, der sich mit der Zeit zum Romantiker oder zum schlechten Pessimisten gemacht hat, kann in seinem Leben keine ‚Genesung' mehr erfahren, geschweige denn irgendeine Art von Kraft im Leben mit der Krankheit finden. Er lebt auf diese Weise weiter, ohne die eigene Krankheit vollständig zu erkennen. Der tiefste Wunsch eines erkranken Leibes ist es, in diesem Zustand zu verharren. In dieser Arbeit argumentiere ich für die Ansicht, dass Nietzsche einen solchen erkrankten Leib nicht auf die physiologische Perspektive einer angeborenen Krankheit reduziert. Die Möglichkeit von Rückfällen und damit einhergehend die Bildung von Umständen, die Krankheit verursachen und aufrechterhalten, spielen die entscheidende Rolle. Obwohl die körperlichen Aspekte wesentlich sind, ist die psychische Dimension in den letzten Jahren seiner Philosophie ebenfalls fundamental. Nietzsche konzipiert jene Ebenen nicht getrennt voneinander, vielmehr stehen die Prozesse in ihnen in Verhältnissen der Wechselwirkung und treten stets gemeinsam auf.

2.3 Das physiologische Erbmaterial

Es ist klar geworden, dass nach Nietzsches später Konzeption der Krankheit die erste Reaktion gegen sie instinktiv geschieht. Der „Antrieb“ (MA I, Vorrede 3) bewegt den Menschen mit der Natur eines freien Geistes, also den im ‚Wesen‘ noch nicht ganz kranken Geist, dazu, die innere Kraft in der Krankheit zu finden und sich ihr zu stellen, ja sie zu meistern. In EH betont er diese Idee erneut, wenn er über sich selbst schreibt: „ich [wählte] *instinktiv* gegen die schlimmen Zustände immer die r e c h t e n Mittel [...] während der décadent an sich immer die ihm nachtheiligen Mittel wählt“ (EH, Warum ich so weise bin 2, kursive Hervorhebung M. S.). Hier wird deutlich, dass Nietzsche viel grundlegenderen Funktionen des Leibes als dem bewussten und begrifflichen Denken, ohne zu vergessen, dass das Bewusstsein auch ein weiteres Organ des Leibes ist, die zentrale Aufgabe im ‚ersten Schritt der Genesung‘ zuschreibt. Die Bildung der Instinkte geht auf eine viel längere Geschichte zurück als die des Bewusstseins und seiner Begriffe des Guten und des Schlechten für das Leben. Hier finden wir ein Echo von Roux’ Theorie der Organismen, die Nietzsche weitgehend für seine eigene Interpretation des Leibes und der Gesundheit übernimmt: Instinktiv, durch seine Selbstregulierung und die Möglichkeit, eine am Gesamtnutzen des Organismus orientierte innere Hierarchie zu erzeugen und zu pflegen, ordnet und priorisiert dieser die Prozesse, die für ihn eine Verbesserung bedeuten. Dieser „Zwang“ (EH, Warum ich so weise bin 2) zur Loslösung davon, „w a s damals vor Allem noth that“ (EH, Warum ich so weise bin 2), ist nur durch die „Instinkt-Gewissheit“ (EH, Warum ich so weise bin 2) gesteuert. Aber es gibt – wie oben erwähnt – eine „Bedingung dazu – jeder Physiologe wird da zugeben – d a s s m a n i m G r u n d e g e s u n d i s t“ (EH, Warum ich so weise bin 2). Nietzsche betont, dass die Grundlage der Gesundheit auf einer tiefliegenden, instinktiven Ebene zu suchen ist: Ohne gesunde Instinkte kommt der Mensch nie von der Krankheit los. Genau in dem Moment, in dem die Krankheit ihren Höhepunkt und die menschlichen Kräfte dementsprechend ihren Tiefpunkt erreicht haben, müssen die lebensbejahenden Instinkte ihre Funktion erfüllen und das Individuum aus der Gefahr herausführen.

An dieser Aussage sind meines Erachtens zwei Punkte kommentarbedürftig: (1.) Trotz der wichtigen Rolle der Physiologie in seiner Philosophie vertritt Nietzsche keinen biologischen d. h. physiologischen Determinismus,[142] d. h. (2.) es besteht immer

142 Der Begriff „biologischer Determinismus“ oder „genetischer Determinismus“ entspricht einer aktuelleren Theorie, da er sich hauptsächlich parallel zur Erforschung der Genetik entwickelt. In groben Zügen besteht diese Art von Determinismus darin, das gesamte menschliche Verhalten auf rein biologische Prozesse zu beschränken und den Gedanken zu verwerfen, dass beispielsweise die psychologischen wie auch die sozialen Ebenen eine wichtige Rolle für die Gestaltung des Verhaltens des Menschen spielen. Siehe dazu De Melo-Martín 2003, 1185: „Biological determinism points to natural limits constraining individuals and therefore tends to de-emphasize the influence of social circumstances. Thus, if biological determinism were true, it would seem that no possible social system, educational policy, or nurturing plan could change the status quo“. Vgl. auch Zwart 2015, 1: „Definitions of ‘genetic determinism’ tend to come in two ‘flavours’. The stronger version, which notably thrives in popular culture, proclaims

 https://doi.org/10.1515/9783111340920-008

die Möglichkeit, dass ein krankes Individuum in den ‚Genesungsprozess' eintritt. Ein ‚morbides Wesen' ist zu einem solchen *geworden*, in bestimmten Fällen ist seine Krankheit auch physiologisch bedingt, aber hinreichende physiologische Bedingungen zum Pessimismus bzw. zur décadence oder Degenerescenz liegen damit nicht vor.

Es ist notwendig, so präzise wie möglich zu klären, welche Rolle das Erbliche nach Nietzsches Interpretation im Bereich der Gesundheit spielt, um festzustellen, dass jenseits der großen Bedeutung, die er dem Physiologischen beimisst, die von ihm konzipierte Art von Gesundheit in erster Linie von der Transfigurationsfähigkeit des Individuums abhängt, also von der Art und Weise, wie es seine psychologischen Fähigkeiten ausbildet, um seine physiologischen Eigenschaften so zu lenken, dass sie dem Leben möglichst zuträglich sind. Die Idee einer Krankheit, die durch vererbte physiologische Bedingungen bestimmt wird, taucht in Nietzsches veröffentlichtem Werk erst 1888 auf, wenn er das aus Charles Férés *Dégénérescence et criminalité* stammende Konzept „Degenerescenz" einführt.[143] Eine bestimmte Vorstellung der erblichen oder

---

that genes alone determine the traits and behavior of living organisms, including humans. In the scientific literature, however, a somewhat softer, more nuanced version is in vogue, stressing that, although genes ultimately determine human life, they do so in close interaction with environmental factors. Nonetheless, genes are granted a privileged causal status". Gerade eine zeitgenössische Theorie wie die der Epigenetik verknüpft genetische Aspekte mit Umwelt- und sozialen Umständen, die die Expression von Genen verändern können, und würde die Interpretation, dass ausschließlich das menschliche Genom das Verhalten bestimmt, als übertrieben zurückweisen, dazu vgl. Powledge 2011. In Bezug auf Nietzsches Standpunkt zum ererbten Material und die inneren und äußeren Einflüsse auf dieses siehe 2.3. In den Fußnoten 163 und 165 hebe ich, abgesehen von den großen Entdeckungen auf dem Gebiet der Genetik, Ähnlichkeiten zwischen der Ansicht Nietzsches und der Theorie der Epigenetik hervor. Nietzsche betont in jedem Fall, dass die ästhetischen Handlungen des Leibes die Gestaltung der eigenen Realität entscheidend bestimmen. Deshalb unterscheidet sich seine Philosophie vom biologischen Determinismus bzw. jeglicher Art von Determinismus. In einigen nachgelassenen Aufzeichnungen spricht Nietzsche sich gegen einen Determinismus aus: „Determinism: „Ich bin für alles Kommende ein f a t u m !" — ist m e i n e Antwort auf Determinismus! (NL 1883, KSA 10, 16[64]). Vgl. auch Nachlass 1883, KSA 10, 21[6]: „Der Determinismus: ich selber bin das Fatum und b e d i n g e s e i t E w i g k e i t e n d a s D a s e i n". In der nachgelassenen Aufzeichung 1887, KGW W II/1, S. 75 schreibt Nietzsche: „Zur Bekämpfung des Determinismus. Daraus, daß Etwas regelmäßig erfolgt u. berechenbar erfolgt, er=giebt sich nicht, daß es nothwendig erfolgt. Daß ein ~~Wille~~ {Quantum Kraft} sich in jedem bestimmten Falle auf eine einzige Art u. Weise bestimmt u. benimmt, macht ihn nicht zum ‚unfreien Willen'". Der von Nietzsche dargestellte Gesundheitsbegriff gründet sich gerade in der plastischen Fähigkeit des Menschen, also in seinen auf die Welt bezogenen interpretativen Qualitäten. Zu sagen, dass die Gesundheit ausschließlich auf biologischen Prozessen beruht, würde jede Möglichkeit der Assimilierung und folgenden Veränderung oder Bewältigung zunichte machen, d. h. es wäre eigentlich bedeutungslos, von Gesundheit zu sprechen.

143 Zur Genealogie und Bedeutung dieses Begriffes siehe Andreas Urs Sommers Kommentare zum WA: „Hier kommt der Ausdruck ‚Degenerescenz' in N.s Werken zum ersten Mal vor. N. dürfte ihn aus Charles Férés *Dégénérescence et criminalité* (1888) aufgenommen haben. Vgl. NK KSA 6, 71, 14. Nach Eduard Reichs *Der Epilepsismus aus dem Gesichtspuncte der Medicin, Strafrechtspflege und Staatskunst* (1886) ist ‚jener Zustand von Gebrechlichkeit, welchen [der Verfasser] mit dem Namen Epilepsismus bezeichnet, wie ein Proteus über die ganze Gesellschaft verbreitet' (zitiert nach Stark 1888, 595). Reich, dessen *System der Hygiene* (1870–1871) N. besaß, zeigt in *Der Epilepsismus* eine große Vorliebe für die Proteusmetapher. N., dessen Bekanntschaft mit *Reichs Epilepsismus* nicht direkt nachzuweisen ist, konnte dem Buch in der die

generationsbedingten Natur der *décadence* ist jedoch bereits ab 1883 in seinen Schriften sichtbar;[144] später scheint Nietzsche dieses Konzept durch das der „Degenerescenz" auszutauschen,[145] wobei sich erstere möglicherweise stärker auf den Nihilismus und Verfall des Menschen in verschiedenen Lebensbereichen bezieht, während sich letztere in erster Linie auf physiologische, was in wenigen Aufzeichnungen auch auf sozioökonomische Faktoren bezieht – so verweist Nietzsche z. B. auf die gesundheitlichen Auswirkungen des Arbeitszwangs bis zur Erschöpfung.[146] Genau in einem solchen auf Abstammung und Vererbung bezogenen Sinn behandelt Paul Bourget zehn ausgewählte Künstler[147] nach seinem Begriff der „décadence". Sie ist seiner Meinung nach eine Generationenfrage, die die Art und Weise beeinflusst, wie das Leben erfahren wird. Es ist jedoch offensichtlich, dass die Rolle der vorangegangenen Generationen von den eigenen im Leben gesammelten Erfahrungen, in diesem Fall des Künstlers, bestimmt wird:

Proteusmetapher auskostenden, ausführlichen Rezension von Carl Stark in der *Allgemeinen Zeitschrift für Psychiatrie und psychisch-gerichtliche Medicin* begegnet sein, wo davor der dritte Band von Charcots *Leçons* und danach Leopold Lowenfelds *Die moderne Behandlung der Nervenschwäche* (NPB 364) besprochen wurden", Sommer 2012, 84.

144 Zur genealogischen Erklärung dieses Konzepts vgl. Sommer 2012, 32: „Begriffsgeschichtlich lässt sich N.s *décadence* dreifach fassen: Erstens wird der Ausdruck seit Boileau, Montesquieu und Gibbon mit mehr oder weniger stark moralischer Konnotation für den Verfall des Römischen Reiches [gebraucht] [...]. Zweitens ist *décadence* die Selbstprädikation einer künstlerischen Bewegung um Charles Baudelaire und Paul Verlaine, die die Negation bürgerlicher Werte und das Ausbrechen aus dem bürgerlichen Normgefüge zum Programm erhoben hat (‚épater le bourgeois') [...]. Die literarische *décadence*-Bewegung fand N. beispielsweise in Paul Bourgets *(Nouveaux) Essais de psychologie contemporaine* dokumentiert. Drittens ist der physiologische Gebrauch der Vokabel im Sinne von Dégénérescenz auch schon unter N.s naturwissenschaftlichen und medizinischen Zeitgenossen verbreitet". Schließlich schlägt Sommer eine Synthese der drei möglichen Bedeutungen des Begriffs *décadence* vor und bekräftigt Folgendes: „Bei N. selber wird eine ästhetische Wortverwendung mit einer historischen, einer moralisch-außermoralischen, einer zeitkritischen und einer physiologisch-biologischen verbunden: *Décadence* meint sowohl den zyklisch unabwendbaren physischen Niedergang der menschlichen Spezies und ihrer Individuen als auch die daraus resultierende Kultur- und Kunstproduktion. *Décadence* ist die Konsequenz eines schwindenden Willens zur Macht und als solche keineswegs nur auf die Gegenwart beschränkt", S. 32–33. Zu Recht betont Urs Sommer den historischen Charakter, der in einem auf Vererbung bezogenen Rahmen verstanden werden kann, und reduziert ihn nicht auf die Gegenwart. Nach Müller-Lauter definiert Nietzsche sich in seiner Spätphilosophie selbst in dreifacher Hinsicht als „décadent": „hereditär, im Rückblick auf die Morbidität des Vaters; lebensgeschichtlich, als in ungewöhnlichem Maße dem Kranksein ausgesetzt; schließlich als Kind seines Zeitalters, einer Zeit des Niedergangs", Müller-Lauter 1999a, 1.

145 In WA bestimmt Nietzsche sich selbst und Wagner als ‚Kinder' ihrer Zeit, also als *décadents.* Vgl. WA, Vorwort und weiter zum Thema vgl. Sommer 2012, 32. Siehe auch hier 2.6.

146 Vgl. NL 1888, KSA 13, 15[37], KGW IX, II/6, S. 88. In dieser nachgelassenen Aufzeichnung übernimmt Nietzsche fast wörtlich eine Seite aus Férés *Dégénération et criminalité.*

147 Die zehn Künstler sind Flaubert, Taine, Renan, Edmond und Jules Goncourt, Baudelaire, Amiel, M. Alexandre Dumas Fils, M. Leconte de Lisle, Ivan Tourguéniev und Henri-Frédéric Amiel. Vgl. Bourget 1886, Band I und Band II.

> Je me suis borné cependant à ces dix physionomies parce qu'elles m'ont paru les plus capables de manifester la thèse qui circule à travers ces deux volumes, à savoir que les états de l'âme particuliers à une génération nouvelle étaient enveloppés en germe dans les théories et les rêves de la génération précédente. Les jeunes gens héritent de leurs aînés une façon de goûter la vie qu'ils transmettent eux-mêmes, modifiée par leur expérience propre à ceux qui viennent ensuite. Les œuvres de littérature et d'art sont le plus puissant moyen de transmission de cet héritage psychologique [...]. Il m'a semblé que de toutes les œuvres passées en revue au cours de ces dix essais une même influence se dégageait, douloureuse et, pour tout dire d'un mot, profondément, continuement pessimiste. Et, de fait, l'existence du pessimisme dans l'âme de la jeunesse contemporaine, est reconnue aujourd'hui par ceux-là même à qui cet esprit de négation et de dépression répugne le plus. Je crois avoir été un des premiers à signaler cette reprise inattendue de ce que l'on appelait en 1830, le mal du siècle. (Bourget 1886, 11–12)

Bourget widmet in seinen Aufsätzen über die Psychologie der Zeit – er nimmt ja die Rolle des Psychologen ein, wie es Nietzsche beginnend mit den Vorreden von 1886/1887 tut – sogar ein Kapitel der spezifischen Analyse der Generationendekadenz und ihrer Bedeutung.[148] Hier finden sich in größerem Maßstab Anspielungen auf die biologischen Theorien der Zeit, vor allem auf diejenigen von Virchow und Roux über die Organisation des Organismus, die Nietzsche in den bereits diskutierten nachgelassenen Aufzeichnungen von 1881 aufgreift. Wie Bettina Wahrig-Schmidt hervorhebt, steht Bourgets Parallelisierung der sozialen Organisation mit der Regulierung eines Organismus in direktem Zusammenhang mit den Studien von Rudolf Virchow,[149] obwohl die Bedeutung der Organisation des Gesamtorganismus auch in Roux' *Der Kampf der Teile im Organismus* (siehe oben) erkennbar ist. Meiner Meinung nach betont aber Roux weitaus mehr den internen Kampf zwischen den Teilen und die Art und Weise, wie die Selbstregulierung diese internen Kämpfe so orchestriert, dass die stärksten Teile schließlich siegen, was zu der bereits erläuterten internen Hierarchie führt. Genau diesen Gesichtspunkt hebt Nietzsche hervor, denn wie schon erklärt wurde, verwendet er 1881 zwar die gleiche Metapher, nämlich die Gesellschaft als Organismus, in dem jeder Mensch ein Organ darstellt, doch hat sie mehr den Charakter einer Anprangerung und Kritik am Mangel an individueller Umdeutung des Psychischen, Affektiven und Organischen, während die Notwendigkeit, diese gesellschaftlich auferlegte Ordnung aufrechtzuerhalten, nicht im Vordergrund steht. Nietzsche sieht die Anarchie nicht in der ‚Befreiung' des Menschen, der sich auf die Suche nach eigenen Werten für sein Leben und seinen Leib begibt, sondern in der fehlenden Regulierung und Organisation des eigenen Leibes. Hier kommen dann nicht nur Bourgets *Essays* über die *décadence* des Künstlers und der Generationen ins Spiel, sondern auch die Bedeutung der Selbstregulierung, die im Werk von Wilhelm Roux eingeführt wird. Hierauf wird später eingegangen.

---

148 Vgl. Bourget 1886, 19–26.
149 Wahrig-Schmidt 1988, 434–464.

In das thematische Feld von „Degenerescenz“ und „décadence“ gehört ein weiterer zentraler Begriff, nämlich der der Züchtung.[150] Es wurde bereits ausgeführt, dass Nietzsche sowohl auf eine Züchtung des Organischen durch die Selbstregulierung hinweist, die sich durch weitere Kämpfe verstärkt, als auch auf eine Züchtung der Affekte und eine psychische Züchtung. Im Folgenden werden jedoch noch weitere Aspekte dieses Begriffs behandelt. Zu seiner inhaltlichen Bestimmung zählt eine Menge von „Existenz-Bedingungen“ (NL 1884, KSA 11, 25[462]), „also Umgebung, milieu, Klima, Diät eines Volkes in sehr hohem Maße seinen Charakter und auch seine physiologische Verfassung“ (Schank 2000, 229) die das Individuum bzw. eine ganze Generation beeinflussen und prägen. Diese Idee, den Leib sogar ganzer Generationen zu bilden und zu züchten, findet man schon 1875: „Wo etwas Grosses erscheint, mit etwas längerer Dauer, da können wir vorher eine sorgfältige Züchtung wahrnehmen z. B. bei den Griechen. Wie erlangten so viele Menschen bei ihnen Freiheit? Erzieher erziehn! Aber die ersten müssen sich selbst erziehn! Und für diese schreibe ich“ (NL 1875, KSA 8, 5[25]). Die Menschenzüchtung, die eigentlich im Zusammenhang mit dem Willen zur Macht und der Existenzbejahung gelesen werden sollte, interpretiert Nietzsche auch als Geschehen der Vererbung.[151] Hier schwingt Roux mit seinem Postulat vom Kampf der

150 Henning Ottmann bringt Nietzsches Überlegungen mit Francis Galton in Verbindung: „Darin war Nietzsche ganz Sohn seiner Zeit, und vielleicht hat er sich mit solchen Lehren an den Vater der Vererbungswissenschaft, an Galton, angeschlossen“, Ottmann 1999, 262–263. In Nietzsches Bibliothek, so Ottmann, „befand sich F. Galton: Inquiries into Human Faculty and its Development, London 1883, die Geburtsschrift der Eugenik“. Zur Thematisierung der Züchtung im Zusammenhang mit der Kultur siehe Faustino 2018, 91–93. Dort interpretiert sie Nietzsches Vorstellung über den Philosophen als Arzt bzw., in ihren Worten, als „therapist of culture“, S. 91. Da Nietzsche den Begriff „Therapie“ nie in seinen Schriften verwendet, ersetzt Faustino ihn durch den Sinn von „Zucht“ und „Züchtung“. Die Züchtung des Menschen sieht sie als eine kollektive Aufgabe, eben als Züchtung einer Kultur. Es ist zwar richtig, dass Nietzsche über ganze Generationen beispielsweise aus der Perspektive der Züchtung nachdenkt (Wagner und er sind die ‚Kinder‘ einer dekadenten Zeit). Der individuelle Charakter jedes Menschen ist dennoch zentral für die Züchtung und auch für die Wandlung desselben. Nur so kann das Individuum, beispielsweise Nietzsche, über das scheinbar gesellschaftlich Vorgegebene hinaus seine eigene Gesundheit schmieden. Allein den sozialen Aspekt der Züchtung zu betonen provoziert dagegen deterministische Vorstellungen. Vgl. hier 2.1.

151 Im Gegensatz zur Ottmanns Interpretation, der zufolge für den Züchtungsbegriff bei Nietzsche ein moralischer Aspekt zentral ist, wird in dieser Arbeit die Züchtung bzw. die Vorstellung erbliche Aspekte vor allem aus einem psychologischen und physiologischen Blickwinkel herausgearbeitet. Ottmann behauptet: „Auch wenn Nietzsche am Ausgang der achtziger Jahre ein gesteigertes Interesse an Physiologie erkennen läßt (und sein Begriff der ‚Dekadenz‘ ist als physiologischer noch zu prüfen, auch wenn er die ‚Physiologie‘ zur ‚Herrin über alle anderen Fragen‘ machen möchte — ‚Züchtung‘ ist wesentlich ein moralischer Begriff, steht für Bildung und Zucht“, Ottmann 1999, 263. Ebenso stellt er den Begriff der „décadence“ in den Hintergrund, der meines Erachtens einen deutlichen Hinweis auf die Bedeutung der psychologischen und physiologischen Ebene und damit des Bezugs auf die Gesundheit gibt. Selbstverständlich bezieht sich Nietzsche eher auf eine philosophische denn auf eine moralische Züchtung, wobei jene in wesentlichen Zügen mit dem Begriff der Gesundheit zusammenhängt, wie er insbesondere in den letzten Jahren seiner Philosophie entwickelt wird. Die moralische Auslegung der Welt ist nurmehr eine Folge der Krankheit. Vgl. GD, Moral als Widernatur 5: „Moral, wie sie bisher verstanden worden ist — wie

Teile, der Reaktion auf verschiedene äußere Reize und der Art und Weise mit, wie die Struktur im Organismus durch den Sieg der stärksten Teile und die Leistung der Selbstregulierung erzeugt wird. Nach mehreren Erwähnungen in nachgelassenen Aufzeichnungen tritt der Begriff in JGB wieder auf. Im Hinblick auf eine Züchtung von Menschen als Teil der Vorbereitung einer Philosophie der Zukunft führt er aus:

> Nach neuen Philosophen, es bleibt keine Wahl; nach Geistern, stark und ursprünglich genug, um die Anstösse zu entgegengesetzten Werthschätzungen zu geben und „ewige Werthe" umzuwerthen, umzukehren; nach Vorausgesandten, nach Menschen der Zukunft, welche in der Gegenwart den Zwang und Knoten anknüpfen, der den Willen von Jahrtausenden auf neue Bahnen zwingt. Dem Menschen die Zukunft des Menschen als seinen Willen, als abhängig von einem Menschen-Willen zu lehren und grosse Wagnisse und Gesammt-Versuche von Zucht und Züchtung vorzubereiten, um damit jener schauerlichen Herrschaft des Unsinns und Zufalls, die bisher „Geschichte" hiess, ein Ende zu machen (JGB 203)

In JGB 213 weist Nietzsche erneut darauf hin, dass die Entwicklung eines höheren Gedankens und einer höheren Welt ganz von der Arbeit und der Züchtung über Generationen hinweg abhängt:

> Für jede hohe Welt muss man geboren sein; deutlicher gesagt, man muss für sie gezüchtet sein [...]. Viele Geschlechter müssen der Entstehung des Philosophen vorgearbeitet haben; jede seiner Tugenden muss einzeln erworben, gepflegt, fortgeerbt, einverleibt worden sein (JGB 213)

In Bezug auf das durch Generationen hindurch gebildete Erbe, aber diesmal unter Einbeziehung des Begriffs der Schönheit, der wenig mit Schönheit im allgemeinen ästhetischen Sinne zu tun hat, sondern mit dem, was biologisch positiv für den Menschen ist, gibt es zwei wichtige Hinweise in GD 44, *Mein Begriff vom Genie*[152] und GD 47, *Die Schönheit kein Zufall:*

---

sie zuletzt noch von Schopenhauer formulirt wurde als ‚Verneinung des Willens zum Leben' — ist der décadence-Instinkt selbst, der aus sich einen Imperativ macht: sie sagt: ‚geh zu Grunde!' — sie ist das Urtheil Verurtheilter...".

152 Francis Galton veröffentlicht 1869 das Buch *Hereditary Genius*, in dem er über die Fähigkeiten und Begabungen der „breed" oder „race" schreibt: „I PROPOSE to show in this book that a man's natural abilities are derived by inheritance, under exactly the same limitations as are the form and physical features of the whole organic world [...] it would be quite practicable to produce a highly-gifted race of men by judicious marriages during several consecutive generations. I shall show that social agencies of an ordinary character, whose influences are little suspected, are at this moment working towards the degradation of human nature, and that others are working towards its improvement. I conclude that each generation has enormous power over the natural gifts of those that follow, and maintain that it is a duty we owe to humanity to investigate the range of that power, and to exercise it in a way that, without being unwise towards ourselves, shall be most advantageous to future inhabitants of the earth." Vgl. Einleitung zu *Hereditary Genius*, zweite Ausgabe 1892. In *Inquiries into Human Faculty and Its Development* bezieht sich Galton auch auf die Züchtung über Generationen hinweg: „accordance with the healthy nature of the man, and, being transmissible by inheritance, may become the normal characteristics – of a healthy race, just as the sheep-dog, the retriever", Galton 1883, 42. In einem Brief an Strindberg 1888 erwähnt Nietzsche „den Engländer Galton (‚the hereditary genius'), der zur ‚Geschichte der Verbrecher-Familien [...] das

> Mein Begriff vom Genie. — Grosse Männer sind wie grosse Zeiten Explosiv-Stoffe, in denen eine ungeheure Kraft aufgehäuft ist; ihre Voraussetzung ist immer, historisch und physiologisch, dass lange auf sie hin gesammelt, gehäuft, gespart und bewahrt worden ist, — dass lange keine Explosion stattfand. (GD, Streifzug 44)

> Alles Gute ist Erbschaft: was nicht ererbt ist, ist unvollkommen, ist Anfang [...]. Es ist entscheidend über Loss von Volk und Menschheit, dass man die Cultur an der rechten Stelle beginnt – nicht an der „Seele" [...] die rechte Stelle ist der Leib, die Gebärde, die Diät, die Physiologie, der Rest folgt daraus... (GD, Streifzug 47)[153]

Zum Begriff „Degenerescenz" und den entsprechenden Eigenschaften äußert Nietzsche sich in fünfzehn nachgelassenen Aufzeichnungen des Jahres 1888,[154] in WA, A und in GD. Wie bereits bemerkt wurde, ersetzt er den Pessimismus als Wagners und Schopenhauers Krankheit im letzten Jahr seiner Philosophie, also 1888, durch den Begriff der *décadence* oder der „Degenerescenz". Wagner erscheint als erster *décadent* in einem veröffentlichen Werk Nietzsches; in *Der Fall Wagner* entwickelt er die von ihm 1886/1887 eingeführten Eigenschaften in Entsprechung zur Einschätzung von Wagner als Pessimisten und präsentiert einige neue Merkmale,[155] die er auch in KGW IX, W II/5, S. 107 nennt:

> Die moral. Degenerescenz wissen {~~wir heute~~} nicht mehr abgetrennt {~~zu denken~~} von der physiolog. {zu denken: sie ist ein bloßer Symptom = Complex} [...] das Wort drückt hier gewisse ~~Unvermögen~~ ~~{~~Unvermögen} aus, die physiologisch mit dem Typus der Degenerescenz verbunden sind: Typus der Degenerescenz verbunden sind: zb. die Schwäche des Willens, die {Unsicherheit} ~~Vielheit u. Wechselhaftigkeit-~~ {u selbst Mehrheit der} der „Person~~en~~", die Ohnmacht, ~~eine {~~auf irgend einen Reiz hin die} Reaktion auszusetzen u. Sich {auf irgend zu} „beherrschen", {die Unfreiheit vor jeder Art ~~Reiz~~, Suggestion eines fremden Willens} ~~wie es der Besonnene thut~~. (NL 1888, KGW IX, W II/5, S. 107)

---

größte Material gesammelt hat, führt immer auf einen *zu starken* Menschen für ein gewisses sociales niveau zurück" (Nietzsche an Strindberg, 8. Dezember 1888, KGB III/5, Bf. 1176). Es ist möglich, dass der entsprechende Streifzug 44 von GD in Beziehung zu Galtons Werk steht. Zur Entwicklung der „großen Männer" vgl. den Kommentar von Andreas Urs Sommer: *„Der große Mann kann sich damit die aufgestaute Entwicklung auch in der Entartung,* von der GD Streifzüge eines Unzeitgemässen 43, KSA 6, 144, 28–31 spricht, zunutze machen. So sieht der Umwerter sein Verhältnis zu seiner eigenen Zeit. An einer Parallelstelle in EH, Warum ich so weise bin 3, KSA 6, S. 269, 1–5 kommt dies noch stärker zum Tragen", Sommer 2012, 526, kursive Hervorhebung M. S. Sommer stellt aber keine Verbindung zu Galtons Werken her. Gerade die Passagen aus EH, Warum ich so weise bin 3, in denen Nietzsche sich auf sein Erbe und die Möglichkeit einer Züchtung bezieht, werden im Folgenden speziell analysiert.

153 Der Begriff „Schönheit" hat *nur* mit psychophysiologischen Werten zu tun. Dies wird in 3.2.1 und in 3.2.3 bearbeitet.

154 Nachgelassene Aufzeichnungen aus dem Jahr 1888, KGW IX, W II/3, S. 35; KGW IX, W II/5, S. 143; KGW IX, W II/5, S. 132; KGW IX, W II/5, S. 130, KGW IX, W II/5; S. 107, KGW IX, W II/5, S. 83; KGW IX, W II 5, S. 11; KGW IX, W II 5, S. 4, KGW IX, W II 5, S. 3; KGW W II 6, S. 88; KGW IX, W II/6, S. 88; KGW IX, W II/6, S. 87; KGW IX, W II/6, S. 40; KGW IX, W II/6, S. 52; KGW IX, W II/7, S. 132–133; KGW IX, W II/8, S. 85; in KSA 13, 14[74]; 14[91]; 14[113]; 14[133]; 14[209]; 14[220]; 15[36]; 15[37]; 15[99]; 16[40]; 22[19].

155 Vgl. 2.6.

Die Unmöglichkeit des Leibes, in Momenten der Erschöpfung oder Schwäche die Reaktion auf einen Reiz zu *unterlassen*, ist eine der Eigenschaften, die Nietzsche Wagners Verhalten zuschreibt und besonders in WA entwickelt. Auch wenn in dieser nachgelassenen Aufzeichnung eindeutig auf die Arbeit von Féré Bezug genommen wird, glaube ich, dass Roux' Ausführungen über die Funktion von Reizen auch in den späteren Jahren in Nietzsches Aussagen zum Leib widerhallen: Auf den Reiz zu reagieren und nicht in der Lage zu sein, den internen Verbrauch von Kräften im Verhältnis zur Assimilation zu koordinieren, so dass es im extremen Fall zur totalen Erschöpfung kommt, führt dazu, dass diese Teile zugrunde gehen oder von anderen, besser geeigneten Teilen überwunden werden.

Wichtig ist jetzt zu zeigen, inwiefern Nietzsche die Krankheit auf ein morbides oder ‚dekadentes' Wesen zurückführt und damit die Bedingungen der Krankheit als erworben und auch als vererbt versteht. Im Nachlass 1888, KGW IX, W II/5, S. 146 schreibt er über die Erschöpfung, eine typische Eigenschaft des Pessimismus: „Es giebt [~~scheinbar~~] einen Begriff, der [anscheinend keine Verwechslung,] keine Zweideutigkeit ~~enthält~~ [zuläßt]: das ist der der Erschöpfung. *Diese kann erworben sein; sie kann vererbt sein* – in jedem Falle verändert sie den Aspekt der Dinge, den Werth der Dinge ...". (NL 1888, KGW IX, W II/5, S. 146, kursive Hervorhebung M. S.). Mit Bezug auf seine eigene Krankheit schreibt er im gleichen Jahr in einem Brief an Franz Overbeck:

> Es stand in der schlimmsten Zeit in Basel und nach Basel genau nicht anders [...]. Ich bin durchaus nicht kopfleidend, nicht magenleidend: aber unter dem Druck einer nervösen Erschöpfung (*die zum Theil* hereditär, — von meinem Vater, der auch nur an Folge Erscheinungen des Gesammt-Mangels an Lebenskraft gestorben ist — *zum Theil erworben ist*) erscheinen die Consequenzen in allen Formen" (Nietzsche an Overbeck, 4. Juli 1888, KGB III/5, Bf. 1056, kursive Hervorhebung M. S.)

Nietzsche versteht die nervöse Erschöpfung zugleich als erbliche und als erworbene Folge der Krankheit.

Zu seiner Lektüre von *Dégénérescence et criminalité* notiert er degenerative Aspekte und Bedingungen, die von einer Generation auf die nächste vererbt werden:

> Folge excessiver Arbeit unter ungenügender Ernährung namentlich einer immer tieferen u dauerhafteren Erschöpfung, welche in der nächsten Generation morbide Erscheinungen zu Tage bringt wir kennen auch eine hereditäre Überarbeitung: Hauptursache für die Degenerescenz einer Rasse, – damit wird sie immer unfähiger für Produkt. Anstrengungen [...] die Criminalität ist dort am größten, wo die Erschöpfung am größten dh. wo am unsinnigsten gearbeitet, in der Sphäre des Handels u der Industrie Überarbeitung, Erschöpfung, Stimulirungs = Bedürfniß (Laster), Steigerung der Irritabilität {und der Schwäche} (so daß sie explosiv werden) [...]. Der Trunk u die Ausschweifung steigern die Degenerescenz Vermehrung der Krankheiten durch Verlangsamung der Ernährung Neurosen, Psychosen u Recrudescenz der Criminalität (NL 1888, KGW IX, W II/6, S. 88–89).

Wenn Nietzsche die von Féré dargestellte Theorie des Erbmaterials genau rezipiert hat, sollte man annehmen, dass mit der zitierten Aufzeichnung noch nicht alles gesagt ist. In *Dégénérescence et Criminalité* behauptet der französische Arzt:

> *en effet ce serait à grand tort qu'on voudrait limiter l'hérédité morbide à l'hérédité directe et similaire:* en ce sens, l'épilepsie par exemple serait une maladie très rarement héréditaire, tandis que si l'on considère dans les familles les associations de cette maladie avec la folie, les névroses [...] on peut alors *très frequentemment* comme pour la plupart des autres névroses, reconstituer sa parenté morbide. (Féré 1888, 57)

Die degenerative Vererbung wird dieser Ansicht zufolge nicht notwendig entwickelt, sondern geht auf Zustände in der Familie zurück, die das Risiko erhöhen, dass eines ihrer Mitglieder an derselben Krankheit oder einer anderen Art degenerativer Erkrankung leidet. Die von Nietzsche zitierten oder paraphrasierten Beispiele aus diesem Buch stellen weder notwendige noch hinreichende Bedingungen dafür auf, dass die von ‚degenerativen' Eltern stammende Generation an einer degenerativen Erkrankung leidet, aber die Risiken der Erkrankung steigen durch jene Zustände. Mit anderen Worten: das Erbmaterial, auf das sich Nietzsche bezieht, scheint keinen unvermeidlichen Charakter zu haben, sondern einen veränderbaren.

Gegen eine rein physiologische Interpretation der Krankheit spricht sich Nietzsche im *Versuch einer Selbstkritik* und dann wieder im Jahr 1888 aus. Bezogen auf die leitende Frage der GT „was ist dionysisch?" (GT, Versuch einer Selbstkritik 4) sagt er, dass es hier um eine „*psychologische*[n] Frage" (GT, Versuch einer Selbstkritik 4, kursive Hervorhebung M. S.) geht. Diese „Grundfrage" (GT, Versuch einer Selbstkritik 4) antwortet auf „das Verhältnis des Griechen zum Schmerz" (GT, Versuch einer Selbstkritik 4), was auch als ihr Verhältnis zu Krankheit und Gesundheit verstanden werden kann. 1888 unterstützt er immer noch die psychologische Interpretation des tragischen Pessimismus, wenn er in einer nachgelassenen Aufzeichnung auch über die GT schreibt:

> Die neue Conception ~~dieses Buches {der Griechen}~~ist das Auszeichnende dieses Buches; wir haben bereits seine beiden anderen Verdienste angedeutet – Das ~~Auszeichnende dieses Buches ist eine {die}~~neue Conception der Kunst, als das große Stimulans des Lebens, zum Leben; ~~insgleichen eine neue {die}~~ Conception des Pessimismus, ~~welche in Sonderheit neben der Schopenhauers, wie der Gegensatz von klassisch von romantisch an=muthet~~ {eines} eines zur ~~des~~ Pessimism der Stärke, ~~des~~ klassischen Pessimism: *das Wort klassisch hier nicht ~~als {zur}~~ historische sondern ~~als {zur}~~ psychologische Abgrenzung gebraucht.* Der Gegensatz des klass. Pess. ist der {der ~~gewöhnlich als~~ allein} ro=mantische (NL 1888, KGW IX, W II/5, S. 178, kursive Hervorhebung M. S.)

Psychologisch betrachtet ist der Pessimismus der Stärke ein Leitbild der Gesundheit,[156] die Romantik hingegen eines der Krankheit. Die hier zitierten Abschnitte und die bereits

156 Das Studium der Gesundheit auf der Grundlage der Psychologie, wie Nietzsche es in den Vorreden von 1886/1887 darstellt und in der GD ‚Psychologie des Orgiasmus' nennt, begreift den Menschen in seiner gesamten psychophysiologischen Dimension und versucht, einen breiteren Zugang zu gewinnen, d. h. die vergessenen Aspekte des Leibes wiederzugewinnen. Damit lehnt sie eine Form der Analyse ab, die primär

analysierte Passage der FW über die Rolle der Gesundheit in der Philosophie – „Dies ist die Frage, die den Psychologen angeht“ (FW, Vorrede 2) – weisen deutlich darauf hin, dass Nietzsche das Thema der Gesundheit auf keinen biologischen Determinismus gründet. Nur auf diese Weise ist der Psychologe oder der philosophische Arzt in der Lage, die Behandlung der Krankheit auszuarbeiten. Selbstverständlich kann man die physiologischen Wirkungen auf die Krankheit oder Gesundheit kaum von den psychologischen Einflüssen trennen. Nietzsche konzentriert sich jedoch auf eine Art von Krankheit, die in erster Linie geistige Merkmale mit sofortigen und untrennbaren physischen Folgen zur Grundlage hat, denn sie entsteht und akzentuiert sich hauptsächlich durch die Dominanz der Vernunft über den Leib.

Einen weiteren wichtigen Hinweis auf die in erster Instanz psychologische Ursache der Krankheit gibt Nietzsche in EH:

> Ein Arzt, der mich länger als Nervenkranken behandelte, sagte schliesslich: „nein! An Ihren Nerven liegt's nicht, ich selber bin nur nervös.“ Schlechterdings unnachweisbar irgend eine lokale Entartung; *kein organisch* bedingtes Magenleiden [...]. Auch das Augenleiden, dem Blindwerden zeitweilig sich gefährlich annähernd, *nur Folge, nicht ursächlich:* so dass mit jeder Zunahme an Lebenskraft auch die Sehkraft wieder zugenommen hat. (EH, Warum ich so weise bin 1, kursive Hervorhebung M. S.)

1888, nach einer jahrelangen Selbstanalyse, die man geradezu als vollständige Pathographie[157] verstehen kann, deutet er an, dass die Ursache seiner Krankheit auf der psychologischen Ebene liegen musste und die physiologischen Symptome nur Folgeer-

---

auf einer bewussten Ebene beruht. Es ist somit eine integrale Theorie des Individuums als Ganzes, das wiederum von seiner Herkunft, seinem Erbe und seinem sozialen Kontext beeinflusst wird. Diese Theorie ist hauptsächlich durch zwei Pfeiler definiert, nämlich durch den schlechten Pessimismus oder die *décadence* und den tragischen Pessimismus. Zur Psychologie des Orgiasmus vgl. 3.2.3.

157 In *Strindberg und van Gogh. Versuch einer vergleichenden pathographischen Analyse* schlägt Karl Jaspers eine pathographische Studie vor, die hauptsächlich auf einer psychologischen wie auch pathologischen Analyse basiert. Diese pathographische Analyse führt Jaspers auch in seinem Buch *Nietzsche* durch. Er ordnet sie dort folgendermaßen ein: „Es bleibt vielmehr, wenn ein Krankheitsprozeß oder irgendein biologischer Faktor auf das geistige Geschehen einen Einfluß hat, die Frage, ob dieser Einfluß fördernd, vernichtend, gleichgültig sei oder ob eine geistige Möglichkeit unter den neuen Bedingungen eine eigentümliche Gestalt annehme, und wenn ja, in welchen bestimmbaren Richtungen. Diese Fragen sind nicht durch Überlegungen apriorischer Art zu beantworten, sondern allein empirisch, vor allem durch vergleichende Beobachtungen von Kranken [...]. Bei Nietzsche sind nur einige *Ansätze* zu Antworten auf die Frage nach der Beziehung von Krankheit und Werk möglich, im ganzen bleiben offene Fragen, die jedoch als Fragen gegenwärtig zu haben für ein rechtes Nietzschestudium Bedingung ist“, Jaspers 1977, 101–102. Die vorliegende Arbeit schlägt weder eine pathologische noch eine psychologische Analyse von Nietzsches privatem Leben vor. Der Kontext der Analyse, abgesehen von 1.1, basiert auf den Gedanken, die er in seinen Schriften mit Bezug auf das Thema „Krankheit und Gesundheit“ entwickelt. Das pathographische Studium wird daher strikt in den Kontext seines Werks gestellt. Für einen kurzen Überblick über Jaspers' pathographische Behandlung von Nietzsches Werk im Zusammenhang mit seiner Krankheit und möglichen Diagnosen siehe hier 2.7.1, sowie Matthias Bormuths Artikel 2002, 154.

scheinungen waren. Er war kein *névrose*,[158] d. h. kein *dégénéré*.[159] Darum ist es wichtig zu betonen, dass er, wenn er davon überzeugt ist, nicht physiologisch krank zu sein, die psychologische Dimension als Movens seines gesamten Gesundheits- oder Krankheitszustandes versteht und empfindet. Das heißt, dass bei und trotz einer bestimmten physiologischen Pathologie die psychologische Ebene positiv und manchmal entscheidend wirken kann.[160] Die Tatsache, dass Nietzsche, wie Féré, die Symptomatik eines *dégénéré* mit physiologischen Ursachen in Verbindung bringt, bedeutet nicht, dass der schlechte Pessimismus aus den fünf Vorreden von 1886/1887, der später mit der *décad-*

---

158 Aus Férés Theorien gewinnt Nietzsche hingegen die Interpretation, dass Wagner ein *névrose* und darum ein Fall für den Physiologen sein musste, vgl. 2.6 und 3.2.2.

159 Gegenwärtig gibt es verschiedene Hypothesen über körperliche und psychische Krankheiten Nietzsches. Vgl. Perogamvros, Perrig, Bogousslavsky und Giannakopoulos 2013, 174–182. Die Autoren schließen, dass Nietzsche an CADASIL (auf Deutsch: cerebrale autosomal-dominante Arteriopathie mit subkortikalen Infarkten und Leukenzephalopathie), bipolarer Störung und dem Gastaut-Syndrom gelitten haben muss: „There have been several hypotheses about Nietzsche's neuropsychiatric illness. In the beginning of the twentieth century, diagnoses of progressive paralysis and neurosyphilis were given, but later contested (Podach, 1931/1974), because they were mainly based on a cursory examination and on the assumption in the 1890s that dementia in a middle-aged man could safely be assumed to be paretic syphilis (Sax, 2003). Later on, frontotemporal dementia (Orth & Trimble, 2006), right frontotemporal tumor (e. g., meningioma) (Owen, Schaller, & Binder, 2007; Sax, 2003), or mitochondrial encephalomyopathy (Koszka, 2009) were suggested. Most of the aforementioned hypotheses have been recently considered insufficient to explain all symptoms (Danesh-Meyer & Young, 2010; Hemelsoet et al., 2008) and, to date, the most prevalent diagnosis seems to be Cerebral Autosomal Dominant Arteriopathy with Subcortical Infarcts and Leukoencephalopathy (CADASIL; Butler, 2011; Hemelsoet et al., 2008), which can account for almost all of Nietzsche's neurological and psychiatric symptoms throughout his life. [...]. Nietzsche presented all main clinical manifestations of CADASIL (young age [< 50 years old], migraine, stroke events, mood disturbances, subcortical dementia, family history) [...]. Finally, our aim is to propose a new framework on approaching illness, which, in conformity with Nietzsche's view, would reinforce the enabling aspects (self-awareness, insight, creativity) of some otherwise highly disabling mental and neuropsychiatric disorders, like bipolar disorder and Gastaut-Geschwind syndrome". Michael Orth und Michael R. Trimble bestreiten auch die Theorie, dass Nietzsche an Neurosyphilis litt, und gehen davon aus, dass er an frontotemporaler Demenz litt: „the clinical picture of syphilitic meningoencephalitis (chronic frontotemporoparietal meningoencephalitis) not only reveals some crossover features with Nietzsche's illness, but also some sharp distinctions. The main features are of a dementia with weakening of intellectual capacities, forgetfulness, disorder of speech and writing, vague concerns about health, but following which intellectual function decays completely with aphasia, agnosias and apraxias [...]. Delusions of grandeur, which are so characteristic of GPI, are also compatible with frontal pathology in someone with FTD, as are many of the other characteristics of Nietzsche's behaviour described above. In conclusion, we suggest that it is unlikely that Nietzsche's final illness could have been related to a syphylitic infection, and opine that a hereditary form of a FTD is a good alternative explanation for the symptomatology and progress of his disorder as outlined by his contemporaries", Orth und Trimble 2006, 443–444.

160 Diese Theorie findet Nietzsche bereits in Charles Férés Werk *Sensation et mouvement* 1887 entwickelt. Dort behauptet Féré, dass Wahrnehmungen und Vorstellungen, ob bewusst oder unbewusst, in ihrem positiven oder negativen Charakter eine fundamentale Rolle in den physiologischen Prozessen des Individuums spielen; vgl. hier 3.2.2.

ence und Degeneration verbunden und sogar durch sie ersetzt wird, seine Hauptursache in rein organischen Vorgängen hat.

Gegen eine rein physiologische Perspektive auf Krankheit und Gesundheit verfasst Nietzsche einen ganzen Aphorismus in EH, *Warum ich so weise bin 3*. In ihm bezieht er sich auf das „grosse[s] Vorrecht", „einen solchen Vater gehabt zu haben" (EH, Warum ich so weise bin 3), und berührt hiermit „die Frage der Rasse" (EH, Warum ich so weise bin 3). So ist er „ein polnischer Edelmann pur sang, dem auch nicht ein Tropfen schlechtes Blut beigemischt ist, am wenigsten deutsches" (EH, Warum ich so weise bin 3). Die Degeneration wird Nietzsche nach diesem Aphorismus nicht durch die nervöse Erschöpfung seines Vaters übertragen, sondern durch das „giftige[s] Gewürm" (EH, Warum ich so weise bin 3), die „physiologische Contiguität" (EH, Warum ich so weise bin 3) zu seiner Mutter und seiner Schwester. Die Ähnlichkeit dieser Passage zu der von Féré vorgelegten Theorie ist nicht zu übersehen: Nietzsche sucht nach degenerativen Wurzeln in seiner Familie. Sein Gedanke nimmt jedoch eine überraschende Wendung: Am Ende des Aphorismus lehnt er die Theorie des Familienerbes ab, indem er behauptet, „[a]lle herrschenden Begriffe über Verwandtschafts-Grade sind ein physiologischer Widersinn" (EH, Warum ich so weise bin 3). Die Behauptung folgt auf seine Annahme, dass „Richard Wagner der [ihm] bei Weitem verwandteste Mann war" (EH, Warum ich so weise bin 3). Wagner war ein Pessimist und Nietzsche unter seinem Einfluss ebenso. In den physiologischen Begriffen von 1888 ausgedrückt: Wagner war ein *dégénéré*, so wie auch Nietzsche in seiner Jugendzeit, und in dieser Hinsicht waren sie eng verwandt. Die Degenerescenz stammt in Nietzsches Fall – abgesehen von der ‚disharmonia praestabilita' seiner Mutter und Schwester – besonders aus seiner Affinität für Wagner. In diesem Fall gibt es aber keine erblichen „Verwandtschafts-Grade" (EH, Warum ich so weise bin 3), sondern eine sehr enge geistige Verwandtschaft: „Man ist a m w e n i g s t e n mit seinen Eltern verwandt" (EH, Warum ich so weise bin 3). Am Ende des Aphorismus zeigt Nietzsche erneut, dass er trotz der physiologischen Bedingungen und vor allem trotz seiner Konditionierung zur Dekadenz durch Wagner ein geheilter Mensch ist. Als ein Pessimist der Stärke sei seine Abstammung „unendlich weiter zurück" (EH, Warum ich so weise bin 3) zu verfolgen: „Die g r o s s e n Individuen sind die ältesten: ich verstehe es nicht, aber Julius Cäsar könnte mein Vater sein – o d e r Alexander, dieser leibhafte Dionysos" (EH, Warum ich so weise bin 3). Nietzsche erkennt nicht nur das nervöse Erbe seines Vaters und das beschädigte deutsche Erbe seiner Mutter, sondern auch seine Identität als Kind seiner Zeit, d. h. als moderner *décadent*, an. Er ist jedoch ein Individuum, das sich diesen Bedingungen entgegenstellt und gegen sie kämpft, bis sie besiegt sind. Nietzsche ist kein *décadent* (mehr), sondern ein Genesender – eine in höchstem Maße betonte Selbstdeutung Nietzsches in den Vorreden von 1886/1887 sowie 1888 in WA und in EH.[161] Weder der dekadente Charakterzug der Moderne noch der vom Vater oder der deutschen Mutter vererbte physiologische Einfluss

161 Vgl. das Vorwort in WA, in EH siehe besonders Warum ich so weise bin 2; hier 1.2 und 2.6.

machen aus ihm einen Pessimisten. Es ist der freie Geist, der alle diese Hindernisse überwinden kann, um sich von der Krankheit loszusagen.

Aus diesen Überlegungen können folgende Schlussfolgerungen gezogen werden: 1. Die Reaktion gegen die Krankheit beginnt auf der instinktiven, d. h. unbewussten Ebene. Ein noch gesunder Leib ist die notwendige und hinreichende Bedingung des Bewältigungsprozesses.[162] 2. Die als erblich definierte Degeneration ist keine notwendige Bedingung für ihre Auslösung, erhöht aber bei diesen Fällen die Wahrscheinlichkeit, an jener Krankheit zu leiden. Nach Nietzsches bisheriger Argumentation ist sie jedoch keineswegs eine hinreichende Bedingung für eine unheilbare Krankheit. Nietzsche stammt aus der *décadence* seiner Zeit und untersteht den degenerativen physiologischen Bedingungen seiner Familie. Außerdem steht er zu Beginn unter dem starken Einfluss von Wagner und Schopenhauer. Trotz alledem kann er dem eigenen Weg in der Art des freien Geistes folgen und sich gegen alle degenerativen Zeichen durchsetzen. Dies spricht gerade gegen einen biologischen Determinismus. Die extreme Krankheit, als die er die Romantik und besonders Schopenhauer und Wagner darstellt, hat vor allem einen psychologischen Ursprung, der sich unmittelbar auf der physiologischen Ebene auswirkt und in der Folge chronisch wird. Wie in 2.4 erläutert wird, beherrscht die Vernunft die anderen Organe, ohne die dazu nötige Erfahrung oder Fähigkeit zu haben. Hierauf basiert Nietzsches Argument dafür, den Leib als Ganzheit zu begreifen.

Der Begriff der Züchtung eines Organismus wird, wie oben dargelegt, bereits von Roux entwickelt und von Nietzsche aufgegriffen. Was das Erbmaterial betrifft, bezieht sich Roux in *Der Kampf der Theile im Organismus* auf die „Erblichkeit der *Wirkungen der functionellen Anpassung*" (Roux 1881, 34, kursive Hervorhebung M. S.) und stellt eine Frage, die auch die heutige Epigenetik interessieren könnte:

> Es handelt sich darum, zu entscheiden, ob in der That die vererbte günstige Eigenschaft vom Vater vollkommen neu erworben und dann vererbt worden ist, oder ob sie in ihm nicht schon durch embryonale Variation potentia aufgetreten und im späteren Leben von ihm eigentlich blos entwickelt worden ist. (Roux 1881, 35)

Roux behauptet dazu: Dass „aber im Embryo auftretende neue Variationen sehr häufig und in hohem Grade vererbt werden, ist sicher festgestellt und kann von Niemandem

162 An dieser Stelle sei noch einmal darauf hingewiesen, dass die in dieser Arbeit angesprochene Form der Krankheit ihre erste Ursache in psychologischen Aspekten hat. Sie hat unmittelbare Folgen für den Körper, die im Laufe der Zeit und entsprechend ihrer Schwere zu wichtigen Somatisierungen werden können. Die sogenannten „physischen Pathologien" oder „anatomischen Pathologien" (wie Krebs, Immunkrankheiten, Herzkrankheiten, etc.) werden in der Interpretation des Krankheitsbegriffs in Nietzsches Philosophie nicht berücksichtigt und hier nur indirekt behandelt, in dem Sinne, dass man in der Krankheit eine innere Potenzierung finden kann. Auf den psychologischen Aspekt, sofern er als auslösender Grund der Krankheit wirkt, wird hier und auf den folgenden Seiten dieses Kapitels hingewiesen. Im Zusammenhang hiermit soll klar werden, dass der gesunde Leib die notwendige wie die hinreichende Bedingung für die Gesundheit ist.

mehr bezweifelt werden“ (Roux 1881, 35). In beiden Fällen liegt jedoch bereits eine epigenetische Vorgeschichte vor, da Roux sich auf im Laufe des Lebens erworbene und auch auf in der embryonalen Phase auftretende Veränderungen bezieht.[163]

Er wirft eine zweite Frage auf, die in einigen nachgelassenen Aufzeichnungen von Nietzsche nachklingt und im Folgenden sowie in 3.2.1 analysiert werden soll: Lässt sich der Ursprung bestimmter Instinkte auf Einflüsse der Umgebung zurückführen?[164] Um diese Frage zu beantworten, analysiert Roux die von Darwin durchgeführte Studie mit Bezug auf die vererbte Furcht der Tiere, die eigentlich keine ihrer ursprünglich bestehenden Eigenschaften gewesen sei, „aber schon nach mehreren Generationen ist ihnen die Menschenfurcht angeborener Instinct“ (Roux 1881, 36). Sowohl in Nietzsches Interpretation des Erbmaterials als auch in der Theorie, dass sich Instinkte über Generationen bilden, findet man einen deutlichen Bezug zu *Der Kampf der Theile im Organismus*. Es scheint jedoch, dass Roux „die Vererblichkeit concreten Seeleninhaltes“ (Roux 1881, 37), die durch den Gebrauch von Instinkten über die Generationen hinweg erworben wurde, bei Tieren und Menschen unterschiedlich bewertet. Das menschliche Wissen erweist sich nach Roux als begrenzter als das der Tiere, da letzteren die Freiheit und Bildung fehlt, individuelle Entscheidungen zu treffen. Gerade die den tierischen Fähigkeiten entsprechende Wiederholung von vereinfachten und begrenzten Situationen sei notwendig, damit das erworbene Wissen wiederholt und dann über die Generationen hinweg beibehalten werden könne. Nietzsche übernimmt von Roux genau diese Idee, dass sich Instinkte in der Geschichte bilden und dass das durch sie erworbene Wissen bei allen Tierarten vererbbar ist. Der Mensch, ergänzt Nietzsche, verhalte sich in der Hinsicht nicht wie ein Tier, dass er das Wissen vergangener Generationen nur bis zu einem gewissen Grad wiederhole und verewige. Dies sei für sein Leben nachteilig, weil es die Grundlage für die Entwicklung moralischer Instinkte ist:

> Wir erben nicht die K e n n t n i s s e unsrer Vorfahren, wie die Thiere: in Folge großen Wechsels der Lebensweise Roux 37— aber bei allen stehenbleibenden Völkern ist doch Etwas derart vorhanden, gerade die m o r a l i s c h e n I n s t i n k t e sind Resultate vieler gleichartiger Erfahrungen, innerhalb von wenig bewegten Völkern. Geht die g r o ß e B e w e g u n g los, so gehen die Instinkte bald flöten. Es sind eine Anzahl e r p r o b t e r V e r h a l t u n g s m a ß r e g e l n (Haltungen und Gebärden zu-

163 Es ist klar, dass die Epigenetik eine Theorie unserer Zeit ist und keine intrinsische Beziehung zu den biologischen Theorien hat, auf die Nietzsche sich berufen konnte. Der Gedanke, dass das Erbmaterial unter den Bedingungen der Züchtung – also unter den Bedingungen der gesamten Umgebung des Menschen – verändert und von Generation zu Generation weitergegeben werden oder sich erneut verändern kann, findet in der Epigenetik seine Begründung: „Genetic changes are stable and rarely reversed, whereas epigenetic changes are often reversed“, Holliday 2016, 78; „the epigenome can change as a response to environmental stimuli, which then can lead to alteration in the phenotype. In a way, the epigenome can act as the link between environmental cues (external and internal) to the organism and phenotype by translating the environmental signals to phenotypic responses through altered gene expression profiles“, Mirbahai und Chipman 2014, 11. Die Epigenetik findet jedoch den hauptsächlichen Grund für die Veränderung des Erbmaterials in der Umgebung, während Nietzsche diesen Grund in das Individuum selbst legt.

164 Vgl. Roux 1881, 36.

nächst, wie der Vertheidigung, Ehrfurcht usw.), auf die man instinktiv geräth. (NL 1883, KSA 10, 7[178])

Es ist offensichtlich, dass Nietzsche diesen Aspekt aus dem Buch von Roux übernimmt: Die Instinkte sind das Ergebnis von etwas, das durch die Wiederholung bestimmter Situationen von Generation zu Generation geformt wird, und das dadurch erworbene Wissen wird generationell weitergegeben. Das ererbte Material gebe dem Menschen somit bestimmte, bereits geschmiedete Perspektivierungen. Er kritisiert jedoch den Standpunkt, immer die gleichen Instinkte zu entwickeln, in diesem Fall nach seiner Interpretation die moralischen Instinkte, weil sie den Leib nicht in vollem Umfang ins Spiel bringen: dem Leib fehlt die Bewegung, die Fähigkeit, Situationen der Grundbedürfnisse zu begegnen. Was Nietzsche hier sieht, ist also eine Intellektualisierung der Instinkte. Als Fortsetzung der Idee, dass die Instinkte durch Erfahrung gebildet werden, schreibt er im Nachlass 1884, KSA 11, 25[378]: „Die Instinkte als Urtheile auf Grund früherer Erfahrungen: nicht von Lust- und Unlust-Erfahrungen: denn die Lust ist erst die Form eines Instinkt-Urtheils (ein Gefühl von vermehrter Macht oder: wie wenn sich die Macht vermehrt hätte)". Hervorzuheben ist hier die Tatsache, dass Nietzsche sich auf instinktive Urteile bezieht und Lust oder Unlust als eine Folge davon synthetisiert, also als etwas, das durch diese Urteile kategorisiert wird. Will man seine Vorstellung von der Natur und Funktionsweise der Instinkte besser verstehen, so ist die Auseinandersetzung mit ihnen notwendig. So beharrt Nietzsche z. B. in KSA 11, 34[81] auf der Idee, dass Instinkte, wie auch alle Arten von Wissen, und damit auch der Glaube an den Geist und die rationalen Ideen, gewordene Konstrukte sind:

> An die Spitze zu stellen: auch die Instinkte sind geworden, sie beweisen nicht[s] für das Übersinnliche, nicht einmal für das Animalische, nicht einmal für das typisch-Menschliche. Daß der Geist geworden ist und noch wird, daß, unter zahllosen Arten des Schließens und Urtheilens, die uns jetzt geläufigste irgendwie uns am nützlichsten ist und sich vererbt hat, weil die so denkenden Individuen günstigere Chancen hatten: daß damit Nichts über „wahr" und „unwahr" bewiesen ist, – – – (NL 1885, KSA 11, 34[81])

Indem er sich auf die sowohl von Darwin als auch von Roux vorgeschlagene Theorie stützt, dass die Instinkte das generative Ergebnis von Wiederholungen sind (dank derer die Lebewesen sofort auf das reagieren können, was für das Leben bedrohlich ist, und mit der gleichen Unmittelbarkeit das verstehen, was für das Leben günstig ist), stellt Nietzsche seine These über die Züchtung der Instinkte vor. Sie ist entscheidend für seine Auffassung der Gesundheit. So wie der Mensch in der Vorgeschichte seine Instinkte durch Notwendigkeit und dann durch Gewohnheit züchtete, fährt er fort, seinen Leib mit all seinen Fähigkeiten weiter auszubilden, in diesem Fall auch mit seinen geschärften bewussten Fähigkeiten. Die Frage wäre, ob er sich wirklich der Bildung von psychophysiologischen Parametern widmet, die für sein Leben nützlich sind. Um eine Umgestaltung des Leibes als Ganzes in Betracht zu ziehen, wie sie Nietzsche in seiner Philosophie als die vielleicht wichtigste Aufgabe der Menschheit vorschlägt, soll der Mensch seine Art, die Welt zu erkennen und zu beurteilen, in Frage stellen. Diese

Umgestaltung müsse die Generationen überdauern und dadurch bewirken, dass bestimmte Prinzipien, die sich in der westlichen Mentalität der Wissenschaft und des Lebens verfestigt haben und die Nietzsche als Metaphysik synthetisiert, zurückgedrängt werden. Eine Möglichkeit, die Instinkte zu züchten, ist, wie oben gesehen, die Individualisierung der Affekte: Zu versuchen, aus dem sozialen Organismus und der gemeinsam erzeugten affektiven Ebene herauszukommen, um Affekte im Rahmen der eigenen Intentionalität und Begierde zu bilden, die eine tiefere Selbsterkenntnis eröffnet als die bloß bewusste, begriffliche und gesellschaftlich auferlegte. So behauptet Nietzsche, dass der Mensch seine eigenen Lebenswerte schmieden muss, indem er die Totalität seines Leibes betrachtet. Durch die Züchtung der psychisch-affektiven Ebene über Generationen hinweg ist es möglich, die Entstehung von Instinkten, die für die Bejahung des Lebens nicht besonders geeignet sind, umzukehren und die Bildung anderer Instinkte zuzulassen.

Die Züchtung der Instinkte ist daher mit Nietzsches Interpretation der Gesundheit eng assoziiert: Am Anfang der Menschheitsgeschichte waren sie auf die Welt bezogene Wertschätzungen, die mit dem Bedürfnis ineinandergriffen. Im Laufe der Zeit wurden sie aufgrund ihrer Rolle im Leben der Menschen instinktiv, denn die Fähigkeit, bestimmte Wahrnehmungs- und kognitive Assoziationen spontan einzuordnen, ist die Grundlage der Existenz und macht sie möglich. Noch in einer nachgelassenen Aufzeichnung von 1884, in der Nietzsche zwar auf die Triebe Bezug nimmt, betont er wieder die geschichtliche Bildung der instinktiven Ebene des Leibes und ihre Entstehungsbedingungen:

> Alle menschlichen Triebe, wie alle thierischen sind unter gewissen Umständen als Existenz-Bedingungen ausgebildet und in den Vordergrund gestellt worden. Triebe sind die Nachwirkungen lange gehegter Werthschätzungen, die jetzt instinktiv wirken, wie als ein System von Lust- und Schmerzurtheilen. *Zuerst Zwang, dann Gewöhnung, dann Bedürfniß, dann natürlicher Hang (Trieb)* (NL 1884, KSA 11, 25[460], kursive Hervorhebung M. S.)

In dieser Aufzeichnung macht er zusammenfassend deutlich, wie sich die instinktive Ebene und die Triebe bilden und wie Weltanschauungen unmittelbar instinktiv zur Wirkung kommen: Zunächst ist da ein Zwang, der mit der Zeit und Wiederholung zur Gewohnheit wird. Jene Gewohnheit wird dann zur notwendigen Bedingung des Lebens und zum instinktiven Material, das den Lebewesen zur Verfügung steht. Die ererbten Instinkte antworten daher auf eine Anpassungsgeschichte, die auf ein organisches Gedächtnis hinweist und von Generation zu Generation weitergegeben wird:[165]

---

165 Dies deutet auf epigenetische Phänomene hin, die sich im Laufe von Generationen konsolidieren. Die Epigenetik betont die Funktion des Gedächtnisses bei den Veränderungen der Genexpression, die auf die folgenden Generationen vererbt werden. Die DNA-Sequenz wird nicht verändert, vgl. Mirbahai und Chipman 2014, 11: „Epigenetics is defined as meiotically and mitotically heritable changes in gene expression that cannot be explained by changes in DNA sequence".

> Weil wir die Erben von Menschengeschlechtern sind, die unter den verschiedensten Existenz-Bedingungen gelebt haben, enthalten wir in uns eine Vielheit von Instinkten. [...] Auf die Länge hin entsteht so Rasse: d.h. gesetzt daß die Umgebung sich nicht ändert. Bei dem Wechsel der Milieu's entsteht ein Hervortreten der überall nützlichsten und anwendbarsten Eigenschaften — oder ein Zugrundegehen. [...] Überall beginnt es mit dem *Zwang* (wenn ein Volk in eine Landschaft kommt). Die Natur, die Jahreszeiten, die Wärme und Kälte usw. das Alles ist zunächst ein tyrannisirendes Element. Allmählich weicht das Gefühl des Gezwungenseins — (NL 1884, KSA 11, 25[462])

Hier spielt Nietzsche auf die Vielfalt der Instinkte an, die der Mensch aufgrund der verschiedenartigen Lebensbedingungen seiner Spezies besitzt. Wenn es keine Veränderungen gibt, so bedeutet dies, dass eine Gruppe von Instinkten etabliert ist und keine neuen erzeugt werden. Wie er in dieser nachgelassenen Aufzeichnung hervorhebt, können die Veränderungen auf organischer Ebene, die durch Einflüsse der Umgebung bedingt sind, von Generation zu Generation weitergegeben werden (wenn wir von etwaigen neuen Veränderungen der Umgebung absehen). Dazu ist das Gedächtnis notwendig. Roux beruft sich auf Exners *Physiologie der Grosshirnrinde*, der behauptet: „Nicht nur das Gedächtniss als die Fälligkeit, Gedächtnissbilder längere oder kürzere Zeit festzuhalten, ist vererblich, sondern auch der Inhalt des Gedächtnisses, die Gedächtnissbilder selbst" (Roux 1881, 36–37). Es nimmt in Nietzsches Philosophie ebenfalls einen fundamentalen Platz ein.[166] Hier wird jedoch nur vom „organische[n] Gedächtnis" die Rede sein,[167] das in mehreren nachgelassenen Aufzeichnungen zwischen 1883 und 1885 vorkommt. Er unterscheidet das Organische vom Anorganischen insofern, „daß es *Erfahrungen aufsammelt:* und niemals sich selber gleich ist, in seinem Prozesse" (NL 1883, KSA 10, 12[31], kursive Hervorhebung M. S.). Da das ganze Universum die Wechselwirkung von Kräften und Kraftquanten miteinander ist, scheint das Gedächtnis einer der grundlegenden konstitutiven Unterschiede zwischen dem Organischen und dem Anorganischen zu sein. Nietzsche versteht die Instinkte als das historische Ergebnis des gesamten organischen Gedächtnisses der Lebewesen:

> Über das Gedächtniß muß man umlernen: es ist die Menge aller Erlebnisse alles organischen Lebens, lebendig, sich ordnend, gegenseitig formend, ringend mit einander, vereinfachend, zusammendrängend und in viele Einheiten verwandelnd. Es muß einen inneren Prozeß geben, der sich verhält wie die Begriffsbildung aus vielen Einzelfällen: das Herausheben und immer neu Unterstreichen des Grundschemas und Weglassen der Neben-Züge. — So lange etwas noch als einzelnes factum zurückgerufen werden kann, ist es noch nicht eingeschmolzen: die jüngsten Erlebnisse schwimmen noch auf der Oberfläche. Gefühle von Neigung Abneigung usw. sind Symptome, daß schon Einheiten gebildet sind; unsre sogenannten „Instinkte" sind solche Bildungen. Gedanken sind das Oberflächlichste: Werthschätzungen, die unbegreiflich kommen und da sind, gehen tie-

166 Zu diesem Thema vgl. Thüring 1993; Thüring 1994; Thüring 2001.

167 Dieser Ausdruck geht auf einen weiteren biologischen Einfluss auf die Philosophie Nietzsches zurück, und zwar auf denjenigen von Ernst Haeckel, vgl. Mittasch 1950, 119–129 und Barbara Stiegler 2001, 78–84.

fer — Lust und Unlust sind Wirkungen complizirter von Instinkten geregelter Werthschätzungen. (NL 1884, KSA 11, 26[94])

Noch einmal hebt er die Instinkte als jene Bildungen hervor, aus denen heraus Lebewesen ihre Erfahrungen und ihr Wissen organisieren. In dieser Aufzeichnung lässt sich auch die Spannung zwischen Instinkten und Gedanken erkennen, wobei erstere die grundlegenden, fundamentalen Bildungen sind und letztere viel späteren und daher oberflächlichen kognitiven Prozessen entsprechen. Nietzsche assoziiert und verknüpft den Instinkt direkt mit dem Gedächtnis, denn es ist gerade das Ergebnis der gelebten und verglichenen Erfahrungen in Anbetracht dessen, was für das Leben schädlich bzw. nützlich ist. Aber gleichzeitig werden die Instinkte in seiner Philosophie zu simplifizierenden Werkzeugen, mit denen die Lebewesen die Wirklichkeit einordnen und unterscheiden können, was für ihre eigene Existenz gut ist: Die Instinkte werden zu kategorischen Urteilen über die Wirklichkeit.[168] Sie bewahren in sich das gesamte organische Gedächtnis aus vorgeschichtlichen Zeiten auf: „Es giebt im organischen Reiche kein Vergessen; wohl aber eine Art Verdauen des Erlebten“ (NL 1885, KSA 11, 34[167]). Aufgrund ihrer langen Erfahrung sind sie die einzigen, die präzise das Beste für das Leben erkennen können, „In jedem Sinnes-Urtheil ist die ganze organische Vorgeschichte thätig [...]. Das Gedächtniß im Instinkt, als eine Art von Abstraction und Simplification, vergleichbar dem logischen Prozeß: das Wichtigste ist immer wieder unterstrichen worden“ (NL 1885, KSA 11, 34[167]).[169]

Nietzsche weist hier darauf hin, dass sich organische Ausprägungen im Leben eines jeden Einzelnen verändern können. Das organische Gedächtnis ist das Ergebnis generationeller Bildungsprozesse, die er als „Verdauen“ versteht: Während die Instinktbildung gemeinschaftlich mit der Gattung geschieht, wird letztendlich die Art und Weise der Auswahl des spezifischen Materials des Gesamtgedächtnisses sowie die Sammlung und anschließende Vereinfachung neuer Erfahrungen durch die Instinkte jedes Individuums bestimmt. Hinzu kommt die der selbstanalytischen Übung entsprechende (Selbst-)Erkenntnis, die zu einem Verständnis bejahender Lebenswerte, Affekte und Begierden führt und den Weg zu einer gezielten Instinktzucht eröffnet. Nur so kann Nietzsche sich auf die Züchtung und Bildung neuer Instinkte beziehen: Die Entstehung eines neuen Instinktwissens muss bei bestimmten Individuen beginnen, was der gesamten Art zugute kommen kann oder auch nicht. Die beiden wichtigsten Aspekte bei der Züchtung der Instinkte sind also ihre unbestrittene Autorität bei der Beurteilung dessen, was für die Existenz schädlich und förderlich ist, und die individuelle Bestim-

168 Vgl. hier 3.2.1.

169 Dieses Argument ist von zentraler Bedeutung für das Verständnis der Funktion der Instinkte im späten Nietzsche, insbesondere ab 1887. In den nachgelassenen Aufzeichnungen zur Ästhetik greift er die wesentliche Rolle der Instinkte beim Erkennen und Urteilen dessen, was für Organismen gut oder schädlich ist, auf. Die Prozesse der Ordnung, Vereinfachung und Abstraktion des Wahrgenommenen liegen in erster Linie in den Händen der Instinkte. Nietzsche entwickelt dieses Thema zuletzt in den Streifzügen 7, 8 und 9 von GD.

mung der Instinkte, auf die Nietzsche verweist, insofern ihre Wirkung erstens durch spezifische eigene Bedürfnisse und erst zweitens durch die Art und die äußere Umwelt bedingt ist.[170] Das bedeutet, dass die Vielzahl der über Generationen vererbten Instinkte in Entsprechung dazu reduziert wird, wie sie in jedem einzelnen Individuum im Zusammenspiel mit seinen psychophysiologischen Prozessen agieren. Eine zentrale Rolle spielt also die individuelle ‚Führung' der Instinkte, auf deren Grundlage bestimmte Instinkte betont und auch neue entwickelt werden. Die Theorie, dass Züchtung mit Erbmaterial zu tun hat, das den inneren Bedürfnissen wie auch der Umgebung entsprechend wandelbar ist, lässt sich an zeitgenössische Diskussionen anpassen. Wenn sich Nietzsche auf die erblichen Zustände der Krankheit bezieht, scheint er nicht auf unveränderliche, abgeschlossene Zustände hinzuweisen.[171] Im Gegenteil spricht er über

---

170 Der Gedanke, dass die Art und Weise, wie sich die Kräfte im Inneren organisieren, wichtiger ist als die äußere Umgebung, die eben als äußerer Einfluss ohnehin eine grundlegende Rolle spielt, wird von Nietzsche wie folgt ausgedrückt: „NB. Gegen die Lehre vom Einfluß des milieu und der äußeren Ursachen: die innere Kraft ist unendlich überlegen; Vieles, was wie Einfluß von Außen aussieht, ist nur ihre Anpassung von Innen her. Genau dieselben milieu's können entgegengesetzt ausgedeutet und ausgenutzt werden: es giebt keine Thatsachen. — Ein Genie ist nicht erklärt aus solchen Entstehungs-Bedingungen —", NL 1885, KSA 12, 2[175].

171 Andreas Urs Sommer behandelt den Unterschied zwischen Darwins Konzeption der natürlichen Auslese und Nietzsches Lebensbegriff. Dazu bezieht er sich auf den Einfluss von Carl von Nägeli auf Nietzsches Interpretation von Darwin und zitiert einen Passus aus *Mechanisch-physiologische Theorie der Abstammungslehre* von Nägeli, den Nietzsche in seinem Exemplar am Rand markierte. Der Abschnitt lautet: „Nach *Darwin* ist die Selection nothwendig; ohne sie könnte eine Vervollkommnung nicht stattfinden und würden die Sippen in dem nämlichen Zustande beharren, in welchem sie sich einmal befinden. Nach meiner Ansicht beseitigt die *Concurrenz* bloss das weniger Existenzfähige; aber sie ist gänzlich ohne Einfluss auf das Zustandekommen alles Vollkommneren und besser Angepassten", Sommer 2012, 42. Sommer weist darauf hin, dass Nietzsche diese Idee in AC wiederaufnimmt. Im Aphorismus 14 betont Nietzsche den Aspekt, dass der Mensch „keine Krone der Schöpfung ist" (AC 14), dagegen ist „jedes Wesen [...] neben ihm, auf einer gleichen Stufe der Vollkommenheit... Und indem wir das behaupten, behaupten wir noch zuviel: der Mensch ist, relativ genommen, das missrathenste Thier, das krankhafteste, das von seinen Instinkten am gefährlichste<n> abgeirrte" (AC 14). Sommer folgert, dass Nietzsche durch die Kritik an Darwin seine Idee der Züchtung rechtfertigt: „Zum einen kritisiert er im Antichrist nach Nägeli die darwinistische Vervollkommnungsrhetorik und will den ‚höherwerthigeren' ‚Typus' (AC, KSA 6, 170) nicht als bloßes, womöglich notwendiges Produkt einer menschheitsgeschichtlichen Entwicklung verstanden wissen. Stattdessen postuliert er jetzt, man müsse einen solchen Typus ‚*züchten*'", Sommer 2012a, 186. Nietzsche denkt nicht, dass in der Natur eine Notwendigkeit herrsche; wenn der Mensch vollkommener sein möchte, muss er die Zufälle der Natur in Zucht nehmen. Weder die natürliche Gattung noch die Kultur sollen dabei einem Determinismus unterliegen: „Der große Mensch ist groß, weil er anders ist als alle anderen, weil er nicht in der Gattung, im Einerlei aufgeht. In der Einebnung der individuellen Differenz, im Aufgehen des Individuums im Gattungseinerlei besteht denn auch eine, wenn nicht die wesentliche Provokation des Darwinismus für Nietzsche", Sommer 2012a, 187. In der Züchtung wird daher die Individualität hervorgehoben und gestaltet. Nietzsche verleiht damit dem individuellen Charakter des Menschen idealerweise eine größere Macht, die aber geschichtlich nicht siegt. Die Entwicklung fällt daher nach Nietzsche, wenn wir sie als bloß ‚natürliche' Entwicklung auffassen, nicht mit der Entwicklung des Stärkeren zusammen, sondern mit der des Schwächeren. Diese Art

Generationsmerkmale, die sich in einem bestimmten Kontext und zu einer bestimmten Zeit herausbilden. Auf diese Weise nimmt es nicht wunder, dass er die griechische Kultur als Beispiel für eine starke Gesundheit versteht und die Modernität als Manifestation der Dekadenz definiert. Hinzu tritt jedoch letztendlich die individuelle Fähigkeit, biologische und äußere Bedingungen zu bewältigen und eine bestimmte Gesundheit hervorzubringen. So setzt Nietzsche auf einen Begriff der Gesundheit, in dem der Mensch nicht einfach als Träger, sondern als Handelnder definiert wird.

Bisher wurde dargelegt und herausgearbeitet, wie Nietzsche, beeinflusst von den physiologischen Theorien der Zeit wie denen von Wilhem Roux, in seiner organischen Konzeption auf eine mögliche Züchtung verweist: Sowohl die organischen Eigenschaften als auch die Teile des Organismus, die Instinkte und die Affekte können gebildet werden. Hier gilt es, ein ideales Gleichgewicht zwischen Umwelt, Gewohnheiten, Ernährung, Körperpflege sowie intellektueller und emotionaler Bildung des Geistes herzustellen, was durch ein tiefes Verständnis und eine Wertschätzung des Leibes als untrennbares Ganzes ermöglicht ist.

von Menschen, deren Extremfall durch den romantischen oder dekadenten Typus vertreten wird, sind kranke Menschen, die nicht über sich und über ihre (kranke) Gattung hinaus schaffen können.

2.4 Von der Krankheit des Ich zur Krankheit des Leibes: Das Ich als motivierende Ursache der leiblichen Krankheit

Nietzsches erste ‚ordentliche' Erklärung der Organisation des Leibes (ohne Berücksichtig der nachgelassenen Aufzeichnungen) befindet sich im ersten Buch von Za.[172] In den berühmten Abschnitten *Von den Hinterweltlern* und *Von den Verächtern des Leibes* stellt er die Begierden derer dar, die das unmittelbare Leben nicht zu schätzen wissen. Diese Unfähigkeit kann als eine klare These zur Ursache der Krankheit verstanden werden. Dort heißt es:

> Müdigkeit, die mit Einem Sprunge zum Letzten will, mit einem Todessprunge, eine arme unwissende Müdigkeit, die nicht einmal mehr wollen will: die schuf alle Götter und Hinterwelten. Glaubt mir, meine Brüder! Der Leib war's, der am Leibe verzweifelte, – der tastete mit den Fingern des bethörten Geistes an die letzten Wände. (Za I, Von den Hinterweltlern)

Das Verhalten der so genannten „Hinterweltler", die Lebensmüdigkeit und die ihr entsprechende ‚Züchtung' des Glaubens an eine transzendentale und wahre Welt bringen den Leib an einen Punkt, an dem er an sich selbst zu verzweifeln beginnt. Unter der Bedingung eines auf diese Weise geschwächten Lebenswillens gelingt dem Leib das nicht mehr, „was [er] am liebsten will: – über sich hinaus zu schaffen" (Za I, Von den Verächtern des Leibes). Hier kann man eine Übereinstimmung mit einem Gedanken erkennen, den Nietzsche ein paar Jahre später in den Vorreden von 1886/1887 festhält: Das zentrale Vermögen des Menschen ist es, sich gegen alle schwierigen Bedingungen und Situationen durchzusetzen, d.h. weiter zu schaffen.[173] Dazu ist das Individuum nicht mehr in der Lage, wenn es eine innere Müdigkeit angesichts der einzelnen und kontingenten Existenz entwickelt. Dann reagieren die plastischen Kräfte, die sich in

---

172 Zur Entstehung des Glaubens an das Ich als denkendes Wesen und zur Kritik an diesem Glauben durch Nietzsches Interpretation des Leibes vgl. Stiegler 2001, 45–57; Abel 1998, 82–139; Schipperges 1975, 78–85; Guerreschi 2019; Schlimgen 2005; Constâncio 2012; Acompara 2018.

173 Abel 1998, 137: „Es handelt sich Nietzsche zufolge in allem Geschehen um Prozesse fortwährender Schöpfung. Dies ist die Gestalt, in der hier erneut das Problem der beständigen Schöpfung auftritt. Freilich geht es jetzt nicht mehr darum, die Erhaltung als eine externe, von Gott erbrachte Leistung im Sinne der creatio continua auffassen zu müssen. Bestand vormals das Problem darin, daß Erhaltung ohne externe Schöpfung gar nicht möglich schien, so besteht es jetzt am anderen Ende, d.h. nach Durchgang durch das neuzeitliche Prinzip der Selbsterhaltung, eher in der Frage, wie es überhaupt zu Erhaltungsphänomenen kommen kann, wo doch Geschehen im Grunde fortwährender Prozeß kräfterelationaler interner Schöpfungen, mithin des Wechsels und der Veränderung ist. In den von Nietzsche konzipierten Vollzügen der dynamischen Willen-zur-Macht-Kräfte handelt es sich nicht mehr um von außen, von einem Dritten herangetragene und dann von diesem auch unterhaltene, sondern um ganz aus der inneren Kräfteverfassung selbst hervorgehende, interne, fortwährende und wesentlich explosionsartige Schöpfungsprozesse".

 https://doi.org/10.1515/9783111340920-009

erster Linie auf das Leibliche stützen, nicht mehr, weil die Vernunft einen Platz eingenommen hat, der ursprünglich den primitivsten Trieben und Instinkten gehörte. Das ‚Über-sich-hinaus-Schaffen' entspricht der fundamentalen Fähigkeit des Individuums,[174] alle ihm entgegenstehenden Erlebnisse zu transfigurieren. Dieses Bild der Selbstverbesserung wird von Nietzsche mehrmals in Za verwendet.[175] Wer aus der Herde herauskommen will, muss seinen eigenen Weg wählen, auf dem das Individuum allerlei Unbehagen und äußerste Einsamkeit erleben kann:

> Einsamer, du gehst den Weg des Schaffenden: einen Gott willst du dir schaffen aus deinen sieben Teufeln! Einsamer, du gehst den Weg des Liebenden: dich selber liebst du und deshalb verachtest du dich, wie nur Liebende verachten. Schaffen will der Liebende, weil er verachtet! Was weiss Der von Liebe, der nicht gerade verachten musste, was er liebte! Mit deiner Liebe gehe in deine Vereinsamung und mit deinem Schaffen, mein Bruder; und spät erst wird die Gerechtigkeit dir nachhinken. Mit meinen Thränen gehe in deine Vereinsamung, mein Bruder. Ich liebe Den, der über sich selber hinaus schaffen will und so zu Grunde geht. (Za I, Vom Wege des Schaffenden)

Jenes ästhetische Können ist eine Grundlage des Lebens, da das Schaffen eine ständige Tätigkeit ist.[176] Wenn solche transformativen Prozesse nicht durchgeführt werden, muss der Mensch krank werden. Das Schaffen ist daher ein wesentlicher Teil der Existenz, bzw. um Nietzsche zu paraphrasieren: Der Leib schafft die ganze Zeit, aber wir wissen es nicht.[177] Jeder Akt der Organe, der instinktiven Ebene, der unbewussten psychischen Ebene gehört zu dieser ästhetischen Dimension.

---

174 Über die vierte Rede von Za und das ‚Über-sich-hinaus-Schaffen' vgl. Loukidelis 2012, 220: „Bei der oben angedeuteten Grundtriebfeder handelt es sich um das Über-sich-hinaus-Schaffen. Es stellt einen konkreten Impuls dar, der auf eine Disposition des Leibes zum Schaffen zurückgeht. Dieser Impuls offenbart sich im Akte der Zeugung. Damit sind erstens die geschlechtsspezifische Dimension des Terminus gemeint, zweitens Leistungen des Geistes und der Kultur und drittens die Selbstgestaltung des Menschen".

175 Vgl. auch Za II, Von der unbefleckten Erkenntniss, KSA 4, S.157: „Wahrlich, nicht als Schaffende, Zeugende, Werdelustige liebt ihr die Erde! Wo ist Unschuld? Wo der Wille zur Zeugung ist. Und wer über sich hinaus schaffen will, der hat mir den reinsten Willen. Wo ist Schönheit? Wo ich mit allem Willen w o l l e n m u s s; wo ich lieben und untergehn will, dass ein Bild nicht nur Bild bleibe".

176 Die Idee der inneren Beziehung der ästhetischen Dimension des Menschen zum Leben ist bereits in der GT klar sichtbar. Zu Nietzsches Hinweis auf seine eigene frühe Konzeption der Kunst, des Lebens und ihrer gegenseitigen Beziehung vgl. hier 3.1 und 3.2.3. Siehe auch Schwarzwald 2008, 382: „Grundlegend gilt nach Nietzsche: rauschhafte Körperverhältnisse sind Zustände des über-sich-hinaus-Schaffens. Sie sind das ästhetische Wesen des Lebens. Das Leben selbst ist wesentlich als Rausch zu begreifen, der als Analogie des Dionysischen qualvoll und schön zugleich ist, und ‚wenn wir zu diesem Grausen die wonnevolle Verzückung hinzunehmen, die bei demselben Zerbrechen des principii individuationis aus dem innersten Grunde des Menschen emporsteigt, so thun wir einen Blick in das Wesen des Dionysischen', das als ständiges Gebären die Grausamkeit der Lust hervortreibt und als zu gestaltendes Kunstwerk, als rauschhaftes über-sich-hinaus-Schaffen, als sich selbst stilisierendes, ästhetisierendes Werden dem Menschen sein Wesen ‚erklärt'. So ist das Leben künstlerisch-kulturelles Schaffen: ein existenzielles Gebären ästhetischer Zustände".

177 Vgl. FW 354: Die Tätigkeit der Organe ist eine interpretative Tätigkeit.

Die Verächter des Leibes – die Hinterwelter sind eine Art davon – stellen die Vernunft mit ihren Vermögen in den Vordergrund und bestreiten, dass sie eine Schöpfung des Leibes ist.[178] Der Glaube, dass die Vernunft und nicht der Leib mit seinen grundlegenden Fähigkeiten und Organen wesentliche Prozesse im Menschen lenkt, ist für Nietzsche absurd. Auf diese Weise wird in seiner Perspektive das Selbst[179] „untergehn [...] und darum wurdet ihr zu Verächtern des Leibes! Denn nicht mehr vermögt ihr über euch hinaus zu schaffen" (Za I, Von den Verächtern des Leibes). Der Leib, für den der Geist – im Sinne des bewussten und vernünftigen Ich – ein „Werk- und Spielzeug[e]" (Za I, Von den Verächtern des Leibes) ist, wird krank, wenn die von ihm geschaffene vernünftige Dimension zu viel Macht gewinnt. An diesem Punkt provoziert die Vernunft die Erkrankung, die den Leib überkommt und fortschreitet, bis er nicht mehr leben will: „Aber zu spät ward es ihm jetzt dafür: — so will euer Selbst untergehn, ihr Verächter des Leibes" (Za I, Von den Verächtern des Leibes). Die Krankheit, die beim geistigen Verlust beginnt, greift dann die physiologische Ebene an, bis das Individuum keine Reaktion oder, wie früher erklärt, instinktiv keine „r e c h t e n Mittel" (EH, Warum ich so weise bin 2) mehr wählen kann. Der Leib, der die Kontrolle über das Ich haben sollte – denn er „herrscht und ist auch des Ich's Beherrscher" (Za I, Von den Verächtern des Leibes) – verliert seine Macht und unterliegt den begrenzten Parametern der Vernunft, die doch bisher in der Geschichte der Menschheit bewiesen hat, wenig über das Leben, die Gesundheit, die ‚erdlichen' Werte zu wissen. Wie in Hinblick auf die Genealogie des Leibes dargestellt wurde, gibt es in ihm eine Hierarchie, die auf der gesamten Vorgeschichte des Organismus beruht; deshalb sind bestimmte Organe und Funktionen des Leibes – wie die Instinkte – nach Nietzsche für das Leben vor dem bewussten und begrifflichen Denken unentbehrlich. Die Vernunft als ein weiteres Organ des Leibes versucht jedoch, ihre Autonomie zu finden und sogar die Wirkung anderer Organe an Kraft zu übertreffen. Sie „arbeitet im D i e n s t e der organischen Triebe, und emancipirt sich langsam z u r G l e i c h b e r e c h t i g u n g mit ihnen — so daß Vernunft (Meinung und Wissen) mit den Trieben kämpft, als ein eigener neuer Trieb — und spät, ganz spät zum Ü b e r-

---

178 Vgl. Za I, Von den Verächtern des Leibes, wo Nietzsche das Ich oder die Vernunft als Werkzeug des Leibes definiert.

179 Das Selbst in Za kann als eine Art Selbstregulierung verstanden werden, die in jedem Leib auf einzigartige Weise agiert: Jeder Leib operiert nach einer inneren Koordination auf der Basis der organischen Vorgeschichte, die eine lebensgerechte Hierarchie aufrechterhält; dass diese Regulation letztlich individuell und einzigartig ist, macht das Selbst jedes Organismus aus. Dies wurde bereits in der Analyse des Einflusses von Roux auf Nietzsches Konzeption der Organismen festgestellt. In diesen Passagen von Za behauptet Nietzsche, dass das Selbst dem Ich sagt, was es zu fühlen, ja sogar zu denken hat, je nachdem, wie ein nicht kranker Körper funktioniert. Das Selbst des Leibes, oder besser gesagt, sein *modus operandi*, ist jenseits der breiten Gemeinsamkeiten, die man z.B. von bestimmten Organen erwartet, einzigartig und einmalig. Zur Interpretation des Selbst vgl. Stiegler 2001, 60–66. Sie verweist auf die Theorie des inneren Milieus von Claude Bernard und den Einfluss der biologischen Theorien von Wilhelm Roux auf Nietzsches Philosophie. Der Mensch mit einer besseren Selbstregulation ist ein Mensch mit einer stärkeren Gesundheit, vgl. 2.1 und 3.2.3. Dieser letzte Aspekt ist von zentraler Bedeutung für das Verständnis des Gesundheitsmodells, das der ständig reagierende dionysische Künstler verkörpert.

gewicht" (NL 1881, KSA 9, 11[243]). In dieser Aufzeichnung von 1881 macht Nietzsche deutlich, dass die Vernunft unter der Regulierung anderer, früher entwickelter Instinkte und Organe arbeiten muss, sonst „wäre [die Menschheit] längst zu Grunde gegangen" (NL 1881, KSA 9, 11[243]). Die Vernunft als Organ des Leibes ist für das Leben des Menschen notwendig, sie muss aber von anderen leiblichen Funktionen koordiniert und gesteuert werden. Die Krankheit wird entfesselt, wenn die Vernunft die Macht, die sie haben sollte, übersteigt und über andere ursprünglich leitende Instinkte siegt. Sie kämpft dann gegen den Rest der Instinkte, indem sie sich in die innere leibliche Hierarchie einordnet, so dass in der Schwäche die Instinkte ihre wirksamen Kräfte verlieren. Diese Idee behält Nietzsche bis zum Ende seiner Philosophie bei. In einer nachgelassenen Aufzeichnung von 1888 schreibt er:

> Die Rasse ist verdorben – nicht durch ihre Laster, ~~u Thorheiten~~ {sondern ihre ~~Unwiss~~Ignoranz}: sie ist verdoben, weil {sie die Erschöpfung nicht als Erschöpfung verstand: die physiolog. Verwechslungen sind die Ursache alles Übels} ihr Instinkt durch die Erschöpften verleitet wurde, ihr Bestes zu verbergen u. das Schwergewicht zu verlieren ... [...]. Problem: wie kamen die Erschöpften dazu, die Gesetze der Werthe zu machen? Anders gefragt: wie kamen die zur Macht, die die ~~Schwächsten~~ {Letzten} sind?... Erkenne die Geschichte! {Wie kommt der Instinkt des Thieres Mensch} ~~Die Menschheit steht~~ auf dem Kopf {zu stehen?...} (NL 1888, KGW IX, W II/6, S. 118)

Die Erschöpften sind Individuen, die die Leistung ihres Leibes ausgeschöpft haben, vor allem die ihrer Instinkte, die dafür zuständig sind, das Wahrgenommene zu kategorisieren und vereinfachtes Wissen zur Förderung der Existenz zu erzeugen. Die übermäßige Dominanz der Vernunft hemmt die unmittelbare eigene Reaktion der Instinkte, nimmt ihnen ihr Territorium und ihre Macht und führt dazu, dass sie unbrauchbar werden, bis die Vernunft sie fast vollständig kontrolliert. Die übermächtige und daher kranke Vernunft in einem kranken Leib verhält sich wie eine Zelle, die die anderen infiziert, bis der ganze Leib erkrankt. Ein morbides Wesen entsteht dann, wenn es keine instinktive Reaktion gegen die Krankheit und die Kraftminderung mehr hat. Das ‚Zuhause-Bleiben', d.h. im Leben vor herausfordernden Situationen tatenlos zu bleiben, was Nietzsche in der Vorrede von MA II als Verzicht auf die Erfüllung der dem Menschen eigenen Aufgaben darstellt, wurde bereits als eines der Symptome der Krankheit erklärt. Der Mensch kann und soll jedoch in jedem Fall einen aktiven ‚Genesungsprozess' durchführen. Nimmt er diese Herausforderung nicht an, verliert er die Fähigkeit, über sich hinaus zu schaffen, was das Vermögen seiner Instinkte erschöpft und sie veranlasst, ihr Reagieren und Agieren allmählich der Vernunft zu überlassen: Wenn die Instinkte ihr Handeln verzögern und es nach und nach an die Vernunft verlieren, dann verlieren sie selbst ihre Kraft, was sie schwächt und zur Lethargie führt. Der Leib als Beherrscher der kleinen Vernunft hat keine Macht mehr darüber und entwickelt sich zu einem gestörten Ganzen, das vor allem aus einer vernünftigen und bewussten Sichtweise die Welt und das Leben auslegt.

Welcher ist aber in erster Instanz der psychologische Grund dafür, dass der Leib seine Selbstkontrolle verliert und dieser unumkehrbare Prozess beginnt? Ein erster Ansatz zu einer Antwort wurde mit Bezug auf die *Hinterweltler* und *Verächter des Leibes* erläutert. In beiden Abschnitten stellt Nietzsche einen Gegensatz zwischen den Hinterweltlern, die Verächter des Leibes sind, und jenen Wesen dar, die mit „eine[m] Erden-Kopf, der der Erde Sinn schafft", ausgestattet sind (Za I, Von den Hinterweltlern). Beide Abschnitte sind miteinander verbunden, da „die Kranke[n] und Absterbende[n]" (Za I, Von den Hinterweltlern), die „das Himmlische und die erlösenden Blutstropfen" (Za I, Von den Hinterweltlern) erfanden, „Leib und Erde" verachten (Za I, Von den Hinterweltlern). Es ist eben die kleine Vernunft, die das Empirische gering schätzt und den Leib wegen seines kontingenten und individuellen Charakters verachtet. So schreibt Nietzsche in GD im Abschnitt *Die Vernunft in der Philosophie:*

> Sie fragen mich, was Alles Idiosynkrasie bei den Philosophen ist? ... Zum Beispiel ihr Mangel an historischem Sinn, ihr Hass gegen die Vorstellung selbst des Werdens, ihr Ägypticismus. Sie glauben einer Sache eine Ehre anzuthun, wenn sie dieselbe enthistorisiren [...]. Alles, was Philosophen seit Jahrtausenden gehandhabt haben, waren Begriffs-Mumien, es kam nichts Wirkliches lebendig aus ihren Händen. (GD, Die „Vernunft" in der Philosophie 1)

Der Glaube an die Vernunft hat zwar eine Rechtfertigung, sofern er zum Überleben beiträgt, und in diesem Sinne gab es einen Übergang „von der Selbsterhaltung als *Trieb* zur Selbsterhaltung als *Vernunft*" (Abel 1998, 55). Von allen Organen und Funktionen des Leibes ist sie aber am meisten fehlbar, denn sie ist das willkürlichste und unerfahrenste Organ, auch bei der Erzeugung von Wissen. Die für den Menschen notwendigen Verallgemeinerungen und Konzeptualisierungen haben wenig mit der Besonderheit und Vielfalt der Sachen zu tun. Die Vernunft ist unübertroffen in ihrer Funktion, die Welt zu entleeren und zu universalisieren, indem sie versucht, die ganze Wirklichkeit aus einem Satz von rationalen Kategorien heraus zu verstehen: „Heute umgekehrt sehen wir, genau so weit als das Vernunft-Vorurtheil uns zwingt, Einheit, Identität, Dauer, Substanz, Ursache, Dinglichkeit, Sein anzusetzen, uns gewissermaassen verstrickt in den Irrthum, necessitirt zum Irrthum" (GD, Die „Vernunft" in der Philosophie 5). In den schon analysierten Abschnitten von Za drückt Nietzsche sehr klar aus, dass die Vernunft ganz vom Leib abhängt: „Das Selbst sagt zum Ich: ‚hier fühle Schmerz!' Und da leidet es und denkt nach, wie es nicht mehr leide – und dazu eben soll es denken. Das Selbst sagt zum Ich: ‚hier fühle Lust!' Da freut es sich und denkt nach, wie es noch oft sich freue – und dazu eben soll es denken" (Za I, Von den Verächtern des Leibes). Das Selbst – verstanden als die Partikularität eines jeden Leibes in seiner Leistung und seinem dynamischen, sich selbst organisierenden Geschehen – steht „hinter [den] Gedanken und Gefühlen" (Za I, Von den Verächtern des Leibes). Dieselbe Idee greift Nietzsche im Abschnitt 354 von FW auf, wenn er darlegt, dass das Ich als Kategorie der Vernunft oder deren bewusste Fähigkeit nur den erfassbaren Teil des Denkens insgesamt darstellt. Ruchs und Zimbardos „Eisbergmodell", das auf ihrer Interpretation von Freuds psychologischen Prinzipien basiert, veranschaulicht dies: Die bewusste Ebene umfasst nur 10 oder 20 Prozent des gesamten Individuums, während die unbewusste Ebene, zu der Instinkte, Ängste, Konflikte, psychosexuelle Entwicklung und Persönlichkeitsmerkmale gehören, die restlichen 80 bis 90 Prozent besetzt.[180] Nietzsche zählt hier noch die organischen Prozesse dazu. Dies alles, was er „Leib" nennt, bildet die aktive Individualität. Die Vernunft ist durch den Leib reguliert und gesteuert, aber trotzdem hat sie, wie alle anderen leiblichen Organe, eine besondere und eigene Fähigkeit, die nur sie entwickeln kann: das rationale Denken, das Verständnis der Welt durch Begriffe. In dieser Hinsicht ist die Vernunft vom Leib nicht bestimmt und teilweise unabhängig. Mit anderen Worten: Nietzsche versteht den Leib als eine Kräfte-Organisation,[181] in der jedes Organ eine bestimmte Funktion hat.[182] Letztendlich soll es aber keine ‚Anarchie' unter diesen Organen geben, sondern Koordination.

Die Vernunft, wie sie die Philosophie konzipiert, stellt nun eine erkrankte Vernunft dar. Sie ist Teil eines kranken Leibes, der seine Macht über sie verloren hat. Auf diese Weise hat sie eine solche Autonomie gewonnen, dass es scheint, sie könne für sich und ohne den Körper gefasst werden. Die Philosophen und Wissenschaftler haben die Vernunft auf ein Podest platziert und sie allgemein in allen Bereichen des Denkens als geistige, mit sich identische und vom Leib unabhängige Einheit konzipiert.[183] Diese

---

180 Vgl. Ruch und Zimbardo, 1974. Die Metapher wurde bereits von Ernest Hemingway in *Death in the Afternoon*, zur Beschreibung seines literarischen Stils angewendet: „If a writer of prose knows enough of what he is writing about he may omit things that he knows and the reader, if the writer is writing truly enough, will have a feeling of those things as strongly as though the writer had stated them. The dignity of movement of an ice-berg is due to only one-eighth of it being above water. A writer who omits things because he does not know them only makes hollow places in his writing", Hemingway 1932, 132.

181 Zur Interpretation des Leibes als Kraft-Organisation und das Verhältnis dieser Interpretation zum alten Organismusbegriff vgl. Abel 1998, 110–120, und hier 2.1.

182 Nietzsche betont nicht nur die Wichtigkeit und Rolle jedes Organs, sondern auch ihre Anzahl in stärkeren Individuen und, verglichen damit, in Individuen, die er als entartet versteht: „Die höheren Menschen unterscheiden sich von den niederen wie die höheren Thiere von den niederen, durch die Complicirtheit ihrer Organe und Menge derselben. Sich nach Einfachheit sehnen — d. h. es leichter haben wollen!", NL 1880, KSA 9, 4[105]. Die geringere Menge an Organen würde darauf zurückgehen, ob ein Organ verwendet wird oder ob es atrophiert: „Wie sich auf vielen Thieren Parasiten ansiedeln, welche das Thier nicht los werden kann, so auch auf Menschen — sie unterscheiden sich von den Dienern, daß sie vom Wirthe leben, wider oder mit seinem Willen, ohne ihn zu Grunde giengen: viele Frauen. Ehemals freies Leben und dazu eine Menge Organe, die dann für das Parasitenleben nicht mehr nöthig sind: sie degeneriren und werden rudimentäre Organe. Giebt es so etwas bei Menschen?", NL 1880, KSA 9, 4[201].

183 Eine zeitgenössische Theorie, die ohne die klassische Dualität der Metaphysik auskommt, ist die sogenannte „Philosophie der Verkörperung", die den Körper in den Mittelpunkt der interpretativen Prozesse stellt, aber ihn immer in einem Kontext versteht. Fingerhut, Hufendiek und Wild (2013, S. 9) schreiben darüber: „Der Körper ist nicht nur ein Instrument zur Ausführung von vorgefassten Absichten oder zur Erfüllung von gehegten Wünschen. Es ist die eingespielte und lang erprobte Einbettung des Körpers in eine strukturierte und an uns angepasste Umwelt, die uns als intelligente Wesen ausmacht. Diese Intelligenz versteckt sich nicht im Innenraum des Bewusstseins und des Denkens, sondern sie ist die gelebte Intelligenz unserer geschickten Bewegungen und eingeübten Tätigkeiten und sie liegt in unserer Welt bereit. Der Geist selbst muss als etwas in den Körper und in die Umwelt Ausgedehntes verstanden werden". Sie betonen, dass eine solche Philosophie der Verkörperung die „klassische Kognitionswissenschaft" überwindet, die „den Geist als eine Eigenschaft von Subjekten [betrachtet], die ihren Körpern und ihrer Umwelt als Objekten gegenüberstehen", S. 9–10.

abstrakte Einheit sei verantwortlich für das ganze bzw. eigenste menschliche Denken. Darum ist es nicht erstaunlich, wenn Nietzsche die ganze Philosophie als Geschichte eines kranken Leibes interpretiert.[184] Allerdings gibt es immer noch Nietzsche-Forscher, die der Vernunft Eigenschaften zuschreiben, die Nietzsche selbst ihr nicht zuordnet. Zwar ist die Vernunft für das bewusste Denken und für den Aufbau und Gebrauch der Sprache verantwortlich, aber Nietzsche macht in Za wie in FW 354 klar, dass sie von der instinktiven und unbewussten Ebene des Menschen geleitet wird. Volker Gerhardt fällt in die metaphysische dualistische Tradition zurück, die die Vernunft und den Leib als getrennte Dinge versteht:

> Insofern erscheint die Vernunft als eine Fähigkeit, die weit über das hinausgeht, was der Leib zu leisten vermag. Sie scheint die Möglichkeiten des Leibes *prinzipiell* zu überschreiten [...]. Sie vollzieht vielmehr einen Schritt in eine, wenn man so sagen darf, *andere Dimension.* Und die scheint *grundsätzlich nicht* mehr *leiblich* zu sein! (Gerhardt 2011, 55)

Wie bereits betont wurde, hat jedes Organ, natürlich auch die Vernunft, seine eigene Funktion und versucht aufgrund seiner Differenz,[185] im inneren Kampf des Organismus zu siegen. Es geht eben darum, dass der Leib in seinem ständigen Kampf als ein koordiniertes Ganzes erhalten bleiben muss, was dann bedeutet, dass die Vernunft selbst – ‚jenes Vermögen, das nicht so leiblich erscheine' – von der Selbstregulierung des Leibes selbst eingeholt werden muss. Das Selbst muss der Vernunft vorgeben, wann sie agieren und was sie denken muss, und den Instinkten Raum lassen, mit ihrer Arbeit des Beurteilens, Einordnens und Vereinfachens die Bedeutung der Wirklichkeit zu bestimmen.[186] Erst dies ist das Material, über das die Vernunft nachdenken kann. Idealerweise sollte die Vernunft daher in keiner ‚anderen Dimension' als der leiblichen wirken. Eine solche Interpretation der Vernunft ist die perfekte Charakterisierung der Krankheitsursache. Wenn Nietzsche selbst die Überlegenheit der Instinkte über die Vernunft hervorhebt, so tut er dies in der Absicht zu verdeutlichen, wie die Vernunft einer hierarchischen und relativ autonomen Gruppe von Organen und Fähigkeiten untergeordnet bleiben muss, die nach vorgeschichtlichen Prozessen geregelt und gebildet wurden. Vor allem aber wird der Leib als Ganzes konzipiert.

Nietzsche versucht in seiner Philosophie, die dualistische Art des Denkens zu überwinden. Er sieht ohne Zweifel den Begriff des Ich als ein Werkzeug, das der Leib für sich selbst geschaffen hat. Dies impliziert, dass beide unmöglich voneinander getrennt werden können. Der Leib stellt in seiner Philosophie das Individuum als Gesamtheit mit körperlichen sowie geistigen Fähigkeiten dar. Dies wird in Za sehr deutlich: „‚Leib bin ich *und* Seele' – so redet das Kind [...]. Aber der Erwachte, der Wissende sagt: ‚Leib bin ich *ganz und gar*, und Nichts ausserdem; und Seele ist nur ein Wort für ein Etwas im

184 Vgl. hier 1.2.4.
185 Vgl. 2.1.
186 Diese Argumentation wird dann in den Streifzügen 7–9 der GD vervollständigt.

Leibe'" (Za I, Von den Verächtern des Leibes, kursive Hervorhebung M. S.).[187] Nach der Auslegung des Kindes findet immer noch eine gewisse Trennung innerhalb des Leibes statt, nach der Interpretation des ‚Erwachten' ist der Leib jedoch ein Ganzes. Nietzsche versucht, aus der Philosophie den Glauben an eine identische und unsterbliche Einheit zu tilgen, indem er sie für ein bloßes Wort der Literatur erklärt:[188] „‚Ich' sagst du und bist stolz auf diess Wort" (Za I, Von den Verächtern des Leibes), aber der Leib macht das Ich.

Das bewusste Denken der Vernunft ist trotzdem eine menschliche Fähigkeit im Leib. Es ist folglich noch ein Werkzeug des Leibes, das nur aufgrund seiner spezifischen Funktionen eine gewisse Autonomie hat.[189] Das heißt jedoch nicht, dass es ohne Einfluss des Leibes agiert; im Gegenteil, der Leib bestimmt die bewusste Dimension des Menschen fast absolut. „Wir können nämlich denken, fühlen, wollen, uns erinnern, wir könnten ebenfalls ‚handeln' in jedem Sinne des Wortes: und trotzdem brauchte das Alles nicht uns ‚in's Bewusstsein zu treten' […]. Das ganze Leben wäre möglich, ohne dass es sich gleichsam im Spiegel sähe" (FW 354). Die Vernunft mit ihrem bewussten und artikulierten Denken ist jedoch ein notwendiges Organ innerhalb des menschlichen Leibes. Das einem Ich zugehörige vernünftige Denken ist kein Teil des Leibes im Sinne der Vorstellung der antiken Griechen, dass es seinen Sitz im Kopf habe und die vernünftige Seele deswegen im Leib gefangen sei.[190] Es ist ein Können des Leibes als Ganzes und im

---

187 In „Von den Verächtern des Leibes" kritisiert Nietzsche die Trennung zwischen dem Leib einerseits und dem, was er mit einer selbstbewussten, dem Leib vorgeblich überlegenen rationalen Einheit assoziiert, wobei er in diesem Text die Begriffe „Seele", „Geist" und „Ich" als austauschbar verwendet. Aus dem Glauben an die Seele oder an den Geist als eine unveränderliche Einheit leitet sich ihm zufolge der Begriff der Identität ab, d. h. der Glaube an ein ‚Ich' (vgl. Za I, Von den Verächtern des Leibes). Streng genommen in diesem Kontext können die drei Begriffe als Synonyme verstanden werden.

188 Vgl. Vorrede zu MA II, Vorrede 1, und auch JGB 12: „Mit diesem Wort sei es erlaubt, jenen Glauben zu bezeichnen, der die Seele als etwas Unvertilgbares, Ewiges, Untheilbares, als eine Monade, als ein Atomon nimmt: d i e s e n Glauben soll man aus der Wissenschaft hinausschaffen! […]. Aber der Weg zu neuen Fassungen und Verfeinerungen der Seelen-Hypothese steht offen: und Begriffe wie ‚sterbliche Seele' und ‚Seele als Subjekts-Vielheit' und ‚Seele als Gesellschaftsbau der Triebe und Affekte' wollen fürderhin in der Wissenschaft Bürgerrecht haben. Indem der n e u e Psycholog dem Aberglauben ein Ende bereitet, der bisher um die Seelen-Vorstellung mit einer fast tropischen Üppigkeit wucherte, hat er sich freilich selbst gleichsam in eine neue Oede und ein neues Misstrauen hinaus gestossen".

189 Jedes Organ ist in diesem Sinn unabhängig vom Rest. So ist der Begriff der Organisation zu verstehen.

190 Im *Gorgias* lässt Platon Sokrates imaginieren, dass „wir jetzt tot wären und unsere Leiber wären nur unsere Gräber", Platon 1973a, 404–405; auch im *Kratylos* sagt er durch Sokrates: „Auf vielerlei Weise dünkt mich dies zu gehen, wenn man auch nur gar wenig ändert. Denn einige sagen, die Körper wären dir Gräber der Seele, als sei sie darin begraben liegend für die gegenwärtige Zeit […]. Am richtigsten jedoch scheinen mir die Orphiker diesen Namen eingeführt zu haben, weil nämlich die Seele, weswegen es nun auch sei, Strafe leide und deswegen nun diese Befestigung habe, damit sie doch wenigstens *erhalten* werde, wie in einem Gefängnis", Platon 1973b, 451. Über die Seelenteile schreibt Platon in der *Politeia:* „Das eine, sagen wir, war doch, womit der Mensch lernt, das andere, womit er sich ereifert, das dritte aber konnten wir seiner Vielartigkeit wegen nicht mit einem einzigen, ihm eigentümlichen Namen benennen, sondern was es Größtes und Stärkstes in sich schloß, danach benannten wir es. Das Begehrliche nannten

Leib, es agiert nur als Zusammenhang aller seiner Funktionen. Nietzsche legt besonderen Wert auf die physiologischen und unbewussten Prozesse des Leibes und trennt die von dem bewussten Denken geschaffenen Begriffe nicht von den leiblichen Fähigkeiten. Dies behauptet er auch in JGB 3:

> man muss noch den grössten Theil des bewussten Denkens unter die Instinkt-Thätigkeiten rechnen, und sogar im Falle des philosophischen Denkens [...] ebenso wenig ist „Bewusstsein" in irgend einem entscheidenden Sinne dem Instinktiven entgegengesetzt, — das meiste bewusste Denken eines Philosophen ist durch seine Instinkte heimlich geführt und in bestimmte Bahnen gezwungen. (JGB 3)

Offensichtlich hat in der Geschichte der Philosophie und der Wissenschaft der Versuch vorgeherrscht, die Vernunft vom Rest der körperlichen Organe zu trennen. Die Ansicht, dass nur die Vernunft Zugang zur Wahrheit hat, veranlasste die gedankliche Trennung zwischen einem mit sich selbst identischen, selbstbewussten Ich und dem Leib. Dafür macht Nietzsche die Metaphysik verantwortlich, die der Grund der Dialektik sei. Die Metaphysik suche nach endgültigen und wahren Grundlagen und hoffe sie zu finden, indem sie von Gegensätzen ausgehe, deren einer sich als falsch erweisen müsse: „Der Grundglaube der Metaphysiker ist der Glaube an die Gegensätze der Werthe" (JGB 2). Aus der Perspektive von Nietzsches Philosophie ist Sokrates einer der berühmtesten Vertreter der Metaphysik und der Dialektik. In der ihm gewidmeten Abteilung von GD *Das Problem des Sokrates* thematisiert Nietzsche die Krankheit mit Bezug auf die Instinkte. Dort stellt er Sokrates als typischen Verächter des Leibes dar, was ihn zu einem *décadent* macht. Auf seine *décadence* „deutet nicht nur zugestandne Wüstheit und Anarchie in den Instinkten: eben dahin deutet auch die Superfötation des Logischen und jene Rhachitiker-Bosheit, die ihn auszeichnet" (GD, Das Problem des Sokrates 4). In diesem Abschnitt nennt Nietzsche ein Problem, das zur Krankheit führt, nämlich die Fruchtbarkeit der Logik, die im Zusammenhang mit allgemeingültigen Begriffen und dem Streben nach Wahrheit zu verstehen ist. So trägt sie zur Krankheit eines Leibes bei, der von der Vernunft verdüstert wird. Zur Figur des Sokrates fügt Nietzsche diejenige Platons hinzu: beide sind „Verfalls-Symptome" (GD, Das Problem des Sokrates 2), beide teilen „physiologisch" (GD, Das Problem des Sokrates 2) Übereinstimmungen, indem sie „auf gleiche Weise negativ zum Leben" stehen (GD, Das Problem des Sokrates 2): Sokrates' Formel lautet „Vernunft = Tugend = Glück" (GD, Das Problem des Sokrates 4). Auf diese Weise gibt Sokrates der Vernunft einen unvergleichbaren Wert: „Die Vernünftigkeit wurde damals errathen als Retterin [...] es war ihr [d.h. der Kranken, eingeschlossen Sokrates] letztes Mittel" (GD, Das Problem des Sokrates 10).

---

wir es wegen der Heftigkeit der auf Speise und Trank und Liebessachen und was hiermit sonst noch zusammenhängt bezüglichen Begierden und das Geldliebende auch, weil vorzüglich durch Geld die Begierden dieser Art befriedigt werden", Platon 1973d, 581. Im *Phaidros* diskutiert Platon den Kampf dieser drei Teile der Seele untereinander und legt dar, wie der vernünftige Teil die anderen zwei führen sollte, vgl. Platon 1973c, 71–73 und 102–103.

Eine der Eigenschaften[191] des morbiden Wesens ist daher, dass es die Vernunft und ihre Konzeptualisierung der Welt als die für das Leben wertvollste Fähigkeit begreift.[192] Aufgrund dessen wählt es weiterhin den kranken Zustand des Körpers. Wenn die Krankheit sich entwickelt, muss die Gegenbewegung vor allem aus dem Leib entspringen. An diesem Punkt muss der „Antrieb und Andrang" (MA I, Vorrede 3) – als Triebe zu verstehen – tätig werden. Wenn aber der von der Vernunft dominierte Mensch von einer Krankheit befallen wird, ist die instinktive und unbewusste Ebene nicht mehr in der Lage, sich von dieser Situation loszulösen. Das kranke Individuum ist jetzt das Resultat eines nicht dem Leben angepassten Aufwachsens, in dem lediglich der vernünftigen und bewussten Ebene Aufmerksamkeit geschenkt wurde. Ein morbides Individuum findet nicht mehr den Weg zur ‚Genesung', da der Leib durch die von der Vernunft beabsichtigte Abspaltung eine innere Desorganisation erleidet. In dieser Situation wird der Leib krank bleiben: „Das Heraustreten steht ausserhalb ihrer Kraft: was sie [Philosophen und Moralisten] als Mittel, als Rettung wählen, ist selbst nur wieder ein Ausdruck der décadence" (GD, Das Problem des Sokrates 11). Die großen Metaphysiker mit ihrer Vorliebe für die Vernunft schlagen als Bedingung für Wahrheit, Richtigkeit und auch die Entwicklung des Menschen vor, „[d]ie Instinkte bekämpfen [zu] müssen" (GD, Das Problem des Sokrates 11), was aber nach Nietzsche „die Formel für décadence" (GD, Das Problem des Sokrates 11) darstellt. Diese Konzeption betont er erneut in EH: „Meine Leser wissen vielleicht, in wie fern ich Dialektik als Décadence-

191 Die anderen zwei zentralen Eigenschaften der Romantik oder *décadence* sind die Müdigkeit bzw. das Stillhalten und der Rausch. Dies wird in 2.5 und 2.6 analysiert.

192 Nietzsche versteht die Musik von Wagner sogar als Ausdruck der Dekadenz. Einer der Gründe dafür ist die Konzeptualisierung der Musik. In *Wagner in Bayreuth* schreibt Nietzsche folgendes über Wagners Kunst: „Von Wagner, dem Musiker, wäre im Allgemeinen zu sagen, dass er Allem in der Natur, was bis jetzt nicht reden wollte, eine Sprache gegeben hat: er glaubt nicht daran, dass es etwas Stummes geben müsse", Richard Wagner in Bayreuth 9, KSA 1, S. 490. Die Vereinigung der Musik mit der Sprache führt unvermeidlich dazu, dass eine *fast* unmittelbar leibliche Manifestation wie die Musik eine vernünftige Analyse durchläuft. Dazu schreibt Carlotta Santini: Es gibt „eine Form vom extremen Rationalismus, indem man offensichtlich macht, was alles im Werk passiert, sodass sich ein übertriebener, deskriptiver Naturalismus ergibt", Santini 2016, 283. Trotzdem versteht Nietzsche dies nicht als Kritik, sondern vielmehr als einzigartige Fähigkeit von Wagners Musik. Er lobt in z. B. Richard Wagner in Bayreuth 9, KSA 1, S. 486 die Weise, in der Wagner die „mythischen Dramen" dichtet, und hebt dies als ein außergewöhnliches Merkmal von Wagners Musik hervor: „Jeder Andere hätte dabei verzagen müssen; denn unsere Sprache scheint fast zu alt und zu verwüstet zu sein, als dass man von ihr hätte verlangen dürfen, was Wagner verlangte: und doch rief sein Schlag gegen den Felsen eine reichliche Quelle hervor". Das Argument, das Nietzsche an den eben zitierten Stellen nutzt, um die Exzellenz von Wagners Kunst zu preisen, benutzt er mehr als zwanzig Jahre später zur Kritik an ihm, so in *Der Fall Wagner:* „Wagner war nicht Musiker von Instinkt [...] er hat das Sprachvermögen der Musik in's Unermessliche vermehrt – er ist der Victor Hugo der Musik der Sprache [...] Musik dürfte unter Umständen nicht Musik, sondern Sprache, sondern Werkzeug, sondern ancilla dramaturgica sein", WA 8. Schopenhauers Verteidigung der Metaphysik ist offensichtlich. Der erste große Einfluss auf Nietzsches Philosophie ist bereits in der GT spürbar. Die dionysische Welt interpretiert er zu jener Zeit als Ausdruck des Ur-Einen und mutatis mutandis des Weltwillens. Der Mensch tritt in diese Dimension nur ein, wenn er eine totale Auflösung seiner Subjektivität bzw. seiner Individualität erlebt. Vgl. GT 1 und 4, KSA 1, S. 28–30, KSA 1, S. 38–39, usw.

Symptom betrachte, zum Beispiel im allerberühmtesten Fall: im Fall des Sokrates“ (EH, Warum ich so weise bin 1). Dagegen entspreche ein gesundes Leben dem Leib als ganzem: „so lange das Leben a u f s t e i g t , ist Glück gleich Instinkt“ (GD, Das Problem des Sokrates 11).

Nietzsches Konzeption der Verächter des Leibes und seine Kritik an der Erhöhung der Vernunft durch Philosophen und Wissenschaftler gibt zu verstehen, wie die Krankheit auf der psychophysiologischen Ebene entfesselt wird. Die Krankheit hat keine rein physiologische Ursache: Das bedeutete einen Determinismus, der unter Annahme der relationalen Krankheits- und Gesundheitsgeschehen absurd wäre. Die Krankheit wird in seiner Philosophie folgerichtig als psychologische Störung oder Depression der inneren Kräfte mit sofortigen physiologischen Folgen definiert. Wenn er sich in den fünf Vorreden auf Krankheit bezieht, tut er dies aus einer philosophisch-analytischen Perspektive und liefert damit eine normative Interpretation dessen, was gesund ist und wie Krankheit als Quelle persönlicher Kraft verstanden werden sollte, indem der Mensch sie als ständigen unverzichtbaren Bestandteil des Lebens akzeptieren soll.

Die Krankheit, die Nietzsche der Vernunft oder dem ‚Ich‘ zuschreibt, ist veranlasst 1. durch den Anspruch auf wahres, absolutes Wissen, zu dem die Menschen nur durch die Vernunft einen Zugang haben, 2. durch die Verachtung des vom Leib erzeugten Wissens und aller seiner Fähigkeiten, was eine völlige Unkenntnis des Sinns der Existenz zeigt, 3. durch die Stärke der philosophischen und wissenschaftlichen Tradition. Diese drei Aspekte führen dazu, dass die Vernunft noch mehr Macht erlangt, als sie sollte. Es handelt sich also um eine Züchtung der Vernunft, die nach Nietzsche dem Leben und jeder Bejahung der Besonderheit abträglich ist. Genau diese Art von Züchtung der bewussten psychischen Ebene beeinträchtigt die Rolle der Instinkte, indem sie sie unterdrückt und verdrängt, was zu ihrer Verkümmerung führt. Nietzsche bezieht sich nicht auf eine bloße Verachtung des Leibes, sondern auf einen direkten Angriff auf die Instinkte, das Unbewusste, das Kontingente, in einem Wort: auf das Leben selbst. Die Philosophie, die Moral, die Religion wurden auf diesen Säulen gegründet und erzeugen auf der Basis ihrer Weltanschauung die Krankheit des Leibes.

2.5 Erschöpfung und Rausch als Folgen der Krankheit

Es wurden bereits die metaphysische Trennung des selbstbewussten Ich vom Leib sowie die Überordnung der Vernunft über den Leib und seine Funktionen als ursprünglicher Grund der Romantik oder des schlechten Pessimismus bestimmt. Daraus ergeben sich zwei zentrale Folgen, die den Figuren von Schopenhauer und Wagner entsprechen: die Lebensmüdigkeit und der Rausch des unkoordinierten Leibes. Wie in 1.2 dargestellt, assoziiert Nietzsche diese Art von Krankheit mit einem Mangel an Verwandlung angesichts eines Zustandes, der die Kräfte schwächt. Dies bringt den Menschen dazu, diesen Zustand nicht verlassen zu wollen, sondern in der Lethargie zu verharren. Außerdem schreibt er der Romantik nicht nur die Unfähigkeit zu reagieren zu, sondern auch die Akzeptanz von Werten, die nichts mit dem persönlichen Wohlbefinden zu tun haben. Um die Bedeutung dieser Kategorie der Krankheit in den letzten Jahren der Philosophie Nietzsches zu verstehen, ist es notwendig, den Aphorismus 370 des fünften Buches der FW zu analysieren. Darin differenziert er die besonderen Merkmale, die Schopenhauer und Wagner entsprechen, und stellt einige neue Aspekte heraus, die jedoch in den fünf Vorreden von 1886/1887 nicht enthalten sind.

Nietzsche beginnt diesen Aphorismus mit einer an sich selbst gerichteten Frage: „Ich verstand – wer weiss, auf welche persönlichen Erfahrungen hin? – den philosophischen Pessimismus des neunzehnten Jahrhunderts, wie als ob er das Symptom von höherer Kraft des Gedankens, von verwegnerer Tapferkeit, von siegreicherer F ü l l e des Lebens sei“ (FW 370, Was ist Romantik?). Schon diese erste Aussage lässt die Unzufriedenheit bemerken, die Nietzsche selbst in Bezug auf seine frühe Neigung zur Romantik in der Philosophie empfindet. In gleicher Weise kritisiert er sein Verhältnis zur deutschen Musik und bezieht sich dabei hauptsächlich auf den Einfluss, den Richard Wagner nicht nur auf seine Philosophie, sondern auf seine ganze Person hatte:

> Insgleichen deutete ich mir die deutsche Musik zurecht zum Ausdruck einer dionysischen Mächtigkeit der deutschen Seele… man sieht, ich verkannte damals, sowohl am philosophischen Pessimismus, wie an der deutschen Musik, das war ihren eigentlichen Charakter ausmacht – ihre R o m a n t i k (FW 370, Was ist Romanik?)

Was Nietzsche am philosophischen Pessimismus und an der deutschen Musik verachtet, ist gerade ihre Romantik. Er behandelt hier „Romantik“ geradezu als fest umrissene Eigenschaft und erteilt ihr damit einen gewissen ontologischen Status, der sich näher als die psychophysiologische Kategorie eines niedrigen Willenszustands verstehen lässt.[193]

Seine Antwort auf die Frage „Was ist Romantik?“ (FW 370, Was ist Romantik?) beruht auf einer doppelten Klassifizierung des romantischen Typus. Eine Art Romanti-

193 Diese Idee wird er in WA ausarbeiten. Dort wird Wagner zur Personifikation der Krankheit. Dazu vgl. 2.6.

 https://doi.org/10.1515/9783111340920-010

ker ist derjenige, der an der im Leben wahrgenommenen Armut leidet. Wieder nennt Nietzsche Eigenschaften, die er der Romantik in der Vorrede zur FW zuschrieb: „die Ruhe, Stille, glattes Meer, Erlösung von sich“ (FW 370, Was ist Romantik?) sind die Inhalte der Sehnsucht dieses Typus. Die andere Art des Romantikers ist derjenige, der den „Rausch, den Krampf, die Betäubung, den Wahnsinn“ (FW 370, Was ist Romantik?) braucht. In Verbindung mit den fünf Vorreden und Nietzsches Geschichte seiner Krankheit ist leicht zu erkennen, dass diese beiden Arten von Romantik ein bestimmtes Gesicht haben, nämlich einerseits dasjenige Schopenhauers, andererseits dasjenige Wagners. In seinen eigenen Worten: „Dem Doppel-Bedürfnisse der Letzteren entspricht alle Romantik in Künsten und Erkenntnissen, ihnen entsprach (und entspricht) ebenso Schopenhauer als Richard Wagner, um jene berühmtesten und ausdrücklichsten Romantiker zu nennen“ (FW 370, Was ist Romantik?).

Die Definition der zwei Arten von ‚Leidenden‘, wie Nietzsche sie hier nennt (FW 370, Was ist Romantik?), wird bereits in der neuen Vorrede der FW eingeführt.[194] Der Aphorismus 370 nimmt aus der Vorrede die Zusammengehörigkeit von Philosophie und Gesundheit wieder auf: Das Individuum ist der Vorrede zufolge die Reflexion der Philosophie seiner Person. Im Aphorismus behauptet er etwas Ähnliches, indem er sagt, dass die Philosophie ein Hilfs- und Heilungsmittel der Existenz ist: „Jede Kunst, jede Philosophie darf als Heil- und Hülfsmittel im Dienste des wachsenden, kämpfenden Lebens angesehn werden“ (FW 370, Was ist Romantik?). Hieraus ergibt sich die Frage nach der Art von Individuum und entsprechend der Existenz: Nietzsche bestimmt die Romantik und den tapferen Pessimismus anhand der Art und Weise, wie der Mensch aus seiner psychosomatischen Sphäre heraus das Leben interpretiert und durchführt.

Der Romantiker, der der ärmste und am meisten leidende Typ im Leben ist, braucht die „Milde, Friedlichkeit, Güte […] im Denken und im Handeln […] ebenso auch die

194 Vgl. auch die nachgelassenen Aufzeichnungen KGW IX, W I/8, S. 89 sowie KGW IX, W I/8, S. 113–114 von 1885: „Was ist Romantik? – In Hinsicht auf alle jetzt aesthet. Werthe bediene ich mich {jetzt} dieser Grundunterscheidung: ~~ob aus~~ ich frage, in jedem einzelnen Falle: ist hier {der} Hunger oder ~~aus~~ {der} Überfluß schöpferisch geworden?“; „Das Problem vom Sinn der Kunst: wozu Kunst?/Der Reichste an Lebensfülle kann den Luxus ~~der~~ {von} Zerstörung {sich nicht nur den Anblick des Fürchterlichen sondern selbst die fürchterliche That u. Verneinung sich gönnen: {bei ihm} das Häßliche u. Böse gleichsam {erlaubt in} Folge seines Überschusses von zeugenden u. ~~verklärenden~~ {~~unerschöpfbaren bildnerischen~~ befruchtenden} Kräften, welche ~~über Alles Herr werden~~ {aus jeder Wüste noch ein üppiges Fruchtland zu schaffen ~~gleichsam als~~ im Stande sind. ~~Vorräthe von Kraftmassen~~}/Der Leidendste u. Lebensärmste umgekehrt hat die {Anmuth, Milde, Friedlichkeit} Schönheit nöthig (auch die Logik u. die Logisirung {Verständlichkeit} der Welt (als Wissenschaft), {auch die optimistische Betrachtung u. Befriedigung ~~in engsten~~ innerhalb enger Horizonte~~n~~}“. In beiden Aufzeichnungen wiederholt Nietzsche die Klassifizierung aus dem Aphorismus 370 und aus der Vorrede von FW. Es ist offensichtlich, dass er diese zwei Arten von Menschen klar unterscheidet. Dieser Parameter wird dann zum entscheidenden Maß der Krankheit und Gesundheit. Der Unterschied der zwei Arten von Menschen ist derselbe: Schafft das Individuum aus seinen Kräften oder aus deren Mangel heraus? Aber der schöpferische Akt beschränkt sich nicht auf die Kunst. Was Nietzsche in diesem Nachlass – genau wie im Aphorismus 370 – als „aesthet. Werthe“ (NL 1885, KGW IX, W I/8, S. 89) versteht, sind die schöpferischen Prozesse des Individuums, die seinem inneren Zustand und seiner Kraft entsprechend in der Welt wirken.

Logik, die begriffliche Verständlichkeit des Daseins" (FW 370, Was ist Romantik?). Dem von Nietzsche beschriebenen Typ entspricht ein Willen, der den Zustand vorzieht, in dem ihm nichts entgegensteht. Dieser Zustand absoluter Passivität ist hauptsächlich durch die Vernunft bedingt, die alle instinktiven Reaktionen blockiert oder abschwächt, bis sie fast vollständig ausgeschaltet sind. Der Wille ist nicht bereit, Problemen und Traumata entgegenzutreten und sie zu überwinden, sondern versucht, immer im selben Zustand zu bleiben. Folgend wirft Nietzsche in diesem Aphorismus eine zweite Frage zur Romantik auf: „In Hinsicht auf alle ästhetischen Werthe bediene ich mich jetzt dieser Hauptunterscheidung: ich frage, in jedem einzelnen Falle, ‚ist hier der Hunger oder der Ueberfluss schöpferisch geworden?'" (FW 370, Was ist Romantik?).[195] Denn der romantische Mensch wird von ‚welken' Werten geleitet, die ihn schwächen und seine negative Weltanschauung ausdrücken. ‚Hunger' ist der Hinweis auf den Mangel, der eine dem Zustand innerer Armut entsprechende Interpretation des Lebens erzeugt. Diese Sichtweise unterscheidet sich von der des Überflusses, die eine positive Interpretation des Lebens ausdrückt. Aus einem Zustand innerer Fülle heraus wird jede Perspektive der Welt unweigerlich denselben Charakter tragen.[196] Der ästhetische Wert des Romantischen beruht auf einer universalen und unwandelbaren Sicht auf die Welt, und Triebfeder des romantischen Schaffens sei „das Verlangen nach Starrmachen, Verewigen, nach S e i n" (FW 370, Was ist Romantik?). Die Romantiker sind auf der Suche nach dem unveränderlichen Kern der Dinge und glauben dementsprechend, dass es ein letztes Sein oder eine Wahrheit gibt. An diesem Punkt kommt der romantische Typus unter die Kategorie der Metaphysik, die mit der Hochschätzung der Vernunft und ihrer bewussten Fähigkeiten einhergeht.[197]

Die Unfähigkeit zu agieren stellt Nietzsche anhand der Charakterisierung Schopenhauers dar. Die andere Art Romantiker weicht jedoch teilweise von diesem passiven Willen ab. Die von Wagner repräsentierte Romantik ist durch Wahnsinn und Desorganisation des Leibes gekennzeichnet, durch das ständige Ausdrücken und Reagieren in einem Zustand des Rausches, der unkontrollierbar und schädlich für das Individuum ist. Der Rauschzustand als Eigenschaft der Krankheit muss sorgfältig untersucht werden: Wie kann der Rausch, ein positives Element in der GT – wenigstens dann, wenn er mit dem Apollinischen zusammengeht – und auch nach Nietzsches späterer Meinung eine extrem günstige Bedingung im Leben etwas Negatives bedeuten? Ist der Rausch ein

195 Die bereits konsolidierte Interpretation von Günter Abel zu dem, was Nietzsche in seiner Philosophie als ‚ästhetisch' bezeichnet, erlaubt mit Präzision zu erklären, was er an dieser Stelle zu sagen versucht. Das ästhetische Stadium repräsentiert jeden kreativen, interpretativen Akt des Menschen. Die ‚ästhetischen Werte', von denen hier gesprochen wird, sind die Werte, die das Individuum erzeugt, um eine interpretative Sicht der Welt zu generieren. Von diesen Werten hängt es ab, ob eine positive oder negative Vision des Lebens und der Welt zustande kommt. Vgl. dazu 3.2.1 und 3.2.3.

196 Vgl. dann 3.2.3 und GD, Streifzug 9. Auch in Za entwickelt Nietzsche diese Vorstellung der schenkenden Tugend, vgl. Za I, Von der schenkenden Tugend, KSA 4, S. 97 f.

197 Vgl. dazu die Eigenschaften, die Nietzsche dem Metaphysiker in JGB, Von den Vorurtheilen der Philosophen 1–3, und auch in GD, Die „Vernunft" in der Philosophie 1–6, zuschreibt.

positives oder negatives Element? Diese Frage wird teilweise hier beantwortet und danach in 3.2.2 und 3.2.3 weiter verfolgt.

Im Aphorismus 370 vergleicht Nietzsche den „dionysische[n] Gott und Mensch[en]" (FW 370, Was ist Romantik?), der „sich nicht nur den Anblick des Fürchterlichen und Fragwürdigen gönnen [kann], sondern selbst die fürchterliche That und jeden Luxus von Zerstörung, Zersetzung, Verneigung" (FW 370, Was ist Romantik?), mit der Romantik. Der dionysische Mensch ist ‚der reichste an Lebensfülle', und deswegen genießt er „eines Ueberschusses von zeugenden, befruchtenden Kräften" (FW 370, Was ist Romantik?), durch die er jede Situation ändern kann: Der dionysische Mensch macht „aus jeder Wüste noch ein üppiges Fruchtland" (FW 370, Was ist Romantik?). Er kann die Dinge nur in etwas Positives verwandeln, denn er hat nicht nur die Fähigkeit zur Transfiguration, sondern neigt zudem von sich aus zu herausfordernden, kritischen Situationen. Der Rausch erzeugt die Erregung des Leibes, aber wenn dieser nicht über die Kräfte verfügt, die notwendig sind, diesen Zustand zu regulieren und auch einen schöpferischen Akt daraus hervorzubringen, dann ist das Ergebnis Zerstörung ohne weitere Schöpfung: Der Romantiker wie Wagner muss „zerstören [...], weil ihn das Bestehende, ja alles Bestehn, alles Sein selbst empört und aufreizt" (FW 370, Was ist Romantik?). Nietzsche unterscheidet auf diese Weise zwei Arten von ‚Zerstörungen': die, die sich auf die Selbstermächtigung und daran anschließend auf die Verwandlung einer Situation richtet, und die, die zur eigenen Vernichtung führt. Die Wagnersche Romantik zerstört aus Wut über das Leben: „es kann auch der Hass des Missrathenen, Entbehrenden, Schlechtweggekommenen sein" (FW 370, Was ist Romantik?). Die unerwünschte Erregung des Leibes verweist auf eine innere Störung seiner Organisation. Dies ist der Fall bei einer schwerkranken Person, die sich physiologisch nicht richtig an Reize anpassen kann und auch dann reagiert, wenn sie es nicht sollte. Die Selbstregulierung des Leibes ist verloren gegangen, und zwar nach der von Nietzsche übernommenen Theorie von Roux in zweierlei Hinsicht: Der Reiz ist für den Leib nicht nützlich, aber dieser reagiert trotzdem, anstatt ihn zu ignorieren oder auf andere Teile umzulenken; oder der Verbrauch an inneren Kräften ist gemessen an der Wirkung des Reizes zu groß, so dass er die Assimilationskapazität übersteigt, die erforderlich wäre, um eine Stärkung und Verbesserung bestimmter Eigenschaften und des Organismus als Ganzes zu bewirken. Dadurch erschöpfen sich schließlich die Kräfte des Leibes. Das heißt, der Reiz verstärkt den Konsum, aber nicht die Assimilation, was im Rahmen von Nietzsches Darstellung ästhetischer Prozesse gleichbedeutend damit ist, dass eine Zerstörung, aber keine Schöpfung eintritt, weil die Einverleibung des neuen Materials im Verhältnis zum Verbrauch der inneren Kräfte minimal oder gleich Null ist. Ein Individuum, das sich von jeder Situation unnötig reizen und aufregen lässt, verliert weiter die Kräfte, an denen es ihm ohnehin schon mangelt. Solche überflüssigen leiblichen Prozesse versteht Nietzsche als ‚Anarchismus', was aus Wagner einen „Anarchist[en]" (FW, Was ist Romantik?) macht. Wie er in WA ergänzt, steht die Symptomatik des Patienten Wagner für einen Anarchismus im Körper, das bedeutet, für den Mangel an Selbstregulierung vor allem angesichts der Reize und der Koordination der Organfunktionen. Der Aphorismus 370 endet mit einer spezifischen Definition der Romantik:

> Der Wille zum Verewigen […] kann aber auch jener tyrannische Wille eines Schwerleidenden, Kämpfenden, Torturirten sein, welcher das Persönlichste, Einzelnste, Engste, die eigentliche Idiosynkrasie seines Leidens noch zum verbindlichen Gesetz und Zwang stempeln möchte und der an allen Dingen gleichsam Rache nimmt, dadurch, dass er ihnen sein Bild, das Bild seiner Tortur, aufrückt, einzwängt, einbrennt. Letzteres ist der romantische Pessimismus in seiner ausdrucksvollsten Form, sei es als Schopenhauer'sche Willensphilosophie, sei es als Wagner'sche Musik. (FW 370, Was ist Romantik?)

Nietzsche assoziiert hier nochmals die der kranken Vernunft zugehörige Eigenschaft, die Welt durch Begriffe verewigen zu wollen, mit der Romantik von Schopenhauer und Wagner. Beide drücken als größte Vertreter der Romantik ihr Leiden am Mangel an Kraft aus, was Nietzsche als Rache am Leben selbst versteht. Davon unterscheidet er „noch einen ganz anderen Pessimismus" (FW 370, Was ist Romantik?), sein „proprium und ipsissimum" (FW 370, Was ist Romantik?): einen „Pessimismus der Zukunft" (FW 370, Was ist Romantik?). In dieser Passage bringt Nietzsche einen ähnlichen Gedanken wie denjenigen vor, den er mit Bezug auf die freien Geister in der Vorrede von MA I formuliert: Der Pessimismus der Zukunft „kommt! ich sehe ihn kommen!" (FW 370, Was ist Romantik?). Der Begriff „freier Geist", den er besonders in den Vorreden von MA I und II verwendet, bezeichnet die Menschen der Zukunft, die sich von der Krankheit wie auch von der Tradition lösen und sie transfigurieren können, um eine stärkere Gesundheit zu schaffen. Dieser Gedanke lässt sich auch mit der in der Vorrede zur FW beschworenen Philosophie der Zukunft verbinden, die als Achse das Thema Gesundheit hat.

Die Krankheit des Ich, die auf dem übermäßigen Gebrauch der Vernunft und der Verachtung des Leibes basiert, hat in Nietzsches Philosophie folgende Konsequenzen: das Verlangen nach Ruhe, Stille, Unveränderlichkeit; oder die extreme Aufregung, die zum Zusammenbruch des Leibes führt. Dieses Krankheitsmodell trifft auf alle Menschen zu: Nietzsche begrenzt sein Verständnis von Krankheit und Gesundheit nicht auf Philosophen oder Künstler, und er beschreibt auch keine Art von Krankheit, die vom ersten Moment an unvermeidlich ist. Die erste Ursache der Krankheit ergibt sich auf der geistigen Ebene, die ihrerseits sofort auf die physiologische wirkt. Damit der Mensch in physiologischer Hinsicht jedoch auf nicht mehr heilbare Weise erkrankt, wäre es nötig, der Krankheit als Unmöglichkeit, eine Potenz im eigenen Leib zu finden, über die Zeit hinweg ihren Lauf zu lassen. Mehr noch, man müsste sie geradezu so heranzüchten, dass sie die Funktion der Instinkte auflösen kann.

Beide Manifestationen der Romantik finden ihre Grundlage in der Krankheit des Ich, d. h. im Drang zur Vernunft und dementsprechend in der Leibvergessenheit und der Vernachlässigung seiner instinktiven Fähigkeiten. Schopenhauer sucht in seiner Philosophie nach der Stille und Ruhe des Daseins, indem er die Idee einer ‚Welt an sich' entwirft. Dieser Vertreter der Romantik repräsentiert den Willen, still zu bleiben, und das Bedürfnis nach Erlösung, nach dem Nichts.[198] Die Annehmlichkeit eines Zustandes,

198 Zur Interpretation von Schopenhauers metaphysischen Prinzipien vgl. Morgenstern 2016, 84–85: In

in dem man sich wegen der Betäubung der Instinkte durch die Vernunft mit nichts mehr wahrhaft konfrontiert sieht, führt zum Konformismus und daher zur Minderung der Kräfte des Lebens. Das ständige Stillbleiben weist darauf hin, dass man seine Kräfte überhaupt nicht einsetzt. Ohne diesen Einsatz ist aber kein transformativer Prozess denkbar. Personen, die psychophysiologisch gezwungen sind, sich ständig „still in diesem Zu-Hause-Zustand zu halten", nicht zu reagieren, ihre individuellen Wünsche und Antriebe zum Schweigen zu bringen, all ihren Handlungs- und Lebenswillen zu verlieren, könnten in der Psychologie und Psychiatrie mit einer depressiven Störung diagnostiziert werden.[199]

Anlehnung an die kantianische Tradition postuliert Schopenhauer eine Dualität bezüglich der gnoseologischen Ebene zwischen dem ‚Ding an sich' und der Erscheinung, die Nietzsche auch in der GT übernimmt: „Doch Schopenhauer vertritt auch eine an Kant anschließende idealistische Erkenntnistheorie, deren Grundthese ist, dass wir die Welt nicht als Ding an sich, sondern nur als Erscheinung erkennen können [...]. Der Wille als Ding an sich liefert nach Schopenhauer die metaphysische Erklärung dafür, dass es in der Welt einen ständigen Kampf der Lebewesen gibt, der mit endlosem Leid verbunden ist. Der Intellekt ist zwar das charakteristische Merkmal des Menschen, aber er ist von Natur aus nur ein Werkzeug des Willens im Lebenskampf [...]. Während des Kunsterlebens befreit sich der Mensch von den Nöten seines Lebens und erhebt sich zu einer leidenschaftslosen, wahrhaft objektiven Anschauung der Welt [...]. Eine weitere Möglichkeit, das Leiden zu überwinden, bietet nach Schopenhauer das moralische Handeln, das aus Mitleid anderen uneigennützig hilft [...]. Eine endgültige Befreiung vom Leiden erreichen nach Schopenhauer jedoch nur die Menschen, die sich zur Askese erheben, die also durch die natürlichen Reize der Welt nicht bewegt und belästigt werden, sondern vielmehr zu Entsagung, Resignation und Gelassenheit gelangen". Genau der letzte Aspekt der Erlösung des Willens illustriert deutlich Nietzsches Kritik an dieser Art der Romantik, die im Leben die Ruhe und den Stillstand sucht. Zur Willensverneinung vgl. *Die Welt als Wille und Vorstellung: Beide Bände in einem Buch* 2019, 294–320. In § 70 vergleicht Schopenhauer die Grundsätze, die das Christentum und der Buddhismus für das asketische Lebens postulieren, nämlich die Verneinung oder Aufhebung des individuellen Willens, mit den Prinzipien seiner eigenen Philosophie: „Ich habe diese Dogmen der Christlichen Glaubenslehre, welche an sich der Philosophie fremd sind, nur deshalb hier herbeigezogen, um zu zeigen, daß die aus unserer ganzen Betrachtung hervorgehende und mit allen Theilen derselben genau übereinstimmende und zusammenhängende Ethik, wenn sie auch dem Ausdruck nach neu und unerhört wäre, dem Wesen nach es keineswegs ist, sondern völlig übereinstimmt mit den ganz eigentlichen Christlichen Dogmen, und sogar in diesen selbst, dem Wesentlichen nach, enthalten und vorhanden war; wie sie denn auch eben so genau übereinstimmt mit den wieder in ganz anderen Formen vorgetragenen Lehren und ethischen Vorschriften der heiligen Bücher Indiens", S. 317. Schopenhauer ruft zur Verneinung des individuellen Willens auf, was den Menschen vom Leiden befreie. Die Veränderung bedeutet aber keine Transformation der Sachen, sondern die Aufhebung des Individuums: „Allem Bisherigen zufolge geht die Verneinung des Willens zum Leben, welche Dasjenige ist, was man gänzliche Resignation oder Heiligkeit nennt, immer aus dem Quietiv des Willens hervor, welches die Erkenntniß seines innern Widerstreits und seiner wesentlichen Nichtigkeit ist, die sich im Leiden alles Lebenden aussprechen [...] Wahres Heil, Erlösung vom Leben und Leiden, ist ohne gänzliche Verneinung des Willens nicht zu denken", S. 308. Zur Interpretation von Schopenhauers Philosophie vgl. auch Goedert 1988; Hallich 2014.

199 Nach der ICD-10 (International Classification of Diseases, auf Deutsch: Internationale statistische Klassifikation der Krankheiten, ICD-10-WHO Version 2019, Kapitel V, Affektive Störungen (F30-F39): https://www.dimdi.de/static/de/klassifikationen/icd/icd-10-gm/kode-suche/htmlgm2019/#V, letzter Abruf 26.09.2023) gilt für die Depression: „Typische beziehungsweise Haupt- oder Kernsymptome von Depressionen sind depressive Niedergestimmtheit, Interesse-/Freudlosigkeit, erhöhte Ermüdbarkeit und Antriebsstö-

Wagner strebt einen rationalen Ausdruck im künstlerischen Bereich an. Nietzsche charakterisiert diese Romantik als Wahnsinn, als extreme Unruhe des Leibes und als dessen mangelnde Koordination. Nur in diesem Kontext verwendet er den Begriff „Rausch“ mit einer negativen Bedeutung: Wenn das Individuum sich nicht auf die rauschhafte Aufregung vorbereitet findet und darum nicht fähig ist, die plötzliche Steigerung seiner Kräfte auf die richtige Weise zu erleben, ergibt sich eine unnötige Reaktion, die zur Schwächung führt.[200] Der Verlust an inneren instinktiven und organisch-regulierenden Fähigkeiten verursacht im Rauschzustand eine leibliche Störung.[201] Gut ausgebildete Kräfte ermöglichen es dem Individuum, rauschhafte Erlebnisse schöpferisch umzusetzen, während diese Art von Romantik die Dinge zerstört, ohne danach etwas Neues erzeugen zu können.[202] Die Reizung, die den ermüdeten Leib trifft, bewirkt eine Entleerung der noch übrigen Kräfte, nicht ihre Anregung und Stärkung. Wagner stellt folglich auch die Lebensmüdigkeit dar. Diese Menschen sind „névrose“

rungen. Durch solche Hauptsymptome charakterisierte Depressionen, die symptomatologisch erhebliche Überlappungen mit der traditionellen Kategorie der endogenen beziehungsweise melancholischen Depression aufweisen, psychopathologisch jedoch weiter gefasst sind, werden jetzt nach den modernen Klassifikationssystemen als depressive Episode (ICD-10) beziehungsweise ‚major depressive disorder‘ (DSM IV) bezeichnet. Oft berichten depressive Patienten auch über Hoffnungslosigkeit, Angst- und Schuldgefühle, Denkhemmung, Grübelneigung und Suizidgedanken“. Vgl. auch Ebel und Beichert 2002, 126. Härter, Klesse, Bermejo, Schneider und Berger sammeln eine ähnliche Symptomatologie nach der ICD-10 und betonen die wichtige Rolle der Psychologie für die Diagnose der Depression: „Weil depressive Patienten selten spontan über typische depressive Kernsymptome berichten und eher unspezifische Beschwerden wie Schlafstörungen mit morgendlichem Früherwachen, Appetitminderung, allgemeine Kraftlosigkeit, anhaltende Schmerzen und/oder körperliche Beschwerden angeben, soll das Vorliegen einer depressiven Störung beziehungsweise das Vorhandensein weiterer Symptome einer depressiven Störung aktiv exploriert werden“, „Unipolare Depression: Empfehlungen zur Diagnostik und Therapie aus der aktuellen S3- und Nationalen Versorgungs-Leitlinie ‚Unipolare Depression‘“, Härter, Klesse, Bermejo, Schneider und Berger 2010, 506. Für mehr Literatur zum Thema „Depression“ vgl. Wittchen, Jacobi, Klose und Ryl 2010. Kraftlosigkeit und körperliche Probleme (Interesselosigkeit, Müdigkeit und Antriebsstörungen, d. h. das „Nicht-Reagieren“) sind Hauptsymptome in Fällen von Depression. Wenn man bedenkt, dass Schopenhauer die Auflösung des Individuums als Teil der ‚Überwindung‘ des Schmerzes ansetzt, ist es verständlich, dass Nietzsche diese Zielsetzung mit der Verneinung des Lebens und der Depression des Leibes – vor allem nach seiner Konzeption des Willens zur Macht – assoziiert. Heutzutage würden die von Schopenhauer vorgeschlagenen Prinzipien der Überwindung der ‚metaphysischen Schmerzen‘ im Rahmen der Psychologie als deutliche Symptome einer tiefen Depression verstanden werden.

200 Vgl. 2.1, 3.2.2 und 3.2.3. In WA und EH definiert Nietzsche ein gesundes Individuum als jemanden, der nicht ständig, sondern zur geeigneten Zeit reagiert. Ein dekadenter Typ wie Wagner reagiert jedoch immerzu und erschöpft so seine Kräfte vollständig. Im Gegensatz hierzu genießt der dionysische Künstler eine stärkere Gesundheit, *obwohl* er die ganze Zeit reagiert; vgl. Nietzsches nachgelassene Aufzeichnung von 1888, KGW IX, W II/5, S. 35.

201 Vgl. WA 5, KSA 6, S. 22 f. und hier 3.2.1.

202 Vgl. hier 2.5. Diese Fähigkeit ist die des ‚Über-sich-hinaus-schaffens‘, die Nietzsche in Za einführt und in den Vorreden von 1886/1887 thematisiert. Ein gesundes Individuum hat diese Potentialität, sonst ist es *décadent*.

(WA 5), d. h. sie leiden nach der Charakterisierung der Zeit an einer Nervenkrankheit.[203] Heute ließe sie sich unter den Parametern einer affektiven Störung verstehen.[204]

203 Zum Begriff „névrose" vgl. Sommers Kommentare zu WA, Sommer 2012, 83 – 84. Vgl. hier in 3.2.2 Férés Analyse der Neuropathen, also der Menschen, die an einer Nervenkrankheit leiden.
204 Nach der ICD-10-WHO bestehen die Hauptsymptome einer affektiven Störung in „einer Veränderung der Stimmung oder der Affektivität entweder zur Depression – mit oder ohne begleitende(r) Angst – oder zur gehobenen Stimmung", ICD-10-WHO Version 2019, Kapitel V, Affektive Störungen (F30-F39): https://www.dimdi.de/static/de/klassifikationen/icd/icd-10-gm/kode-suche/htmlgm2019/#V, letzter Abruf 26.09.2023. Im Falle Wagners schreibt Nietzsche ihm in FW 370 hauptsächlich abrupte Reaktionen als Zeichen eines unkontrolliert gesteigerten Affekts zu. In WA wird Wagner dann das Musterbeispiel der Erschöpfung der Kräfte, wobei die vorige Charakterisierung bestehen bleibt, die an ihm die ständige Reaktion im Rauschzustand erkennt. Man könnte sagen, dass Wagner die ihm ursprünglich zugeschriebenen Eigenschaften mit denjenigen Schopenhauers in sich selbst synthetisiert, was mit einer bipolaren affektiven Störung in Verbindung gebracht werden dürfte. Auch hier geht es nach der von Nietzsche formulierten Konzeption von Krankheit und Gesundheit darum, letztere aus dem Zustand und der Erfahrung von Krankheit zu ermächtigen, und zwar unabhängig davon, um welche Art von Krankheit es sich handelt. Das ist die Herausforderung. Die Zuordnung der Persönlichkeiten Schopenhauers und Wagners zu Eigenschaften eines erschöpften, in ihrem ‚Wesen' kranken Typs bedeutet nicht, dass jede Art von Krankheit oder affektiver Störung, die mit ihren Profilen in Verbindung gebracht werden kann, zwangsläufig dazu führt, dass man die Unmöglichkeit einer wie auch immer gearteten Umwandlung zum eigenen Vorteil behaupten müsste.

2.6 Der Pessimismus der décadence: Wagners Figur im Jahr 1888

Während 1886/1887 sowohl Schopenhauer als auch Wagner den schlechten Pessimismus oder die romantische Krankheit *par excellence* darstellen, wird – so eine der leitenden Thesen für die folgenden Ausführungen – ab der Ausarbeitung von *Der Fall Wagner* der letztere für Nietzsche zur zentralen Figur der Romantik, die er nun unter den Begriffen der „décadence" und der „dégénérescence" reflektiert. Die psychophysiologischen Eigenschaften der romantischen Figur Richard Wagner bilden daher den Fokus für das Vorhaben, die Konzepte von Krankheit und Gesundheit im letzten Jahr von Nietzsches Philosophie zu vertiefen.

„Wagner als Problem. Ein Wort zur Aufklärung" (NL 1888, KGW IX, W II/5, S. 160; KSA 13, 14[51]) schreibt Nietzsche 1888 in einer nachgelassenen Aufzeichnung. Das dort genannte „Problem" behandelt er in zwei seiner letzten Schriften: *Der Fall Wagner* und *Nietzsche gegen Wagner*. Die Analyse soll darum mit dem Vorwort des ersten dieser beiden Bücher beginnen. Das Studium der fünf Vorreden von 1886/1887, die Reflexion über die Krankheit und Nietzsches Umgang mit ihr in Bezug auf den deutschen Komponisten lassen sich vertiefen, indem wir auf WA eingehen; dieses Vorgehen ermöglicht es, in vielerlei Hinsicht Parallelen zu den Vorreden zu ziehen. Die Tatsache, dass diese Parallelen vorhanden sind, macht eine gemeinsame Lektüre dieser Texte und eine vertiefte Interpretation des Krankheitsbegriffs möglich. In diesem Abschnitt wird es vorwiegend um die Merkmale der Krankheit gehen, die Nietzsche Wagner zuschreibt; danach verbinde ich diese Thematik mit der in den Vorreden von 1886/1887 und in FW 370 eingeführten Analyse der Krankheit bzw. Gesundheit. Diese Verbindung ist bisher nicht erforscht worden, und gerade um die Rolle der Begriffe der Krankheit und Gesundheit in Nietzsches Spätphilosophie eingehend zu ergründen, ist es unerlässlich, auf der Grundlage einer gemeinsamen Lektüre dieser Texte eine Interpretation dieser Begriffe zu erarbeiten.

Nietzsche eröffnet das Vorwort zu WA mit einer starken Aussage: „Wagnern den Rücken zu kehren war für mich ein Schicksal; irgend Etwas nachher wieder gern zu haben ein Sieg" (WA, Vorwort). Wie verlässlich diese Aussage in autobiographischer Hinsicht auch immer sein mag – offensichtlich kommt der Dimension der Betrachtung des eigenen Lebens auch hier einige Bedeutung zu. Sein Schicksal beschreibt er als die Begegnung mit Wagner, aber auch als die spätere Loslösung dieser Beziehung.[205] Dass

---

205 Zu Nietzsches Begegnung mit Wagner und der späteren Trennung vgl. Sommer 2012, 29–30. Zu seinem Schicksal, sich von Richard Wagner zu trennen und dessen *décadence* zu bewältigen, äußert sich Nietzsche mehrmals in verschiedenen Schriften, besonders in den fünf Vorreden von 1886/1887. Auch im vierten Buch von FW schreibt er darüber: „Glück im Schicksal. — Die grösste Auszeichnung erweist uns das Schicksal, wenn es uns eine Zeit lang auf der Seite unserer Gegner hat kämpfen lassen. Damit sind wir vorherbestimmt zu einem grossen Siege" (FW, Glück im Schicksal). In EH deutet Nietzsche nochmals auf das Thema hin, diesmal mit Bezug auf die dionysische bejahende Musik als Gegensatz zur

 https://doi.org/10.1515/9783111340920-011

Nietzsche im Hinblick auf Wagners früheren Einfluss auf ihn nun von einem ‚Sieg' spricht, stellt einen wichtigen Schwerpunkt in den Vorreden von MA I, MA II und FW dar. Vor dem Hintergrund der Analyse dieser Texte liegt die Vermutung nahe, dass der besagte ‚Sieg' in Bezug auf eine Krankheitsperiode in Nietzsches Leben zu denken ist.

Wagners Zusammenhang mit der Krankheit wird durch folgende Aussage bestätigt: „Was verlangt ein Philosoph am ersten und letzten von sich? Seine Zeit in sich zu überwinden, ‚zeitlos' zu werden. *Wohlan!* Ich bin so gut wie Wagner das Kind dieser Zeit, will sagen ein décadent: nur dass ich das begriff, nur dass ich mich dagegen wehrte" (WA, Vorwort, kursive Hervorhebung M. S.). Der Hinweis auf die ‚Überwindung' befindet sich bereits in der Vorrede zum zweiten Teil von MA: Das Individuum soll vor allem von dem sprechen, worin sich seine Leistung der Transfigurierung zeigt; im Fall Nietzsches konzentrieren sich alle seine Schriften auf diesen Aspekt.[206] Wie früher in Bezug auf Bourgets Theorie deutlich wurde, sieht Nietzsche die Romantik bzw. Dekadenz auch als die Krankheit seiner Zeit und Kultur an, und zwar genau die, an der er selbst leidet. Aus demselben Grund bezeichnet er sich selbst als Romantiker. Aber nachdem er sich gegen diese Krankheit wehrte – „Niemand hat sich härter gegen sie gewehrt" (WA, Vorwort) – und sie dann in seinem Leben verwandelte, wird er Meister über diese düstere Eigenschaft seiner Zeit, und er wird so zum Genesenden. In dieser Passage verwendet Nietzsche eine ähnliche logische Struktur wie in EH, um seine Erfahrungen mit der Krankheit zu beschreiben und um zu unterstreichen, dass seine Person nie grundsätzlich dekadent war.[207] Er wie auch Wagner ist ein Sohn der dekadenten Moderne. Die Aufgabe des Philosophen ist es jedoch, sich über seine Zeit zu erheben: ‚Wohlan!' Er findet seine Kraft in der Krankheit und dann den Weg zur ‚Genesung' und unterscheidet sich damit von den Romantikern, denn diese *können* nicht krank und gleichzeitig gesund sein, d. h. ihnen fehlt die Fähigkeit, durch schwierige und schreckliche Erfahrungen die eigenen Kräfte zu nähren.

Dieses Buch ist die erste veröffentlichte Schrift Nietzsches, in der er die Begriffe „décadent" sowie „décadence" verwendet.[208] Dabei beziehen sie sich nicht nur auf Wagners Musik und seinen künstlerischen Schaffensprozess, sondern auch auf den soziokulturellen Kontext einer Epoche, der die Identität ihrer Mitglieder bestimmt.[209]

Musik Wagners: „Um dieser Schrift gerecht zu werden, muss man am Schicksal der Musik wie an einer öffnen Wunde leiden. — Woran ich leide, wenn ich am Schicksal der Musik leide? Daran, dass die Musik um ihren weltverklärenden, jasagenden Charakter gebracht worden ist, — dass sie décadence-Musik und nicht mehr die Flöte des Dionysos ist […]. Wer zweifelt eigentlich daran, dass ich, als der alte Artillerist, der ich bin, es in der Hand habe, gegen Wagner mein schweres Geschütz aufzufahren? — Ich hielt alles Entscheidende in dieser Sache bei mir zurück, — ich habe Wagner geliebt", EH, Der Fall Wagner 1.

206 Vgl. hier 1.2.3.

207 Vgl. hier 2.8.

208 Siehe 2.3.

209 Müller-Lauter behauptet, dass die Dekadenz der Gesellschaft und Kultur eine Folge des Nihilismus in Nietzsches Philosophie ist. Vgl. Müller-Lauter 1999a, 19. Es ist klar, wie auch Autoren wie Müller-Lauter und Diana Aurenque argumentieren, dass Nietzsches Interpretation von Wagners Kunst als dekadent

Dekadenz als alle Aspekte der Kultur durchdringende Symptomatologie einer Zeit versteht Nietzsche als Folge des Nihilismus, und gerade die Dekadenz bekämpfte er am heftigsten:

> Was mich am tiefsten beschäftigt hat, das ist in der That das Problem der décadence [...]. Zu einer solchen Aufgabe war mir eine Selbstdisciplin von Nöthen: – Partei zu nehmen gegen alles Kranke an mir, eingerechnet Wagner, eingerechnet Schopenhauer, eingerechnet die ganze moderne „Menschlichkeit". (WA, Vorwort)

Nietzsche sah also seine Hauptaufgabe darin, die Dekadenz der Werte und des Denkens zu durchdringen und zu bekämpfen. Die beiden Namen, die im Vorwort ebenso wie in den fünf Vorreden von 1886/1887 auftreten, sind die der beiden Romantiker per Antonomasie. Hier drückt er aufs Neue etwas aus, das bereits in der Vorrede zur zweiten Ausgabe von MA I entwickelt wurde: „Selbstdisciplin" (WA, Vorwort) bedeutet, sich gegen sich selbst zu stellen, d.h. sich von allem zu trennen, was einen Zustand betäubender Ruhe oder einer unmittelbaren Krankheit erzeugt, die es verunmöglichen, etwas Neues oder aus sich selbst heraus zu schaffen. Wie bereits erläutert, impliziert die Parteinahme gegen sich selbst eine tiefe psychologische Analyse, die sich mit dem physiologischen Geschehen der Krankheit und der ‚Genesung' im eigenen Erleben verbindet. Aus diesem Grund ist es nicht verwunderlich, dass Nietzsche selbst anerkennt, dass diese Aufgabe die schwierigste und zugleich die bedeutendste in seinem Leben war. Wie in den Vorreden zu MA I, MA II und FW beschreibt er die anschließende ‚Genesungserfahrung' als „[s]ein grösstes Erlebniss" (WA, Vorwort): Nur die Erfahrung mit der Krankheit erlaubt es Nietzsche, sie in ihrer Tiefe zu verstehen; auf dieser Grundlage definiert er den tragischen Pessimismus als plastische Möglichkeit der ‚Genesung' und der Selbstbejahung nach dem Maßstab eigener Werte.[210]

Als Angriff gegen die romantische Krankheit schließt sich WA den Vorreden von 1886/1887 an. Nietzsche setzt sich nun mit der repräsentativsten Figur der Dekadenz, dem Sohn der Moderne, auseinander: „Durch Wagner redet die Modernität ihre intimste Sprache: sie verbirgt weder ihr Gutes, noch ihr Böses, sie hat alle Scham vor sich verlernt" (WA, Vorwort). Damit rückt er Schopenhauer, der in den Vorreden von 1886/1887 der andere zentrale Vertreter des schlechten Pessimismus ist, in den Hintergrund. Wagner gehöre zu seiner Krankheit, und zwar zur ganzen Krankheit der Moderne. Wie Nietzsche schon in der Vorrede von FW deutlich macht, drückt er auch hier seine Dankbarkeit für die Krankheit aus: „Nicht dass ich gegen diese Krankheit

---

nicht bloß auf der künstlerischen Ebene bleibt, sondern das „gesamte Spektrum der Kultur seiner Zeit [betrifft]. Diese Kultur betrifft nicht nur die literarische, künstlerische Kultur, sondern auch ihre Gesellschaft mitsamt ihrer zugrundeliegenden dualistischen, lebensfeindlichen Moral", Aurenque 2018, 70.

210 In MA I, Vorrede 2 schreibt Nietzsche über den freien Geist, dass die ‚Loslösung' das entscheidende Ereignis seines Lebens sei; in MA II betont Nietzsche, dass der Weg zum tapferen Pessimismus der Weg zu *seiner* eigentlichen Aufgabe ist; in der Vorrede 1 von FW argumentiert er, dass die Erlebnisse in diesem Buch, mit der Betonung auf „Erlebnisse", einzigartig sind, da er bezweifelt, dass jemals jemand etwas Ähnliches erlebt hat: eben die Erfahrung von Krankheit und ‚Genesung'.

undankbar sein möchte“ (WA, Vorwort). Die Krankheit, seine Erfahrung mit der Romantik und der Dekadenz, brachte ihn dazu, seiner Konzeption des klassischen oder tapferen Pessimismus Gestalt zu geben: Wie er in der Vorrede von MA II sagt, ist die Romantik der Weg zum klassischen Pessimismus. Ohne jene Erfahrung der Krankheit und ihrer Bewältigung hätte er in seiner späten Philosophie die Parameter von Gesundheit und die Gründe der Krankheit nicht verstehen und definieren können. Seine Dankbarkeit beruht also nicht nur darauf, die Krankheit als das zu begreifen, was den Leib zur Loslösung, zum Versuch ihrer Verwandlung und Beherrschung über sie führt, sondern auch und vielleicht vor allem auf der Möglichkeit, der Menschheit ein Gegenmittel gegen den schlechten Pessimismus zu geben.

Um die Frage „Warum ist Wagner ein décadent?“ zu beantworten, ist es notwendig, sich mit einigen Abschnitten von WA auseinanderzusetzen. Die Kritik an Wagner wirkt auch als Warnung für die Menschen: „Ich bin ferne davon, harmlos zuzuschauen, wenn dieser décadent uns die Gesundheit verdirbt“ (WA 5). Nach Nietzsches Ansicht ist es notwendig, diese Art von Krankheit zu entlarven und zu analysieren, so dass jeder die von ihr ausgehende Gefahr verstehen kann: Der gegenwärtige Mensch ist ebenfalls ein ‚Kind‘ der Moderne und muss daher besonderen Wert auf die Gesundheit legen, wenn er selbst kein morbides Wesen werden will. Die Beschreibung Wagners als eines kranken Menschen ist so extrem, dass Nietzsche sich und dem Leser die Frage stellt: „Ist Wagner überhaupt ein Mensch? Ist er nicht eher eine Krankheit? Er macht Alles krank, woran er rührt“ (WA 5). Hier stellt er bereits den zweiten direkten Bezug zu Wagner als Krankheit her: Das Vorwort behandelt Wagner als Teil von Nietzsches Krankheit, und in dieser Passage ist er schlicht und einfach die Krankheit selbst. So reduziert er Wagner auf die Krankheit und bestätigt auf diese Weise den kategorischen Charakter der Romantik, hier „décadence“ oder „dégénération“ genannt. Wagner ist für diesen dekadenten Zeitgeist „[sein] Protagonist, [sein] grösster Name“ (WA 5). Er schreibt dieser Krankheit folgende wesentliche Eigenschaft zu, die dem Leser nicht fremd ist: „Denn dass man nicht gegen ihn [Wagner] sich wehrt, das ist selbst schon ein Zeichen von décadence. *Der Instinkt ist geschwächt*“ (WA 5, kursive Hervorhebung M. S.). Es wurde bereits die Wichtigkeit der instinktiven Ebene für die Gesundheit besprochen: Wenn die Instinkte nicht richtig funktionieren, kann der Mensch nicht auf die Krankheit reagieren.[211] Sie ist eine psychophysiologische Störung, die zuallererst auf eine instinktive Weise bekämpft werden muss. Dies bedeutet, dass die ‚Genesung‘ spontan als ein Prozess der Selbstregulierung des Leibes beginnt. In einem vollständig kranken Zustand sind aber auch die Instinkte betroffen, und daher wird ein solches morbides Wesen in jenem Zustand bleiben. Die Unfähigkeit, die Krankheit zu bekämpfen, ist das klare Zeichen der Erschöpfung bzw. der *décadence*. In diesem Fall „zieht [man] an, was man zu scheuen hätte“ (WA 5). Ein gesunder Mensch kann „das Schädliche als schädlich empfinden und

---

211 Autoren wie Müller-Lauter und Andreas Urs Sommer kommentieren diese Beziehung zwischen der Krankheit und den Instinkten in dieser spezifischen Passage der WA nicht oder nur oberflächlich. Aber dieser Aspekt ist grundlegend für das Funktionieren des Leibes innerhalb der von Nietzsche definierten Parameter der Gesundheit, insbesondere im Zuge seiner Lektüre der Arbeit von Wilhem Roux.

sich etwas Schädliches verbieten" (WA 5). Das ist genau der Beweis für die „Lebenskraft" (WA 5) eines Individuums, das zur ‚Genesung' strebt. Die Tatsache, dass bei einem Kranken wie Wagner der Instinkt geschwächt ist, bedeutet die Verschlechterung der Selbstregulierung des Leibes und folglich des Vermögens, instinktiv zu unterscheiden, was für einen selbst günstig ist und was nicht. Wenn Roux in *Der Kampf der Teile im Organismus* erklärt, dass die Funktionsweise des Organismus in erster Linie durch seine Fähigkeit zur Selbstregulierung und Hierarchisierung bestimmt wird, geht er von einem normativen Modell des Organismus aus, d. h. dass die Teile, die ihm als Ganzes nützen (hier einer hierarchischen Genealogie folgend), die Sieger im internen Kampf sein müssen. Der abgenutzte Instinkt sowie das Versagen der organischen Prozesse und ihrer Funktionen sind Symptome einer außer Kontrolle geratenen Krankheit. Nietzsche greift hier die unbestreitbare Rolle des Instinkts in den Krankheits- und Gesundheitsgeschehen auf, die er 1886/1887 in den Vorreden von MA I und MA II ausführlich erläutert hatte. Wie bereits dargelegt, war es am Tiefpunkt der Gesundheit sein Instinkt, der Nietzsche plötzlich dazu brachte, aus diesem Zustand herauszukommen. Es war, wie er in der Vorrede zu MA II ergänzt, sein einziger gesunder Instinkt, der ihn auf den Weg zur ‚Genesung' führte.

Neben der Schwächung der Instinkte thematisiert Nietzsche in der physiologischen Charakterisierung Wagners die Zunahme des inneren Verbrauchs: „Wagner vermehrt die Erschöpfung" (WA 5). Hier ist es sinnvoll, auf die Vorreden von 1886/1887 sowie besonders auf den Aphorismus 370 der FW zurückzugreifen, der als deren Erweiterung fungieren kann und daher zusammen mit ihnen gelesen werden soll. In den Vorreden wird das Verhältnis von Krankheit und Erschöpfung von Nietzsche als das Gefühl beschrieben, „Zu Hause" (MA I, Vorrede 3) zu bleiben. Es ist „Wüste, Erschöpfung [...] in der Jugend" (FW, Vorrede 1), ohne den Wunsch, sich auf die Suche nach den eigenen Werten zu begeben,[212] während man sich mit fremden Werten begnügt, die in diesem Moment den eigenen ‚Zu-Hause-Zustand' zu bilden scheinen. Die Analyse des Aphorismus 370 von FW half dabei, bestimmte Eigenschaften beider romantischer Typen, Schopenhauer und Wagner, zu spezifizieren. Nietzsche schreibt letzterem den Zustand des außer Kontrolle geratenen Wahnsinns zu, der zum Zerstören um des Zerstörens willen führt, ohne schöpferische Kräfte zu haben. Genau diese Art von Erschöpfung – die tatsächlich erstmals in WA zu sehen ist! – wird durch den beschriebenen Erregungszustand des Rausches[213] verursacht und in WA als typisches „Hysteriker-Problem" (WA 5) der an einer „überreizte[n] Sensibilität" (WA 5) Leidenden bezeichnet. In WA stellt Nietzsche einen engeren Bezug zu organischen Prozessen her, wobei er sich vor allem auf die Theorien von Charles Féré stützt.[214] Es ist bekannt, dass Féré in seinen Experimenten

---

212 Vgl. Vorreden zu MA I und zu MA II.

213 Vgl. FW 370, Was ist Romantik?

214 Siehe vor allem Marco Brusotti, 2012. Hier unterscheidet der Autor zwischen einem starken und einem schwachen Willen, und zwar unter Bezugnahme hauptsächlich auf GM und einige nachgelassene Aufzeichnungen aus Nietzsches Spätphilosophie. Wie Brusotti hervorhebt, ist der schwache Wille durch die Unmöglichkeit gekennzeichnet, nicht zu reagieren, während der starke Wille mit einer langsamen

mit Neuropathen auf direkte Stimulation durch Bewegung zurückgreift, um ihre Reaktion, die Nachahmung der Bewegung, zu untersuchen. Innerlich entspricht der Reaktion ein plötzlicher Anstieg der Kräfte, gefolgt von ihrer Erschöpfung.[215] Es ist aber angebracht, hier auch auf Roux und seine Interpretation der Wirkungen der Reize auf den Organismus zu verweisen. Wie es schon in Bezug auf seine Theorie über die Wirkung der Reize im Organismus erläutert wurde, können diese die Beschleunigung und Vermehrung der zellulären Prozesse und damit ihrer Substanzen erzwingen; mit anderen Worten, sie können ihre gesamte Nahrung verbrauchen. Wenn der erhöhte Verbrauch nicht von einer erhöhten Assimilationsfähigkeit und den notwendigen Regenerationspausen begleitet wird, können die Zellen oder organischen Teile zugrunde gehen.[216] Es sei daran erinnert, dass nach der von Roux vorgeschlagenen ‚Wachstumsformel' Überkompensation einen höheren Assimilationsgrad bei minimalem Stoffverbrauch bedeutet. Wagners Fall ist das Gegenteil: die verallgemeinerte Erregung eines an mehreren Reizpunkten empfänglichen Körpers im Zusammenspiel mit einer bereits ermüdeten Organisation und ohne die notwendigen Pausen der Regeneration oder ein Gleichgewicht zwischen Konsum und Assimilation führt zu seiner eigenen Zerstörung: „nicht Widerstand leisten können, wo ein Reiz gegeben ist, sondern ihm folgen müssen: diese extreme Irritabilität des décadents macht solche Straf= u. Besserungs=Systeme vollkommen sinnlos…" (NL 1888, KGW IX, W II/5, S. 11; KSA 13, 14[209]). Die von Nietzsche in dieser Passage aus WA gewählten Begriffe beziehen sich zwar direkt auf die von Féré in *Sensation et mouvement* ausgearbeitete Theorie, aber die bereits gefestigte Interpretation des Organismusbegriffs, die Nietzsche unter dem Einfluss von Roux' Werk entwickelt hatte, sollte meines Erachtens in dieser Passage nicht außer Acht gelassen werden. Wagner in den Vorreden von 1886/1887 die Krankheit der

Reaktion oder mit der Möglichkeit verbunden ist, nicht zu reagieren, wenn dies nicht angebracht wäre. Nach der „Begegnung mit Féré" (S. 118) behält Brusotti diese Einteilung der Reaktion bei, aber nicht mehr unter dem Gesichtspunkt eines stärkeren oder schwächeren Willens, sondern auf Patienten mit Nervenkrankheiten bezogen. Damit nimmt er eine mehr physiologische Perspektive in Bezug auf die Ökonomie der Kräfte ein. In diesem Artikel ist jedoch keine Rede von WA, von Wagners eigener Erschöpfung als *décadent* oder der Erschöpfung, die er in seinem Zuschauer provoziert. Müller-Lauter bezieht die Erschöpfung in seiner Analyse der WA vor allem auf die *décadence* in all ihren Spielarten, denn „der Schwache schadet sich instinktiv selber, und zwar ‚sowohl physiologisch, als psychologisch: der Instinkt der *Reparation* und Plastik fungirt nicht mehr'. Der fehlgeleitete Instinkt wählt sogar, was die Erschöpfung *beschleunigt*", Müller-Lauter 1999a, 8. Auf diese Einordnung und Verbindung der Schwachen mit den Kranken im Gegensatz zu den Gesunden und Starken hat bereits Erich Lampl hingewiesen, allerdings ohne auf die von Brusotti vorgeschlagenen Perioden – vor GM und nach diesem Buch – einzugehen. Vgl. auch Erich Lampl 1986, 231. Siehe hier 3.2.2.

215 Vgl. Féré 1887, 130: „lorsque la sensation de plaisir est portée au maximum, lorsque la tension de l'énergie potentielle est devenue excessive, il se produit une décharge, sous forme de mouvements, de sécrétions, etc. qui détermine l'épuisement"; Brusotti 2012, Fußnote 267, S. 176: „Férés Patienten brauchen Erregungen, die ihr Gefühl temporär beleben; dieses Bedürfnis steigt immer mehr und mit ihm wiederum die Erregbarkeit: Indem sie auf übermäßige Erregungen ungehemmt reagieren, werden sie immer schwächer bis zur physischen nervösen Erschöpfung".

216 Vgl. Roux 1881, 78–79.

Romantik zuzuordnen und dann in FW 370 zu behaupten, dass er an den Folgen eines unkontrollierten, destruktiven Rauschzustandes leide, deutet bereits auf einen Mangel an Regulation im Leib hin, der mit den von Roux vorgetragenen Erklärungen zum Organismus zusammenhängt.[217]

Die zentrale Idee, die Nietzsche in den Vorreden von 1886/1887 und in EH darstellt, betont er auch in WA: Für ein typisches gesundes Individuum wirkt die Krankheit stimulierend für das Leben.[218] Krankheit veranlasst die Gesundheit, sich zu intensivieren, denn dies entspricht nach Nietzsches Standpunkt einer zunehmenden Fähigkeit der Transfiguration. Als Vorbild für diese Konzeption führt Nietzsche den tragischen Pessimisten ein, der sein Wohlergehen direkt in der beständigen Transformation findet und durch diesen Vorgang eine so starke Gesundheit erreicht, dass er aus seiner Fülle heraus sich weitere Schwierigkeiten geradezu wünscht. Der dionysische oder tragische Pessimist genießt in außergewöhnlichem Maße die Fähigkeit zu zerstören, um etwas Neues zu schaffen.[219] Ihm reicht die Illusion eines mehr oder weniger vollständigen ‚Gesundheitszustands' nicht aus; er überwindet die menschliche Sehnsucht nach Stabilität und sucht stets den Prozess der Konfrontation und Eroberung. Der ‚gesunde Mensch' sorgt dagegen für Situationen vor, die ihn schädigen könnten. In EH sagt Nietzsche diesbezüglich: „Ihm schmeckt nur, was ihm zuträglich ist; sein Gefallen, seine Lust hört auf, wo das Maass des Zuträglichen überschritten wird. Er erräth Heilmittel gegen Schädigungen, er nützt schlimme Zufälle zu seinem Vortheil aus; was ihn nicht umbringt, macht ihn stärker" (EH, Warum ich so weise bin 2). Der Romantiker oder *décadent* wie Wagner akzentuiert nur seine Erschöpfung, denn damit Krankheit als Stimulans funktionieren kann, muss wenigstens ein Instinkt gesund sein. So differenziert er in WA zwischen dem Menschen, der den Weg zur Gesundheit finden kann und deshalb durch Krankheit gestärkt wird, und dem Menschen, der dies in keiner Situation kann, weil ihn alles erschöpft. Deshalb ist der letzte Typ ein *décadent*.

Indem Nietzsche einige Symptome von Wagners Krankheit betont, die weder in den Vorreden von 1886/1887 noch in FW 370 ausgearbeitet wurden, erklärt er hier:

> Wagner's Kunst ist krank. Die Probleme, die er auf die Bühne bringt – lauter Hysteriker-Probleme –, das Convulsivische seines Affekts, seine überreizte Sensibilität, sein Geschmack, der nach immer schärfern Würzen verlangte, seine Instabilität […]. Alles zusammen stellt ein Krankheitsbild dar, das keinen Zweifel lässt. (WA 5)

217 Das hat damit zu tun, dass das fünfte Buch der FW von Nietzsche im Herbst/Winter 1886–1887 verfasst wurde, während das Werk von Féré, *Sensation et mouvement*, erst 1887 veröffentlicht wurde.

218 Vgl. WA 5 und EH, Warum ich so weise bin 2.

219 Vgl. 2.5 und 3.2.3. In den Streifzügen 8 und 9 beschreibt Nietzsche den Schöpfungsprozess des Künstlers. Im Streifzug 10 bezieht er sich auf den dionysischen *Menschen* (obwohl er den Aphorismus mit den Figuren der Künstler beginnt) und auf den „normalen dionysischen Zustand" – das ständige Reagieren, d.h. Uminterpretieren und Umwandeln –, der als potentielle Eigenschaft aller Menschen zu verstehen ist. Das treffendste Beispiel für das Interpretieren der Welt aus dem Zustand der Fülle heraus ist der dionysische Künstler, denn er selbst wird in Nietzsches später Philosophie zum kognitiv-normativen Modell eines bejahenden Lebens und damit zum impliziten Modell der Gesundheit.

Wagner leidet aus physiologischer Sicht an einem erschütterten affektiven System, das ihm weder körperliche noch psychologische Stabilität erlaubt. In anderen Worten: „Wagner est une névrose" (WA 5).[220] Nietzsche fügt hinzu: „Unsre Aerzte und Physiologen haben in Wagner ihren interessantesten Fall, zum Mindesten einen sehr vollständigen" (WA 5). *Der Fall Wagner* ist eine *von* Nietzsche durchgeführte Studie, in der er die Art der Krankheit durch den Typus Wagner erklärt und definiert: Wagner ist die Krankheit, die Krankheit ist Wagner. Die Tatsache, dass Nietzsche im Titel *Der Fall Wagner* keinen Genitiv verwendet, bedeutet, wie Andreas Urs Sommer aufzeigt[221] und wie Nietzsche bereits im Vorwort deutlich macht, dass Wagner selbst unmittelbar zum Fall wird. Mit anderen Worten: Er wird direkt mit der Krankheit identifiziert. Nietzsches Anspielung auf die Beschäftigung der damaligen Physiologen mit dem von Richard

220 Hier findet man eine direkte Anspielung auf Férés Arbeit, vgl. dazu die Kommentare zu WA von Andreas Urs Sommer 2012, 83, der dort auf einen möglichen Einfluss der Gebrüder Goncourt und ihres Umgangs mit der Figur des Genies aus der Lektüre von Dr. Moreau verweist. In der von Nietzsche verwendeten Ausgabe der Tagebücher der Goncourts findet man diese Stelle jedoch nicht. Sommer fügt hinzu, dass der Begriff „névrose" in der französischen Psychologie bereits geläufig und Nietzsche bekannt war. In seiner Analyse der Rezeption dieses Begriffs in der Philosophie Nietzsches fehlt jedoch der Hinweis auf Bourgets *Essais de psychologie contemporaine* von 1883 wie auch auf die *Nouveaux essais de psychologie contemporaine* von 1886. In letzterem erklärt Bourget, dass der Begriff bereits Jahre zuvor von der französischen Psychologie geprägt worden sei, wie Sommer argumentiert. Um den von Bourget und auch von Nietzsche angeprangerten Zeitgeist besser zu verstehen, sei kurz diese Erklärung zitiert: „On employait ce terme, il y a cinquante ans; on a parlé ensuite de grande névrose; on parle aujourd'hui de pessimisme et de nihilisme. Sous ces termes divers, qui désignent tantôt des effets et tantôt des causes, se dissimule une même constatation, à savoir qu'il y a quelque chose d'atteint dans l'énergie morale de notre âge, la présence chez beaucoup d'entre nous d'un élément morbide et l'absence d'un élément réparateur, si bien que la créature humaine devient de plus en plus incapable de suffire vaillamment et joyeusement au travail de la vie", Bourget 1886, 173–174.

221 Sommer betont in seinen Kommentaren zu WA genau diesen Aspekt: Nietzsche schlägt schon mit dem Titelwort „Fall" den Weg einer psychologischen bzw. medizinischen Analyse ein. Sommer entwickelt sechs verschiedene ‚Dimensionen' der Bedeutung von „Fall". In jeder dieser sechs Bedeutungen steckt eine Beziehung zur Gesundheit, die Nietzsche in einen Psychologen/Arzt verwandeln würde: „Erstens meint ‚Fall' Einzelfall, Anwendungsfall. Dabei ist zu beachten, dass N. [...] ‚Fall' und Wagner nicht etwa mit einem Genitiv kombiniert [...], sondern ‚Wagner' als Apposition im Nominativ dem ‚Fall' beigesellt. Dadurch ist Wagner selbst direkt zum Fall geworden. Zweitens weckt ‚Fall' die Assoziation von Untergang, Niedergang, Hinfälligkeit [...]. Drittens führt dies zur juristisch-kriminologischen Dimension des Wortes ‚Fall': Wagner ist ein casus, bei dem N. als Untersuchungsbeamter, Ankläger und Richter gleichermaßen in Erscheinung tritt. Viertens ist Wagner ein Fall im medizinischen Wortsinn, ein pathologischer Fall eben, an dem sich die décadence einer ganzen Kultur zeigt [...]. Fünftens ist auch der theologisch-moralische Assoziationsspielraum von ‚Fall' ziemlich groß: Der Sündenfall, von dem die Bibel in Genesis 3 erzählt, und der moralische ‚Fall', nämlich die sexuelle ‚Versündigung', spielen ebenfalls in N.s Titelformulierung hinein [...]. Ich nehme den unangenehmsten Fall, den Fall Wagner. — Wagner, im Banne jener unglaubwürdig krankhaften Sexualität, die der Fluch seines Lebens war, wußte nur zu gut, was ein Künstler damit einbüßt, daß er vor sich die Freiheit, die *Achtung* verliert [...]. Sechstens schließlich, in negativer Korrelation zum Sündenfall, kann Fall auch ‚Glücksfall' bedeuten, nämlich insofern der analysierte Einzelfall am Ende zu einer Therapie, einer neuen Selbstvergewisserung der Kultur führt", Sommer 2012, 23–24.

Wagner dargestellten Fall scheint nicht zu stimmen, es sei denn, er selbst wäre der ‚Arzt', der zum ersten Mal – beginnend mit den Vorreden von 1886/1887 – einen solchen Fall darstellt. Nachdem er schon in diesen fünf Paratexten den Titel des Psychologen(- Arztes) beansprucht und sich in WA weiterhin als Psychologen auffasst – hier tut er dies indirekt, indem er selbst den Fall Wagner ‚behandelt' –, betont er erneut, dass Wagner die Krankheit ist: „Nichts moderner ist als diese Gesammterkrankung, diese Spätheit und Überreiztheit der nervösen Maschinerie" (WA 5), „Wagner [ist] der moderne Künstler par excellence" (WA 5). Aus einem kranken Leib stammt nur eine Art von Kunst, die eine intime Reflexion dieses Zustandes ist: „In seiner Kunst ist auf die verführerischeste Art gemischt, was heute alle Welt am nöthigsten hat, – die drei grossen Stimulantia der Erschöpften, das Brutale, das Künstlerische und das Unschuldige (Idiotische)" (WA 5).[222]

Wagner ist der Typus, der die Erschöpfung des psychophysiologischen Ganzen bedeutet. Aus einem völlig erschöpften Körper heraus, dessen Inneres zu keiner Organisation findet, kann er nur eine dekadente Art von Kunst erzeugen. Diese zeitigt eine ähnliche Wirkung bei den Zuschauern: Durch seine Musik „hat [Wagner] in ihr das Mittel errathen, müde Nerven zu reizen [...]. Seine Erfindungsgabe ist keine kleine in der Kunst, die Erschöpftesten wieder aufzustacheln, die Halbtodten in's Leben zu rufen" (WA 5). Nach Nietzsches Meinung erregt Wagner durch seine Musik gerade jene Individuen, für die dieser beschleunigte Kräfteverzehr in Folge des Reizes gar nicht zuträglich ist, sondern eine weitere Verschwendung von Kräften provoziert, ohne dass eine angemessene Assimilation stattfinden könnte. Im ungünstigen Moment auf bestimmte Reize zu reagieren oder sogar dazu gezwungen zu sein, ist eine Schwäche des Leibes und seiner Instinkte.[223] Nietzsche stützt sich nun zwar auf die biologischen Theorien seiner Zeit, aber seine Ausarbeitungen zum Thema des Organismus und des Leibes ab 1881 werden durch seine Lektüren zur Psychologie in seinen letzten Jahren, besonders 1888, erheblich erweitert und vervollständigt. Die Interpretation des Leibes in seiner Spätphilosophie synthetisiert also zwei seiner hauptsächlichen Einflüsse: die Theorien des Organismus von Wilhem Roux und die Theorie der Neuropathie von Charles Féré. Es ist klar, dass der Mangel einer internen Anpassung der Teile des Organismus an die Reize Roux' Forschung entspricht. Genau das ist die Aufgabe, die er der

222 Zur Kunst der *décadence* vgl. Piazzesi 2007; Müller-Lauter 1999a, 1–24.

223 Zum Verhältnis des Reagierens zur Physiologie des Menschen vgl. Fußnote 214, auf S. 156–157. Brusotti definiert das langsame Reagieren als Zeichen eines freien und starken Willens und assoziiert es dann mit der Ökonomie der Kräfte in Bezug auf Férés Theorie der *induction psychomotrice*. Letztendlich erklärt Brusotti Nietzsches Interpretation des dionysischen Künstlers als jemand, der ständig reagiert, folgendermaßen: „‚[D]ie Unfähigkeit, nicht zu reagiren', ist zwar prinzipiell pathologisch, z. B. bei den von Féré hypnotisierten ‚Hysterischen'. Nietzsches Betrachtung des Dionysischen zeigt aber, dass in GD jene Unfähigkeit höchst zweideutig ist [...] die Unfähigkeit, nicht zu reagiren', ist also kein unfehlbares Zeichen von Schwäche; denn das Dionysische ‚ist einzig erklärbar aus einem Zuviel von Kraft' (GD, Was ich den Alten verdanke 4). Mit diesem ‚Zuviel von Kraft' stellen dionysische Künstler den Gegensatz zur ‚Degenerescenz' dar", Brusotti 2012, 121. Dieser letzte Aspekt des ständigen Reagierens als Ausdruck der Kräfte des (dionyischen) Künstlers wird in 3.2.3 entfaltet.

Selbstregulierungsfähigkeit des Organismus zuweist. Es ist auch klar, dass das ständige Reagieren ohne Kontrolle des Leibes das von Féré beschriebene Phänomen der *induction psychomotrice* ist.

Nietzsche stellt dann einen engen Zusammenhang zwischen der fehlenden Selbstregulierung des Leibes und allen seinen Schöpfungsakten her:

> Womit kennzeichnet sich jede litterarische décadence? Damit, dass das Leben nicht mehr im Ganzen wohnt. Das Wort wird souverain und springt aus dem Satz hinaus, der Satz greift über und verdunkelt den Sinn der Seite, die Seite gewinnt Leben auf Unkosten des Ganzen — das Ganze ist kein Ganzes mehr. Aber das ist das Gleichniss für jeden Stil der décadence: jedes Mal Anarchie der Atome, Disgregation des Willens [...]. Überall Lähmung, Mühsal, Erstarrung oder Feindschaft und Chaos [...]. Das Ganze lebt überhaupt nicht mehr: es ist zusammengesetzt, gerechnet, künstlich, ein Artefakt. (WA 7)

Ein ‚fragmentiertes' Individuum, dessen Organe, Instinkte, Triebe etc. zu keiner gemeinsamen Regulierung gelangen, erzeugt jene künstliche Art von Kunst, deren Teile letztlich getrennt bleiben und kein vollständiges Kunstwerk bilden:

> Daß im Stil der décadence der Teil sich gegenüber dem Ganzen verselbständigt, ja ‚souverän' wird, offenbart den Mangel an Organisationskraft. Der Vorwurf der „Unfähigkeit zum organischen Gestalten" bildet daher auch Nietzsches Haupteinwand gegen Wagners Kunst (Müller-Lauter 1999a, 4)[224]

Bettina Wahrig-Schmidt weist auf die Ähnlichkeit zwischen dieser spezifischen Passage von WA und den Thesen Bourgets hin, die eine Analogie zwischen dem (idealen) Funktionieren eines Organismus und der (idealen) Organisation einer Gesellschaft vorschlagen und eindeutig von Virchows Theorien inspiriert sind.[225] Es ist in der Tat unbestreitbar, wie sie, Colli und Montinari sowie Sommer betonen,[226] dass Bourgets Arbeit deutliche Spuren in Nietzsches Wagner-Interpretation hinterlassen hat, vor allem im Hinblick auf den Mangel einer „organischen Koordinierung" in Wagners dekadenter Kunst (ein Thema, das Nietzsche später in GD, Streifzug 7 aufgreift). Auf der Grundlage dessen, was bisher analysiert und ausgeführt wurde, bin ich jedoch nicht der

224 Müller-Lauter betont hier den Einfluss von Bourget und seiner Behandlung der französischen Literatur der Zeit als *décadent.* Deshalb bezieht sich Nietzsche in dieser Passage auf den dekadenten literarischen Stil und nicht spezifisch auf die Musik, vgl. auch Müller-Lauter 1999a, 2 f.

225 Sie schreibt zu WA, wobei sie diese Passage mit den *Essais de psychologie contemporaine* in Verbindung bringt: „Interessant ist dabei nicht nur die Tatsache, daß Nietzsche sich hier Bourgets Theorie völlig zueigen macht, sondern auch die Begründung, die Bourget seiner Definition vorausgehen läßt und die Nietzsche nicht in den Text von WA übernimmt: ‚Par le mot de decadence, on designe volontiers l'état d'une société qui produit un trop grand nombre d'individus impropres aux travaux de la vie commune. Une société doit être assimilée à un organisme. Comme un organisme, en effet, elle se resout en une fédération d'organismes moindres, qui se resolvent eux-mêmes en une fédération de cellules'", Wahrig-Schmidt 1988, 439.

226 Colli und Montinari 1999, KSA 14, S. 405; Sommer 2012, 104 f.

Ansicht, dass die Metapher der Gesellschaft in Bezug auf den Organismus im Kontext von 1888 in Betracht gezogen oder vorgeschlagen werden sollte. Denn wie in 2.1 erläutert, schlägt Nietzsche bereits 1881 einen Ausweg für das Individuum aus dem ‚Zustand der Heerde' vor, aus einem psychophysiologischen Zustand, der für es ‚leer' ist und es nicht repräsentiert. Die Offenheit für eine intimere Kenntnis der eigenen Person impliziert einen Bruch mit auferlegten sozialen Verallgemeinerungen. Die Philosophie Nietzsches in seinen späteren Jahren zielt daher vor allem darauf ab, die psychophysiologischen Prozesse des Individuums zu erhellen, die auf die Gesundheit ausgerichtet sind und die Gestaltung und Rechtfertigung der einzigartigen Leiblichkeit fördern. Man kann hinzufügen, dass ab 1887 Nietzsches Fokus bereits auf solchen inneren kognitiv-normativen Prozessen liegt, bei denen er nicht einmal mehr explizit auf Krankheit oder Gesundheit anspielen muss.[227]

Auch hier kann man also auf Roux' Ausarbeitung und Nietzsches erschöpfende Auseinandersetzung mit seinem Werk verweisen. Jeder Teil strebt nach Unabhängigkeit und Ausdehnung, und der Organismus wird durch das resultierende Zusammenspiel der Kräfte am Leben erhalten. Aber die Selbstregulierung muss mit ihrer organisatorischen Kraft zu Hilfe kommen, um eine relative Ordnung in der Bewegung zu schaffen und so das Kräftespiel zu bewahren, das das Prinzip des Organismus selbst bedeutet. Der romantische Künstler oder *décadent* versucht dagegen, „Das, was nicht auseinander gewachsen ist, wenigstens durcheinander zu stecken!" (WA 7). Dies bedeutet, etwas völlig Gezwungenes, Künstliches, Unkoordiniertes zu erzeugen. Jene Unfähigkeit, ein einheitliches Werk zu schaffen, nennt Nietzsche „Unfähigkeit zum *organischen* Gestalten" (WA 7, kursive Hervorhebung M. S.). Die Anarchie des Leibes hat ihren Ort auf der ästhetischen Ebene, weil die Existenz aus schöpferischen Akten besteht.[228] Ein Kunstwerk zeigt denselben Mangel in der Regulierung seiner Elemente wie ein kranker, erschöpfter Leib, der über seine Instinkte nicht in einer Weise verfügen kann, dass sie ihn in seinen Handlungen leiten. Ein solcher Leib wird nie in der Lage sein, eine voll-

227 Wahrig-Schmidt schlägt jedoch vor, Nietzsches Interpretation der Dekadenz, obwohl sie sich stark auf die Medizin und Biologie der Zeit stützt, in erster Linie als Ausdruck „einer literarischen Auseinandersetzung mit einem literarischen Phänomen" (Wahrig-Schmidt 1988, 440) und nicht als „objektive" (S. 440) Analyse soziokultureller Phänomene zu lesen. Obwohl Nietzsche aus einer philosophischen und damit, laut Wahrig-Schmidt, literarischen Analyse heraus eine Diagnose des Soziokulturellen erarbeitet, bin ich nicht der Meinung, dass man seine Philosophie auf diesen einen ‚literarischen (fantastischen)' Aspekt reduzieren kann. Die Nihilismus-Diagnose findet ihre Grundlage darin, dass die persönliche (und damit auch die gemeinsame) Interpretation der Welt primär von leiblichen Funktionen ausgeht. Hier kommen Nietzsches Rezeption der damaligen Theorien über Biologie, Medizin, Physiologie und Psychologie ins Spiel. Wie bereits erwähnt, teilen sowohl Müller-Lauter als auch Diana Aurenque, um nur zwei Autoren zu nennen, die Auffassung, dass die dekadente Kunst nur der Ausdruck einer ganzen Kultur ist. Nietzsches symptomatischer Vorwurf richtet sich damit aus einer spezifisch psychophysiologischen Perspektive gegen eine ganze Epoche.

228 Zur Anarchie im Leib vgl. auch Sommer 2012, 107–109. Sommer versteht die organische Anarchie im Sinne von Bourgets Definition der *décadence* im Kapitel III der *Essais de Psychologie contemporaine* 1886, S. 20 f. Aus dem Mangel an innerer Koordination und Selbstregulation des Leibes ergibt sich dekadente Kunst. Siehe hier 2.1 und 3.2.2.

endete künstlerische Arbeit zu schaffen. Grundlegend ist dabei, dass Nietzsche nicht von einer Anarchie auf gesellschaftlicher Ebene spricht, sondern von einer Anarchie im eigenen Leib, also in jedem schöpferischen Akt der Weltdeutung. Deshalb bedarf es keiner direkten oder indirekten Anspielung auf die Metapher der Gesellschaft.

Der Rausch, verstanden als Leibeserregung angesichts bestimmter Reize, könnte als positives Phänomen definiert werden, da er durchaus ein Symbol der Akkumulation von Kräften und folglich einer stärkeren Gesundheit ist. Dies wäre im Fall Wagners aber nicht richtig. Wenn es sich beim Rausch um ein physiologisches Ereignis handelt, bei dem die innere Stärke durch verschiedene Reize zunimmt, muss der Organismus über ein inneres Milieu verfügen, das mit jenem Maß von Kräften zurechtkommt und sie koordinieren kann. Wagner fehlt diese Selbstregulierungsfähigkeit. So trägt für ihn der Rauschzustand keine Früchte. Das hängt eng mit der Frage „wozu Kunst?“ zusammen, die Nietzsche im Aphorismus 370 von FW sowie in den nachgelassenen Aufzeichnungen KGW IX, W I/8, S. 113 und S. 114 stellt. Auf diese Frage antwortet er, indem er auf die Gestalt des Schöpfers selbst und auf die ‚Natur‘ des Künstlers eingeht. Der tragische Pessimist benutzt die Kunst als Mittel, um die Überfülle seines Wohlgefallens an der Welt und am Leben auszudrücken und eine Welt des Reichtums als künstlerische Darstellung zu erzeugen. Der von Wagner geprägte romantische Typus generiert dagegen Kunst aus einem Zustand der Armut und des Lebenshasses. Das Erwachen der ‚halb-toten‘ Individuen stellt die Stimulation von Nerven dar, für die es besser gewesen wäre, nicht gereizt zu werden. Der Rauschzustand kann in diesem Zusammenhang nur die Bestätigung und Chronifizierung von Dekadenz und Krankheit mit sich bringen, denn angesichts der Erregung des Leibes, die bei einem gesunden Individuum zur Akkumulation von Kräften führt, wird hier die entgegengesetzte Wirkung erzielt, nämlich die absolute Erschöpfung. Was Nietzsche im Aphorismus 370 von FW ‚Wahnsinn‘, ‚Rausch‘, ‚Krampf‘, ‚Betäubung‘ nennt, entspricht der leiblichen ‚Erschöpfung‘ des *décadent* in WA. Der Rausch ist also eine *physiologische Voraussetzung* für die Akkumulation von Kräften. An sich bedeutet dieses Geschehen aber nichts, sondern sein Sinn zeigt sich erst in der Beziehung auf ein individuelles physiologisches und psychologisches Ganzes. Der Leib wird daher alle seine Fähigkeiten aufwenden, um die Steigerung der Kraft in positiver Weise umzusetzen. Diese Aufregung wirkt auf ein krankes Individuum aber negativ, da sie dessen Nervosität nur verschlimmert. Die Gesundheit ist in allen schöpferischen Prozessen des Menschen zentral.

Wesentlich ist, das Dionysische nicht mit dem Rausch schlechthin zu verwechseln: Während der Rausch das physiologische Ereignis der Erregung darstellt, das an sich weder negativ noch positiv ist, bedeutet das Dionysische den ästhetischen Prozess, der zerstörend wie auch kreativ und damit transfigurativ wirkt, denn das Dionysische ist ein welt-interpretierender Akt. So erlebt der dionysische oder tragische Mensch den Rausch als physiologische Bedingung der Kreativität, weil er über eine gesteigerte Selbstregulierung des Leibes verfügt. Das Dionysische mündet in einen vollendeten ästhetischen Prozess und symbolisiert eine starke Gesundheit. Der Rausch und das Dionysische haben in Nietzsches Philosophie seiner letzten Jahre eine radikale Bedeutung. Die Tatsache, dass das Dionysische und damit auch der Rausch der ästhetischen Fähigkeit des

Menschen entsprechen, bedeutet eine zentrale Veränderung im Vergleich zu seiner frühen Konzeption beider Elemente. Während das Dionysische zur Zeit der GT eine für den Menschen undurchschaubare Welt oder gar eine transzendente Sphäre darstellt, steht die späte Konzeption des Dionysischen in inniger Beziehung zum Begriff der Gesundheit. Dieser Aspekt wird in 3.2.3 noch genauer besprochen.

Der Epilog von WA ist auch für die psychophysiologische Analyse Wagners und der von ihm personifizierten Dekadenz bedeutsam. Hier unterscheidet Nietzsche in jeder „Zeit" (WA Epilog), je nach dem Maß ihrer Kräfte, zwei Arten von Tugenden: einerseits diejenigen eines Lebens, dessen Kräfte zunehmen; andererseits die Tugenden der Lebensschwächung, die sich an diesem Punkt mit der Romantik oder Dekadenz verbinden lassen, beispielsweise in den Fällen von Wagner und Schopenhauer.[229] Auch hier schwingen sowohl die Vorrede als auch der Aphorismus 370 von FW mit, nämlich indem sie die Frage stellen, ob Kunst und Philosophie aus dem Mangel oder aus dem Überfluss der Kräfte entstehen. Die bejahenden Tugenden, „‚römisch', ‚heidnisch', ‚klassisch'" (WA, Epilog), gehören dem „aufsteigenden Leben[], de[m] Willen[] zur Macht als Princip[] des Lebens" an (WA, Epilog). In Fortsetzung der Analyse von zwei Arten der Tugenden und der ästhetischen Weltdeutung, die Nietzsche in den erwähnten nachgelassenen Aufzeichnungen (NL 1885, KGW IX, W I/8, S. 113 und S. 114; KSA 12, 2[111], 2[112]), in der Vorrede und im Aphorismus 370 von FW vornimmt, ist zu bemerken, dass es nicht nur auf die Klassifizierung ankommt, sondern auf ihre unterschiedlichen Operationsweisen: „Die erstere giebt aus ihrer Fülle an die Dinge ab — sie verklärt, sie verschönt, sie vernünftigt die Welt —, die letztere verarmt, verblasst, verhässlicht den Werth der Dinge, sie verneint die Welt" (WA, Epilog). Auch hier weist Nietzsche auf die Bedeutung der organischen Geschichte hin, so dass die Schaffung von Auslegungen und Werten für das Leben „unablöslich an diese biologischen Voraussetzungen gebunden" ist (WA, Epilog). Der Unterschied zwischen beiden Arten von Werten, einem klassischen und einem verarmenden Pessimismus, zwischen der Suche nach Gesundheit und der Unfähigkeit, eine innere Potenzierung in der Krankheit zu schaffen, hat nichts mit „Gründen und Widerlegungen" (WA, Epilog) zu tun, sondern beruht auf dem Leib und seiner Erfahrung im Leben wie auch auf seiner Vorgeschichte. Beide Arten von Werten, beide Arten von Moral, die Herren-Moral und die christliche Moral, sind über Generationen hinweg in den Leib eingegangen und von ihm hervorgebracht worden, so dass es keine Art von Geschichte gibt, die der gesammelten Erfahrung des Leibes selbst entgeht. Daher muss die „Instinkt-Doppelzüngigkeit" (WA, Epilog) vom Leib als Ganzem her abgewehrt werden. Am Ende dieses Epilogs bringt Nietzsche seinen Wunsch zum Ausdruck, die Moderne und die instinktive Dekadenz mit ihrer Dualität der Werte, zu beseitigen: die „Diagnostik der modernen Seele [muss] mit einem resoluten Einschnitt in diese Instinkt-Widersprüchlichkeit, mit der Herauslösung ihrer Gegensatz-Werthe" (WA, Epilog) beginnen. Diese „Vivisektion [...] [des] lehrreichsten Fall[es]" (WA, Epilog) besteht nun nicht in einer bloß theoretischen Analyse der Krankheit,

229 Vgl. WA, Epilog.

sondern Nietzsche ist als Psychologe des Falles Wagner als Person beteiligt, die an sich selbst eine ‚Genesung' erlebt. Auf diese Weise wird, wie Andreas Urs Sommer in seinem Kommentar zu diesem Werk betont, „[d]ie Grenze der Diagnose zur Therapie [...] fließend",[230] da Nietzsche sich nicht auf eine theoretische Analyse und Diagnose beschränkt, sondern mit seiner Philosophie eine vor allem auf seinen eigenen psychophysiologischen Erlebnissen beruhende Therapie zu liefern versucht. Deshalb ist dieser Fall, dieses Buch, wie eigentlich seine ganze Stellungnahme zur Romantik/*décadence* sowie zum tragischen Pessimismus, aus der Dankbarkeit für die Krankheit und aus der leiblichen Erfahrung entstanden, wie er schon in den Vorreden von 1886/1887 deutlich macht.

230 Sommer 2012, 194.

2.7 Ein Versuch, Krankheit und Gesundheit zu definieren

Innerhalb der Nietzsche-Forschung hat die Literatur über Krankheit und Gesundheit in den letzten 20 Jahren erheblich zugenommen. Es handelt aber sich meiner Meinung nach immer noch um einen Forschungsbereich, der nicht so gut abgedeckt ist wie andere. Nietzsches Auffassung der Gesundheit ist ein zentrales Thema für die gegenwärtige Philosophie, sofern sie das Ziel hat, eine zeitgenössische Art von Normativität zu entwickeln und eine Pluralität von Identitäten zu ermöglichen. Nietzsche ist der richtige Denker, um neue Theorien über den Leib und neue Modelle der Gesundheit zu inspirieren, die die Vielfalt und Einzigartigkeit des Leibes jedes Einzelnen berücksichtigen können. Um die in der vorliegenden Arbeit vorgestellte Interpretation von Krankheit und Gesundheit in seinem Spätwerk ins rechte Licht zu setzen und systematisch durchzuführen, beziehe ich mich anschließend auf die Bedeutung, die andere Forscher diesen beiden Begriffen zuschreiben, um dann die Gemeinsamkeiten und Unterschiede zu erkennen. Ich habe es für notwendig erachtet, zunächst eine Annäherung an die beiden Begriffe aus dem interrelationalen Kontext der fünf Vorreden und FW 370 zu präsentieren,[231] dann genauer zu erläutern, wie Nietzsche den Leib begreift, und schließlich in diesem Teil in eine analytischere Interpretation der Prozesshaftigkeit des Krankheits- und Gesundheitsgeschehens einzusteigen. Dabei konzentriere ich mich vor allem auf eine spezifische Frage: Welche Art von Modell beschreibt auf angemessene Weise die Entfaltung von Krankheit und Gesundheit, wie sie Nietzsche darstellt? Die Antworten reichen von einem dialektischen Modell, das zwischen Krankheit und vollständiger Gesundheit schwankt – obwohl die meisten von ihnen vor allem auf die große Gesundheit abzielen – bis hin zu einem graduellen Modell, das von zwei extremen Polen bestimmt wird. Im Unterschied zu all diesen Interpretationen wird hier ein keineswegs dialektisches Modell der Steigerung und des Schwundes der Kräfte vorgeschlagen, das ich als geschehens-relationalen Krankheits- und Gesundheits-Zirkel bezeichne.

2.7.1 Interpretationen im Forschungskontext

Obwohl es mehrere Interpretationen von Krankheit und Gesundheit gibt, werde ich kurz diejenigen analysieren, die ich für meine Arbeit als relevant erachte, entweder aufgrund ihrer Beiträge zur hier vorgestellten Interpretation oder aufgrund ihrer Kontraste zu ihr, um mich dann einer möglichen Definition der Krankheits- und Gesundheitsprozesse in Nietzsches Spätwerk zu nähern. Ich beginne mit einer Lektüre von Karl Jaspers, weil sein Beitrag für die Nietzsche-Forschung von Bedeutung ist und als Grundlage für die Thesen dient, die in 2.9 entwickelt werden. Ich wende mich dann der

231 Vgl. hier 1.2 und 2.5.

 https://doi.org/10.1515/9783111340920-012

stoffreichen Interpretation von Heinrich Schipperges zu, da er einer der ersten war, der Krankheit und Gesundheit am Leitfaden der psychophysiologischen Bedeutung des Leibes dachte. Aus der französischen Strömung untersuche ich anschließend jene Interpretationen, die am meisten zu diesem Thema beigetragen haben. Schließlich werde ich mich auf zeitgenössische Lektüren konzentrieren, die meiner Meinung nach aufgrund ihrer Aktualität als Untersuchungsgegenstand in die Analyse einbezogen werden sollten.

Einer der frühesten Philosophen, der sich mit den Themen Krankheit und Gesundheit in Nietzsches Werk beschäftigte, ist Karl Jaspers. Seine Lektüre untersucht vor allem die von Nietzsche selbst und von ihm nahestehenden Personen beschriebene Symptomatik, um festzustellen, ob sein Werk in irgendeiner Weise direkt von seinen Beschwerden beeinflusst wurde. Auf der Suche nach solchen Ereignissen stellt Jaspers fest, dass es vor dem Ausbruch von Nietzsches Wahnsinn am 27.12.1888 nicht möglich ist zu sagen, wie früh seine Krankheit vor der plötzlichen „Psychose" (Jaspers 1981, 92) als „organische Hinerkrankung" (Jaspers 1981, 92) begann. Jaspers fragt sich zu Recht, „was etwa an Einzigem, Unersetzlichem *nicht* ohne *Krankheit* entstanden wäre" (Jaspers 1981, 102), und stellt damit eine pathographische Ordnung seiner Forschung in Bezug auf Nietzsches Krankheit und Werk her. Er sieht einen wichtigen Verbindungspunkt zwischen der Entwicklung von Nietzsches „mannigfachen körperlichen Krankheiten seit 1873" (Jaspers 1981, 103) und dem parallelen Akt der Loslösung. Wie bereits erwähnt, wird der Akt der Loslösung von Nietzsche selbst etwas später gesetzt: „in der dritten Unzeitgemässen Betrachtung [...] war ich für meine eigne Person schon mitten in der moralistischen Skepsis und Auflösung drin, das heisst ebenso sehr in der Kritik als der Vertiefung alles bisherigen Pessimismus" (MA II, Vorrede 1). Die ‚thatsächliche Loslösung' findet er jedoch in *Richard Wagner in Bayreuth*, wobei die Zeit, die dem ersten Band von MA entspricht, bereits eine Zeit extremer Einsamkeit ist.[232] Der Einfluss der körperlichen Krankheiten auf sein Werk ab dieser Zeit, vor allem des Augenleidens, ist nach Jaspers ein „entscheidender Grund für den seit 1876 herrschend werdenden aphoristischen Stil in den Veröffentlichungen" (Jaspers 1981, 103). Den zweiten großen Wandel in Nietzsches Schaffens verortet Jaspers ab 1880 im Zusammenhang mit den neuen – zum Teil mythischen – Erfahrungen dieser Zeit: „Ein neuer Stil zeigt sich in der Kraft der Bilder, in den mythisch werdenden Gleichnissen, in der Plastik des Gesehenen und in dem Klang der Worte, in der Wucht der Diktion, der Dichtigkeit der Sprache" (Jaspers 1981, 103). Dieser Wandel in den Erfahrungen und Stilistiken wird, so Jaspers weiter, von den großen Themen begleitet, die Nietzsche nun einführt: die ewige Wiederkehr, der Wille zur Macht, der Übermensch, der Nihilismus. Dies ist die Zeit, in der die FW entsteht, und wie in 1.2.4 in Bezug auf deren Vorrede erwähnt wurde, ist es zugleich die Zeit der Hoffnung auf eine ‚Genesung', die nur aus der Erfahrung der Krankheit stammen kann. Dieser Gedanke wird in 2.7.2 weiter ausgeführt und vertieft.

---

232 Vgl., MA II, Vorrede 1.

Schließlich sieht Jaspers zwei weitere Veränderungen in Nietzsches Arbeit: eine im Jahr 1884, die in seinem Ziel begründet ist, mit einer Umwertung zu beginnen, und einer Wiederaufnahme dieser Absicht in den Jahren 1887–1888. Jaspers schließt mit einer zuversichtlicheren Antwort auf seine anfängliche Frage: Nietzsches Krankheit erzeugte nicht nur ein Unbehagen, sondern ermöglichte auch Nietzsches Schaffen. Im Gegenzug argumentiert er auch, dass der von Nietzsche in seiner Philosophie ausgearbeitete Begriff der Krankheit von seiner existenziellen Krankheit herrührt. Dieselbe geht über medizinische und therapeutische Kategorien hinaus, da Krankheit ein Zeichen seiner existenziellen Gesundheit ist. Das heißt, seine Krankheit lässt sich nicht an den von der medizinischen Wissenschaft festgelegten Gesundheitszuständen messen, da Nietzsche dem Kranksein einen bisher nicht gekannten Wert verleiht.[233] Die Krankheit, sagt Jaspers, wirkt ihrerseits als Denkanstoß: „Statt das Denken über sich hinauszutreiben, zieht Krankheit dann das Denken gleichsam in sich hinein“ (Jaspers 1981, 115), was Nietzsche erlauben würde, den philosophischen Nihilismus in Bezug auf einen kranken Leib zu denken.

Heinrich Schipperges’ Arbeit über die Bedeutung des Leibes in Nietzsches Werk ist bekannt, aber seine Analyse erstreckt sich auch auf den Sinn von Krankheit und Gesundheit in demselben. Er weist darauf hin, dass sie keine unterschiedlichen Zustände sind, sondern dass sie an ihren Gradunterschieden erkannt werden können. Wie Jaspers spielt er auf den Wert des Krankheitszustandes an, indem er Krankheit auch als ein Instrument der Erkenntnis und der Erfahrung beurteilt: „[d]ie Krankheit bringt dem Menschen jene Dialektiker-Klarheit“ (Schipperges 1975, 90). Schipperges unterscheidet in der Philosophie Nietzsches zwei Arten von Gesundheit: eine, die man in Übereinstimmung mit den von Schipperges verwendeten Begriffen als ‚erste Gesundheit‘ bezeichnen könnte, und dagegen eine „zweite Gesundheit“, die hinter der Krankheit liegt und sich mit der „großen Gesundheit“ identifiziert. Die Bedingung für diese zweite Art von Gesundheit ist, so Schipperges, dass der Mensch grundlegend gesund ist. Leider erklärt oder charakterisiert er in keiner Weise die erste Art von Gesundheit. Im Begriff der großen Gesundheit trifft man „das Zugleichsein von Krankheit und Gesundheit“ (Schipperges 1975, 135), diese Idee entspreche, so Schipperges, dem graduellen Charakter beider Zustände. In diesem Einklang der beiden Begriffe findet er eine „dialektische [...] Entfaltung“ (Schipperges 1975, 135) der Gesundheit, die auf die überwindende Bewegung der plastischen Kräfte hinweist, die zur großen Gesundheit gehören. Ein weiterer relevanter Aspekt seiner Analyse ist schließlich, dass er Gesundheit und Krankheit als „inhaltsleere Begriffe“ (Schipperges 1975, 135) betrachtet, da eine Gesundheit an sich nicht existiert, sondern von jedem Einzelnen in seinen eigenen Erfahrungen definiert wird. Damit weist Schipperges auf den von Nietzsche im Aphorismus 120 der FW vorgestellten Gedanken der unzähligen Gesundheiten hin. Er spielt in seiner Interpretation auch auf die historische Krankheit an, insbesondere in Bezug auf die Modernität, die als „Nihilismus“ oder als Ausdruck einer physiologischen Dekadenz des Zeitalters charak-

233 Vgl., Jaspers 1981, 112–113.

terisiert wird. Schipperges verbindet die Geschichte des Nihilismus mit der Geschichte des moralischen Menschen, und zwar als einen Zustand, der durch die Hand des Philosophen als Arzt der Kultur überwunden werden muss. So wird der philosophische Arzt zum Therapeuten der kranken menschlichen Verhältnisse.

Wie Karl Jaspers stellt auch Thomas Long fest, dass Nietzsches Verständnis von Krankheit und Gesundheit in seinem Werk nicht von seinem Leben zu trennen ist. So wird die Annährung an den Sinn des Leidens durch die Ereignisse in Nietzsches Leben definiert und angetrieben. Long charakterisiert auf diese Weise die Suche nach „the meaning of suffering" (Long 1990, 114) – Nietzsches ganzes Leben basierte hauptsächlich auf einer solchen Suche. Er zieht aber nicht in Betracht, ob sich diese Interpretation an irgendeinem Punkt mit dem schlechten Pessimismus Wagners und Schopenhauers deckt. Long unterscheidet das holistische Verständnis von Gesundheit als sozialer, geistiger und körperlicher Gleichgewichts*zustand* sowie die „ontologische" Position,[234] die Gesundheit als den optimalen *Zustand* eines Organismus in seiner Funktionsweise versteht, von Nietzsches eigener Position, die er mit seiner „philosophical ontology" (Long 1990, 116) in Verbindung bringt. Wenn Nietzsche die Welt als Manifestation und Spiel der Kräfte begreift, dann muss der Begriff der Gesundheit als fester und dauerhafter Zustand „the same fate as all other concepts of 'rational thought'" (Long 1990, 117) erleiden, denn auch er ist nur ein anderer Begriff des interpretierenden Willens zur Macht. Da für Nietzsche das Leben der Wille zur Macht in einer durchsetzungsfähigen Bewegung ist, muss die Gesundheit als Ausdruck des Willens zur Macht betrachtet werden, in dem sich transformative und expandierende Prozesse abspielen. Gesundheit, so Long, schließt eine transformative Fähigkeit ein, selbstbewusst auf schmerzhafte Reize zu reagieren. Sie setzt also das Vorhandensein von Leiden voraus, damit ihre dynamische Natur zum Tragen kommt. Long vergleicht die von den Ärzten vertretene ontologische Auffassung von Gesundheit – die einem Organismus entspricht, in dem alles optimal funktioniert – mit der „realen Gesundheit", die Nietzsche sich verschaffen konnte, indem er sich über die ärztlichen Anordnungen die geeigneten Mittel zur Heilung zu verschreiben wusste. Dabei entspricht Krankheit im streng medizinischen Sinne einer generalisierten Diagnose, während Krankheit in Nietzsches Philosophie die Unmöglichkeit des Menschen sei, selbstbestimmt zu reagieren, sich selbst die richtigen Heilmittel zu verordnen und die eigenen Verwandlungskräfte in Gang zu setzen. Auf diese Weise versteht Long die Krankheit und die Gesundheit als Gegensätze.[235]

Ich möchte kurz auf französische Interpretationen zu diesem Thema eingehen. Hier heben sich zwei Lektüren von den anderen ab, weil sie durch ihren Ansatz eine größere analytische und philosophische Tiefe erreichen. Laurent Cherlonneix beschäftigt sich in seiner Arbeit vor allem mit dem Begriff der Krankheit, der für ihn in Nietzsches Werk allgegenwärtig ist. Er argumentiert, dass Krankheit und große Gesundheit als miteinander verbunden, aber nicht als vermischt angesehen werden sollten: „la santé, la

234 Vgl., Long 1990, 115.

235 „So Nietzschean disease is, as should be expected, the opposite of Nietzschean health", Long 1990, 120.

maladie – sont indéfectiblement liés l'un à l'autre, quoiqu'ils ne soient pas non plus mélangés" (Cherlonneix 2002, 68). Gesundheit muss also als Zustand verstanden werden, der von der Krankheit abstammt, sich aber von ihr unterscheidet oder vielmehr einen Gegensatz zu ihr bildet, insofern Gesundheit nur durch die Überwindung von Krankheit erreicht wird.[236] Gesundheit beruht vor allem auf der Prüfung, die die Krankheit – welche hiermit als Voraussetzung gilt – im Leben darstellt. Diese „santé-relative-à-la-maladie" (Cherlonneix 2002, 70) versteht Cherlonneix als „große Gesundheit" in Nietzsches Philosophie. Sie könne nur mit dem Aufkommen der Übermenschen erreicht und entwickelt werden. So findet er eine dynamische *dialektische* Bewegung von der Krankheit zur Gesundheit, d. h. eine Bewegung zwischen Gegensätzen, und eine ständige Überwindung, die vom negativen Moment der Krankheit als Verlust oder Einschränkung der Kräfte ausgeht:

> Toutefois, au-delà de cette dernière distinction, laquelle rejette la maladie et la santé dans des camps séparés, il existe encore une forme supérieure de la santé dynamique, la santé superlativement dynamique, celle qui correspond à proprement parler à „la grande santé" et qui est aussi celle du surhomme. Cette dernière forme de santé surmonte même la maladie au sens fort. L'auteur pense donc une santé susceptible de guérir le statistiquement incurable. En conséquence, apparaît l'articulation dialectique d'un double mouvement où les deux pôles fondamentaux de la vie que sont la santé et la maladie sont unis nonobstant leur différence, et où leur différence à son tour n'est jamais assez différente pour que même la maladie au sens le plus fort ne puisse être retournée en de la santé dynamique et ainsi être associée à cette dernière. (Cherlonneix 2002, 24)

Die große Gesundheit ist also eine dynamische und wachsende Gesundheit, denn sie bedeutet die Stärkung aus der Krankheit heraus. So ist sie das Heilmittel oder der Ausweg aus der Krankheit. Da sie praktisch ein obligatorischer Schritt und der eigentliche Motor der dynamischen Gesundheit ist, muss der Gedanke der vorübergehenden Krankheit (maladie provisoire) in den Mittelpunkt dieser Gesundheit gerückt werden. Dies ist jedoch, wie Cherlonneix selbst sagt, die Gesundheit des Übermenschen, d. h. die Gesundheit einiger weniger. Andererseits stellt der Autor den Umgang mit Krankheit in den Kontext dessen, was man folglich als den „durchschnittlichen Menschen" bezeichnen könnte: Auch wenn der von einer Krankheit Betroffene für immer von seiner Krankheit gezeichnet sein mag, wird er selbst in diesem Extremfall seine Krankheit als

236 Cherlonneix (2002) schreibt z. B. „Mais le tour heureux de cet épisode ne doit pas faire oublier que *la maladie est la condition de possibilité de cette dynamique, la condition dont il faut apprendre* à se *débarrasser, qu'il faut apprendre à surmonter, avec laquelle il faut sans cesse ruser*", S. 75; „*que ces deux pôles soient essentiellement pris l'un dans l'autre* et *qu'il n'y ait pas de différences de nature de l'un* à *l'autre, n'empêche en aucun cas de maintenir clairement des degrés de différence entre santé et maladie*", S. 137; „Ce texte et avec lui l'ensemble des analyses précédentes manifeste donc une dialectique de la santé et de la maladie entendue comme le double mouvement non seulement d'association de ces deux termes pourtant très opposés, mais aussi de dissociation de leur union pourtant très nécessaire", S. 139. In diesen Zitaten findet sich eine klare Anspielung auf eine totale ‚Überwindung' der Krankheit, auf das, was der Autor selbst als ihre radikale Beseitigung versteht. Obwohl er eine Beziehung zwischen Krankheit und Gesundheit herstellt, sieht er sie als Gegensätze in einer dialektischen Bewegung.

unbedeutend ansehen, weil er tief im Inneren von ihr profitieren kann und sich daher weigert, sich als krank zu akzeptieren.[237] Nach der von Cherlonneix vorgeschlagenen Interpretation bedeutet dies, dass die Möglichkeit, aus der Krankheit etwas Vorteilhaftes zu konstruieren, in der Negation der Krankheit und nicht in ihrer Akzeptanz gegeben ist. Aus dieser Sicht gibt es also zwei Möglichkeiten, mit Krankheit umzugehen: Entweder man überwindet sie, was dem Prozess der großen Gesundheit entspricht, oder man verleugnet sie, immer mit dem Gedanken, in irgendeiner Weise eine gestärkte Gesundheit zu erreichen. In beiden Fällen geht es dann darum, sich von der Krankheit zu trennen, entweder durch eine dialektische – also lineare – Überwindung, die wirklich bedeutet, sie hinter sich zu lassen, oder durch ihre Verleugnung.

Cherlonneix unterscheidet hiervon eine andere Art von Gesundheit, nämlich diejenige, die einem ausgeglichenen Zustand verschiedener körperlicher, geistiger und sozialer Parameter entspricht und die im Gegensatz zur dynamischen Gesundheit keine Krankheit impliziert. Diese Gesundheit manifestiert sich nach oder vor einer Krankheit, denn es geht nicht mehr darum, sich einer Krankheit auszusetzen – die überwindbar, also vorübergehend ist –, sondern gerade darum, aus dieser Dynamik herauszukommen. Das Ziel wäre dann, zumindest für die Mehrheit der Menschen, die nicht in der Lage sind, die ständige Stärkung der Gesundheit und Überwindung der Krankheit als Übermensch zu vollziehen, endlich ein Gleichgewicht im Leben zu finden.[238]

Pierre Montebello stützt seine Analyse von Krankheit und Gesundheit in erster Linie auf den Willen zur Macht und vertritt die Ansicht, dass alle Arten von physiologischen und psychologischen Ausdrucksformen auf ihm beruhen. Als unmittelbares Spiegelbild der Kräfte des menschlichen Wesens schlägt er den Körper als Bezugspunkt für medizinische und philosophische Studien in dieser Richtung vor. Die genealogische Methode, die sich auf die Geschichte des Leibes stützt, ist daher unerlässlich, um die Bedeutung beider Begriffe zu verstehen. Nietzsches Philosophie, so argumentiert Montebello, ist keine Kritik, sondern ein Experiment mit dem Leib. Das experimentelle genealogische Wissen ist jenes, das ‚durch das eigene Blut geprüft' wurde;[239] es handelt sich um ein verkörpertes Wissen, das in den Leib integriert ist und nicht rein auf der Beobachtung des Lebens beruht. Krankheit stellt eine referentielle Struktur zwischen den Gedanken und dem Willen zur Macht her und erscheint als das ultimative genealogische Kriterium; sie drückt die absolute Affirmation des Willens zur Macht selbst aus: krank zu werden ist also ein Zeichen von Gesundheit. Sie ist ein Instrument zur Erkennung und Bewertung der gesamten Geschichte des Denkens, da sie als Symptom erlaubt, den Zustand des Zerfalls des Willens zur Macht zu diagnostizieren. Montebello

237 Wörtlich schreibt Cherlonneix : „et refuser de s'accepter comme malade", Cherlonneix 2002, 91.

238 Vgl. Cherlonneix 2002, 101: „santé où celle-ci est manifeste *suite* ou *antérieurement* à la maladie. La question n'est plus de s'exposer à la maladie – dût-elle être surmontable c'est-à-dire provisoire. La question n'est plus de vivre dans la dynamique d'un perpétuel surmontement d'épreuves et de soi-même; elle est de trouver un équilibre".

239 Genau schreibt er: „Un savoir d'expérience est un savoir dont on a fait l'épreuve avec son sang. C'est un savoir incorporé, intégré au corps'", Montebello 2002, 90.

geht sogar so weit, zu behaupten, die große Gesundheit sei die Fähigkeit jener höheren Geister, die Krankheit als Werkzeug zur Selbsterkenntnis und zur Kenntnis der Geschichte der Philosophie in Bezug auf eine genealogisch gebildete Diagnose zu nutzen. Große Gesundheit ist also nichts anderes, als genug Fülle in sich zu haben, um sich krank zu machen und das durch den Leib erworbene Wissen zu analysieren. Da der Leib die Quelle aller wahren Erkenntnisse und Werturteile ist, so erkennt der philosophische Arzt, dass der Leib selbst der Ort der Umkehrung der Werte ist. Auf diese Weise ist die große Gesundheit auch eine Aufforderung, krank zu sein, alle möglichen Krankheiten erlebt zu haben und gleichzeitig grundlegend gesund zu sein.

Pia Schmücker argumentiert, dass Nietzsche seine Krankheit einerseits als „klinisch-somatisch" (Schmücker 2012, 225) (ontologisch) im medizinischen Sinne, andererseits als Auseinandersetzung auf einer geistigen Ebene, als Mittel zur Selbsterkenntnis und inneren Erforschung verstand. Die Vorstellung einer ‚normalen Gesundheit' wird in Nietzsches Werk überwunden, indem er sie relativiert und individualisiert. Er schlage eine „dialektische Dynamisierung von Gesundheit und Krankheit im Kontext eines physiologischen Perspektivismus" vor. Schmücker versteht die organischen Prozesse als autopoietisch, die auf Wachstum, Vermehrung und Tod ausgerichtet sind. Nach ihrer Interpretation treten Gesundheit und Krankheit innerhalb eines Kontinuums auf, d. h. sie stehen in einem graduellen Verhältnis zueinander, wobei diese beiden Elemente die Pole bilden. Die „gesunde Krankheit" (Schmücker 2012, 227) sei diejenige, die sie mit der großen Gesundheit identifiziert und dem kranken Individuum erlaubt, sich zu entwickeln und zu überwinden, während die „pathogene, moribunde Krankheit" (Schmücker 2012, 227) diese Fähigkeit einschränkt. Krank zu werden ist also einer der Stimuli für die große Gesundheit, für das Streben nach dem positiven Pol im Kontinuum. Auf diese Weise, so Schmücker, könne Nietzsche als Vorläufer des heutigen, von Antonovsky eingeführten Konzepts der Salutogenese betrachtet werden, das sich auf die Fähigkeit von Menschen unter ungünstigen Bedingungen, gesund und produktiv zu bleiben, reduzieren würde. Schmücker sieht also, wie andere der bereits genannten Autoren, eine dialektische, jedoch graduelle Bewegung, die sich zwischen den Polen innerhalb eines Kontinuums abspielt, so dass Krankheit und Gesundheit keine einander ausschließenden binären Gegensätze sind.[240]

Auf der gleichen Textgrundlage schlägt Melanie Shepherd eine Lektüre der Begriffe von Krankheit und Gesundheit in den Vorreden von 1886/1887 vor, aber mit der primären Absicht, Nietzsches Projekt einer Umwertung der Werte und seinen entsprechenden Abschied von der christlichen Moral zu beleuchten. Ihre Analyse konzentriert sich jedoch weitgehend auf GM und die Vorrede der FW; auf den selbstreferentiellen Charakter in Bezug auf Krankheit und Gesundheit in den übrigen Vorreden dieser Zeit wird lediglich verwiesen. Sie geht davon aus, dass Nietzsches Philosophie generell unsystematisch ist und dies auch für seine Begriffe der Krankheit und Gesundheit gelte. Meines Erachtens trifft dies nicht vollständig zu, da eine beide Begriffe verknüpfende

240 Vgl. Schmücker 2012.

Lektüre von Nietzsches Spätphilosophie durchaus möglich ist. Es scheint mir sogar eine Herausforderung zu sein, die Nietzsche seinem Leser mit diesen Vorreden stellt. Nach Shepherds Meinung enthält die Vorrede von FW „the most sustained reflection on the fluctuations in Nietzsche's own health" (Shepherd 2019, 126), obwohl leicht festzustellen ist, dass die Vorreden zu MA I und II reichhaltige Beiträge zu diesem Thema leisten – erst recht, wenn man alle fünf Vorreden, wie ich es in der vorliegenden Arbeit unternehme, in eine Wechselbeziehung bringt. Der Dialog zwischen den Vorreden ist in Shepherds Artikel zweitrangig, da sie hauptächlich darauf abzielt, „[the] background for understanding health as an evaluative criterion that disrupts the moral paradigm for evaluation" (Shepherd 2019, 126) darzustellen. In Anlehnung an Nietzsches Erklärung in GM stellt Shepherd fest, dass jene Erscheinungen als gesund gelten sollten, die aktiv und nicht reaktiv sind und die die Grundkräfte des Lebens bejahen, statt sich sie zu wenden. Gesundheit ist ihrer Interpretation nach kein einfaches Gegenteil von Krankheit, sondern eine fortwährende Aktivität der Akzeptanz, der Aneignung und in manchen Fällen auch des Widerstands gegen die Herausforderungen des Lebens, die im Kern auf Interpretationsprozessen beruhen. Der metaphysische Gegensatz zwischen Begriffen wie Gesundheit und Krankheit entspricht nicht dem von Nietzsche in den Vorreden von 1886/1887 vertretenen Interpretationsschema. Die Analyse und das Verständnis dieses vorgeblichen Gegensatzes sollte als Leitfaden für die Gestaltung der eigenen gesundheitsbezogenen Werte dienen, um so einen Weg zur großen Gesundheit jenseits des metaphysisch-moralischen Gegensatzes zu finden. Shepherd macht jedoch nicht deutlich, in welchem Verhältnis Gesundheit und Krankheit zueinander stehen, außer dass sie keine Gegensätze sind. In jedem Fall sieht sie in der großen Gesundheit eine Disposition zur Selbstüberwindung, die zu den freien Geistern gehört und die von ihnen in extremen Situationen erprobt wird (was zu Krankheiten führen kann), aber vor allem eine Möglichkeit, den durch die christliche Moral dargestellten Nihilismus zu überwinden.[241]

Marta Faustinos Ansatz konzentriert sich vor allem auf die von Nietzsche erforschte soziale und kulturelle Rolle der Gesundheit und des Philosophen-Arztes in seinem Werk. In Anlehnung an die Vorrede von FW versteht sie dessen Aufgabe als die Auseinandersetzung mit der Gesundheit eines Volkes, einer Rasse oder der ganzen Menschheit. Nietzsches Philosophie sei also durch eine fortschreitende Diagnose der Krankheit der Kultur und folglich durch das therapeutische Ziel gekennzeichnet, ihre ‚Genesung' zu fördern. Das Projekt der Heilung der Kultur, so argumentiert Faustino, ist eng mit der Menschheitszüchtung verbunden, um eine Überwindung des Nihilismus und die Schaffung neuer Werte zu befähigen. Der moderne Mensch ist ein widersprüchliches Tier, das nach widersprüchlichen Werten lebt: tierische Bedürfnisse auf der einen Seite und soziale Werte auf der anderen, die sich genau gegen jene primitiveren Instinkte und Bedürfnisse richten. Sie findet das Leiden in dem Widerspruch, den der Mensch zwischen seinen animalischen und gesellschaftlich artikulierten Eigenschaften erfährt.

241 Vgl. Shepherd 2019, 138 und 143.

Was die genauere Analyse der Bedeutung von Krankheit und Gesundheit betrifft, so betrachtet Faustino zunächst „die große Gesundheit", die Nietzsche ausschließlich in der Vorrede zu MA I von 1886 und dann im Aphorismus 382 von FW einführt. Wie bereits erwähnt, assoziiert sie die Figur der Freigeister aus der Vorrede von MA I, der Philosophen der Zukunft, mit dem Personalpronomen „wir" im Aphorismus 382, das daher implizit auf diese Figur verweise.[242] Die Aufgabe der Philosophen der Zukunft ist die Umwertung der Werte, die in gewisser Weise auch dem Leser zufällt. Faustino sieht die Voraussetzung für eine solche Aufgabe in der physiologischen Verfassung der großen Gesundheit. Auch in ihrer Interpretation gibt es einen Verweis auf diese Art von (großer) Gesundheit. Sie versteht den Schmerz oder die Krankheit als Bedingung für Wachstum und Stärkung.[243] In diesem Sinne sei die große Gesundheit nicht das Gegenteil von Krankheit, sondern die Fähigkeit, letztere zu überwinden: „Gerade deshalb betont Nietzsche die Krankheit und die Unterwerfung unter die Krankheit in Form des freien Geistes – also die Verkörperung und *Überwindung* der Krankheit, die der großen Gesundheit innewohnt".[244] Der Weg zu einer robusteren Gesundheit ist jedoch nicht stabil, denn sie muss immer wieder neu erlangt werden. Auf diese Weise die Gesundheit wiederzufinden und dafür krank zu sein ist das Zeichen einer großen Gesundheit. Faustino folgert daraus, dass man gleichzeitig gesund und krank ist, was eigentlich ihren Vorschlag einer Überwindung zu widersprechen scheint, da diese offensichtlich auf Momente des Nicht-Krank-Seins voraussetzen würde. Auch hier scheint es sich um eine Wiederholung bestimmter Passagen oder Definitionen zu handeln, die Nietzsche festhält, ohne das Verhältnis zwischen Krankheit und Gesundheit im Detail zu klären.[245]

Diana Aurenque unterscheidet zwei Perspektiven, je nachdem, wie Nietzsche den Begriff „Gesundheit" angeht: eine kritische und eine positive Perspektive. Die kritische Seite wendet sich dagegen, Gesundheit und Krankheit als starre Zustände aufzufassen; dies wäre ein Gegensatz zu Nietzsches dynamischer Interpretation. Außerdem ist Gesundheit nach Aurenques Lektüre individuell und holistisch. Das individuelle Gesund-

242 Vgl. 1.2.2.

243 Vgl., Faustino 2017, 26 f.

244 Faustino 2017, 27, Übersetzung und kursive Hervorhebung M. S. Weitere Verweise und Anspielungen auf eine ‚Überwindung' finden sich im gesamten Beitrag, siehe z. B. u. a. S. 28 und S. 34: „Wenn die Krankheit – oder vielmehr die ‚Genesung', die Überwindung der Krankheit – die Kraft hat, ihren Träger einerseits distanzierter, kritischer und anspruchsvoller gegenüber der ihn umgebenden Realität zu machen und andererseits seine Erfahrungen so zu relativieren, dass er dankbar und wohlwollend gegenüber dem Leben, der Welt und sich selbst wird…"; „Nietzsche stellt keine Reihe von Maßnahmen oder theoretischen Schritten vor, die es zu befolgen gilt, sondern legt seine eigene Geschichte, seine eigene Erfahrung, seine eigene Überwindung der vielen Stadien von Krankheit und ‚Genesung' dar, die notwendig sind, bis er die Reife seiner eigenen Gesundheit und Freiheit erreichen kann".

245 So z. B.: „In Nietzsches Universum ist Gesundheit nicht das Gegenteil von Krankheit, sondern die Fähigkeit, Krankheit kontinuierlich zu überwinden, wodurch die Gesundheit selbst stärker und robuster wird [...] gleichzeitig gesund und krank, dekadent und nicht dekadent, Ende und Anfang, Niedergang und Aufstieg. Dies wiederum ist das Kennzeichen der großen Gesundheit: Wer eine große Gesundheit besitzt oder zutiefst gesund ist, ist weder einfach gesund noch einfach krank, sondern notwendigerweise beides zugleich", Faustino 2016, 17–18, Übersetzung M.S.

heitsverständnis richtet sich gegen eine wissenschaftlich orientierte, verallgemeinernde Interpretation. Sie ist als offener Begriff zu verstehen, der von jedem Einzelnen „nur im Hinblick auf die partikularen Lebensziele und -moglichkeiten, Traume, Interessen und Motivationen" (Aurenque 2018, 122) definiert wird. Jeder Mensch stellt eine eigene leibliche Individualität dar, daher gibt es so viele Arten von Gesundheit, wie es Individuen gibt. Aurenque verweist auf die individuelle Gestaltung von Gesundheit und definiert die Integration von Schmerz und Leiden in positiver Weise in das Leben als zentral für die Umwandlung der Krankheit in eine bejahende und „belehrende" Kraft für die Existenz.[246] Wie Schipperges, Cherlonneix, Shepherd und Faustino versteht auch sie unter „großer Gesundheit" die Integration von Krankheit in einer für den Menschen produktiven Weise, die sie letztendlich als Merkmal des Übermenschen denkt. Ihm gehört eine große Gesundheit, „weil [er] seine Existenz nach den eigenen, individuellen leiblichen Möglichkeiten orientiert – und nicht nach vom Außen determinierten Normen" (Aurenque 2018, 126). Sie sieht den Übergang von der Krankheit zur (großen) Gesundheit als graduell und dynamisch in einem Kontinuum an, da zwischen den Gegensätzen keine feste metaphysische Dualität mehr besteht, sondern eine Dynamik, die sich zwischen Extremen bewegt:

> Nietzsches Metaphysik der Einheit [lehrt], dass das Verhältnis zwischen *Gegensätzen* nicht starr, sondern dynamisch ist. Diese Dynamik beinhaltet die Möglichkeit, einen Übergang von einem Extremen in das andere Extreme zu vollziehen, sodass Gegensätze dadurch nur graduelle Unterschiede aufweisen können. (Aurenque 2018, 72–73)[247]

Auch wenn Aurenque einen allmählichen Übergang zwischen Krankheit und Gesundheit beschreibt, ist der Bezug zu Gegensätzen und Extremen deutlich. Sie postuliert, dass es zwei Arten von Krankheit gibt: Einerseits bezieht sich Nietzsche auf Krankheit in einem streng medizinischen Sinne, d. h. als biologische oder pathologische Störung; andererseits bezieht sich Krankheit auf „eine bestimmte Einstellung, in der wir uns leidend vor der verursachenden Situation verstecken bzw. sie nicht in einer integrativen, unserem Leben produktiven Weise übernehmen" (Aurenque 2018, 137). Abschließend weist sie darauf hin, dass Nietzsches Gesundheitsphilosophie nicht der Vorbeugung, sondern der Transformation des Leidens im Leben gewidmet und damit auf eine therapeutische Philosophie ausgerichtet sei.

---

246 Vgl. Aurenque 2018, 144; zur „Produktivität der Schmerzen" vgl. auch Aurenque 2018, 142–150.

247 Hervorhebung M. S. Es klingt etwas widersprüchlich, von einer nicht-metaphysischen Dualität zu sprechen, aber dennoch Krankheit und Gesundheit als Gegensätze zu etablieren.

2.7.2 Das zirkulär-relationale Modell von Krankheit und Gesundheit in Organismen. Kritik an Modellen der Dialektik und des Kontinuums zwischen polaren Gegensätzen

In der Nietzsche-Forschung stellen mehrere der Lektüren von Krankheit und Gesundheit eine gegensätzliche Beziehung zwischen den beiden Phänomenen her, und zwar innerhalb eines dialektischen Schemas oder eines allmählichen Kontinuums, das jedoch letztlich als eine Bewegung der dialektischen Überwindung zwischen zwei gegensätzlichen Momenten charakterisiert wird. Der Vorschlag in der vorliegenden Arbeit besteht darin, jede Art von Konzeption abzulehnen, die in ihrer Terminologie einen Gegensatz impliziert und so einem metaphysischen Paradigma angehört, zu dessen Überwindung Nietzsche aufruft. Mit anderen Worten: Wenn es darum geht, Stereotypen zu überwinden, die einer nihilistischen Kultur zugrundeliegen, dann müssen wir zumindest versuchen, über eine andere Art von Krankheit und Gesundheit als die traditionelle zu sprechen, um einen anderen Zugang zu diesem Thema zu gewinnen. Viele der im Rahmen der Untersuchung zitierten Autoren verteidigen ebenfalls die Überwindung des dualistischen Denkens, aber sie verwenden Begriffe wie „Dialektik“, „Gegensätze“, „Pole“ usw., und sie unterlassen es, eine alternative systematische Formulierung für die Beziehung zwischen Krankheit und Gesundheit zu entwerfen. Diese Aufgabe kann meines Erachtens vor allem durch die Berücksichtigung des relationalen Charakters der „Geschehens-Prozesse“[248] erfüllt werden, die sich zwischen den Kräften der Wille-zur-Macht-Organisationen abspielen. Um Ordnung in die Darstellung zu bringen, gehe ich zunächst kurz auf die dialektische Konzeption von zweien ihrer wichtigsten Vertreter bis zur Zeit Nietzsches ein, nämlich von Sokrates (vor allem durch die platonische Personifikation des letzteren) und von Hegel. Im Rahmen seiner Philosophie suche ich die Merkmale und Elemente des dialektischen Prozesses zu verstehen und so die Ablehnung der dialektischen Interpretation durch das zirkulär-relationale Modell der Krankheits- und Gesundheitsprozesse zu begründen. Anschließend erkläre ich, was „relationale Prozesse“ und „relationale Begriffe“ bedeuten, denn diese Konzeptionen sind aus meiner Sicht am besten geeignet, das Verhältnis von Krankheit und Gesundheit zu definieren, um dann auf die Merkmale der zirkulären Bewegung zwischen beiden zu kommen.

Es muss davon ausgegangen werden, wie Werner Jaeger in Paideia argumentiert, „dass die ethische Wissenschaft des Sokrates, die in Platos Dialogen im Mittelpunkt der Auseinandersetzung steht, ohne das Vorbild der Medizin, auf das Sokrates sich beruft, nicht denkbar gewesen wäre“ (Jaeger 1973, 527). Die sokratische Dialektik wird allgemein als eine bestimmte Form des Dialogs verstanden, in der eine erste, in der Regel sachkundigere und erfahrenere Person kontinuierlich Fragen an eine zweite Person stellt

---

248 Diese Terminologie gehört ganz und gar Abel, der in seinem gesamten Buch die ametaphysische Funktionsweise des Willens zur Macht darlegt. Vgl., z. B. Abel 1998, 162.

und die zweite Person die gestellten Fragen beantwortet.[249] In den Dialogen spricht Sokrates als Arzt, aber nicht in Bezug auf den physischen Körper des Gesprächspartners-Patienten, sondern auf dessen Seele; „[w]ir stoßen hier auf den Kern des Selbstbewußtseins des Sokrates von seiner Aufgabe und Sendung: sie ist erzieherisch, und das Werk dieser Erziehung wird ihm zum Gottesdienst" (Jaeger 1973, 603). Er stellt die Herrschaft der Seele über den Körper her und nennt diese Erziehung zur Enthaltsamkeit und Selbstbeherrschung „Askese" (Jaeger 1973, 618). Das sittliche Handeln entsteht so im Inneren des Menschen nicht als bloß äußerliche Unterwerfung unter ein Gesetz, sondern als inneres Gesetz, das in der Herrschaft der vernunftbegabten Seele begründet ist. Die Grundlage aller Tugend bedeutet die Emanzipation der Vernunft von der Tyrannei der tierischen Natur des Menschen und die Festigung der rechtmäßigen Herrschaft des Geistes über die Instinkte. Dies ist der von Sokrates geprägte Begriff der Freiheit.

Das Ziel des sokratischen Dialogs besteht darin, mit anderen Menschen einen allgemeinen, rational begründeten Konsens über die höchsten Werte des Lebens zu erreichen. Um zu einem solchen Ergebnis zu kommen, geht Sokrates von dem aus, was der Gesprächspartner zugesteht. Dies dient als Hypothese, deren Folgen im Dialog überprüft werden. Ein wesentlicher Faktor des dialektischen Denkens ist die Entdeckung von Widersprüchen zwischen den Vorannahmen des Gesprächspartners; diese Widersprüche zwingen ihn, unwahre Annahmen zu überprüfen und gegebenenfalls aufzugeben. Die Absicht ist hier die Reduktion einzelner Wertphänomene auf einen höheren allgemeinen Wert. Es wird zwar versucht, auf das Wesen zu kommen, doch geht man nicht von dem allgemeinen Begriff aus, sondern von einzelnen Beispielen, die daraufhin untersucht werden, ob sie beispielsweise zu vage sind oder das Wesen des Begriffs nicht beschreiben. Die Dialektik wird daher auch als Dihairesis (διαίρεσις: Trennung/Spaltung) verstanden, bei der aus einem gegebenen Begriff zwei neue, sich gegenseitig ausschließende Begriffe gebildet werden. Wenn es darum geht, einen Begriff durch die dialektische Methode zu definieren, geht der Fragesteller so vor, dass er als Ausgangspunkt einen nicht hinreichend präzisen Begriff wählt und auf diesen Begriff die *diairesis* anwendet. Es muss ein Begriff gefunden werden, der mit dem gesuchten identifiziert werden kann. Die dialektische Methode hat Züge einer Ermahnung, insofern Sokrates an die Göttlichkeit der Seele und ihrer Tugenden appelliert und den Gesprächspartner auffordert, eine Definition dieser Tugenden zu geben, gefolgt von den anschließenden sokratischen Widerlegungen. Die Widerlegung hat die Aufgabe, Menschen auf ihre Unwissenheit aufmerksam zu machen und sie zu einer geistigen Läuterung zu führen, indem sie als Vorbereitung und Anregung für eine rekonstruktive Untersuchung dient. Die moralische Läuterung der Seele besteht also auch in einer intellektuellen Läuterung: eine Befreiung, durch die die Seele rein und für ihre wahre Tätigkeit vorbereitet wird. Sokrates ist also sowohl Arzt als auch Erzieher.[250] Er lässt

249 Vgl. Dürr 1947, 45 – 62 und auch Jaeger 1973, 629 – 630.
250 Vgl. Mondolfo 2014, 30.

jedoch nicht zu, dass sein Gesprächspartner, der Patient, nur eine passive Haltung einnimmt, sondern er zwingt ihn, aktiv an der Widerlegung mitzuwirken, um dem letzten Moment der dialektischen Methode, der Maieutik und dem Entstehen der wahren Erkenntnis, Platz zu machen. Die von Sokrates eingenommene therapeutische Rolle des Arztes- Psychologen unterscheidet sich stark von derjenigen Nietzsches: Erstens ist die von Nietzsche vorgeschlagene Suche völlig individuell; zweitens führt sie zu keiner allgemeinen Erkenntnis oder irgendeiner Art von universeller Wahrheit; drittens ist die Psychologie, zu deren Ausübung er aufruft, so weit wie möglich von allgemeinen bewussten und rationalen Bedingungen entfernt, um die Instinkte und die unbewusste leibliche Dimension zu berücksichtigen, anstatt sie in sokratischer Manier zu verdrängen. An dieser Stelle ist es nun nicht das Ziel, die Unterschiede und die möglichen Gemeinsamkeiten zwischen Sokrates und Nietzsche zu vertiefen,[251] sondern lediglich, die Bedeutung der Dialektik bei Sokrates genau zu bestimmen, um zu zeigen, dass weder deren Wesenszüge noch der dialektische Mechanismus selbst dem von Nietzsche herausgearbeiteten Sinn von Krankheit und Gesundheit nahe kommen. Diese Begriffe dürfen im Rahmen von Nietzsches Philosophie nicht nach dem sokratischen Modell verstanden werden.

Die Dialektik in Platons Philosophie hat ebenfalls den Aspekt der Erziehung der Seele, verbunden mit dem Streben nach wahrer Erkenntnis zu gelangen. Sie ist das letzte Glied auf dem aufsteigenden Weg der Seele, der sie zur Betrachtung der herrschenden Idee, der Idee des Guten, hinführt. Ohne Dialektik, so argumentiert Jaeger, könne diese wahre Paideia nicht vollendet werden.[252] Die Dialektik kann also als die Wissenschaft bezeichnet werden, die das Wesen aller Dinge unterscheidet und erklärt. Sie betrachtet auch die Idee des Guten als leitende Idee und ist bereit, Einwände dadurch zu widerlegen, dass sie sich nicht auf die Meinung, sondern auf das wahre Sein beruft. Sie wird damit als der Weg der endgültigen Erkenntnis charakterisiert, der auf Ideen beruht, aber auch als der umgekehrte Weg, der es ermöglicht, in die sinnliche Welt hinabzusteigen und die dahinter liegenden Wesenheiten zu entdecken.

Es liegt auf der Hand, dass die Autoren, die sich auf die dialektische Bewegung zwischen Krankheit und Gesundheit beziehen, dies tun, indem sie den Übergang von einem Element zu seinem Gegenteil betrachten, d.h. indem sie von dem allgemeinen philosophischen Verständnis der von Hegel in seinen Werken angewendeten dialektischen Methode ausgehen. Wie Hegel selbst feststellt, muss man, wenn man die Entwicklung der Natur und des Geistes verstehen will, von der *Wissenschaft der Logik* ausgehen.[253] Wenn man davon ausgeht, dass der Kern der idealistischen Philosophie

---

251 Dieser Vergleich wurde in der Forschung bereits ausführlich durchgeführt. Vgl. z. B. Stegmaier 2019; Sommer 2015; Faustino 2014; Gerhardt 2001; Müller 2015.

252 Vgl., Jaeger 1973, 912.

253 Vgl. G. W. F. Hegel 1981a, 45: „*Denken* ist ein Ausdruck, der die in ihm enthaltenen Bestimmung vorzugsweise dem Bewußtsein beilegt. Aber insofern gesagt wird, daß *Verstand, daß Vernunft in der gegenständlichen Welt ist*, daß der Geist und die Natur *allgemeine Gesetze* habe, nach welchen ihr Leben

Hegels in der völligen Identität von Sein und Denken besteht, dann ist die Logik die Erkenntnis der allgemeinen Struktur des Seins durch die Bestimmungen des Denkens.[254] In der Logik geht es um die Entwicklung der Kategorien des Denkens, wobei die Methode dialektisch ist, insofern sie auf der Entwicklung jeder Kategorie in ihrem Selbstwiderspruch und ihrer Überwindung durch eine neue Kategorie beruht, die die beiden vorhergehenden mit einbezieht.[255] Aber die neue Kategorie integriert die beiden anderen, und zwar so, dass sie das Ursprüngliche und seinen Widerspruch nicht nur bewahrt, sondern auch aufhebt. Der Begriff der „Aufhebung" steht im Mittelpunkt der Dialektik und ist, wie Hegel erklärt, einer der wichtigsten Begriffe der Philosophie:

> *Aufheben* hat in der Sprache den gedoppelten Sinn, daß es soviel als aufbewahren, *erhalten* bedeutet und zugleich soviel als aufhören lassen, ein Ende machen. Das Aufbewahren selbst schließt schon das Negative in sich, daß etwas seiner Unmittelbarkeit und damit einem den äußerlichen Einwirkungen offenen Dasein entnommen wird, um es zu erhalten. – So ist das Aufgehobene ein zugleich Aufbewahrtes, das nur seine Unmittelbarkeit verloren hat, aber darum nicht vernichtet ist. (Hegel 1981a, 114)

Als Musterbeispiel der Dialektik kann man den Anfang der Logik nehmen, wo Hegel vom Sein ausgeht, zu seinem Gegenteil, dem Nichts, übergeht und dann beide Momente im Werden aufhebt. Was sich in einem Zustand des Werdens befindet, ist in gewissem Sinne, oder es ist nicht. Das Werden bildet dann den Ausgangspunkt einer neuen Stufe der Dialektik: Es entwickelt einen Selbstwiderspruch, der zur Subsumtion unter die Kategorie des Daseins führt.[256] Dieses neue Gesetz der hegelschen dynamischen Logik, das auf den Glauben an das Prinzip des Widerspruchs im Werden des Daseins verzichtet, soll nicht nur für die Kategorien des Denkens gelten, sondern auch für „das Ganze der menschlichen Geschichte wie auf jeden einzelnen vom Historiker auszusondernden Teil oder Zweig" (Troeltsch 2008, 450).

Dies scheint der Ausgangspunkt zu sein, von dem aus viele Autoren im Falle von Nietzsches Philosophie eine dialektische Bewegung zwischen Krankheit und Gesundheit oder zwischen Gegensätzen in einem graduellen Kontinuum feststellen. In der Tat behaupten die meisten einen allmählichen Gegensatz, denn die Gesundheit überwindet die Krankheit, braucht sie aber gleichzeitig und ist daher in ihr enthalten. Die große Gesundheit würde dann immer wieder als drittes dialektisches Element, das der Aufhebung oder Synthese, fungieren, da sie nicht nur ihre eigenen, ‚weniger entwickelten' Zustände, d.h. die früheren Instanzen der Gesundheit enthält, sondern auch ihren

---

und ihre Veränderungen sich machen, so wird zugegeben, daß die Denkbestimmungen ebensosehr objektiven Wert und Existenz haben".

254 Vgl. Allgemeine Einleitung der Logik in WdL I, Hegel 1981a, 56–62.

255 Vgl. Forster 2005, 132.

256 Vgl. Forster 2005, 133. Man könnte auch andere Teile der Logik, und zwar nicht nur in der *Wissenschaft der Logik*, sondern im größten Teil von Hegels Werk, berücksichtigen, um die dialektische Bewegung zu verstehen. So analysiert z.B. Heinz Kimmerle diesen Fortgang zwischen der Lehre vom Sein, vom Wesen und letztendlich vom Begriff: vgl. Kimmerle 1979.

Gegensatz, die Krankheit. In einer allmählichen Bewegung der ‚Überwindung' werden beide in einer großen Gesundheit zusammengeführt, die in ihrem idealisierten Aspekt die vollkommene Synthese der beiden vorherigen Momente bedeutet. Die Einführung die Identität der antagonistischen Begriffe unter Wahrung der vollen Realität in der Aufhebung ermöglicht das innere Werden eines Elements hin zu seinem eigenen Gegenteil, im Unterschied zur klassischen Logik, die sowohl das Prinzip des Widerspruchs als auch das Prinzip des ausgeschlossenen Dritten beibehält und daher die Statik des Seins begründet.[257] Die Tatsache, dass jedes Dasein im Werden des Universums zu seinem Gegenteil wird, macht den Kern der dialektischen Bewegung und der Logik der Dynamik aus. Wie Ernst Troeltsch sagt, ist „der Begriff des Werdens [...] eine relative Aufhebung des Satzes vom Widerspruch" (Troeltsch 2008, 449).

Wenn nun Hegel in seinem Werk eine Metaphysik der Immanenz postuliert, die auf der vollständigen Einheit von Sein und Denken beruht, dann sind die Kategorien des Denkens die notwendigen Formen und Selbstbestimmungen, die den Inhalt und die Wahrheit der Dinge bilden.[258] „[N]ur in seinem Begriffe hat Etwas Wirklichkeit [...] Definitionen [enthalten] nicht Bestimmungen [...], die nur ins erkennende Subjekt fallen, sondern die Bestimmungen des Gegenstandes, welche seine wesentlichste eigenste Natur ausmachen" (Hegel 1981a, 45). Der beste Weg, die Kategorie des Widerspruchs, das Herzstück der Dialektik, als das Wesen der Dinge in der dynamischen Logik zu verstehen, ist also, Hegels eigene Darstellung des Widerspruchs in der *Wissenschaft der Logik* kurz aufzugreifen. Die Kategorien der Identität, des Unterschieds, des Gegensatzes und des Widerspruchs gehören zu der Klasse von Funktionen, die nach Hegel das Wesen und die Wahrheit des Denkens und damit jedes Dinges ausmachen. Die meisten Auffassungen von Krankheit und Gesundheit in Nietzsches Philosophie postulieren diese dialektische Bewegung zwischen den beiden Begriffen, oder sie bezeichnen eine Art Element, das das andere ausschließt und zugleich einschließt, oder sie verweisen letztlich auf ein Kontinuum, das eine graduelle Bewegung enthält, wobei Krankheit und Gesundheit als die Leit*pole* dieser Bewegung gelten (was auf eine gewisse Gegensätzlichkeit in der Bewegung hinweist). Es soll dann behauptet werden, dass all diese Definitionen in sich selbst das Hegelsche dialektische Modell widerspiegeln. Wie gesagt, ist es notwendig, Hegels eigene Behandlung von Identität, Gegensatz und Widerspruch in seiner Philosophie zu betrachten, um die begriffliche Grundlage und die Beziehung zwischen den beiden Begriffen besser zu verstehen.

---

257 Vgl. Troeltsch 2008, 450: „Auch durch sie [die Logik der Geschichte] muß hindurchgedrungen werden in ihren tieferen Grund, wo sich dann die gleiche Logik der Dynamik uns enthüllt".

258 Hegel argumentiert in der *Wissenschaft der Logik I:* „Dieses objektive Denken ist denn der *Inhalt* der reinen Wissenschaft. Sie ist daher so wenig formell, sie entbehrt so wenig der Materie zu einer wirklichen und wahren Erkenntniß, daß ihr Inhalt vielmehr allein das absolute Wahre, oder wenn man sich noch des Worts Materie bedienen wollte, die wahrhafte Materie ist,— eine Materie aber, der die Form nicht ein Äußerliches ist, da diese Materie vielmehr der reine Gedanke, somit die absolute Form selbst ist", Hegel 1981a, 43–44.

Die Behauptung, dass alles mit sich selbst identisch ist, hat den Aspekt eines absoluten und universellen Satzes, der keiner weiteren Beweisführung bedarf. Und doch schlägt Hegel vor, die Frage neu zu untersuchen. Sein grundlegendes Interesse besteht darin, zu zeigen, dass Identität keine Voraussetzung für das Denken ist, sondern im Gegenteil ein Ergebnis, eine Synthese des vereinheitlichenden Denkens. Bei der wesentlichen Bestimmung der Identität „A=A (Alles ist sich selbst gleich [...]. Oder negativ: A kann nicht zugleich A und nicht A sein)" (Hegel 1981b, 36) ist sofort ersichtlich, dass er aus keiner unmittelbaren Erfahrung stammen kann, denn der Satz ist als universal formuliert, während jede Erfahrung immer etwas Singuläres ist. Diese Kategorie bedeutet jedoch eine Bestimmung des Seins, die Hegel als sein Übergehen in etwas Gegensätzliches versteht, so dass „die negative einer jeden Bestimmtheit [...] so notwendig [ist] als sie selbst [...]. Wenn diese Kategorien daher in solche Sätze gefaßt werden, so kommen ebensosehr die entgegengesetzten Sätze zum Vorschein" (Hegel 1981b, 37). Das Wesen der Identität ist also Negation, weil sie in ihrer Identität mit sich selbst alles verneint, was sie nicht ist, und so eine absolute Negation für ihre eigene Bestimmung erzeugt. A=A ist eine Tautologie, der Hegel dennoch einen Inhalt gibt, indem er behauptet, dass die *Identität alles enthält, was sie nicht ist, d. h. ihre absolute Negation.* Sie ist also die Negation all dessen, was von ihr unterschieden ist, und da sie absolute Negation ist, enthält sie die Negation in sich selbst, d.h. das Nichtsein des Unterschiedenen in ihrer Einheit. Als Identität ist sie einfach und unmittelbar, da die Reflexion sie als „die reine Sichselbstgleichheit" (Hegel 1981b, 39) versteht; wie Hegel sie definiert, ist sie „reine[s] Herstellen aus und in sich selbst" (Hegel 1981b, 39). Sie ist weder die abstrakte logische Identität von früher, noch enthält sie ein relatives äußerliches Negieren, sondern sie hat alle Bestimmtheit des Seins an sich selbst aufgehoben, „und diese einfache Negativität des Seins an sich ist die Identität selbst" (Hegel 1981b, 39). Da sie die absolute Negation des Unterschiedenen enthält, kann sie nicht mehr analytisch sein, sondern das Identitätsprinzip wird zu einer synthetischen Kategorie.

So wie die Identität zuerst als absolute Identität erscheint, muss auch der in ihr enthaltene Unterschied ein absoluter Unterschied sein, ohne jeden Bezug zum Äußeren, sondern nur zu sich selbst. Als Unterschied an sich war er nur reine Negativität der Identität ohne jegliche Bestimmung, aber jetzt zeigt sich, dass er nicht unbestimmt ist, denn er besteht darin, das Andere der Identität zu sein. Der absolute Unterschied wird so durch seine eigene Identität von dem Unterschied mit der anderen Identität vermittelt und wird so zu einem spezifischen Unterschied, d.h. zur Kategorie der Verschiedenheit. Wenn der Unterschied zu einer Identität für sich selbst kommt und aufhört, absoluter Unterschied zu sein, gewinnt er eine äußere Reflexion, die aus seinem Sein in sich selbst hervorgeht. Dasselbe geschieht dann mit der Identität, die sich im Gegensatz als äußere Reflexion und somit als Gleichheit mit etwas anderem darstellt. Ebenso stellt der äußerliche Unterschied, d.h. seine äußere Reflexion als Verschiedenheit, genau das her, was als Ungleichheit gilt. Auf der Suche nach Gleichheit gemäß der Kategorie der Identität wird sie zu einem „Gesetzsein, eine Identität, die nicht an und für sich ist" (Hegel 1981b, 49). Der vergleichende Akt des Denkens, die Ungleichheit in der Verschiedenheit zu setzen, macht den Unterschied zur äußeren Reflexion.

Nach der äußeren Bestimmung der Gleichheit und Ungleichheit gemäß der Identität und des Unterschieds des Dings findet die Reflexion die spezifische Ungleichheit, d.h. ihren bestimmten Gegensatz zu dieser Identität. Deshalb ist an diesem Vorgangspunkt „der Unterschied vollendet" (Hegel 1981b, 55). Auf diese Weise erreicht das Denken eine Einheit, in der es die Identität und den bestimmten Unterschied des Dings zusammenbringt, aber immer noch als zwei Momente aus der Perspektive des Unterschieds selbst. Das heißt, nur aus oder im Gegensatz selbst reflektiert sich die Identität nach außen als das Andere der nun bestimmten Ungleichheit und damit als das Andere ihres Gegensatzes. Im Gegensatz sind die *„Identität* und der *Unterschied* die Momente des Unterschieds innerhalb seiner selbst gehalten" (Hegel 1981b, 55). Bei der Bestimmung der Identität durch die Einbeziehung des Gleichen in die äußere Reflexion wird das Positive erreicht, während die Einbeziehung des Ungleichen, d.h. des Gegensatzes der Identität, das Negative ist: „[d]iese in sich reflektierte Gleichheit mit sich, die in ihr selbst die Beziehung auf die Ungleichheit enthält, ist das Positive; so die Ungleichheit, die in ihr selbst die Beziehung auf ihr Nichtsein, die Gleichheit enthält, ist das Negative" (Hegel 1981b, 56). So ist die Kategorie des Widerspruchs erreicht, die nun in sich, verinnerlicht, das Positive, d.h. die durch die Reflexion der Gleichheit vermittelte Identität, und das Negative, die ebenfalls durch die Reflexion der Ungleichheit definierte Identität enthält. Der Unterschied zum Gegensatz ist, dass bei diesem die Gleichheit und Ungleichheit noch äußere Momente sind, also die noch nicht verinnerlichten Teile sich gegenseitig ausschließen. Erst wenn beide Momente verinnerlicht sind, entsteht ein echter Widerspruch. Sowohl das Positive als auch das Negative haben ihre Selbständigkeit, aber sie enthalten das Andere unmittelbar in sich und erreichen so eine Selbstbestimmung in sich selbst, „denn diese besteht darin, die ihr andere Bestimmung in sich zu enthalten und dadurch allein nicht Beziehung auf ein Äußerliches zu sein – aber ebensosehr unmittelbar darin, die selbst zu sein und die ihr *negative Bestimmung von sich auszuschließen"* (Hegel 1981b, 65, kursive Hervorhebung M. S.). Wenn das Positive das Negative von sich selbst ausschließt, indem das Negative das Andere ist, schließt die Identität sich selbst aus, denn sie ist nur durch die Einbeziehung ihres eigenen Andersseins in sich selbst definiert. Deshalb gibt es den Widerspruch.

Diese kurz gefasste Erläuterung der Hegelschen Dialektik bietet mit den Kategorien des Gegensatzes und des Widerspruchs Schlüsselelemente an, um die zuvor diskutierten Modelle von Krankheit und Gesundheit genauer zu bestimmen. Viele Autoren finden, dass eine solche Dialektik die beste Grundlage für ihre Modelle ist, indem sie Gegensatz und Kontinuum in Entsprechung zu dieser Dialektik verstehen. Somit erweist diese sich als konstitutiv für ein Verständnis von Krankheit und Gesundheit. Daher können hier zwei Ebenen unterschieden werden: Die erste ist der dialektische *Vollzug* von Krankheit und Gesundheit selbst im Leben des Individuums, die zweite entspricht der dialektischen *Analyse* dieser Prozesse. Letztere ist eine Metaebene, da sie versucht, den Sinn der allgemeinen Prozesse in der jeweiligen Erfahrung zu definieren. Wendet man die Dialektik der Bewegung auf die von den anderen Auslegungen vorgeschlagene analytische Metaebene an, ist der Prozess folgendermaßen zu definieren: Die Gesundheit enthält in sich die Krankheit, denn um die erstere zu bestimmen, ist es notwendig, ihr ihren

Unterschied gegenüberzustellen und in der Verschiedenheit der Erfahrung die Gleichheit und die Ungleichheit zwischen ihnen zu finden. Auf diese Weise kann durch das Verständnis dessen, was für den Einzelnen gesund ist und was Krankheit hervorruft (der Inhalt ist hier offen, da er völlig relativ ist), der Gegensatz zwischen den beiden festgestellt werden, wobei dieser Gegensatz sowohl von der Seite der Krankheit als auch der Seite der Gesundheit aus definiert werden kann und in diesem Fall beide sich gegenseitig ausschließen. Letztlich würde man aber zu der Einsicht gelangen, dass jede für sich selbstständig ist, aber gleichzeitig die andere als ihren Widerspruch in sich enthält: Es ist nicht möglich, eine (große) tapfere Gesundheit ohne Krankheit zu gestalten, ebenso wenig wie es möglich ist, ohne ein Bild oder Ideal von Gesundheit auf ‚Genesung' und Erholung hinzuarbeiten. Obwohl beide unterschiedlich sind, beinhalten sie sich gegenseitig und sind eng miteinander verbunden. Die Gesundheit umfasst in sich ihr Gegenteil als potenzielles Werden, als ihr Nichtsein, genauso wie es die Krankheit tut. Diese Prozesse sind, wie bereits erwähnt, aus einer individuellen Perspektive definiert, da es weder Krankheit noch Gesundheit an sich gibt, sondern vielmehr Prozesse, die von jedem Individuum durchlebt und transfiguriert werden.

Dieser Punkt stützt sich zunächst, wie gesagt, auf die Wille-zur-Macht-Konzeption in der Philosophie Nietzsches, auf die sich alle zitierten Autoren berufen. Was jeder einzelne aufnehmen und umwandeln kann, hängt ganz von ‚ihm' selbst als einer Kräfte-Organisation ab und ist letztlich unabhängig vom äußeren Milieu. Es ist jedoch klar, dass der Mensch als Organismus am komplexesten ist; seine Interpretation der Welt, die von der Dynamik des Willens zur Macht geleitet wird, ist zwar nicht völlig determiniert, aber mit zahlreichen Aspekten und Diskursen verknüpft, beispielsweise soziokulturellen, ideologischen oder geschlechtsspezifischen, und all dies wirkt sich bewusst, hauptsächlich aber unbewusst aus. Obwohl die Existenz des Menschen notwendig durch Begriffsbildung und Kategorisierung vermittelt wird, geht es Nietzsche darum, bestimmte Denkmodelle wie die der Moral und der Metaphysik zu überwinden. Die dialektische Betrachtung der Prozesse von Krankheit und Gesundheit scheint seinem Vorschlag gerade zu widersprechen, da sie, wie gezeigt wurde, auf einen grundlegenden Begriff der Metaphysik zurückgeht, der sokratisch, platonisch und hegelianisch ist. Es ist absurd, die Gesundheit in seiner Philosophie nach dem Willen zur Macht zu definieren und ihr gleichzeitig eine dialektische Dynamik zuzuschreiben. Daher werde ich im Folgenden die Gründe entwickeln, warum ein dialektisches, oppositionelles (oder sogar widersprüchliches) Verhältnis und genauso sehr das Verhältnis zwischen graduellen Gegensätzen in einem Kontinuum es verunmöglichen, ein angemessenes Modell für Nietzsches Konzeption von Krankheit und Gesundheit zu entwickeln. Vielmehr ist ein zirkuläres Schema nötig, das auf der Interpretation von relationalen Prozessen und relationalen Begriffen beruht und so die Willen-zur-Macht-Geschehens-Prozesse am besten repräsentiert.

1. Sich auf Gegensätze oder Widersprüche zu beziehen bedeutet, von Einheiten zu sprechen, die in eine Veränderung eingefügt sind, aber letztlich durch die Kategorie der Identität definiert sind, die in sich selbst ihr eigenes Gegenteil oder ihr mögliches Werden in jenem (in ihrem Anderen) enthält. Auch wenn die (Hegelsche) Dialektik von

den Forschern auf diesem Gebiet als eine dynamische Dialektik definiert wird, die gerade durch die Einbeziehung des Moments der Gegensätze (was gemeinhin als „Antithese“ bekannt ist) und dann des Moments des Widerspruchs (was die Synthese wäre) gekennzeichnet ist, so gibt es in ihr doch letztlich eine Einheit oder sogar Substanz, die durch eine spezifische Identität definiert ist. Im Hegelschen dialektischen Prozess der Entwicklung von Kategorien wurde darauf hingewiesen, dass die Identität keinesfalls unterdrückt wird, sondern zunächst durch den absoluten Unterschied, dann durch die Verschiedenheit im Verhältnis zu ihrem Gegensatz verstärkt wird, bis sie schließlich den Widerspruch in sich selbst, aber als Teil ihrer unerschütterlichen Identität annimmt. Daraus ergibt sich eine doppelte Konsequenz: Zunächst fällt man in das „Ding-, Subjekt-, und Substanz-Schema“ (Abel 1998, 162) zurück, in dem das ‚Subjekt‘ durch seine Interpretation (es sei noch einmal darauf hingewiesen, dass Krankheit wie Gesundheit eher eine Sache persönlicher Interpretationen sein können) im dialektischen System sowohl die Identität des Dings als auch die seines Gegenteils bestimmt. Durch die rationale Definition des Wesens der Dinge, in diesem Fall von Krankheit und Gesundheit, verwandelt das ‚Subjekt‘ sie in determinierte Wesen, in statische Einheiten, denn sie geben ihre festgelegte Identität nie auf, auch wenn sie in eine dialektische Bewegung eingefügt sind. Auf diese Weise vollenden sich Krankheit und Gesundheit im dialektischen Modell als vom Subjekt definierte Entitäten, die ihm keineswegs verborgen bleiben, da sie für es vollständig erkennbar und begreifbar sind. Betrachtet man Nietzsches Kritik am Gebrauch solcher rationalen Kategorien, so wird deutlich, dass der Mensch, der eine solche dialektische Haltung einnimmt, durch sein Denk- oder Analysevermögen zum Subjekt wird und glaubt, die Wirklichkeit rekonstruieren oder die Wahrheit der Dinge erfassen zu können. Diese dialektische Auffassung von Prozessen, die eigentlich auf den Ereignissen des Willens zur Macht beruhen sollten, ist, so Nietzsche selbst, vom „Vernunft-Vorurtheil“ (GD, Die Vernunft in der Philosophie 5) erdacht, das den Menschen im Irrtum gefangen hält.[259] Die Fähigkeit der Vernunft – die überdies prekär und begrenzt ist – liegt darin, die Kräfteereignisse des Willens zur Macht bewusst zu interpretieren und zu versuchen, sie zu definieren; in diesem Fall betrifft dies die Ausdrucksformen des Willens zur Macht als Manifestationen von Krankheit und Gesundheit. Indem die Vernunft Ereignisse in Sprache fasst, die eine höhere Position in der Hierarchie und eine ältere und unabhängige Genealogie haben, als die Vernunft erfassen kann, verfällt man unweigerlich in eine Oberflächlichkeit, die sich von den Ereignissen selbst entfernt und die Verallgemeinerung des Irrtums und den Glauben an eine letzte Wahrheit nur verstärkt.

Nietzsche lässt das dialektische Modell als Erklärung des Werdens hinter sich und stützt seine eigene Theorie der Veränderung auf die Ereignisse des Willens zur Macht. Was es gibt, sind, wie Abel zu Recht feststellt, „Geschehens-Prozesse“ (Abel 1998, 162) von Organisationskräften, die nicht von der Vernunft abhängen. Genau in diesem Fall folgt, wie ebenfalls oben erläutert, ein Pessimismus der Typen Wagner oder Schopenhauer.

---

259 Vgl., GD, Die Vernunft in der Philosophie 5.

Auch wenn der Mensch nicht ohne Vernunft, ohne sein Bewusstsein und seinen Gebrauch in der Sprache existiert, ist es möglich, zu neuen Begriffen zu gelangen, die über ein nihilistisches Denkmodell hinausgehen, das nur universelle Modelle vorschlägt und die Vielfalt und Besonderheit der Organisationen von Kräften übersieht. Wenn es gerade der Leib als Ganzes ist, der interpretiert, dann müsste er sich schon einer Art von Sprache, ja einer Ideologie bedienen, die direkter mit seinen Eigenschaften zusammenhängt anstatt mit denen, die die Vernunft behauptet. Die Geschehens-Prozesse jeder (in diesem Fall organischen) Kräfteorganisation vollziehen sich als *relationales Kräftegeschehen*, denn, wie Abel es definiert, „ist das Von-sich-aus, die Inwendigkeit des Vollzugs und die Internität der Relationen innerhalb sowie zwischen den Willen-zur-Macht-Organisationen herauszustellen" (Abel 1998, 168). Die Deutungen von Krankheit und Gesundheit beruhen dann auf den Beziehungen zwischen den Kraftorganisationen, die sich individuell und spontan verhalten – denn die Selbstregulation des Organismus ist bei jedem Menschen einzigartig – und die die rationalen Fähigkeiten weitgehend übersteigen. Eine dialektische Beziehung zwischen den Elementen zu behaupten, bedeutet, wie gesagt, sie zu definieren, sie in Einheiten zu verwandeln – denn nach diesem Modell ist die Erfahrung immer durch ihre Identität definierbar –, sie auf eine rein rationale Ebene zu stellen, die wenig mit den eigentlichen Prozessen des Willens zur Macht zu tun hat. Die Relation zwischen jenen Kräftegeschehen ist „gänzlich endogen, als interner Vollzug und ohne einen Vermittler, ohne ein Drittes vollzieht" (Abel 1998, 168). Das Verhältnis als dialektisch zu bezeichnen heißt, ihm eine bestimmte Ordnung, ja eine bestimmte teleologische Entfaltung zuzuschreiben, die den Prozessen des Willens zur Macht fremd ist. Die Erfahrungen von Krankheit und Gesundheit als relationale Prozesse zu verstehen, die vollständig von den Interpretationskräften des Organismus abhängen, überlässt das Problem ihrer Definition und Identifizierung der dazu wenig geeigneten Vernunft. Das Erkennen dessen, was für den Organismus ‚gut' oder ‚schlecht' ist (und was Nietzsche ab 1887 „schön" oder „hässlich" nennt), wird durch die Instinkte bestimmt, die als unmittelbare Urteile agieren. Sie ‚identifizieren' auf nicht-begriffliche, nicht-rationale Weise, dem angesammelten organischen Gedächtnis entsprechend, die Faktoren, die eine Zunahme oder Abnahme der eigenen Fähigkeiten bewirken.[260] Vielleicht ist es kein Zufall, dass viele der ‚Ursachen' psychisch-pathologischer Erkrankungen weitgehend unbekannt sind und von Person zu Person variieren. Auf der eher psychologischen Ebene der Krankheit, die Nietzsche betont, können bestimmte Situationen als Auslöser für bestimmte Zustände angesehen werden, nicht aber als Determinanten. Das hat mit Identität und Widerspruch in Bezug auf die Krankheit nichts zu tun, auch wenn eine bestimmte Identität auf eine Krankheit, sei es Melancholie, Angst oder Depression, projiziert wird. Es ist gerade die Relationalität zwischen Krankheit und Gesundheit, die die transfigurativen Fähigkeiten der organisatorischen Kräfte kennzeichnet und beides kontinuierlich zu allen Zeiten des Lebens geschehen lässt.

260 Vgl. 3.2.1.

2. „Aufhebung“ bedeutet, wie Hegel in der *Wissenschaft der Logik* erklärt, zugleich die Beendigung eines früheren Seinszustandes und dessen Bewahrung. Was jedoch, wie er selbst betont, im Aufbewahren selbst enthalten ist, ist das Negative des Seins.[261] Die dialektische Relation der Dinge besteht darin, dass jedes in sich den Gegensatz enthält, und zwar aus der Negation seines eigenen Seins; das Widersprüchliche enthalten heißt, in der Identität alles zu finden, was ein Ding zugleich ist und nicht ist, und das, was es nicht ist, stellt als Teil seiner Identität den Widerspruch dar: „Damit aber macht sich das Positive zur *Beziehung eines Nichtseins* [...]. So ist es der Widerspruch, daß es als das Setzen der Identität mit sich durch *Ausschließen* des Negativen sich selbst zum *Negativen* von einem macht, also zu dem Anderen, das es von sich ausschließt“ (Hegel 1981b, 65). Die Beziehung zum anderen ist dann die, es als *ausgeschlossenes Element* zu enthalten, und aus diesem Grund wird das Positive oder die Identität des Dings selbst durch sein Nicht-Sein oder durch seinen negativen Teil bestimmt. Die dialektische Beziehung ist dann negativ definiert. In der vorliegenden Arbeit schließen sich aufgrund der endogenen Natur der Kräftegeschehnisse, die nichts anderes als relationale Prozesse sind, Krankheit und Gesundheit als deren direkter Ausdruck nicht gegenseitig aus, sondern werden gemeinsam bejaht. Es besteht allgemeine Übereinstimmung zwischen den Lektüren, dass sie beide der direkte Ausdruck der Interpretationsprozesse gemäß der Disposition der Kräfte sind – was auch als die Fähigkeit des Menschen und des Organismus im Allgemeinen gelesen wird, jeden kontraproduktiven oder bedrohlichen Aspekt zu transformieren. Nach der Dialektik hätte die Gesundheit ihre eigene Identität, die sowohl durch sich selbst (ihr positives Moment) als auch durch die Negation ihrer selbst (ihr negatives Moment) gegeben ist. Gesundheit ist, was sie ist, indem sie ihr Nichtsein ausschließt, das heißt, indem sie Krankheit ausschließt. Aber dieser Prozess des Ausschlusses gegenüber dem Anderen definiert auch die Identität der Gesundheit, so dass ihr Nicht-Sein, ihre Negation, ein integraler Bestandteil von ihr wird. Es lässt sich also feststellen, dass nach der von den meisten anderen Forschern vorgeschlagenen dialektischen Interpretation die Gesundheit die Krankheit selbst einschließt, insofern sie sie von sich selbst ausschließt, oder anders gesagt: Die Gesundheit schließt ihr Nichtsein ein, weil sie die Krankheit in der Bejahung ihrer selbst ausschließt, d. h. sie braucht ihren Gegensatz, um sie als ihr Nichtsein und als etwas, zu dem sie in ihrer ständigen Veränderung tendieren kann, in sich selbst zu integrieren. Man könnte diese Lesarten fast im Sinne von Hegels Aufhebung und ihrer doppelten Bedeutung umschreiben: Etwas hört auf zu sein – was in den anderen Interpretationen als ‚Überwindung‘ von Widerständen oder von Krankheit definiert wurde; die (große) Gesundheit jedoch enthält Krankheit weiterhin als Teil ihres Wesens, als ihr Gegenüber, das sie erobert hat, und deshalb ist die Krankheit die treibende Kraft jedes Gesundheitsprozesses. Eine weitere Gemeinsamkeit zwischen dem oben erläuterten dialektischen Modell und der dialektischen Sichtweise der Deutungen von Krankheit und Gesundheit ist also, die ‚Überwindung‘ der ersteren als Folge der letzteren zu bezeichnen, die

261 Vgl., Hegel 1981a, 114.

letztere wiederum als immer stärkere Gesundheit zu bejahen und damit einen ‚Fortschritt' oder eine Entwicklung zu implizieren, die aus der Negation heraus stattfindet, wie sie Hegel in seinem philosophischen System einführt. Obwohl die Autoren von einer ständigen Eroberung oder Rückeroberung der Gesundheit in Bezug auf den Prozess im Allgemeinen sprechen, spielen ihre Forschungstexte auf den Sinn des Begriffs ‚Überwindung' (einer *bestimmten* Krankheit oder Situation) als etwas Abgeschlossenes, etwas, das in der Vergangenheit zu liegen scheint, an. Die große Gesundheit scheint daher nur auf diese Weise zu funktionieren: nämlich als Triumph über Herausforderungen, ohne Rückblick, ohne Rückfälle in Bezug auf ‚dasselbe' Problem, wenn es bereits ‚überwunden' wurde. Daher bedeutet (große) Gesundheit die Negation der Krankheit, d.h. ihre ‚Überwindung'.

Die allgemeine Herangehensweise der Autoren an die große Gesundheit besteht darin, sie auf die Krankheit zu beziehen und diese auch in sie einzuschließen, nämlich als Impuls, der aber überwunden und zurückgelassen werden muss. Das ist die der Dialektik eigene Bewegung der Aufhebung. Vielmehr wird auf die ‚Überwindung' bestimmter Krankheiten oder Krankheitsperioden verwiesen, als ob es sich dabei um wirklich vollendete und abgeschlossene Tatsachen handelte. Neue Krankheiten würden jedoch dabei auftreten, die die große Gesundheit anregen würden, ihre Kraft in Bewegung zu setzen, um ihr eigenes Wesen zu stärken. Auf diese Weise werden Krankheit und Gesundheit als zwei verschiedene Elemente behandelt, obwohl sie in Wirklichkeit Ausdrücke der Kraft ‚eines' Geschehens sind, d.h. es gibt ständig und gleichzeitig eine Kraftmehrung an Krankheit und eine Kraftminderung an Gesundheit oder umgekehrt eine Kraftsteigerung an Gesundheit und einen Kraftverlust an Krankheit. Es geht hier um den Versuch, aus dem typischen metaphysischen Dualismus – grundlegendes Merkmal der Dialektik – herauszukommen. Es soll bedacht werden, dass jedes relationale Kräftegeschehen nach der Machtsteigerung strebt, nicht aus Hunger, nicht aus Vergnügen, sondern für den eigenen Zuwachs. Wie bereits besprochen, führt Nietzsche das Bild des Protoplasmas ein, das sich auf die Suche nach dem macht, was ihm widersteht, um es sich zu eigen zu machen. Diese Widerstände werden in einem komplexeren Organismus wie dem Menschen als Schwierigkeit oder sogar als Krankheit wahrgenommen und definiert, die man umbilden muss, um sie endlich assimilieren zu können. Mit Nietzsches eigenen Worten: „das Protoplasma streckt seine Pseudopodien aus {– nicht aus Hunger, sondern aus Willen zur Macht}, um nach etwas zu suchen, was ihm widersteht. Darauf macht es den Versuch, dasselbe zu überwinden, sich anzueignen, sich einzuverleiben" (NL 1888, KGW IX, W II/5, S. 30; KSA 13, 1888 14[174]).[262] Das ‚Überwundene' ist also nicht etwas, das verschwindet, sondern etwas, das in diese Organisation einverleibt wird. Genauso tilgt der Mensch den Widerstand nicht aus seinem Dasein, als wäre er etwas, das man vollständig beseitigen kann, sondern er verwandelt

262 Diese nachgelassene Aufzeichnung ist der bereits auf der Seite 94 zitierten sehr ähnlich. In späteren Jahren spricht Nietzsche erneut über den Prozess des sich ausdehnenden Protoplasmas, indem er versucht, das Widerstehende zu assimilieren und in der Einverleibung das Assimilierte zu transformieren.

ihn in der Assimilation, und in der Einverleibung versucht er, ihn als eigene Kraft für sein eigenes Wachstum zu gestalten: „Die Aneignung u. Einverleibung ist vor allem {ein Überwältigen – wollen, ein Formen u. An- u Umbilden} ~~Überwältigung bis zum Punkt, wo das~~ {bis endlich} Überwältigte ganz in das Macht~~quantum~~ {~~bereich~~} des Angreifers übergegangen ist u. es {denselben} vermehrt hat" (NL 1887, KGW IX, W II/1, S. 29; KSA 12, 9[151]). Die Macht der Kräfte liegt in ihrer Eroberungs- und Assimilationskraft, die wiederum in der plastischen Kraft besteht, so viele Widerstände wie möglich umzuwandeln und zu versuchen, sie der gesamten Organisation anzupassen.[263] Wenn es sich um die Negation des Widerstands einer anderen, der ersten begegnenden Organisation handelt (was auf keinen Fall als Gegensatz oder Widerspruch zwischen Organisationen verstanden werden darf, da diese Prozesse sich nur als relationale Kräftegeschehnisse vollziehen), dann würde die siegreiche Organisation niemals ein Plus an Kräften gewinnen, sondern im Gegenteil Kräfte bei der Eroberungsarbeit verlieren. Nur durch die Assimilierung anderer Machtverhältnisse können Kräfte vermehrt werden. Die Organisation schließt die andere Organisation weder aus noch schließt sie sie als verleugnet ein (dies wäre wiederum eine Vernichtung der bereits angeeigneten Kräfte), sondern bildet sie zu ihrem eigenen Vorteil um. Die ‚dialektische Überwindung', auf die die anderen Lektüren der Krankheit und Gesundheit anspielen, entspricht nicht den Prozessen der Transformation und Assimilation und nicht der (positiven) Einschließung dessen, was als Widerstand dargestellt wird. Genauer gesagt, die Organisation enthält die Krankheit als etwas, das ihrer eigenen Macht dient, indem sie die Krankheit enthält und transfiguriert, damit sie in anderen Situationen als Macht dienen kann. Das heißt auch: sie enthält die Krankheit, indem sie sie bejaht und für sie dankbar ist, wie Nietzsche in den Vorreden von 1886/1887 mehr als einmal bekräftigt. Die Krankheit wird dann nicht wie im dialektischen Schema aus ihrer Negation heraus, als (überwundene) Dualität im Gegensatz, einbezogen, sondern als etwas, das innerhalb einer stärkeren Organisation existiert. Diese Organisation behält nun die Herrschaft über sie, um sie zu nutzen und um ihre positive Seite zu behaupten. Im Zusammenhang mit dem von Wilhelm Roux entwickelten Konzept des Organismus sind alle Teile des Organismus in ständigem Kampf, so dass jede bewältige psychophysiologische Krankheit einen neuen

263 Andere Beispiele, in denen Nietzsche auf die Beherrschung und Vermehrung von Kräften auf der Grundlage der Assimilation und Hierarchisierung anderer Teile anspielt, aber nicht von deren Negation oder Zerstörung spricht, sind: „Das Machtgefühl erst erobernd, dann beherrschend (organisirend) — es regulirt das Überwundene zu seiner Erhaltung und dazu erhält es das Überwundene selber. — Auch die Funktion ist aus Machtgefühl entstanden, im Kampf mit noch schwächeren Kräften. Die Funktion erhält sich in der Überwältigung und Herrschaft über noch niedrigere Funktionen — darin wird sie von der höheren Macht unterstützt!" (NL 1881, KSA 9, 11[284]); „Alle niedrigeren Triebe müssen da sein und in einer frischen Kraft, wenn die höchsten bestehen und in Fülle bestehen wollen: nur muß die Herrschaft über das Ganze in fester Hand sein! sonst ist die Gefahr zu groß! — Im Hinblick auf diese Gefahr hat man die niedrigen Eigenschaften ganz tödten wollen (aber sich dabei betrogen: der Christ behielt seine Affekte bei, aber wendete sie anders, wie der Cyniker sein Schimpfmaul beibehielt)" (NL 1883, KSA 10, 14[3]); vgl. auch die schon zitierte nachgelassene Aufzeichnung von 1883, KSA 10, 7[95] auf S. 88.

Widerstand und einen erneuten Kampf gegen die Gesundheit hervorrufen kann. Dies soll in der folgenden Kritik vertieft werden.

Ein weiterer Punkt, der das Argument für die positive Koexistenz von Krankheit und Gesundheit als relationales Kräftegeschehen stützt, ist Nietzsches Behauptung, dass der Wille zur Macht ein ständiges Bedürfnis nach Widerstand hat: „Der Wille zur Macht kann sich nur an Widerständen äußern; er sucht also nach dem, was ihm widersteht“ (NL 1887, KGW IX, W II/1, S. 29; KSA 12, 9[151]). Die relationalen Prozesse der Machtorganisationen sind genau das und nichts weiter, d.h. es gibt keinen Gegensatz oder Widerspruch, sondern eine Tendenz zum Kampf und zur Eroberung der Macht. Ohne den Zusammenstoß zwischen einer Organisation und den von ihr verschiedenen Dingen würde diese untergehen, und es gäbe überhaupt kein Leben. Die Wille-zur-Macht-Organisationen neigen zum Widerstand und zu Schwierigkeiten, denn dort bestätigen sie ihre eigenen Kräfte und steigern sie in der Eroberung. So behauptet Nietzsche, „[d]er Wille zur Macht *strebt* also nach Widerständen, nach Unlust. Es giebt einen Willen zum Leiden im Grunde alles organischen Lebens (gegen ‚Glück‘ als ‚Ziel‘)“ (NL 1884, KSA 10, 26[275]). Diese Zusammenstöße finden sowohl bewusst als auch unbewusst immerzu in verschiedenen Teilen des Organismus und auch zwischen verschiedenen Organismen statt. Die ‚Überwindung‘ von Krankheit als allgemeine Fähigkeit zu bezeichnen, die zum Wesen der großen Gesundheit gehört, und damit einen stabilen Akt der Eroberung zu meinen, wäre schon aus diesem Grund absurd. Eine und dieselbe Organisation durchläuft unzählige, auch für das Bewusstsein nicht fassbare Situationen oder Krankheiten, die zunächst assimiliert werden mögen. Jede Kräfteorganisation (und damit sind auch die Krankheiten gemeint!) versucht aber ständig, ihre ursprüngliche Macht und Unabhängigkeit wiederzuerlangen. Die Prozesse der Machtbeziehungen hören in ihrem Streben nach Macht nicht auf, denn dieses Streben ist der Vollzug des Lebens selbst. Allein diese Tatsache bezeichnet die Unmöglichkeit der Negation von Widerständen, denn es gibt kein Aufhebungsmoment nach dem Vorbild der Dialektik, die die Verinnerlichung der Gegensätze zu einem Teil der Identität postuliert. Generell wird eine lineare, unidirektionale entwicklungsgeschichtliche Interpretation des Begriffs ‚Überwindung‘ bezüglich der (großen) Gesundheit vertreten, die sich aber in Nietzsches Philosophie nicht darstellen lässt: Eine totale ‚Überwindung‘ – also die von der Dialektik geforderte Aufhebung als Schritt der Entfaltung, wobei das Andere zurückgelassen, aber gleichzeitig unter Negation seines eigenständigen Seins eingeschlossen wird – kann es nicht geben, denn a) es gibt immer einen Widerstand im Allgemeinen, b) die spezifischen Widerstände oder Krankheiten als psychophysische Organisationen hören nie auf zu kämpfen, und c) die Organisation, die das Kommando behält, weil sie die stärkste ist, braucht das Leiden und die Widerstände, um ihr Dasein und ihre Macht zu behaupten. Sowohl die erobernde als auch die eroberte Organisation leben in einem Machtverhältnis, denn die erstere versucht, ihre Macht auszudehnen, und braucht daher die Präsenz dessen, was sie erobert, während die letztere nicht untergehen will und im Dienst der ersteren bleibt. Ohne diese würde sie selbst nicht mehr existieren, und erst dann würde ein Aufhören der gesamten Machtorganisation stattfinden. Aus dieser Kritik folgt, dass Krankheit und Gesundheit keine Dualität wie in der Perspektive der Dialektik zwischen den Gegensätzen darstellen; und ebensowenig enthält die Gesundheit die Krankheit nur als ihre eigene Negation, was dem Aspekt der Verinnerlichung der Negation in der dialektischen Deutung entspricht. In den relationalen Prozessen des Willens zur Macht kommen die organischen Kräfte mehr oder weniger stark zum Ausdruck, und zwar nicht als dualistisch getrennte oder einander ausschließende Momente, sondern als gemeinsame Äußerungen in vielfältigen Akten der Macht und des Kampfes, in denen es (vorläufige) Eroberer und Eroberte gibt. Krankheit und Gesundheit koexistieren in positiver Weise und sind der Ausdruck desselben relationalen Kräftegeschehens.

Machtorganisationen erleben einen Zuwachs an Kräften, indem sie Widerstände beherrschen, wobei der Mensch als einziges Lebewesen unter allen Organismen den Begriff „Überwindung" mit dem bewussten Gefühl des Wohlbefindens durch Kraftsteigerung verbindet. Er entwirft aus einer aufgrund der begrifflichen Grenzen der Vernunft eingeschränkten Sichtweise eine Vorstellung der ‚Überwindung' der Krankheit oder der Schwierigkeiten, was für sein Leben zwar gültig, aber willkürlich und ‚künstlich' (d.h. organisch nicht möglich) ist. In gleicher Weise ist es gültig und notwendig für das menschliche Leben, die Prozesse und Empfindungen der Kräfteerweiterung mit der Idee der psychophysischen ‚Verbesserung' zu verbinden. Dies bedeutet natürlich nicht, dass die Prozesse der Assimilation und der plastischen Umwandlung heruntergespielt werden sollten; im Gegenteil, diese Aspekte sind für jeden Organismus von grundlegender Bedeutung: So entwickelt sich das Leben als Ausdruck von Widerstand, Eroberung und Beherrschung. Was nicht mehr impliziert sein sollte, ist die Negation der Krankheit, d.h. eine Art von totaler und vollständiger ‚Überwindung'. Nietzsche selbst spielt mit diesem Gedanken, denn inmitten der Darstellung und Analyse seiner Krankheit in den Vorreden von 1886/1887 beschreibt er die Krankheit als etwas Unabgeschlossenes, als ein Erlebnis, in dem er bestimmte ‚Schritte' unternimmt und das nicht vollständig ‚überwunden' wird.[264] Gleichzeitig argumentiert er in der Vorrede von MA II, dass sich seine Schriften nur auf die ‚Überwindungen', auf schmerzliche Dinge beziehen, die er schon unter und hinter sich hat; in diesem Zusammenhang gilt die Krankheit als etwas Vergangenes, das eine lange Zeit gedauert hat. Damit fällt die Darstellung auf ein lineares Modell der Verbesserung zurück.[265] Aber gerade als Kritik an der bewussten Definition, an der linearen Entwicklung, an den begrifflichen Grenzen der Wahrnehmung bringt er sofort die Tatsache zur Sprache, dass Krankheit latent neben der Gesundheit vorhanden ist und dass das instinktive Handeln erstens als das

264 Z.B.: „Von dieser krankhaften Vereinsamung, von der Wüste solcher Versuchs-Jahre ist der Weg noch weit bis zu jener ungeheuren überströmenden Sicherheit und Gesundheit", „[e]in Schritt weiter in der Genesung", „[e]s wird wieder wärmer um ihn, gelber gleichsam", MA I, Vorrede 4 und 5; „Krankheit ist jedes Mal die Antwort, wenn wir an unsrem Rechte auf unsre Aufgabe zweifeln wollen" MA II, Vorrede 4; „Hoffnung auf Gesundheit", „so dass man beständig ebenso an die Nähe des Winters als an den Sieg über den Winter gemahnt wird, der kommt, kommen muss, vielleicht schon gekommen ist", FW, Vorrede 1.

265 Vgl. MA II, Vorrede 1 und 2.

Erkennen von Krankheit und zweitens als die erste Bewegung gegen sie agiert. Damit weist er das gnoseologische Grundmodell und die von der Institution Gesundheit als allgemeingültig etablierten Stigmata zurück: Der Mensch, jeder Organismus, ist ständig krank; eine ‚Überwindung' als abgeschlossen zu bezeichnen, ist bedeutungslos, und die instinktiv-unbewusste Ebene ist die erste, die die Schwächung der Kräfte erkennt und sich dagegen wehrt, so dass die Identität der Krankheit ein sekundäres, bestenfalls dem rationalen bewussten Organ entsprechendes Moment ist. Die Vernunft fasst verschiedene Ereignisse, die den Organismus herausfordern, unter einer großen Kategorie zusammen oder führen sie auf eine gemeinsame Ursache zurück, und dies wäre eine ‚einheitliche Krankheit'. Bei Nietzsche ist es die Krankheit, die er „Romantik" nennt und die dann zur *décadence* wird.

3. Die Transformation der Widerstände in den Machtereignissen sind interpretative Akte, die zugunsten der selbstregulierenden Organisation die Krankheit begreifen, um sie „[a]n- und [u]mzubilden" (KGW IX, W II/1, S. 29; KSA 12, 1887 9[151]). So bricht mit dem Begriff der Identität und der Negation (in Gegensatz und Widerspruch) auch der im dialektischen Werden implizierte Gedanke der Entwicklung zusammen. Natürlich laufen die relationalen Prozesse des Willens zur Macht im Unterschied zum dialektischen System keineswegs teleologisch ab, sondern nur nach dem „Ereignis-Schema" (Abel 1998, 175) als Bewegung zwischen den fluktuierenden Machtorganisationen. Sowohl die bidirektionale Linearität, die ein Kontinuum zwischen zwei gegensätzlichen Polen, in diesem Fall Krankheit und Gesundheit, impliziert, als auch die Entfaltung in einer Hegelschen Spiraldialektik[266] haben im Machtgeschehen keinen Platz. Im ersten Fall gibt es trotz der Andeutung einer allmählichen Veränderung, auf die Nietzsche selbst hinweist, eine klare progressive (oder degressive) Bahn zwischen zwei Polen, zwei sich gegenseitig ausschließenden Gegensätzen, die ihre eigene Identität auf der Grundlage der dualistischen Beziehung definieren, die bereits für den Fall des dialektischen Systems erläutert wurde. In dieser Hinsicht unterscheiden sich das Kontinuumsschema und das dialektische Schema nicht: beide integrieren die Gegensätze als Glieder oder Momente, die die interne Bewegung innerhalb dieser Schemata definieren. Man könnte sogar sagen, dass das Postulat einer Gradualität, mit dem die dualistische Vorstellung, entweder krank oder nicht krank, gesund oder nicht gesund zu sein, beseitigt werden soll, absurd ist, wenn man bedenkt, dass der ‚Fortschritt' (oder ‚Rückschritt') innerhalb dieses Kontinuums von der begrifflichen Polarität bestimmt wird. Während der graduelle Charakter des Schemas (bzw. die Kraftmehrung oder -minderung) die Dualität zurückdrängt, stellt die progressive lineare Bewegung in Richtung Gesundheit – oder die Regression zur Krankheit – die Dualität als leitende Kraft des Kontinuums wieder her. Sowohl die Dialektik als auch das Kontinuum zwischen zwei Polen sind also durch eine fortschreitende Entwicklung gekennzeichnet, entweder in Form einer Spirale oder li-

266 Die Dialektik in Hegels Philosophie kann zunächst als Kreis verstanden werden; allerdings ist die Entwicklung des Geistes in der *Phänomenologie des Geistes* und der *Wissenschaft der Logik* spiralförmig, da der Kreis mit der Rückkehr der Idee aus ihrem Anderssein in der *Philosophie des Geistes* geschlossen oder vollendet würde. Vgl. dazu Ramon Valls Plana 1994, 20–21.

near. Im Gegensatz zu beiden versteht Nietzsche das Chaos zwischen den Organismen nach dem Modell des Machtkampfes: „Die gesammte Thier u. Pflanzenwelt entwickelt sich nicht vom Niederen zum Höheren ... Sondern Alles zugleich, u übereinander u durcheinander {u gegeneinander}" (NL 1888, KGW IX, W II/5, S. 83; KSA 13, 14[133]).[267] Was die darwinistischen Nuancen in der Hegelschen Dialektik oder, von der entgegengesetzten Perspektive aus gesehen, die progressiven dialektischen Spuren in der darwinistischen Evolutionstheorie betrifft, so schreibt Nietzsche in der FW:

> Nehmen wir drittens den erstaunlichen Griff Hegel's, der damit durch alle logischen Gewohnheiten und Verwöhnungen durchgriff, als er zu lehren wagte, dass die Artbegriffe sich aus einander entwickeln: mit welchem Satze die Geister in Europa zur letzten grossen wissenschaftlichen Bewegung präformirt wurden, zum Darwinismus — denn ohne Hegel kein Darwin. (FW 357, KSA 3, S. 598)

Nietzsche findet in der Geschichte des Lebens keine ‚Entwicklung' in Richtung eines bestimmten Ziels, sondern ein Kräftespiel zwischen den Organisationen und ihren Teilen, das, wie erwähnt, sich selbst reguliert, aber auch eine gewisse Unabhängigkeit der Teile voneinander aufrechterhält:

> „Entwicklung" eines Dings, eines Brauchs, eines Organs ist demgemäss nichts weniger als sein progressus auf ein Ziel hin, noch weniger ein logischer und kürzester [...] progressus, sondern die Aufeinanderfolge von mehr oder minder tiefgehenden, mehr oder minder von einander unabhängigen, an ihm sich abspielenden Überwältigungsprozessen (GM II 12, KSA 5, S. 314)

Die progressive Ordnung dieser Modelle impliziert eine klare Definition der Entwicklungsmomente, d.h. wenn ein Fortgang erkannt wird, dann deshalb, weil eine ‚Überwindung' stattgefunden hat oder ein Entwicklungsziel erreicht wurde. Hier sind die bereits vorgestellten Kritiken 1 und 2 für die Argumentation hilfreich: Unabdingbar sind für eine Entwicklung a) die Identität der Elemente, d.h. das begriffliche Erkennen des Ausgangs- und des Endzustandes, in diesem Fall einer stärkeren Gesundheit im Gegensatz zu einer Krankheit oder Krankheitsperiode und b) eine ‚Überwindung' (Negation und Ausschluss) von Momenten. Die Gegenargumente zu diesen beiden Aspekten wurden bereits ausgearbeitet, aber zusammenfassend können die folgenden Punkte festgehalten werden.

Sobald eine ‚Bewegung des Fortschritts' oder der ‚Überwindung' erkannt wird, wird sie bewusst und analytisch definiert, d.h. ihr wird eine bestimmte Identität zugeschrieben, die durch den Gegensatz zum vorherigen Zustand definiert ist. Nimmt man ein lineares Schema an, so ist dieses durch eine innere Bewegung zwischen zwei Polen bestimmt, und obwohl diese Bewegung, allmählich erfolgt, bedeutet die ‚Überwindung' das Zurücklassen eines früheren Zustands, der schließlich negiert wird. An dieser Stelle sei noch einmal daran erinnert, dass sich die relationalen Machtbeziehungen zwischen

267 Genau das ist, wie Gregory Moore darlegt, einer der Hauptkritikpunkte Nietzsches am Darwinismus. Vgl., Moore 2002, 29–34.

den Organismen von selbst vollziehen, ohne jede Art von bewusster Lenkung durch eine ‚Idee des Fortschritts' oder der ‚Überwindung'. Letztere vollzieht sich nur, wenn in den komplexesten Organismen, nämlich den Menschen, diese Ereignisse rational interpretiert werden. Aber auch in diesem Fall ist es nicht möglich, das organische und unbewusste Geschehen einer bestimmten Krankheit vollständig wahrzunehmen und zu verstehen, und ebensowenig kann jene bewusste Lenkung eine vollständige ‚Überwindung' der Krankheit vollbringen; die Vernunft kann nicht mehr als eine begrenzte Interpretation solcher Prozesse leisten. Bezieht man sich nun spezifisch auf physiologische Krankheiten (auch wenn es in vielen Fällen pathologischer Krankheiten möglich ist, die ‚Ursache' zu erklären, ohne dass sich daraus die bestmöglichen Behandlungen bestimmen ließe, oder umgekehrt eine Behandlung gelingt, ohne dass die Ursache erkennbar wäre, oder keines von beidem), kann man davon ausgehen, dass der Mensch bestimmte Krankheiten erkennt und definiert, d.h. sie rational umdeutet. Aus psychologischer Sicht ist es jedoch nicht möglich, den spezifischen Ursprung, die genauen Auswirkungen und die ‚Heilung' oder ‚Überwindung' einer Krankheit mit voller Sicherheit zu bestimmen. Dies dürfte möglicherweise auch für physische Pathologien gelten, da jeder Leib einzigartig ist und auf seine eigene Weise reagiert. Die Kritik am Begriff der „Überwindung" aufgreifend und vertiefend, kann hier noch Folgendes hinzugefügt werden. Erstens kämpft, wie bereits erwähnt, die Krankheit als physiologische und psychologische Organisation innerhalb eines Organismus um ihre eigene Macht und versucht, wie jede andere Organisation, diese auszuweiten oder zurückzugewinnen. Zweitens sind die Krankheiten zahllos, und zwar nicht nur, wie die meisten Autoren behaupten, aus dem Grund, dass jedes Individuum eine einzigartige Interpretation von Krankheit darstellt, sondern auch in Bezug auf ‚denselben' Organismus. Durch diese Eigenschaft übersteigen sie die Erkenntnisfähigkeiten der Vernunft. Drittens, um noch einmal auf die rational identifizierte, erforschte und begriffene Krankheit zurückzukommen, so kann diese a) eine unüberwindbare Spur oder Folge hinterlassen, b) immer wiederkehren oder sich in neue Bereiche ausweiten, wie sehr sie auch assimiliert und transformiert wurde, und schließlich c) chronisch sein.

Es ist also nicht möglich, von einem Anfang oder Ende der Krankheit in Organismen zu sprechen (sondern bestenfalls von der Geburt und dem Tod einer solchen Organisation), was sich vom dialektischen Modell und dem graduellen Kontinuum entfernt. Im ersten Schema gibt es eine ‚Entwicklung' und damit ein ‚Überwinden' von Momenten, wobei trotz deren Integrierung oder Aufhebung das synthetische Moment ein neuer Beginn und folglich das Ende des vorherigen ist; im zweiten Schema gibt es, obwohl Krankheit und Gesundheit mehr oder weniger gleichzeitig vorhanden sind, ein Moment der ‚Überwindung' früherer Zustände, denn in der Linearität des Kontinuums gibt es einen ‚Fortschritt' und damit ein Zurücklassen des vorherigen Moments. Genau dieser Aspekt und die Begriffe der ‚Identität' (Wesen, Verallgemeinerung, Unveränderlichkeit), der Negation, des Ausschlusses der Krankheit (nur im dialektischen Modell, nicht im Kontinuum), der ‚Überwindung' und schließlich des Anfangs und des Endes werden durch das zirkuläre Modell der Machtprozesse und -beziehungen der Krankheit und Gesundheit beseitigt.

Nach der Interpretation der vorliegenden Arbeit charakterisiert Nietzsche mit hinreichender Genauigkeit die von der Vernunft entwickelte Krankheit (Romantik/*décadence*) mit ihren jeweiligen Folgen, die beide als Ausdruck einer schlechten Art von Pessimismus beschrieben werden. Wie jedoch an den drei Kritikpunkten zum dialektischen und progressiven Modell des Kontinuums sichtbar wurde, ist seine Auseinandersetzung mit der Krankheit in seine Auslegung der Willen-zur-Macht-Prozesse eingebettet. Dementsprechend betont er das Nicht-Rationalen und Organisch-Instinktive, den Wandel, die Pluralität und das Wissen des Leibes. So postuliert er eine Philosophie und eine neue Art von Psychologie, die den Leib wertschätzen und seiner tiefsten Bedeutung näherkommen, das Unbewusste erforschen und versuchen, die instinktiven und organischen Prozesse im Zusammenhang mit Krankheit und Gesundheit besser zu verstehen. Mit anderen Worten: Obwohl Nietzsche die Krankheit, die er vor allem als durch die Vernunft verursacht begreift, charakterisiert und sogar ‚identifiziert', geht er über das metaphysische sowie das auf metaphysischen Kategorien basierende wissenschaftliche Paradigma hinaus, indem er die relationalen Krankheits- und Gesundheitsprozesse von Ereignissen der Macht ableitet und so die vom Leib selbst ausgeführten Prozesse von der bewussten Wahrnehmungs- und Begriffsebene differenziert. Ausgehend von den primitiven Aspekten des Organischen verzichtet Nietzsche auf eine primär auf der rationalen Ebene angesiedelte Definition der Krankheit und der Gesundheit, auf die Zuschreibung einer einzigen konkreten Ursache, auf die Idee der ‚Überwindung' als linearen Prozess und damit auf die Negation der Krankheit. Auf der analytischen Metaebene kommt es jedoch zu bestimmten Begriffsverwendungen, die noch an eine ‚Ursache' („Romantik" oder „Pessimismus", „décadence" ab 1888), an einen ‚Fortschritt' (in den fünf Vorreden von 1886/1887 stellt Nietzsche eine ‚Genesung' dar, die durch bestimmte Stadien der Krankheit gekennzeichnet ist) und in geringerem Maße an eine ‚Überwindung' (z. B. Vorrede von MA II) anklingen. Auf der gleichen Ebene wendet er trotzdem die neue Art von tieferer Psychologie an, die den Leib und die für den menschlichen Verstand nicht fassbaren Prozesse hervorhebt. Ebenso entwickelt er in den fünf Vorreden eine Selbstanalyse, die sich auf die Macht der Instinkte und des Unbewussten als Manifestation innerer Kräfte stützt, so dass der Beitrag der bewusst-reflexiven Vermögen den Leib nie in den Schatten stellt, sondern ihn betont.

Weder das dialektische Modell noch das Modell des Kontinuums zwischen zwei gegensätzlichen Polen stellt meiner Analyse zufolge die Prozesse von Krankheit und Gesundheit angemessen dar. Ein dialektisches Modell impliziert eine konstante Definition der Identität des Dings sowohl durch sein positives Moment als auch durch sein negatives Moment oder sein Nicht-sein. Die Dialektik repräsentiert insgesamt eine Bewegung der ‚Überwindung', deren Elemente als Einheiten durch rationale Identitätsbildung definiert sind. Innerhalb ihrer Transformationen gelten sie als Wesen, die für die Vernunft stabil und von ihr bestimmt sind. So kommt man zur zweiten Implikation, die ich im dialektischen Postulat zwischen Krankheit und Gesundheit finde: Dialektik ist die Integration von Sein und Nichtsein, aber von letzterem bloß in seiner negativen Form. So wird das Nichtsein durch seinen Ausschluss eingeschlossen, denn die Gesundheit definiert sich durch ihr Sein und durch das, was sie selbst nicht ist und was sie von ihrer Identität ausschließt. Das Nebeneinander der widersprüchlichen Momente ist dann nur insofern gegeben, als das eine positiv und das andere negativ ist. In Nietzsches Philosophie werden, immer ausgehend von den relationalen Ereignissen der Kräfteorganisationen, die schwächeren Organisationen assimiliert und transformiert, wobei den ‚besiegten' Krankheiten die Funktion des Wohlergehens des Organismus zukommen würde. Als Organisationen werden sie jedoch im Machtkampf so aktiv wie möglich bleiben, indem sie physisches (Zellen, Gewebe, Organe) und auch psychologisches Territorium besetzen (der Mensch ist z. B. aufgrund von Traumata, Ängsten, Depressionen und Befürchtungen nicht in der Lage, auf die vorteilhafteste Weise zu reagieren). Hinzu kommt das ununterbrochene Vorhandensein von vielerlei Widerständen oder Krankheiten, wodurch die bereits verallgemeinerte Interpretation multipler Gesundheit in Bezug auf die Vielzahl von Individuen neu definiert wird, denn man darf nicht nur an die Vielzahl von Individuen denken, sondern auch an die Vielzahl von Machtereignissen, die von ein und derselben Organisation erlebt werden. Die ‚Überwindung' kann also nie vollständig sein, denn die Krankheit ist immer latent vorhanden, egal ob es sich um ‚dieselbe' oder eine ‚neue' Krankheit handelt. Es wäre also auch nicht richtig, von der Negation der Krankheit zu sprechen, denn Krankheit und Gesundheit existieren ständig nebeneinander. Schließlich gibt es, anders als die beiden hier kritisierten Modelle behaupten, keinen ‚Fortschritt' – weder in linearer noch in spiralförmiger Gestalt –, sondern aufgrund des Charakters des Machtgeschehens nur ein Mehr oder Weniger an inneren Kräften. Sowohl die bewusste begriffliche Erkenntnis, dass etwas überwunden wurde, als auch der angebliche ‚Fortschritt' in Richtung einer stärkeren Gesundheit finden nur in der Definition und Identifizierung von Prozessen statt, die vollständig aus der Willkür der Vernunft entspringen.

Wenn man davon ausgeht, dass Machtereignisse in ihren Relationen zueinander interpretativ sind, dann wird, wie Abel argumentiert, eine Interpretationszirkelstruktur erzeugt, von der keine Organisation ausgenommen ist. Dieser Aspekt ermöglicht es, Krankheit und Gesundheit nach einem zirkulären Schema zu verstehen, da beide Ausdrücke von Machtorganisationen sind, die sich in Form von Machtverlust oder -gewinn äußern. Nimmt man jedoch den jeweiligen Kern der obigen Kritikpunkte auf, so lässt sich für die Konzeption von Krankheit und Gesundheit innerhalb eines zirkulären Relationsschemas Folgendes anführen: Ein solches Schema zu postulieren bedeutet, (1.) dass man keinen festen, einschränkenden Identitätsbegriff verwenden muss, weil das Erkennen dessen, was für den Organismus günstig oder schädlich ist, auf der Ebene der Machtereignisse auf primitiv-instinktive Weise erfolgt und keine begrifflich-rationale Identifizierung dieser Ereignisse erforderlich ist. Darüber hinaus kämen die Krankheits- und Gesundheitsprozesse im zirkulären Interpretationsmodell ohne bestimmte Vergleichspunkte (auch auf begrifflicher Ebene) mit anderen ‚früheren' oder ‚späteren' Momenten aus, da jeder Kampf einzigartig ist. Daher (2.) gibt es diesem Modell zufolge weder Negation noch ‚Überwindung' jener Prozesse und (3.) ebensowenig einen ‚Fortschritt', denn ein solcher ist im zirkulären Modell, das keinen eindeutigen Anfang oder Ende der Organisationen kennt, unmöglich. Dieser Gedanke lässt sich auch in umgekehrter Reihenfolge ableiten: Ein Kreis hat weder Anfang noch Ende (in Bezug auf

Organismen kann ersterer jedoch, wie gesagt, als Geburt verstanden werden, während letzteres mit dem Tod gleichzusetzen ist). In ihm ist also keine Art von ‚Fortschritt' denkbar. Damit fällt auch die Idee einer ‚Überwindung' oder Negation früherer Momente weg. Wenn man bedenkt, dass die Negation der Kern der Dialektik ist und ohne sie weder die Identität des einen Elements noch die Identität des anderen definiert werden kann, dann gäbe es in der Zirkularität auch keine definitive Identität von Krankheit oder Gesundheit.

Die Bestimmung des ‚Beginns' einer Krankheit, insbesondere auf der psychischen Ebene, scheint in vielen Fällen unmöglich zu sein (abgesehen von sehr konkreten Lebensereignissen). Es muss jedoch auch berücksichtigt werden, dass die Art und Weise, wie ein konkretes Ereignis interpretiert, d. h. angeeignet und umgedeutet wird, mit der eigenen bewusst und vor allem unbewusst empfundenen individuellen (aber auch kollektiven) Geschichte zusammenhängt, die grundsätzlich unbestimmbar ist. Wie mehrere der zitierten Autoren feststellen, würde nämlich das, was einen schwerwiegenden, traumatischen, krankmachenden Effekt auf die eine Person hat, bei einem anderen Individuum nicht die gleiche Wirkung haben. Außerdem schwanken diese Interpretationen in Bezug auf ein und dieselbe Organisation, was bedeutet, dass ‚ein und dasselbe' Ereignis zu verschiedenen Zeitpunkten im Leben unterschiedliche Folgen haben kann. Ebenso scheint die Bestimmung des ‚Endes' der traumatischen oder krankmachenden Wirkung schwierig zu sein, auch wenn man dessen Ursache noch so nahe kommen mag. Daraus folgt, dass es falsch wäre, eine totale ‚Überwindung' zu behaupten; dieser Punkt wurde oben bereits dargelegt. Wenn man also bedenkt, dass es in der Zirkularität weder einen definitiven Anfang noch ein definitives Ende der Krankheit gibt, ist es auch nicht richtig, die ‚Überwindung' der Krankheit zu behaupten (wohl aber die Konfrontation mit ihr, ihre Umwandlung und Beherrschung!), da sich die Krankheit ständig verändert und in mehreren Bereichen des Organismus anwesend ist. Sowohl im dialektischen als auch im kontinuierlichen Modell zwischen den Gegensätzen ist die Bewegung durch einen ‚Fortschritt' gekennzeichnet, der durch die Negation der vorherigen Momente dargestellt wird. In der Zirkularität ist dieses grundlegende negative Moment der ‚Überwindung' nicht vorhanden, weil sie die Form einer kontinuierlichen Gegenwart bezeichnet. Geht man davon aus, dass die Ereignisse der Machtverhältnisse sich ständig vollziehen, d. h. dass es einen ständigen Kampf, eine Assimilierung, eine Umwandlung und eine Ausübung von Herrschaft gibt, dann vollziehen sich Krankheit und Gesundheit so, dass sie sich in jedem dieser Ereignisse in einer erneuerten Form ausdrücken. Im Unterschied dazu kann die im dialektischen und im graduellen Modell notwendige Identität ohne den negativen Bezug auf ein vorangehendes oder entgegengesetztes Moment nicht definiert werden, denn das dialektische Modell weist gerade auf die Vollständigkeit der Identität hin (was auch im Kontinuumsmodell zu sehen ist, da es zwei leitende Gegensätze gibt), die vom anderen ausgeht und diese charakteristische Dualität ihrer selbst zeigt.

Im Zirkel gibt es also eine doppelte Bewegung, eine der zunehmenden und eine der abnehmenden Kräfte, bei der weder der Anfang noch das Ende mit Sicherheit festgestellt werden können, sondern ineinander übergehen. Das Zirkelschema stellt die Bewegung der Gesundheit und der Krankheit allgemein in jedem Organismus dar, aber es wird im Laufe des Lebens des Organismus viele Male realisiert, nämlich bei jedem Kampf mit Widerständen oder Krankheiten. Die zirkuläre Struktur repräsentiert also die ständige Gegenwart des Kampfes um die Kräfte, sie bedeutet den je einzelnen Augenblick jeden Kampfes jeder Organisation und ihrer Teile. Das relationale Geschehen von Krankheit und Gesundheit findet ständig und vielfältig statt, wobei jeder Prozess in seinem Ablauf einzigartig ist. Auf der Metaebene der Analyse des interpretativen Krankheits- und Gesundheitsgeschehens ist es notwendig, auf ein Spektrum von Begriffen zurückzugreifen, die diesen zirkulären Beziehungscharakter deutlich machen,[268] wie es bisher getan worden ist. Außerdem muss der relationale Vollzug beider Elemente, die in ihrem positiven Charakter vorhanden sind, nach Maßgabe des zirkulären Schemas gedacht werden, um die metaphysische Dualität zu vermeiden, der Nietzsche entkommen will.

268 Zum Beispiel durch den Hinweis auf die ständige Präsenz von Krankheit, die Entmystifizierung der Vorstellung einer vollständigen und stabilen Gesundheit sowie der Vorstellung von Krankheit als Mangel an Gesundheit. Wenn man also die Gegensätzlichkeit beiseite lässt, wenn man die ‚Überwindung' nicht als etwas Abgeschlossenes oder Fertiges betrachtet, wenn man die Dynamik der Ereignisse von Krankheit und Gesundheit als immer wieder anders und einmalig begreift, selbst wenn es auf einer bewussten Interpretationsebene gerechtfertigt ist, zu versuchen, ihnen eine spezifische Identität zu geben, ihnen aber auf jeden Fall diesen Charakter des ständigen Entkommens zuzuschreiben, dann wird die Besonderheit eines jeden Ereignisses ebenso verstanden wie die Besonderheit eines jeden Leibes.

2.8 Die Gesundheit und die selbstanalytische Übung

Nachdem (1.) die Vernunft als mögliche Krankheitsursache und ihre beiden Hauptfolgen *im Kontext der vielfältigen Leibprozesse* unter dem Aspekt der Veränderung der internen Organisation, der Selbstregulation und der genealogischen Hierarchie der Funktionen analysiert wurden, (2.) das dualistisch-dialektische Modell wie dasjenige des progressiven Kontinuums kritisiert wurde, und (3.) das geeignetste Schema für die Betrachtung des Gesundheitsgeschehens definiert wurde, nämlich Krankheit bzw. Gesundheit als Ausdruck des Willens zur Macht, ist es an der Zeit, die Gesundheitsprozesse in direkter Beziehung zur selbstanalytischen Aktivität jedes Individuums zu vertiefen, die durch den Leib als Ganzes aufrechterhalten wird. Es ist bereits deutlich geworden, dass die Interpretationsprozesse des Menschen von seinem gesamten Leib durchlaufen und ausgeführt werden, wobei die Vernunft und die Begriffsbildung nicht außer Acht gelassen werden dürfen. Nietzsche verweist vielmehr auf einen introspektiven, individuellen Weg der Analyse und auf die Selbstbestimmung von Werten, auf denen die eigene Gesundheit beruht. In diesem Sinne sind die fünf Vorreden von 1886/1887 das beste Beispiel für eine Selbstanalyse, die jedoch nicht vorwiegend auf der Vernunft und dem begrifflichen Bewusstsein beruht, um Krankheiten zu erkennen und zu bekämpfen. Stattdessen etabliert er das Erkennen sowie die erste Bewegung gegen die Krankheit als instinktive Reaktionen, die der Mensch mit Irrtümern und Einschränkungen auf eine begriffliche Interpretationsebene überträgt. In diesem Zusammenhang kritisiert Nietzsche die Psychologie, die sich hauptsächlich auf die Suche nach Ursachen durch bewusste Introspektion konzentriert: „Unsre Handlungen sind im Grunde allesamt auf eine unvergleichliche Weise persönlich, einzig, unbegrenzt-individuell, es ist kein Zweifel; aber sobald wir sie in's Bewusstsein übersetzen, scheinen sie es nicht mehr…" (FW 354, Vom „Genius der Gattung").

Die Psychologie, wie Nietzsche sie versteht, zielt also nicht auf die Erforschung des Ich, um in eine universelle Theorie der Art und Weise, wie Subjekte ihre Kategorien zum Verständnis der Welt anwenden, einzutreten, sondern auf das Wissen über das „Unter-uns" (MA I, Vorrede 7). Die auf das Ich fokussierte Psychologie nennt Nietzsche „rudimentäre Psychologie" (GD, Die vier grossen Irrthümer 3; NL 1888, KGW IX, W II/5, S. 88, KSA 13, 14[129]), „welche nur die bewußten Momente des M. rechnet, als Ursachen, welche ‚Bewußtheit' als Attribut der Seele nahm, welche einen Willen (d. h. eine Absicht) hinter allem Thun suchte" (NL 1888, KGW IX, W II/5, S. 88; KSA 13, 14[129]) und die reichste Ebene des Individuums außer Acht lässt, die sich genealogisch in den primitiven Funktionen des Organismus, seinen instinktiven und unbewussten Leistungen zeigt. Er stellt alle kognitiven Aktivitäten, die von der unbewussten und instinktiven Ebene gesteuert werden und auf die er sich als „camera obscura" (GD, Streifzug 7) bezieht, in den Mittelpunkt der von ihm vorgeschlagenen Psychologie.[269] In einer weiteren nachgelas-

269 Emmanuel Salanskis argumentiert, dass Nietzsche bei der Bekämpfung von Krankheiten, insbesondere von Nervenkrankheiten, eine diätetische Behandlung gegenüber rein psychischen Behandlun-

 https://doi.org/10.1515/9783111340920-013

senen Aufzeichnung von 1888 kritisiert er den Begriff „Selbsterkenntnis". Dieser Begriff gehöre einer oberflächlichen Psychologie an, welche nicht in die Tiefe der instinktiven und unbewussten Sphäre eindringt:

> Psychologen, wie sie erst vom 19ten Jahrhundert möglich sind: nicht mehr jene Eckensteher, die drei, vier Schritt vor sich blicken u. beinahe zufrieden sind, in sich hinein zu graben. Wir Psychologen der Zukunft — wir haben wenig guten Willen zur Selbstbeobachtung: wir nehmen es {fast} als ein Zeichen von Entartung, wenn ein Instrument, „sich selbst zu erkennen" sucht [...]. Der große Egoismus unseres dominirenden Willens will es so von uns, daß wir hübsch vor uns die Augen schließen, — daß wir als „unpersönlich", „désintéressé", „objektiv" erscheinen müssen... oh wie sehr wir das Gegentheil von dem sind! Nur weil wir in einem excentrischen Grade Psychologen sind (NL 1888, KGW IX, W II/5, S. 179; KSA 13, 14[27]).

Nietzsches Kritik an der Psychologie seiner Zeit richtet sich vor allem gegen den Versuch einer Selbsterkenntnis, die auf der Ebene des Bewusstseins angesiedelt ist und sich eher darauf zu konzentrieren scheint, auf dieser Ebene „drei, vier Schritte" (NL 1888, KGW IX, W II/5, S. 179; KSA 13, 14[27]) voraus zu sein, als sich für eine tiefergehende selbstanalytische Übung zu entscheiden. So zielt sie auf ein allgemeines und daher „unpersönlich[es]" (NL 1888, KGW IX, W II/5, S. 179; KSA 13, 14[27]) Selbstverständnis, das lediglich auf der vernünftigen Ebene beruht. Mit dieser Absicht solle man sich, wie die von Nietzsche kritisierte Psychologie weiter behauptet, ‚desinteressiert' verhalten und eine objektive, allgemeine und schlussendlich sozialen Standards entsprechende Erkenntnis der eigenen Persönlichkeit verfolgen. In anderen Worten: Je mehr man den vernünftigen Teil erforscht, desto näher an der ‚Wahrheit' sei man.

Die Selbstbeobachtung und Selbsterkenntnis, die nach Nietzsche die Psychologie der Zeit beherrscht, verbindet er mit der Suche nach bewusst begreiflichen Ursachen, mit der Setzung eines Gedankens, eines Willens, eines Ereignisses als Ursache von etwas anderem, was auch die Vorstellung eines rationalen Subjekts impliziert, das seine Handlungen bewusst und freiwillig bestimmt. Dies verdeutlicht er in einer anderen nachgelassenen Aufzeichnung aus seiner Spätphilosophie:

> Mißtrauen gegen die Selbstbeobachtung. Daß ein Gedanke Ursache eines Gedankens ist, ist nicht festzustellen. Auf dem Tisch unseres Bewußtseins erscheint ein Hintereinander von Gedanken, wie als ob ein Gedanke die Ursache des Folgenden sei. Thatsächlich sehen wir den Kampf nicht, der sich unter dem Tische abspielt. – – (NL 1885, KGW IX, WI/8, S. 119; KSA 12, 2[103])

---

gen bevorzuge. Dies beruht vor allem darauf, den Leib als Zentrum der Therapie zu bezeichnen, anstatt ihn aufzugeben, wie es bei der damaligen Psychologie und psychischen Therapie der Fall war. Dass der Leib mit allem, was er darstellt, im Mittelpunkt von Nietzsches Philosophie steht, bedeutet aber nicht unbedingt, dass er die Psychologie ablehnt. Im Gegenteil, in späteren Jahren scheint er sie sogar zu betonen. Sie ist das grundlegende Instrument, um bei der Erforschung des Leibes in seiner Gesamtheit zu verstehen, was ihn belastet oder was ihn stärkt, und daraus abzuleiten, welche praktischen Therapien – wie Ernährung, Bewegung, Veränderung der Umgebung – durchgeführt werden können. Vgl. Salanskis 2019.

Die von ihm vorgeschlagene Psychologie hingegen basiert auf einer perspektivischen Interpretation, die den Leib als Ganzes behandelt, wobei die Vernunft ihm zur Verfügung steht. Es ist völlig individuell, wie jeder Organismus sich reguliert und Widerstände zu lösen versucht; diese Prozesse sind nichts anderes als Interpretationen der Welt, die von der einzigartigen Form jeder Organisation, sich selbst zu verwalten und mit anderen Organisationen umzugehen, ausgehen. Daraus, dass sich die Psychologie mit der Analyse der Psyche befasst, um ihr Wohlbefinden zu erreichen, ergibt sich in Verbindung mit der Kritik am dialektischen Modell und dem graduellen Kontinuum von Krankheit und Gesundheit Folgendes: Nietzsche vermeidet und kritisiert den Versuch der Psychologie, die Identität, die Ursache, den Beginn und das Ende der Krankheit allein auf einer bewussten und begrifflichen Ebene zu bestimmen. Wenn er nun in den fünf Vorreden von 1886/1887 auf eine ‚Genesung' verweist und seine Zweifel artikuliert, ob er wirklich wissen kann, ob seine Erfahrung und sein Durchgang durch die Krankheit beendet ist, scheint die Antwort negativ sein zu müssen. Das zirkulär-relationale Modell der Krankheits- und Gesundheitsprozesse verfällt nicht mehr den aus der Vernunft stammenden Irrtümern und wird daher der Dynamik des Kräftespiels zwischen verschiedenen Organisationen besser gerecht, wobei jeder Ausbruch und jeder Rückgang der Kräfte ein einzigartiger Ausdruck von Macht ist, der dann wieder von neu beginnt. Zwar ist es (rational) möglich, mehrere Kämpfe um ‚dieselbe' Krankheit zu verknüpfen, doch würde dies bereits zu einer Einschränkung der Prozesse führen, die sich verändern, dominieren oder dominiert werden, zeitweise aufhören und doch latent bleiben und wiederkehren, um dasselbe Individuum auf andere Weise zu beeinträchtigen. Eine solche bewusste Interpretation ist beim Menschen jedoch unvermeidlich, sie ist Teil seiner kognitiven Natur. Hier soll versucht werden, einen Mittelweg zu finden. Nietzsche schlägt nicht vor, die analytische Ansicht des Leibes abzuschaffen, sondern seine Besonderheit, die persönlichen und einzigartigen Neigungen eines jeden, zu betonen, die tiefere, unbewusstere Seite zu erforschen und Wertparameter zu finden, die das Gesunde oder das Kranke aus individueller Sicht darstellen. Diese Suche beginnt auf der selbstanalytischen Seite, die die gesellschaftlich verordnete Entleerung von Begierden, Leidenschaften und Affekten in den Blick nimmt und in Absetzung hiervon sogar eine Zucht der Instinkte erreichen kann: Zunächst wird die Psyche auf bewusste Weise erzogen, indem man die Bedeutung des Leibes versteht und indem man begreift, was das Eigene ist und was eine Identität darstellt, die auf der ephemeren Singularität des eigenen Leibes beruht. Darauf folgt eine Definition der Werte, der Begierden, der Neigungen, die diese Besonderheit darstellen, um dann der von Nietzsche bezeichneten Züchtung von Instinkten Raum zu geben.

Gegen den Absolutismus der Vernunft stellt Nietzsche seine Theorie des Perspektivismus vor, den er in den Vorreden von 1886/1887 als einen Charakterzug der Gesundheit begreift. Ein ‚gesundes Individuum' empfindet seine Weltanschauung als gültig für das Leben und kann deshalb seine Auffassung als Werkzeug nutzen, um sein Wohlergehen zu befördern. Zu diesem Aspekt äußert sich Nietzsche in der Vorrede von MA I: „Du solltest das Perspektivische in jeder Werthschätzung begreifen lernen [...] auch *das Stück Dummheit in Bezug auf entgegengesetzte Werthe und die ganze intel-*

lektuelle Einbusse, mit der sich jedes Für, jedes Wider bezahlt macht“ (MA I, Vorrede 6, kursive Hervorhebung M. S.). In diesem Passus validiert Nietzsche seine Theorie des Perspektivismus gegen die metaphysische Gegensätzlichkeit der Begriffe, die in ihren dialektischen Parametern den Bereich des Wahren und Falschen definieren. „Im Besitz der eigenen Werte zu sein“ bedeutet, den in jedem Individuum herrschenden Perspektivismus anzunehmen und schließlich die Idee einer absoluten Wahrheit zu überwinden. Damit hebt er die Singularität des interpretativen Lebensweges hervor.[270] Die absolut festgelegte Wertdifferenz zwischen Gegensatzpaaren wie dem Kranken und dem Gesunden, dem Wahren und dem Falschen, dem Unvergänglichen und dem Veränderlichen usw. wird durch den von Nietzsche vorgeschlagenen Perspektivismus aufgehoben. Für das Individuum, das die Relevanz des perspektivistischen Standpunkts versteht, hört die Bewertung der Welt auf, von einer willkürlichen Tradition bestimmt zu werden. Durch den Perspektivismus versucht Nietzsche, den Glauben an eine endgültige Objektivität und Wahrheit, seien sie nun durch Verstand und Vernunft oder durch eine göttliche Instanz begründet, sowohl in der Philosophie als auch im Leben hinter sich zu lassen. Angesichts der perspektivischen Konstruktionen der Welt, die nicht nur in der Vielfalt und Einzigartigkeit der Individuen variieren, sondern ständig in jedem Individuum, wird jeder Anspruch auf universelle Gültigkeit demontiert, den die Metaphysik mit ihren entgegengesetzten Begriffen und den ihnen zugrunde liegenden kognitiven Prozessen erhoben haben mag. Die Verabschiedung dieser Ordnung bringt es mit sich, dass es in der Realität keinen eigentlichen Widerspruch gibt, sondern unendliche Reihen interpretierender Perspektiven in Bezug auf die unendlichen Verbindungen von Machtorganisationen in der Welt.[271] Um dies zu verdeutlichen, kann man das Beispiel eines beliebigen Menschen nehmen. In Bezug auf Gesundheit und Krankheit variieren diese Werte je nach sozialem, kulturellem und geschlechtsspezifischem Umfeld, je nachdem, an welche Art von öffentlicher oder privater Sphäre man denkt, je nach psychophysiologischen Merkmalen usw., und all dies bezieht sich nicht nur auf mehrere Personen, sondern auch auf dieselbe Person im Laufe ihres Lebens. Durch die Befreiung des leiblichen Denkens in seiner Gesamtheit von seinen Fesseln, die von der Metaphysik und ihrer dualistischen Auffassung der Realität mythologisiert wurden (die Tatsache, dass eine ‚Wahrheit‘ herrscht, impliziert eine dualistische Ordnung), wird

270 Zu Perspektivismus und Interpretation vgl. Abel 1998. Im Kapitel „Interpretation als Fundamentalvorgang“ expliziert Abel die philosophische Theorie, die den Hintergrund des Interpretationsbegriffs bildet, und ihre Beziehung zum Willen zur Macht, S. 133–184. Abel betrachtet das interpretative Geschehen als Kern von Nietzsches Philosophie: „das Willen-zur-Macht-Geschehen vollzieht sich *als Interpretations-Geschehen.* Darin gründet der interpretative Charakter jeden Geschehens“, S. 133. Vgl. auch Jensen 2015; Dellinger 2015; Dellinger 2016.

271 Dieser Gedanke wird von Nietzsche in FW 374, Unser neues „Unendliches“, ausgedrückt: „Die Welt ist uns vielmehr noch einmal ‚unendlich‘ geworden: insofern wir die Möglichkeit nicht abweisen können, dass sie unendliche Interpretationen in sich schliesst“. Natürlich ist Nietzsches Position, wie Jakob Dellinger hervorhebt, auch durch seine eigene Perspektive bestimmt „und auch das perspektivistische Zugeständnis unendlicher Interpretationsmöglichkeiten noch an die Perspektive einer typologischen Gestalt sowie die für sie leitende Moral und Ästhetik gebunden werden“, vgl. Dellinger 2016, 60.

jedes theologische, teleologische und dialektische System, das der Wirklichkeit eine bestimmte ontologische Ordnung auferlegt, abgeschafft.

In der Vorrede von MA I verknüpft Nietzsche den Perspektivismus[272] mit der Loslösung, die die erste Bewegung gegen die Krankheit darstellt. Perspektivismus und Loslösung verbinden sich im „Problem der Rangordnung" (MA I, Vorrede 7). Hier stellt er die Aufgabe des freien Geistes als die Bestimmung des eigenen Lebens gemäß seiner interpretativen Haltung dar, wobei er diese Aufgabe als „leibhaftig" definiert: „Die heimliche Gewalt und Nothwendigkeit dieser Aufgabe wird unter und in seinen einzelnen Schicksalen walten gleich einer unbewussten Schwangerschaft" (MA I, Vorrede 7). Er betont, dass diese Aufgabe individuell ist und „Jedem ergehn [muss]" (MA I, Vorrede 7), sowie dass sie hauptsächlich auf der unbewussten Ebene entspringt. Sie fordert, allgemeine Parameter abzulehnen und eigenständige Werte zu entwerfen, deren Rangordnung der individuellen Leiblichkeit folgt. Die Tatsache, dass das Individuum seine eigene Auslegung der Welt bilden kann und soll, begreift Nietzsche als Teil des Prozesses der Loslösung, insofern sie schließlich die Trennung von Werten bedeutet, die nicht das repräsentieren, was für einen selbst am vorteilhaftesten ist. Nachdem sich die ‚Aufgabe' im Unbewussten konstituiert hat, tritt sie in das Bewusstsein: „lange, bevor er [der freie Geist] diese Aufgabe selbst in's Auge gefasst hat und ihren Namen weiss" (MA I, Vorrede 7), findet jene ‚unbewusste Schwangerschaft' statt. Dahinter steht der Gedanke, dass der Instinkt besser als die Vernunft weiß, was das Beste für einen ist, eine Anspielung auf die Hierarchie des Leibes mit seinen primitiven Organen gegenüber der Vernunft und dem Bewusstsein. Das Problem der Rangordnung kann also von einem doppelten Standpunkt aus verstanden werden: Erstens gibt es eine Wertehierarchie, die vom persönlichen Wohlbefinden abhängt und die daher mit der von Nietzsche jedem Menschen zugeschriebenen Aufgabe einhergeht, die zunächst unbewusst realisiert wird. Zweitens beruht die innere Hierarchie des Leibes auf einer langen Genealogie von Organismen und von Prozessen, in denen sich ihre Funktionen entwickeln und gegenüber anderen durchsetzen. Es sollte jedoch hinzugefügt werden, dass die Organisation und Regulierung jedes Organismus einzigartig sind. Dies bestätigt, was in den Kritiken über die oben angeführten Interpretationen von Krankheit und Gesundheit gesagt wurde: Nietzsche versucht nicht, ihre Identität erschöpfend zu definieren. Seine Stärke liegt konsequent darin, ihre *Vorgänge* zu erklären und die instinktive Reaktion der Organismen und ihrer Kräfteverhältnisse aufzudecken, wobei er gerade die Tatsache der Nicht-Verallgemeinerung, des individuellen Bezugs des Kräfteverlaufs betont. Begrifflich versucht Nietzsche, diese Prozesse in eine für unser Verständnis fassbare Form zu übersetzen. Dabei greift er fast zwangsläufig auf das konzeptuelle und gnoseologische Gepäck zurück, das sich in der Geschichte des westlichen Denkens eingebürgert hat. Aber das Modell, das auf der wissenschaftlichen und metaphysischen Tradition beruht, muss konsequent durch ein neues Modell ersetzt werden, wie zum Beispiel das zirkuläre Beziehungsschema von Krankheit und Gesundheit.

---

272 Vgl. hier 1.2.2.

Der Schwerpunkt, den Nietzsche im Gegensatz zur rudimentären Psychologie, die sich auf die bewusste Ebene konzentriert, herausarbeitet, besteht darin, eine Forschung und Therapie zu eröffnen und anzuregen, die ihre Grundlage im ganzen Körper findet und die genealogisch primitive und unbewusste Seite so weit wie möglich enthüllt. Inwieweit diese Übung nicht bedeutet, auf eine Analyse zurückzugreifen, bei der die Vernunft und ihre Konzeptualisierung alles regiert, ist schwer zu sagen. Vielleicht besteht der erste Schritt darin, wie oben erwähnt, metaphysische Konzepte wie unveränderliche Identität und Gegensatz loszulassen, und damit auch Einheit, Substanz, Unveränderlichkeit usw. Der nächste Schritt wäre, eine andere Art von Begrifflichkeit zu konzipieren, die sich nicht auf die Notwendigkeit stützt, feste, gegensätzliche Identitäten zu definieren, sondern fließende, sich ständig verändernde Prozesse annimmt. Hinweise auf eine Befreiung von der Metaphysik finden sich im gesamten Werk Nietzsches, aber das beste Beispiel für jene psychoanalytische Übung, die den Leib, das Instinktive und den Wert der eigenen Perspektive bei der Bestimmung der Gesundheit und der Selbstbestimmung der Organisation betont, sind die fünf Vorreden von 1886/1887.

Nietzsches Selbstbeschreibung als Psychologe findet sich auch in EH. Dort bezeichnet er seine große und lange Erfahrung in der Behandlung von Krankheit (jetzt als *décadence* definiert) als die „längste Übung" (EH, Warum ich so weise bin 1) seines Lebens:[273] „Von der Kranken-Optik aus nach g e s ü n d e r e n Begriffen und Werthen, und wiederum umgekehrt aus der Fülle und Selbstgewissheit des r e i c h e n Lebens hinuntersehn in die heimliche Arbeit des Décadence-Instinkts" (EH, Warum ich so weise bin 1). Hier ist gemäß der vorgeschlagenen Interpretation eine doppelte Implikation zu beachten: 1. Das Hin und Her zwischen der Krankheit und der Gesundheit bedeutet ihre positive Koexistenz – nicht ihre wechselseitige Negation, wie die Dialektik suggeriert –, da Nietzsche den Anspruch erhebt, die Krankheit von einem momentanen Zustand der Gesundheit aus zu analysieren und umgekehrt den Sinn seiner Gesundheit von der Krankheit aus zu verstehen. Er macht dies deutlich, wenn er kurz vorher feststellt, dass in seinem Fall die ‚Genesung' „eine lange, allzulange Reihe von Jahren bedeutet [...] sie bedeutet leider auch zugleich Rückfall, Verfall, Periodik einer Art décadence" (EH, Warum ich so weise bin 1). Dies stellt keine volle ‚Überwindung' der Krankheit dar, denn die ‚Genesung' – die Nietzsche *noch* mit dem Verbaltempus der Gegenwart bezeichnet – enthält in sich alle Arten von Auf und Ab, von Wiederauftauchen und Anklängen an die Krankheit. 2. Er bezieht sich zwar auf die Analyse des Krankheits- und Gesundheitsgeschehens, aber erstens aus eigener Erfahrung, d.h. aus seinen partikularen Einschätzungen, nicht aus verallgemeinerten Parametern, und zweitens auf der Grundlage der Verdrängung der rudimentären Psychologie. Hier findet sich wieder der Hinweis auf jene „Psychologie des ‚Um-die-Ecke-sehns" (EH, Warum ich so weise bin 1), die weder über eine kurze rationale Vorhersage hinausgeht noch in das Unbewusste eintaucht. Sie ist durch die Verfeinerung des ganzen Leibes als Beobachter zu ersetzen,

273 Dies wird von Nietzsche auch im Vorwort von WA erwähnt: „Was mich am tiefsten beschäftigt hat, das ist in der That das Problem der décadence". Vgl. hier 2.6.

also durch eine Übung, „in der Alles sich bei [ihm] verfeinerte, die Beobachtung selbst wie alle Organe der Beobachtung“ (EH, Warum ich so weise bin 1). Auf diese Weise setzt Nietzsche in seinem Streben als Psychologe zum Wohle seiner eigenen Gesundheit den Leib ein, um von ihm und in ihm solche Vorgänge zu verstehen, was schon weit genug von einer Art Psychologie entfernt ist, die sich auf die bloße Bewusstseinsebene stützt. So lässt er auch die Notwendigkeit hinter sich, den Kräfteprozessen eine verallgemeinerte und rationalisierte Identität zu geben. Auf diese Weise wird die Pathographie Nietzsches zur Selbstanalyse. Diese wiederum ist das Vorbild für die psychologische Übung, die er jedem Menschen durchzuführen rät. Die analytische Übung hat einen zutiefst individuellen Charakter, da der Leib seine Fähigkeiten zur Verfügung stellt, um seine Kräfte zu steigern. Dadurch zeigt sich einmal mehr, wie er sich von Modellen von Krankheit und Gesundheit, die sich auf das ausschließlich begrifflich Erfasste und Definierte beschränken, entfernt und diese widerlegt. Die hier beiden von anderen Autoren vorgestellten Modelle passen, wie die obige Kritik gezeigt hat, nicht zu der Aufgabe, der er zumindest seine späte Philosophie widmet.

Nach dem Vorschlag, die auf dem dialektischen Modell von Krankheit und Gesundheit basierende Interpretation zu verwerfen, ist es nun notwendig, auf die berühmte Passage in EH zu verweisen, in der Nietzsche sich selbst als Dekadenten und zugleich dessen ‚Gegensatz‘ bezeichnet. Diese Passage ist relativ lang, und Teile von ihr wurden bereits zitiert. Wichtig ist jedoch, die relevanten Aspekte bezüglich der Gesundheit in diesem Abschnitt vollständig zu lesen und zu analysieren:

> Abgerechnet nämlich, dass ich ein décadent bin, bin ich auch dessen Gegensatz. Mein Beweis dafür ist, unter Anderem, dass ich instinktiv gegen die schlimmen Zustände immer die rechten Mittel wählte: während der décadent an sich immer die ihm nachtheiligen Mittel wählt. Als summa summarum war ich gesund, als Winkel, als Specialität war ich décadent. Jene Energie zur absoluten Vereinsamung und Herauslösung aus gewohnten Verhältnissen, der Zwang gegen mich, mich nicht mehr besorgen, bedienen, b e ä r z t e l n zu lassen — das verräth die unbedingte Instinkt-Gewissheit darüber, w a s damals vor Allem noth that [...]. Ein typisch morbides Wesen kann nicht gesund werden, noch weniger sich selbst gesund machen; für einen typisch Gesunden kann umgekehrt Kranksein sogar ein energisches S t i m u l a n s zum Leben, zum Mehr-leben sein. So in der That erscheint mir j e t z t jene lange Krankheits-Zeit: ich entdeckte das Leben gleichsam neu, mich selber eingerechnet, ich schmeckte alle guten und selbst kleinen Dinge, wie sie Andre nicht leicht schmecken könnten, — ich machte aus meinem Willen zur Gesundheit, zum L e b e n, meine Philosophie [...]. Er sammelt instinktiv aus Allem, was er sieht, hört, erlebt, s e i n e Summe: er ist ein auswählendes Princip, er lässt Viel durchfallen [...]. Er reagirt auf alle Art Reize langsam, mit jener Langsamkeit, die eine lange Vorsicht und ein gewollter Stolz ihm angezüchtet haben, — er prüft den Reiz, der herankommt, er ist fern davon, ihm entgegenzugehn. Er glaubt weder an „Unglück“, noch an „Schuld“: er wird fertig, mit sich, mit Anderen, er weiss zu v e r g e s s e n, — er ist stark genug, dass ihm Alles zum Besten gereichen m u s s. — Wohlan, ich bin das G e g e n s t ü c k eines décadent: denn ich beschrieb eben m i c h. (EH, Warum ich so weise bin 2)

Um nicht der Versuchung zu erliegen, diese berühmte Passage aus EH unter dialektischem Gesichtspunkt in Bezug auf Krankheit und Gesundheit zu deuten, wie es von anderen Autoren allgemein getan wurde, schlage ich die folgenden möglichen Interpretationen dieses Textes vor.[274]

Wie bereits erwähnt, lehnt die klassische Logik, die auf dem Satz vom Widerspruch und vom ausgeschlossenen Dritten beruht, die Möglichkeit ab, dass zwei widersprüchliche Sätze gleichzeitig wahr sind. Obwohl die Hegelsche Dialektik darauf abzielt, die Statik der klassischen Logik zu überwinden und dem Denken eine Dynamik zu verleihen, indem sie das Positive und das Negative in ein und dasselbe Element integriert, d. h. einen Widerspruch in sich selbst erzeugt, entspricht sie nicht den von Nietzsche dargestellten Prozesse von Krankheit und Gesundheit. Der Dialektik liegt zugrunde, dass sie das Ausschließende des eigenen Seins, d. h. die Negation aus beiden Seiten einbezieht, um die eigene Identität eines Dings oder Begriffs zu definieren: Der Widerspruch ist in der Einheit der positiven Identität enthalten, aber nur als ein von ihm Ausgeschlossenes; d. h. der Widerspruch ist als Ausschluss des Nicht-Seins vom Sein oder von allem, was die Identität nicht ist, eingeschlossen. Die Koexistenz der Elemente ist auf der Grundlage dessen gegeben, was ist und was nicht ist, *die Einbeziehung ist dann negativ.* Das ‚gesunde Individuum' würde in seiner Natur sein Nicht-Sein einschließen, indem es seine ‚Identität' gerade von dem her bekräftigt, was es nicht ist, und es als das Andere, als das Verleugnete, als das Ausgeschlossene in seinem Sein (das nach Hegel dann ein Einschluss ist) aufrechterhält. Das hieße dann, die Gesundheit zu bejahen und die Dekadenz auszuschließen (oder sie als negativ einzuschließen), oder im Gegenteil, die ‚Identität' der Dekadenz zu bejahen und das andere als negativ einzuschließen, also die Negation der Gesundheit einzuschließen. Folgt man dem weithin verteidigten dialektischen Modell, müsste man logischerweise zu diesem Schluss kommen. Die dialektische Interpretation dieser Passage ist jedoch leichtsinnig mit der positiven Koexistenz sowohl der Dekadenz als auch ihres Gegenteils verbunden. Das von Nietzsche vorgebrachte Argument lehnt die von der Dialektik aufgestellte logische Bewegung sowohl im strengen als auch im oberflächlichen Sinne ab.

Nietzsche spielt an dieser Textstelle auf die *décadence* und ihr Gegenteil an, denn wie bereits herausgearbeitet wurde, ist er ein Kind seiner Zeit: Er wurde von den großen Romantikern und seinem familiären Erbe beeinflusst. Nichtsdestotrotz spricht er von einer Züchtung des Leibes, die eine gestärkte Gesundheit hervorbringt, zwar mit einigen oder mehreren Rückfällen und Widerständen, aber immer mit einem Gefühl der inneren Potentialität. In den Vorreden von 1886/1887, insbesondere in GT, MA I und MA II, gibt Nietzsche offen zu, an der Krankheit gelitten zu haben, die er damals als „Romantik" oder „schlechten Pessimismus" bezeichnete. Seiner Einschätzung nach erlebt er eine ‚Genesung', die Stärkung aus der Krankheit, und schafft es so, sie zum Stimulans seines Lebens und zum Ausgangspunkt seiner Reflexion über die *décadence* zu machen.

274 Es soll an dieser Stelle klargestellt werden, dass Nietzsche in EH das morbide Wesen als jemanden bezeichnet, der die Krankheit der Vernunft in einem solchen Maße zugelassen hat, dass sie unheilbar wird. In diesem Fall ist der Zustand der Krankheit absolut, da ein solches Wesen nichts Positives in jenem Zustand finden kann, d. h. es kann sie nicht mehr assimilieren und so umwandeln, dass sie es in anderer Hinsicht stärkt.

Zu behaupten, er sei ein Dekadenter und sein Gegenteil, bedeutet also nicht, in die sich auf die Hegelsche Philosophie stützende Logik zu verfallen, denn Nietzsche sagt nicht mehr und nicht weniger, *dass er zugleich gesund und krank ist (und bleibt),* weil die Gefahr, in die Wirkungen der Krankheit zurückzufallen und einen Kraftverlust zu erleiden, immer latent vorhanden ist. Dabei ist er, um es übertrieben zu sagen, kein morbides Wesen, weil eine Assimilation und Transfigurierung der Krankheit stattfindet und er in der Lage ist, sie zu beherrschen, während ein dekadentes Wesen in der Krankheit niemals plastische Prozesse zu seinen Gunsten finden würde. Nochmals: Gesundheit und Krankheit koexistieren auf positive Weise, ohne sich jemals auszuschließen, wobei das eine oder das andere mehr oder weniger stark dominiert.

Nietzsche untersucht die psychophysiologischen Prozesse selbstanalytisch und bringt das Verständnis für sie auf eine bewusste Ebene: Er zeichnet eine ‚Geschichte der Genesung' nach, erkennt aber die fortwährende Präsenz der Krankheit an. Seine ‚romantische Krankheit' begann ihm zufolge in der frühen Periode seiner Philosophie, ging durch die Zeit der Loslösung und die Zeit der Hoffnung und wurde schließlich nach dem Erscheinen von Za in höherem Maße transformiert und gemeistert. Er fühlte sich darum als *décadent,* aber im Grunde war er ‚wesentlich' keiner. Auf diese Weise ist „dekadent" nicht der ausschließende Begriff, der das morbide Wesen bezeichnen würde: Nietzsche selbst sei nur für eine begrenzte Periode ‚dekadent' gewesen, da er dann auf eine Zeit der ‚Genesung' hinweist. Bezieht man in diese Argumentation die Koexistenz von Krankheit und Gesundheit mit ein, so ist es nicht verwunderlich, dass Nietzsche sich selbst als ‚dekadentes Wesen' – er sei es vor allem vorher gewesen, kann es aber potentiell immer noch sein und auch Rückfälle erleiden – und sein ‚Gegenteil' betrachtet. Wenn aber der strenge Sinn des Begriffs „dekadent" nicht in Frage kommt, weil Nietzsche aufgrund der ‚Genesungserfahrung' *nie* zu einem morbiden Wesen wurde, dann verschwinden sowohl die dialektischen Momente als auch der Sinn der Gegensätzlichkeit und des Widerspruchs (in einem strengen Hegelschen Sinn und in einem oberflächlicheren Sinn): Nietzsche ist ein zugleich krankes und gesundes Wesen, ein Individuum, das ‚kränker' gewesen sei, aber mittels seiner analytischen Versuche die Krankheit assimilieren, transformieren und meistern konnte.

Eine zweite Auslegung des Abschnittes, die zusammen mit der ersten zu lesen ist, folgt einer logischen Betrachtungsweise. Nietzsche beginnt mit der Aussage, dass er ein *décadent* ist. Bereits der Ausdruck „abgerechnet nämlich" (EH, Warum ich so weise bin 2) scheint auf den Beginn eines logischen Arguments hinzuweisen, zumindest auf ein Argument, das Prämissen enthält. Dessen erste Prämisse ist: „ich bin ein décadent". Anschließend fügt Nietzsche die zweite Prämisse hinzu, die jedoch der ersten widerspricht: Er sei dessen Gegenteil. Zuletzt stellt er einen vollständigen Beweis auf, um die zweite Prämisse zu überprüfen. Jeder Aspekt der Beschreibung seiner ‚Genesung' wirkt auf diese Weise als Grund, an seine in der Tiefe liegende Gesundheit zu glauben. Nietzsche ist wegen seines ‚Heilungsprozesses' kein morbides Wesen, d.h. kein *décadent.* Ein solcher Mensch würde im Laufe der Jahre den Pfad zur ‚Genesung' verlieren und der chronischen Krankheit erliegen. Die Schlussfolgerung beider Prämissen lautet dann, dass Nietzsche kein *décadent* im strengen Sinne ist: er ist im Grunde ein ‚gesunder

Mensch‘ und kein morbides Wesen. Die Dialektik wird dann verworfen, weil ihr Kern (der Widerspruch als das andere Element, in diesem Fall die *décadence*) direkt verworfen wird.

Kurzum: Nietzsche geht weiterhin von seiner Krankheit aus, wobei er mit einer gewissen Übertreibung zunächst bekräftigt, dass er immer noch ein *décadent* sei. Denn die von ihm erlittene Krankheit ist, obwohl sie beherrscht und transfiguriert wurde, potentiell weiter vorhanden und begleitet einen Prozess der inneren Stärkung, den er als eine ‚Genesung‘ im Prozess des Werdens charakterisiert. So schließt er mit der Annahme, sein Wesen sei nicht dekadent, weil er in der Lage ist, sich durch solche Erfahrungen zu stärken. Betrachtet man diese Passage von einem logischen Standpunkt aus, dann ist die einzige gültige Prämisse in seiner Argumentation, die seiner nicht verfallenden Natur.

2.9 Die Hintergründe der Mottos in „Die Fröhlichen Wissenschaft“: Sanctus Januarius und das Motto der neuen Ausgabe von 1887

In 2.7.2 wurde argumentiert, dass die Konzeption einer ‚Überwindung‘ der Krankheit nicht mit den Machtereignissen in Übereinstimmung steht und daher nicht mit dem zirkulär-relationalen Modell vereinbar ist. Auf der meta-analytischen Ebene ist es jedoch praktisch unmöglich, diese begrifflichen Schemata loszuwerden. Der Begriff der ‚Überwindung‘ ist mit der Idee verbunden, die Krankheit bestimmt zu identifizieren und ihr eine lineare Abnahme oder einen linearen ‚Fortschritt‘ zuzuschreiben. Auf diese Weise wird die Vielzahl der relationalen Krankheits- und Gesundheitsprozesse in eine identitäre Ordnung gebracht – denn Krankheit wird in einer Diagnose definiert –, die es unserem Verständnis ermöglicht, die damit verbundenen Erfahrungen als Manifestationen ein und desselben Phänomens zusammenzufassen. Ich bin der Meinung, dass es in Anbetracht des zirkulär-relationalen Modells von Krankheit und Gesundheit angemessener ist, von einer relativen oder momentanen Stärkung des Leibes zu sprechen, was vom Menschen als eine relative ‚Verbesserung‘ empfunden werden kann. Der Organismus als Ganzes zielt auf eine höhere Leistung, auf ein höheres Wohlbefinden (eine gemeinsame Steigerung der Kräfte der grundliegenden Funktionen) ab und kann eine Entfaltung seiner Funktionen und Teile erreichen. Natürlich ist dies immer noch eine Verkettung von Ereignissen, die auf der meta-analytischen Ebene durch den menschlichen Verstand festgelegt und aufeinander bezogen sind. Es wäre trotzdem eine Möglichkeit, auf den Begriff ‚Überwindung‘ zu verzichten, und zwar aus den bereits in 2.7.2 genannten Gründen.

Es wurde jedoch auch darauf hingewiesen, dass Nietzsche sich bemüht, seiner Interpretation des Willens zur Macht im Werden und seiner Vollzugsweise treu zu bleiben, indem er auf eine Gesundheit anspielt, die nur stärker, aber nicht perfekt sein kann, und damit auf eine allgegenwärtige, immer lauernde Krankheit. In diesem Zusammenhang betont er die Figur des Psychologen, der die Spuren des eigenen Unbewussten verfolgt, indem er auf die rudimentäre, auf das Bewusstsein fixierte Psychologie verzichtet. Schließlich appelliert er an die Notwendigkeit, die gegensätzliche Dialektik der Begriffe zu überwinden. Allerdings ist er auch Opfer der Sprache, und während er all diese Punkte nachdrücklich rechtfertigt, beschreibt er die Fortschritte in seiner ‚Genesung‘ auf eine Weise, die trotz der Höhen und Tiefen linear zu sein scheint. Dies schmälert meines Erachtens in keiner Weise die Relevanz des zirkulären Modells des Geschehens von Krankheit und Gesundheit und natürlich auch nicht den Appell, bestimmte Deutungsschemata ein für alle Mal hinter sich zu lassen, die nicht genügen, um die Vielfalt der Ereignisse und Erfahrungen des Einzelnen zu repräsentieren. Es geht nicht darum, die Hoffnung auf eine wie auch immer geartete ‚Verbesserung‘ auszulöschen, sondern darum, auf leere Kategorien zu verzichten: auf Fiktionen wie den Glauben an eine feste, verallgemeinerte, absolute Identität der Krankheit (auch der

 https://doi.org/10.1515/9783111340920-014

Gesundheit); auf den Glauben an eine Linearität, die suggeriert, dass es nur zwei mögliche Wege gäbe und der Leib nach diesem Ablauf funktionierte; auf die Vorstellung einer totalen ‚Überwindung‘; auf die Trennung des Leibes in seine rationalen Eigenschaften einerseits und die organische und unbewusste Ebene andererseits; und schließlich auf die begriffliche Gegensätzlichkeit, die alles auf einen statischen Binarismus reduziert.

Die FW stellt, was das Kompositionelle angeht, vielleicht die größte Schwierigkeit dar, wenn wir es nun unternehmen, sie mit Bezug auf den Bewältigungsmechanismus im Leben Nietzsches zu analysieren. 1886/1887 verfasst er für dieses Werk nicht nur eine Vorrede, sondern auch ein fünftes Buch mit einem Anhang, bei dem die Nietzsche-Spezialisten bis heute nicht einig sind, ob er als das Ende der FW oder als Paratext gelesen werden sollte.[275] Hinter diesem von Nietzsche absichtlich entworfenen Rätsel liegt die folgende Frage: Warum wählt er die FW als Bühne für diese labyrinthische[276] Strukturierung aus? Nietzsches Wille ist es, diese spezifische Schrift mit dem Anhang an die FW anzugliedern und sie als deren fünftes Buch darzustellen. Dies zeigt sich an den Problemen und Missverständnissen zwischen ihm und seinem Verleger in der Zeit der Vorbereitung der Veröffentlichung des fünften Buches. In erster Instanz ist sich Nietzsche nicht mehr sicher, ob er das Manuskript des Textes bloß zu einem neuen Teil eines alten Buches machen soll. So schreibt er am 8. Februar 1887 an Fritzsch: „Was die sämmtliche<n> Manuscript-stücke betrifft, die zur Ergänzung der ‚fröhlichen Wissenschaft‘ bestimmt waren, so bin ich heute nicht mehr geneigt, sie diesem Zwecke zu opfern“ (Nietzsche an Fritzsch, 8. Februar 1887, KGB III/5, Bf. 797).

Nietzsches Vorhaben ist nun nicht mehr, die Schrift als fünften Teil der FW herauszubringen, sondern stattdessen als neuen Text. Ein weiterer Meinungswandel ist jedoch schon wenige Tage später in der Korrespondenz mit seinem Verleger zu bemerken: „Ich dachte inzwischen daran, die eingesandten Manuscript-Stücke zu einer zweiten Auflage von ‚Jenseits von Gut und Böse‘ zu verwenden […]. Aber warum sind nicht wenigstens die Abzüge der Vorrede in meinen Händen? Insgleichen ein fertiges Exemplar der Morgenröthe?“ (Nietzsche an Fritzsch, 13. Februar 1887, KGB III/5,

275 Vgl. z. B. Groddeck 1997, 197: „Der Aphorismus 342 war einmal der Schluß, jetzt aber stehen die ‚Lieder des Prinzen Vogelfrei‘ am Ende des Buches. Wenn man diese aber als ‚Anhang‘ nimmt, als welcher sie auch auf dem Titelblatt bezeichnet werden, dann ist der Schluß des Buches der Aphorismus 383, der allerdings als ‚Epilog‘ betitelt ist und daher wiederum als ein Paratext gelten kann.“

276 Groddeck meint hier nicht nur die FW, sondern die ganze „architektonische Rationalität von Nietzsches Werk“, und fügt hinzu, dass es eine gewisse „Blindheit“ im Bereich der Nietzscheforschung gegenüber dieser Strukturierung gibt. Das „Labyrinth“ ist von Nietzsche akribisch durchdacht und deshalb alle Aufmerksamkeit wert, wenn man seine Philosophie interpretiert: „Nun ist aber das ‚Labyrinth‘ an sich bereits eine Form-Metapher, die auch Nietzsche selbst in Hinblick auf sein eigenes Werk verwendet hat […]. Das ‚Labyrinth‘ ist keine Metapher für etwas Verworrenes, Unübersichtliches und formal Zufälliges, sondern im Grunde eine Architektur-Metapher, ein Bild für eine komplexe, in sich durchkalkulierte Bauform“, Groddeck 1997, 184–185. Obwohl sich die labyrinthische Herausforderung im ganzen Werk Friedrich Nietzsches findet, ist die FW ein besonders schwieriger Fall für die Strukturanalyse.

Bf. 799). Wie Groddeck richtig anmerkt, beruhen die Zweifel in Bezug auf das fünfte Buch hauptsächlich auf der verspäteten Antwort von Fritzsch, was auch in diesem Brief deutlich wird: „Der – zumindest äußerliche – Anlass für den Stimmungswechsel war allerdings Ärger über die ‚verdammliche sächsische Bummelei' des Verlegers, der die Druckfahnen nicht geschickt hatte" (Groddeck 1997, 191). Nietzsche vermutet, dass Fritzsch die Schrift nicht als das fünfte Buch von FW veröffentlichen möchte; aber er besteht auf seinem Willen[277] und macht erneut deutlich, wie wichtig ihm dieses Buch ist:

> Es bleibt mir Nichts übrig, um bei dem stehen zu bleiben was ich in meinem letzten Briefe Ihnen mittheilte, als das Manuscript zum zweiten Mal Ihnen zuzusenden: mit der herzlich dringlichen Bitte, mich aus dieser monatelangen Marter der Erwartung baldigst zu befreien [...]. Dies fünfte Buch der fröhl<ichen> Wissenschaft ist äußerst inhaltsreich und wird, wie mir scheint, die Anziehungskraft des Ganzen bedeutend steigern. Pardon! So soll kein Autor reden —. (Nietzsche an Ernst Fritzsch, 18. Februar 1887, KGB III/5, Bf. 801)

Da Nietzsche keine Antwort von Fritzsch bekommt, entscheidet er sich dafür, seinem Verleger gegenüber einen anderen Ton anzuschlagen: „Werther Herr Verleger, endlich, nämlich nach Empfang der letzten Correcturbogen, begreife ich, daß Sie die Vergrößerung der fröhlichen Wissenschaft durch das von mir projektirte ‚fünfte Buch' nicht wünschen [...]. Aber warum schreiben Sie mir das nicht einfach?" (Nietzsche an Fritzsch, 6. März 1887, KGB III/5, Bf. 813).

Die Briefanalyse zeigt die Absicht des Philosophen, diese bestimmte Schrift als fünftes Buch der FW herauszubringen, wobei Nietzsche es nicht als bloßen Zusatz, sondern als wesentlichen Teil des Werkes ansieht. Er erwägt nun nicht mehr, das Buch einem anderen Werk anzuschließen. In diesem Kapitel wird die Struktur der gesamten FW in Zusammenhang mit der späten Konzeption von Krankheit und Gesundheit in seiner Philosophie analysiert, um die These zu stützen, dass die FW selbst Nietzsches eigenes Erleben der Loslösung und der ‚Genesung' repräsentiert. Dazu werden die Genese der FW, ihr Motto in den Ausgaben von 1882 und 1887 sowie einige Aphorismen, die für das Verständnis der Struktur der FW wesentlich sind, berücksichtigt.

2.9.1 Geschichte und Struktur von *Die Fröhliche Wissenschaft*

Ursprünglich sollten die vier ersten Bücher der FW die Fortsetzung von M sein und deren Bücher VI, VII, VIII und IX darstellen, denen er ohnehin noch ein Buch X hinzufügen wollte: „Der enge inhaltliche Zusammenhang der *Fröhlichen Wissenschaft* vor allem mit der vorangehenden *Morgenröthe* ist schon daraus ersichtlich, dass Nietzsche

277 Sein Wille, die Schrift als fünften Teil der FW zu veröffentlichen, war am Ende so stark, dass er Fritzsch anbot, die Kosten zu übernehmen. Das schreibt er in einem Brief an Köselitz: „Mit dem ‚fünften Buche', dessen Manuscript seit mehreren Monaten in Fritzschens Händen ist und dessen Drucklegung ich selber zu bezahlen gewillt war, scheint besagter Leipziger wenig einverstanden", Nietzsche an Heinrich Köselitz, 7. März 1887, KGB III/5, Bf. 814.

zunächst noch an eine ‚Fortsetzung' der ‚*Morgenröthe*' dachte" (Kaufmann 2015, 7) wie Nietzsche selbst es in einer nachgelassenen Notiz vom Januar 1882 ausdrückt.[278] Dies lässt sich auch in verschiedenen Briefen sehen. Am 18. Dezember 1881 schreibt er an Köselitz: „Wünschen Sie mir Glück und h e l l e s W e t t e r ! Ich nehme die Feder zur Hand, um das letzte Manuskript zu machen [...]. Es gilt der Fortsetzung der ‚Morgenröthe' (6. bis 10. Buch)" (Nietzsche an Köselitz, 18. Dezember 1881, KSB 6, Bf. 180). Mit Recht vermerkt Kaufmann, dass Nietzsche „von Anfang an eine Schrift in fünf Büchern geplant [hat]" (Kaufmann 2015, 8) denn der Plan, fünf Bücher zur M hinzuzufügen, wird später zum Projekt der FW. Dies könnte auch ein Grund dafür sein, dass er für die Ausgabe von 1887 zur FW ein fünftes Buch hinzufügt.

Am 25. Januar 1882 meldet Nietzsche sich wieder bei Köselitz und berichtet ihm davon, dass er mit den Büchern VI, VII und VIII für M fertig sei: „Ich bin seit einigen Tagen mit Buch VI, VII und VIII der ‚Morgenröthe' fertig, und damit ist meine Arbeit für diesmal gethan. Denn Buch 9 und 10 will ich mir für den nächsten Winter vorbehalten", (Nietzsche an Heinrich Köselitz, 25. Januar 1882, KGB III/1, Bf. 190). Nietzsche macht in diesem Brief deutlich, dass er davon ausgeht, ein weiteres Jahr für die letzten zwei Bücher der Fortsetzung von M zu brauchen. Allerdings wird der Zeitplan dann doch gestrafft, da er im August 1882 die ersten Exemplare des Werks erhält, das schon zu diesem Zeitpunkt den Titel *Die fröhliche Wissenschaft* trägt.

Die Vermutung liegt nahe, dass er bereits im Januar 1882 eine sehr klare Vorstellung vom vierten Buch der FW bzw. vom neunten Buch der M hat.[279] Kaufmann sieht vor allem zwei Gründe, an der oben zitierten Aussage Nietzsches zu zweifeln. Im gleichen Brief an Köselitz weist er auf „die elementaren Gedanken, die [er] in diesen Schluß-Büchern darstellen will" (Nietzsche an Heinrich Köselitz, 25. Januar 1882, KGB III/1, Bf. 190), hin. Für solche Gedanken befindet er sich selbst aber „noch nicht reif genug" (Nietzsche an Heinrich Köselitz, 25. Januar 1882, KGB III/1, Bf. 190). Nietzsche legt besonderen Wert auf einen solchen Gedanken, „der in der That ‚Jahrtausende' braucht, um etwas zu w e r d e n" (Nietzsche an Heinrich Köselitz, 25. Januar 1882, KGB 3/1, Bf. 190). Dieser Gedanke, der „den Muth" (Nietzsche an Heinrich Köselitz, 25. Januar 1882, KGB III/1, Bf. 190) Nietzsches fordert, „ihn auszusprechen" (Nietzsche an Heinrich Köselitz, 25. Januar 1882, KGB III/1, Bf. 190), ist wahrscheinlich der Gedanke der „ewigen Wiederkunft des Gleichen", der zum ersten Mal öffentlich im vorletzten Aphorismus des vierten Buchs der FW auftritt.[280] Die erste Erscheinung dieses Gedankens ist aber in einer nachgelassenen Aufzeichnung vom August 1881 zu finden.[281] Dies zeigt, dass er schon viel früher als im Winter 1882/1883 den notwendigen Mut fand, sich mit diesem schweren Gedanken zu beschäftigen, und dass ihn zum Zeitpunkt jener Aufzeichnung offensichtlich nichts an der Arbeit am Buch IX hinderte. Seinen Wunsch, sich mit den

---

278 Nietzsche schreibt „Fortsetzung der Morgenröthe./Genova, Januar 1882", NL 1881, KSA 10, 16[1].

279 Vgl. Kaufmann 2015, 8.

280 Dies behauptet auch Kaufmann: „Wie schon der Hinweis auf ‚Jahrtausende' nahe legt, meinte er mit diesem Gedanken den der ‚ewigen Wiederkunft des Gleichen'", Kaufmann 2015, 8.

281 „Die Wiederkunft des Gleichen. Entwurf", NL 1881, KSA 9, 11[141].

Büchern IX und X der M früher als geplant zu beschäftigen, drückt er in einem Brief an Overbeck vom 29. Januar 1882 aus: „Es fehlen noch das 9te und 10te Buch, welche ich jetzt nicht mehr machen kann — es gehört frische Kraft dazu und tiefste Einsamkeit [...]. Vielleicht finde ich einen Monat in diesem Sommer, der mir beides giebt, in irgend einem Walde“ (Nietzsche an Overbeck, 29. Januar 1882, KGB III/1, Bf. 192). Auf diese Weise „verschiebt er die Niederschrift [...] nicht mehr strikt auf den nächsten Winter, sondern erwägt bereits die Fertigstellung im kommenden Sommer“ (Kaufmann 2015, 8–9). Dass Nietzsche bereits deutlich früher die Ausarbeitung des Buches IX der M in Angriff nimmt, beweist zudem ein anderer Brief an Köselitz vom 5. Februar 1882:

> „Causalitäts-Sinn“ — ja, Freund, das ist etwas Anderes als jener „Begriff a priori“ von dem ich rede (oder fasele!) Woher kommt der unbedingte Glaube an die Allgültigkeit und All-Anwendbarkeit jenes Causalitäts-Sinnes? [...]. Ich darf über so etwas nicht schreiben, mein lieber Freund, und muß Sie auf das „9te Buch“ der M<orgenröthe> verweisen, damit Sie sehen, daß ich am wenigsten von den Gedanken abweiche, welche Ihr Brief mir darlegt (Nietzsche an Köselitz, 5. Februar 1882, KGB 3/1, Bf. 195)

Hier ist zu sehen, dass sich Nietzsche zu diesem Zeitpunkt bereits mit dem neunten Buch der M befasste – früher als bisher angenommen. Der andere von Kaufmann genannte Grund, der zuvor zitierten brieflichen Aussage von Nietzsche nicht zu glauben, bezieht sich direkt auf den Untertitel *Sanctus Januarius* und das Motto des vierten Buchs der FW:

> Die Vermutung, dass Nietzsche das spätere Vierte Buch der *Fröhlichen Wissenschaft* im Januar 1882, trotz anderslautender brieflicher Aussagen, bereits in Angriff genommen, wenn auch noch nicht abgeschlossen hatte, wird durch dessen Untertitel „Sanctus Januarius“ und das darunter stehende, auf den „Januar 1882“ datierte Mottogedicht „Der du mit dem Flammenspeere...“ noch erhärtet. (Kaufmann 2015, 9)

Das Motto des vierten Buchs lautet:

> Der du mit dem Flammenspeere
> Meiner Seele Eis zertheilt,
> Dass sie brausend nun zum Meere
> Ihrer höchsten Hoffnung eilt:
> Heller stets und stets gesunder,
> Frei im liebevollsten Muss: —
> Also preist sie deine Wunder,
> Schönster Januarius! (FW, Viertes Buch, Motto, KSA 3, S. 521)

Nietzsche beschreibt den Januar 1882 in mehreren Briefen auf eine ausnehmend positive Weise, die zu der Vorstellung Anlass gibt, dass jener Monat eine außerordentlich fruchtbare Zeit gewesen sein muss.[282] Er ist der „schönste[n] aller Januare“ (Nietzsche an Franziska Nietzsche, 30. Januar 1882, KGB 3/1, Bf. 194), „der schönste [s]eines Lebens“

282 Auch Werner Stegmaier beschreibt den ‚schönsten Januarius‘ von Nietzsche und verbindet ihn mit der ‚Fröhlichkeit‘ der von dem Philosophen entwickelten Wissenschaft, vgl. Stegmaier 2012, 25–35.

(Nietzsche an Heinrich Köselitz, 25. Januar 1882, KGB 3/1, Bf. 190). Prägend für diese Zeit im Leben Nietzsches ist „diese Hochstimmung" (Kaufmann 2015, 9) begleitet von einem „Nachlassen der Krankheitsanfälle [...]. Nietzsche genoss das milde, sonnige Wetter in Genua [...] und arbeitete aller Wahrscheinlichkeit nach in diesem Monat bereits am ‚9. Buch'" (Kaufmann 2015, 9). Ein paar Jahre später nimmt Nietzsche die Beschreibung dieses wunderbaren Januars wieder auf und bringt sie in einen direkten Zusammenhang mit der Ausarbeitung des vierten Buchs der FW. Der Brief an Hippolyte Taine vom 4. Juli 1887 verweist darauf:

> Diese zwei Bücher sind mir lieb. Das erste, die Morgenröthe, habe ich in Genua geschrieben, in Zeiten schwersten und schmerzhaftesten Siechtums, von den Aerzten aufgegeben, Angesichts des Todes und inmitten einer unglaublichen Entbehrung und Vereinsamung [...]. Das andre, die fröhliche Wissenschaft, verdanke ich den ersten Sonnenblicken der wiederkehrenden Gesundheit: es entstand ein Jahr später (1882), ebenfalls in Genua, in ein paar sublimklaren und sonnigen Januarwochen. (Nietzsche an Hippolyte Taine, 4. Juli 1887, KGB III/5, Bf. 872)

Das vierte Buch der FW könnte Nietzsche schon im Januar 1882 geschrieben oder zumindest in Angriff genommen haben, wie die Briefe und das Motto des vierten Buchs nahelegen. Es gibt aber noch einen weiteren Grund für diese Annahme, den Kaufmann nicht nennt, der aber für die vorliegende Arbeit sehr bedeutsam ist: Man könnte Nietzsches Darstellung des ‚Sanctus Januarius' auf den Prozess der Entstehung von Za beziehen und damit auf die Stadien seine Krankheit und ‚Genesung'. Nietzsches Gedanken über seine ‚Genesungserfahrungen' geben in diesem Falle Aufschluss über die zeitliche Einordnung der Genese des vierten Buchs der FW, was die Überlegung stützt, dass er schon im Januar 1882 mit diesem Buch beschäftigt war. Wenn es eine enge Verbindung zwischen dem ‚Sanctus Januarius', dem vierten Buch der FW und Nietzsches ‚Genesung' gibt, so macht dies seine Absicht sehr plausibel, das fünfte Buch ebenfalls als integralen Teil der FW herauszubringen. Auf diese Weise wird deren labyrinthische Komposition klarer.

Der letzte Aphorismus des vierten Buchs ist derjenige, mit dem Nietzsche schließlich seinen Za anfängt. Wenn er während des ‚Sanctus Januarius' an dem vierten Buch der FW arbeitete, dann beschäftigte er sich sicher zugleich mit der Figur von Zarathustra oder dachte zumindest an sie. Könnte es sein, dass das Wunder dieses Januarius nicht nur auf die vier Bücher der FW bezogen ist, sondern seinen Grund *hauptsächlich* in der Genese von Zarathustra hat?[283] Denn diese gehört, so wäre zu vermuten, zu dem

283 Stegmaier zählt Za bzw. den Gedanken der ewigen Wiederkehr des Gleichen zu den Gründen, die die ‚Fröhlichkeit' von Nietzsches Wissenschaft ausmachen, während er die ‚Fröhlichkeit' oder ‚Heilung' des Januarius nicht, oder zumindest nicht explizit, in Bezug zum Zarathustra setzt. Hinsichtlich der Frage der Fröhlichkeit der Wissenschaft schreibt er über die ewige Wiederkehr des Gleichen: „Aber wie kann Wissenschaft oder Philosophie ‚fröhlich' sein? Als Nietzsche 1887 den vier Büchern der FW sein fünftes hinzufügte, nannte er das Ganze ein ‚*Erlebnis*', das Erlebnis einer neuen Stimmung: ‚Uebermuth, Unruhe, Widerspruch' sei darin und besonders ‚Dankbarkeit', Dankbarkeit für eine ‚Genesung', seine ‚Genesung'. Er hatte im Sommer 1881 zunächst Spinoza als ‚*Vorgänger*', dann den Gedanken der ewigen Wiederkehr

Prozess der Bewältigung der Krankheit, auf die Nietzsche deutlich anspielt. Seine späte Behandlung von Krankheit und Gesundheit würde damit nicht zuletzt auf den Erfahrungen mit der Schaffung des Zarathustra-Buches beruhen. Wolfram Groddeck schlägt vor, Nietzsches ‚Genesung‘ und die Periode nach Za in engem Zusammenhang zu sehen:

> Zu Beginn der „Vorrede zur zweiten Ausgabe“ heißt es, „[d]iesem Buche thu[e] vielleicht nicht nur Eine Vorrede noth“, um das Ausmaß der „Genesung“ deutlich zu machen […]. Wenn man sich auf die Euphorie des Vorwortes einläßt […] so könnte einen der Verdacht beschleichen, daß hiermit nicht (oder jedenfalls nicht nur) von der „Fröhlichen Wissenschaft“ *vor*, sondern vielmehr von ihrem Zustand *nach* „Also sprach Zarathustra“ die Rede sei. So als hätten das Buch und sein Autor das Kapitel ‚Der Genesende‘ aus dem dritten Zarathustra schon hinter sich gehabt. (Groddeck 1997, 196)

Diese Deutung lässt sich durch Nietzsches Formulierung in einem Brief an Köselitz vom 6. April 1883 belegen:

> Sie glauben, lieber Freund, es nicht, w a s für einen Überschuß von Leiden mir das Leben abgeworfen hat, in allen Zeiten, von f r ü h e r Kindheit an. Aber ich bin ein Soldat: und dieser Soldat ist zuguterletzt noch der V a t e r Zarathustra's geworden! Diese Vaterschaft war seine Hoffnung; ich denke, Sie empfinden jetzt den Sinn des Verses an den Sanctus Januarius, „der du mit dem Flammenspeere meiner Seele Eis zertheilt, daß sie brausend nun z u m M e e r e i h r e r h ö c h s t e n H o f f n u n g **eilt**“ – –/Und auch den Sinn der Überschrift „incipit tragoedia“. –. (Nietzsche an Heinrich Köselitz, 6. April 1883, KGB III/1, Bf. 401)

Dieser Brief ist zentral:[284] In ihm findet man nicht nur den Hinweis auf den ‚Sanctus Januarius‘ gemeinsam mit dem Hinweis auf Za, sondern auch die Verknüpfung der angekündigten ‚tragoedia‘ mit dem Za.

Nietzsche selbst erklärt das Motto von 1882 öffentlich ganz am Ende seiner Schriften, wenn er in dem Abschnitt „Die fröhliche Wissenschaft“ von EH den Sinn des ‚Sanctus Januarius‘ so darstellt: „Was hier ‚höchste Hoffnung‘ heisst, wer kann darüber

---

des Gleichen entdeckt (oder wiederentdeckt), von dem er dann auch seinen Zarathustra ‚genesen‘ lässt und sich nun ohne jede Ablenkung allein seiner *‚Aufgabe‘*, seinem ‚Eins ist noth‘ widmet. […]. Doch es waren neue körperliche Martern gekommen, die ihn in die Verzweiflung trieben; die Reise von Sils-Maria zum Winterquartier in Genua war zu einer Qual geworden. Und doch war ein wunderschöner Januar gekommen, nach dem Nietzsche dann das IV. Buch der FW beschrieb (‚Sanctus Januarius‘) […]. Im Text des V. Buches nimmt Nietzsche die Formel ‚gaya scienza‘ wieder auf, nun aber als ‚meine geheime Weisheit und gaya scienza‘ (FW 377). Von ‚fröhlicher Weisheit‘ hat er zuvor seinen Zarathustra sprechen lassen“, Stegmaier 2012, 26–28. Seinerseits weist Groddeck auf den Zusammenhang zwischen der ‚höchsten Hoffnung‘, dem letzten Aphorismus des vierten Buchs und dem Anfang von Za hin, vgl. Groddeck 1997, 186. Worauf Nietzsche im Motto mit Zarathustras Untergang hofft, wird jedoch in Groddecks Kommentar nicht deutlich.

284 In Schriften wie beispielsweise Groddecks „Die ‚neue Ausgabe‘ der ‚Fröhlichen Wissenschaft‘“, Sebastian Kaufmanns „Die letzte Entscheidung über den Text zwingt zum scrupulösesten ‚Hören‘ von Wort und Satz“ oder Stegmaiers *Nietzsches Befreiung der Philosophie*, die allesamt für die Kommentierung der FW und die Darstellung ihrer Textgenese wie auch für das Verständnis ihres fünften Buches und ihres Mottos einschlägig sind, findet man keine zitierte Passage aus diesem zentralen Brief.

im Zweifel sein, der als Schluss des vierten Buchs die diamantene Schönheit der ersten Worte des Zarathustra aufglänzen sieht?" (EH, Die fröhliche Wissenschaft). In dem Brief sowie in EH macht er deutlich, dass Zarathustra seine Hoffnung zum Ausdruck bringt. Worauf er aber hofft, wird dann in der Vorrede der neuen Ausgabe von FW erklärt. In dieser Beziehung beleuchtet der Brief einen weiteren Aspekt, der sich nicht in EH finden lässt: Nietzsche deutet ein Leiden an, das durch Zarathustras Ankunft beendet wird. Der Ausdruck ‚incipit tragoedia' scheint mit dem Ende eines solchen geistigen Schmerzes in Zusammenhang zu stehen. Solchen Ausdruck ‚incipit tragoedia', den Nietzsche auch auf Deutsch und insgesamt dreimal in FW verwendet, interpretiere ich hier als Zeichen einer höheren Gesundheit, die mit neuen Werten einhergeht.[285] Die Charakterisierung des Januarius im Motto verweist auf seine Hoffnung, die auch in der Vorrede der FW auftritt und die eine wichtige Rolle bei ihrem Verständnis spielt. In dem Paratext *hofft* er auf Gesundheit; allerdings ist hier der Hinweis nicht so klar. Nietzsche schreibt in dem Motto über seine eigene Verfassung, die er als Eis seiner Seele bezeichnet. In der Vorrede gebraucht er Winter und Tauwind auf ähnliche Weise als Metaphern. Wie bereits in 1.2.4 erläutert wurde, repräsentiert der Winter die Krankheit, während das Aprilwetter, im Motto die Flammen des Januarius, die Eroberung einer stärkeren Gesundheit darstellt. Der ‚schönste Januarius' bewirkt, dass das Eis seiner Seele sich zerteilt, und dies erweckt seine Erwartung auf eine zunehmende Heilung. Der Januar 1882 bringt Nietzsche die Hoffnung auf Gesundheit, wie er es erneut vier Jahre später in der Vorrede ausdrückt.

Zarathustra wird zur Hoffnung auf eine große Gesundheit für die Menschen und auf die ersten Schritte Nietzsches zur Bewältigung der Krankheit. Zarathustra wird nicht nur zum Lehrer der ewigen Wiederkunft und des Übermenschen, sondern symbolisiert auch Nietzsches persönliche Vorstellung seines Siegs über die Romantik. Man könnte daher behaupten, dass dieses Buch eine radikale Änderung in seiner Philosophie repräsentiert, da er in ihm sehr viel deutlicher als zuvor mit der Metaphysik, aber auch mit einigen seiner wesentlichen bisherigen Ideen bricht.[286] Auf diese Weise findet er seinen Weg in der Philosophie, „den Weg zu [ihm] selbst" (MA II, Vorrede 4), was an sich schon ein Merkmal der ‚Genesung' ist. Und auf welche Weise inszeniert er die Hoffnung auf eine stärkere Gesundheit? Er belastet sich mit dem „grösste[n] Schwergewicht" (FW, Das grösste Schwergewicht), nämlich dem Gedanken der ewigen Wiederkehr.[287] Nietzsche war sich schon im Jahre 1882 bewusst, was für eine Wendung Zarathustra für seine Philosophie bringen würde. Es ist Zarathustras erstes öffentliches Auftreten, und Nietzsche widmet ihm nichts Geringeres als die Schlussrede der ersten

---

285 Vgl. auch 1.2.4.

286 Vgl. 1.1. Nietzsche äußert in verschiedenen Briefen von 1885/1886 den Gedanken oder das Gefühl, dass Za das alles einschließt.

287 Wie in 1.2.3 erläutert wurde, gelingt dem Individuum die Zurückgewinnung der Gesundheit, wenn es sich stärker belastet. Dazu vgl. MA II, Vorrede 4. Nach dieser Argumentation ist der Gedanke der ewigen Wiederkehr, gerade weil er so schwierig und herausfordernd ist, ein idealer Stimulus für die Kräfte der ‚Genesung'.

Edition der FW. Zarathustra stellt im vierten Buch der FW Nietzsches Empfindung seiner eigenen Erholung dar: Nur durch seine *neuen Tafeln* und das Predigen der ewigen Wiederkehr kann er den Anfang eines gesünderen Stadiums einläuten. Nietzsche verweist hiermit auf den bevorstehenden vollständigen Bruch mit allen Ideen und Werten, die nicht zu seinen eigenen passen. Za wird für ihn im Leben und Denken so bedeutsam, dass er diese Ansicht bis zu seinen letzten Werken beibehält. In EH äußert er: „Innerhalb meiner Schriften steht für sich mein Zarathustra. Ich habe mit ihm der Menschheit das grösste Geschenk gemacht. Dies Buch [...] ist nicht nur das höchste Buch, das es giebt [...] es ist auch das tiefste“ (EH, Vorwort 4).

Zarathustra selber, d. h. der „Typus“ (EH, Also sprach Zarathustra 2) Zarathustra, ist der Repräsentant einer vollständigen Gesundheit; „seine physiologische Voraussetzung“ (EH, Also sprach Zarathustra 2) ist das, was Nietzsche „die grosse Gesundheit“ (EH, Also sprach Zarathustra 2) nennt. Diese fiktive Figur stellt aber auch Nietzsches ersten Versuche dar, den schlechten Pessimismus in seinem Leben zu beherrschen, und ist damit mehr als nur eine literarische Gestalt, sondern die äußere Manifestation des Bewältigungsprozesses, der sich in Nietzsches Innern vollzieht. Der Autor als dessen Schöpfer wird zu dem philosophischen Arzt,[288] der die neuen Werte der Gesundheit in die Philosophie bringt. So beginnt er seinen Erholungsweg. Er beendet das vierte Buch der FW, indem er auf „Zarathustra’s Untergang“ (FW, Incipit tragoedia) zu den Menschen nach einer langen Zeit in der Einsamkeit anspielt. Nietzsches Erfahrung der ‚Genesung‘ stellt auch den Schluss seines eigenen Alleinseins dar, ein Gefühl, das der freie Geist im Prozess der Loslösung erlebt und an dem er stark leidet.[289]

2.9.2 Die Mottos

Es werden im Folgenden die Mottos der ersten und der zweiten Ausgabe der FW analysiert. Das Motto von 1882 lautet:

> Dem Dichter und Weisen sind alle Dinge
> befreundet und geweiht, alle Erlebnisse nützlich,
> alle Tage heilig, alle Menschen göttlich. (FW, Motto der Ausgabe 1882, KSA 3, S. 343)

Diese Aussagen übernimmt Nietzsche von Ralph Waldo Emerson; sie haben für ihn wahrscheinlich, wie es Groddeck ausdrückt, „eine ganz private Bedeutung“ (Groddeck 1997, 198). Über Emerson schreibt Nietzsche bereits ein Jahr zuvor in einer nachgelassenen Aufzeichnung, die ihn dann selbst so sehr provoziert, dass er die Notwendigkeit fühlt, ihren Inhalt aufzugreifen und ihm im neuen Motto der FW zu widersprechen. Die Aufzeichnung lautet: „Emerson/Ich habe mich nie in einem Buch so zu Hause und in

288 Vgl. FW, Vorrede 2.
289 Vgl. 1.2.1 und 1.2.2.

meinem Haus gefühlt als – ich darf es nicht loben, es steht mir zu nahe“ (NL 1881, KSA 9, 12[68]), während Nietzsche im Motto von 1887 schreibt:

> Ich wohne in meinem eignen Haus,
> Hab Niemandem nie nichts nachgemacht
> Und – lachte noch jeden Meister aus,
> Der nicht sich selber ausgelacht (FW, Motto der Ausgabe 1887, KSA 3, S. 343)

Der Bezug im letzten Motto auf die nachgelassene Aufzeichnung ist deutlich, unklar ist aber, warum Nietzsche die Aufzeichnung fünf Jahre später aufgreift, nur um ihre Aussage zu bestreiten. Bestimmte Passagen der Vorreden von 1886/1887 sowie eine der nachgelassenen Aufzeichnungen, die zur Vorbereitung für die Vorrede von MA II diente, können hierzu Aufschluss geben.

Der Zusammenhang zwischen der nachgelassenen Aufzeichnung über Emerson von 1881 und dem Motto der neuen Ausgabe der *Fröhlichen Wissenschaft* ist aufschlussreicher als der zwischen den Mottos der beiden Ausgaben. In der nachgelassenen Aufzeichnung drückt Nietzsche aus, dass er sich in Emersons philosophischen Ideen wiederfindet.[290] Auf diese Weise fühlt er sich, als ob er ‚zu Hause‘ wäre: „Sage Deiner lieben Frau, daß ich Emerson wie eine Bruder-**Seele** empfinde“ (Nietzsche an Overbeck, 24. Dezember 1883, KGB III/1, Bf. 477). Einige Jahre später versucht Nietzsche jenem Gefühl zu widersprechen, und so beginnt das Motto bzw. die letzte Ausgabe der FW mit der Behauptung: „Ich wohne in meinem eignen Haus“ (FW, Motto 1887).

Als ein mögliches Interpretationsinstrument des Mottos von 1887, das von anderen Nietzsche-Forschern noch nicht in Betracht gezogen wurde, möchte ich die Intertextualität der Vorreden hervorheben, da dieses Merkmal hier die Struktur von FW und die Geschichte hinter dem Motto aufklären kann. Es wurde in den vorigen Kapiteln die Bedeutung der Loslösung als konstitutiver Schritt in der Erfahrung der Krankheit des freien Geistes erklärt. Jenen Loslösungsprozess drückt Nietzsche, wie es typisch für seine Philosophie ist, durch Metaphern aus. Wesentliche Symbole für die romantische Krankheit werden von ihm in den Vorreden von MA I und MA II verwendet: „hier“, „zu Hause“, „bei sich“ bleiben (MA I, Vorrede 3 und 5), „Pflicht“ (MA I, Vorrede 3), „ausser sich“ sein (MA I, Vorrede 5), u. a. Das Zugehörigkeitsgefühl zur Romantik stellt die gemütliche, aber stille und gefährliche Empfindung dar, die ihn einnimmt und davon zurückhält, mit dem Krankheitszustand zu brechen. Das Zu-Hause-Gefühl repräsentiert auch ein Gefühl der Fremdheit, denn der freie Geist befindet sich unter dem Einfluss uneigentlicher Werte. Darum betont Nietzsche, dass das Individuum sich mit seiner eigenen Aufgabe auseinandersetzen muss,[291] um die ‚Genesung‘ zu erlangen. So beginnt die „Entfremdung“ (MA I, Vorrede 3), d. h. der Weg zur Trennung des freien Geistes von seinen bisherigen Gewohnheiten und seinem Umfeld, bis er seine Krankheit beherrscht und transfiguriert hat. Nietzsches Bedürfnis, seine Befreiung von allen fremden Werten

290 Vgl. Groddeck 1997, 198.
291 Vgl. dazu MA I, Vorrede 2, KSA 2, S. 16 – 17; MA II, Vorrede 4 und hier 1.2.3.

und philosophischen Ideen zu zeigen, ist so stark, dass er es ganz zu Beginn der neuen Ausgabe der FW artikuliert; und dies richtet sich sogar gegen einen Philosophen, den er als seine „Bruder-Seele“ beschreibt. Nietzsche will dem Leser in den Vorreden von 1886/1887 seine philosophische Selbstentwicklung aufzeigen.[292]

Das Thema der Loslösung und der Suche nach den eigenen Werten wird in den ersten zwei Versen des Mottos offensichtlich. Die zwei letzten Verse fügen zur Loslösung das Lachen als Fähigkeit des freien Geistes hinzu. Im *Versuch einer Selbstkritik* führt Nietzsche das Lachen als explizite Antwort auf die Romantik an,[293] was sich auch als Hinweis auf den Anfang der „parodia“ (FW, Vorrede 1) der gesamten metaphysischen Entwicklung der Philosophie verstehen lässt. Über die Reaktion des „Willen[s] zum freien Willen“ (MA I, Vorrede 2) schreibt er ebenfalls in der Vorrede von MA I: „Mit einem bösen Lachen dreht er [der freie Geist] um, was er verhüllt, durch irgend eine Scham geschont findet: er versucht, wie diese Dinge aussehn, wenn man sie umkehrt“ (MA I, Vorrede 2). Das Lachen wird daher zum Zeichen der Befreiung eines Willens von fremden Werten.

Nietzsche hatte das Motto der neuen Ausgabe der FW ursprünglich als Abschluss der neuen Vorrede von MA II vorgesehen. Um das Motto genauer zu verstehen, wird im Folgenden die Aufzeichnung Nachlass 1886, KSA 12, 6[4], S. 232–234 – ein vorbereitender Text für die Vorrede von MA II – betrachtet. Die Aufzeichnung endet mit den gleichen vier Versen, die Nietzsche für das Motto der Ausgabe von 1887 der FW verwendet. Die vier Verse in der nachgelassenen Aufzeichnung spielen in ihrem gesamten Kontext die Rolle eines erläuternden Beispiels. Bestimmte Passagen der Aufzeichnung werden von Nietzsche wortgetreu in die Vorrede von MA II übernommen; andere Passagen finden sich dort nicht wieder, sind jedoch relevant, um das Geschehen der Krankheit und der ‚Genesung‘ sowie das Motto der neuen Ausgabe der FW zu verstehen. Bedeutsam ist die Erwähnung Zarathustras, die Nietzsche in der Vorrede von MA II auslässt:

> Was ihm [dem Buch MA] zu Grunde liegt, Gedanken, erste Niederschriften und Hinwürfe aller Art, das gehört meiner Vergangenheit an: nämlich jener räthselreichen Zeit, in der „Also sprach Zarathustra“ entstand: es dürfte schon um dieser Gleichzeitigkeit willen nützliche Fingerzeige zum Verständnisse des eben genannten schwerverständlichen Werkes abgeben. Namentlich auch zum Verständnisse seiner Entstehung: mit der es etwas auf sich hat. Damals dienten mir solcherlei Gedanken sei es zur Erholung, sei es als Selbstverhör und Selbstrechtfertigung inmitten eines unbegrenzt gewagten und verantwortlichen Unterfangens [...]. Für meinen Sohn Zarathustra verlange ich Ehrfurcht; und es soll nur den Wenigsten erlaubt sein, ihm zuzuhören. Über mich dagegen seinen „Vater“ — darf man lachen, wie ich selbst es thue: das gehört Beides sogar zu meinem Glücke. Oder, um einer Redensart <mich> zu bedienen, <die> über meiner Hausthür steht, und alles Gesagte noch einmal kurz zu sagen:/ich wohne in meinem eignen Haus,/hab Niemandem nie nichts nachgemacht,/und lachte noch jeden Meister aus,/der nicht sich selber — ausgelacht. (NL 1886, KSA 12, 6[4], S. 233–234)

292 Vgl. 1.1.

293 Vgl. 1.2.1.

Im ersten Teil des Zitates findet man einen Gedanken über den Zusammenhang seines gesamten sonstigen Werkes mit Za, den Nietzsche in mehreren Briefen dieser Zeit anführt:[294] Alle seine Schriften vor – und auch nach! – Za sollen als Annäherungen an dieses Werk gelten und zu dessen tieferem Verständnis hinführen. Auf diese Weise behauptet er in dieser nachgelassenen Aufzeichnung, dass es auch in MA I bestimmte „Fingerzeige" (Nachlass 1886, KSA 12, 6[4]) zum „schwerverständlichen" (Nachlass 1886, KSA 12, 6[4]) Za gibt. Wichtig ist auch die Betonung nicht nur des Verständnisses von Za, sondern auch die Hervorhebung seiner Entstehung: Die damaligen Gedanken, die Nietzsche zu dessen Genese anführt und in diesem Buch enthalten sind, wirken heilsam auf ihn. Za stellt daher in Nietzsches Leben die Hoffnung auf die Rückgewinnung der Gesundheit dar, nachdem er infolge der Trennung von der Romantik lange Jahre in Einsamkeit verbracht hatte.

Der letzte Teil jener nachgelassenen Aufzeichnung verweist auf die vom befreiten Menschen entwickelte Fähigkeit, die großen Meister auszulachen.[295] Nietzsche lacht die Meister aus, die klar den Pessimismus darstellen, weil er sich nun von ihrer negativen Auslegung des Lebens löst und damit seine persönliche Bewältigungsfähigkeit unter Beweis stellt – im Gegensatz zu jenen Individuen, denen es an der Fähigkeit mangelt, das Leben als transfigurativen Akt zu verstehen. Es ist nicht zufällig, dass Nietzsche sich dafür entscheidet, das Motto der Vorrede der FW und nicht der Vorrede von MA II voranzustellen. Anschließende an die Vorrede der FW von 1887 beginnt das erste Buch mit dem ersten Aphorismus des Jahres 1882 mit dem Titel „Die Lehrer vom Zwecke des Daseins". In diesem Aphorismus stellt er das Lachen als ein Können des Individuums in den Vordergrund: „Ueber sich selber lachen, wie man lachen müsste, um aus der ganzen Wahrheit heraus zu lachen, — dazu hatten bisher die Besten nicht genug Wahrheitssinn und die Begabtesten viel zu wenig Genie! Es giebt vielleicht auch für das Lachen noch eine Zukunft!" (FW 1, Die Lehrer von Zwecke des Daseins)

Nietzsche stellt hier das Lachen als Akt der Befreiung des Individuums von den Lehrern dar, die nur die vernünftigen Zwecke im Leben verfolgen. Es ist in diesem Aphorismus wesentlich, dass er sich das Lachen und die Weisheit der Zukunft zusammen vorstellt, was eben seiner Vorstellung einer fröhlichen Wissenschaft[296] entspricht: „Vielleicht wird sich dann das Lachen mit der Weisheit verbündet haben, vielleicht giebt es dann nur noch ‚fröhliche Wissenschaft'" (FW 1, Die Lehrer von Zwecke des Daseins). Der Lehrer wünscht aber weder diese Art von Wissenschaft, noch diese Art von Menschen: „Ja! er will durchaus nicht, dass wir über das Dasein lachen, noch auch über uns, — noch auch über ihn" (FW 1, Die Lehrer von Zwecke des Daseins). Das Unvermögen solcher Personen zu lachen ist von Nietzsche bereits in der ersten Ausgabe

294 Vgl. 1.1.

295 Vgl. 1.2.1. Zum Lachen und zur Bedeutung von „Fröhlichkeit" vgl. Werner Stegmaier 2012, 29–30; über das Verlachen der großen Meister und der ‚Wahrheit' vgl. Stegmaier 2012, 31–60. Zum gleichen Thema vgl. auch Zittel 2015, 56–58. Über das Lachen in Nietzsches Philosophie siehe auch Siemens und Hay 2015.

296 Vgl. Stegmaier 2012, 29–31.

problematisiert worden: Damals war es ein Kennzeichen der Lehrer der Zweckmäßigkeit,[297] während es im Motto von 1887 wahrscheinlich Wagner und Schopenhauer zukommt.[298] Zwischen der Figur der Meister von 1887 und derjenigen der Lehrer scheint der Unterschied daher nicht groß zu sein. Dass Nietzsche die Vorrede zu FW und nicht diejenige zu MA II als Ort für dieses Motto auswählt, ist nicht sehr überraschend, wenn man seinen Versuch betrachtet, der FW Kontinuität zu geben. Das Buch beginnt im Jahr 1882 mit der wichtigen Rolle des Lachens: Nietzsche erklärt, wie die Beziehung des freien Geistes zur Wissenschaft gestaltet sein soll. Der erste Aphorismus der FW entspricht dem Motto und wirkt als Verkettung beider Teile des Buchs fünf Jahre später. Dies erweckt den Eindruck eines Zusammenhangs und nicht einer Zersplitterung.

Durch die Intertextualität der fünf Vorreden von 1886/1887 sind wir in der Lage, Nietzsches Erfahrung – die auch das Erlebnis des freien Geistes ist – mit dem Rätsel seines Krankheits- und ‚Genesungsprozesses' zu verknüpfen. Die Loslösung findet statt, wenn der Geist von der Krankheit absieht und sie mit aller Macht bekämpft, indem er in ihr eine beständige innere Kraft findet. Dies lässt Nietzsche klar in den fünf Paratexten durchscheinen, besonders in denen von MA I und MA II: Der Geist auf der Suche nach seiner Befreiung kann nicht „zu Hause" (MA I, Vorrede 3) bleiben, sondern muss seinen eigenen Weg finden. Die Vorreden für die neuen Ausgaben für die GT, M, MA I und II und die FW sind Nietzsches Ausdruck eines offenbar schon gemeisterten Kampfes gegen die romantische Krankheit und folglich des Vollzugs der ‚Genesung'. Die Zeit vor MA I – oder *Richard Wagner in Bayreuth* – entspricht der romantischen Krankheit. Die Trennung, die Nietzsche als extreme Einsamkeit beschreibt, kommt dann mit MA I, der Entfremdung des freien Geistes und der Transfiguration des Zu-Hause-Gefühls. Diese Zeit ginge bis zum ‚Sanctus Januarius', d.h. bis zu Zarathustras Genese. In dieser Periode seines Lebens fühlt Nietzsche die Hoffnung auf eine stärkere Gesundheit, was als deren langsame Rückgewinnung verstanden werden kann. Die Konsolidierung eines solchen Gesundheitsgefühls ereignet sich nach Za und wird von Nietzsche in den Vorreden deutlich dargestellt.

Nietzsche charakterisiert die Erlebnisse vor Za in einem Brief an Lou von Salomé: „Teubner sandte die drei ersten Druckbogen der ‚fröhlichen Wissenschaft'; und zu al-

---

297 Vgl. FW 1, Die Lehrer vom Zwecke des Daseins.

298 In der nachgelassenen Aufzeichnung, die zur Vorbereitung der Vorrede von MA II dient, beschreibt Nietzsche die Zeit seiner Befreiung von Schopenhauer und Wagner ähnlich wie im endgültigen Text: „Als ich meine Dankbarkeit gegen meinen ersten und einzigen Erzieher, gegen Arthur Schopenhauer ausdrückte — ich würde sie jetzt noch viel stärker ausdrücken — war ich für meine eigne Person mitten in der moralistischen Scepsis und Auflösung drin und glaubte bereits an „gar nichts mehr", wie das Volk sagt, auch an Schopenhauer nicht: eben in jener Zeit entstand ein geheim gehaltenes Schriftstück „über Wahrheit und Lüge" im außermoralischen Sinne [...]. Meine Festrede zu Ehren Richard Wagners, bei Gelegenheit seiner Bayreuther Siegesfeier — Bayreuth bedeutet den größten Sieg, den je ein Künstler errungen hat — war zugleich ein Lossage- und Entfremdungs-Akt", NL 1886, KSA 12, 6[4]. Die Tatsache, dass Nietzsche diese nachgelassene Aufzeichnung mit der Sentenz über das (mangelnde) Lachen der Lehrer beendet (entspricht dem neuen Motto von FW), macht es plausibel, dass der Begriff sich auf Schopenhauer und Wagner bezieht.

ledem war gerade der allerletzte Theil des Manuscriptes fertig geworden und damit das Werk von 6 Jahren (1876—1882), meine ganze ‚Freigeisterei'! Oh welche Jahre! Welche Qualen aller Art, welche Vereinsamungen und Lebens-Überdrüsse!" (Nietzsche an Lou von Salomé, 3. Juli 1882, KGB III/1, Bf. 256). Bedeutend ist hier auch, wie Kaufmann erwähnt, der Klappentext der ersten Ausgabe der *Fröhlichen Wissenschaft:*

> Mit diesem Buche kommt eine Reihe von Schriften FRIEDRICH NIETZSCHE'S zum Abschluss, deren gemeinsames Ziel ist, *ein neues Bild und Ideal des Freigeistes* aufzustellen. In diese Reihe gehören: *Menschliches, Allzumenschliches.* Mit Anhang: Vermischte Meinungen und Sprüche./*Der Wanderer und sein Schatten.*/*Morgenröthe.* Gedanken über die moralischen Vorurtheile./*Die fröhliche Wissenschaft.* (Kaufmann 2015, 7)

Nietzsche selbst kennzeichnet hier eine Bücherreihe durch ein einziges Merkmal, nämlich durch die Befreiung des Geistes. Die von Nietzsche zwischen MA I und FW gesammelten Erfahrungen entsprechen also seiner Loslösungsbewegung. Za fungiert als Verknüpfung zwischen dieser Zeit und derjenigen des zurückeroberten Gefühls der Gesundheit, das sich nach seiner Niederschrift zu entfalten beginnt. Die Vorreden von 1886/1887 sind die Äußerung von Nietzsches Wohlbefinden und daher des spezifischen Kampfes gegen die Romantik. Es ist jetzt selbstverständlich geworden, dass er in dem neuen Motto der FW behaupten kann: „Ich wohne in meinem eignen Haus" (FW, Motto 1887).

Was also die persönliche Geschichte der Krankheit und der ‚Genesung' im Leben Nietzsches angeht, so gibt es nach seiner eigenen Schilderung zwei Perioden: die Vor- und die Nach-Zarathustra-Periode. Die Schaffung von Za symbolisiert für Nietzsche die Konkretisierung der lebensbejahenden Werte, die sich von der metaphysischen Geschichte der Philosophie unterscheiden. Seine Konzeptionen der ewigen Wiederkehr und des Übermenschen sind vielleicht die wichtigsten dieses Werkes; es beinhaltet jedoch eine Darstellung neuer Idee und Werte in Bezug auf die ganze Philosophie. Za führt den Leser auf eine andere philosophische Ebene, die dementsprechend in einer neuen philosophischen Sprache geschrieben ist.[299] Zarathustras Rückkehr zu den Menschen folgt dem Zweck, zu „verschenken und aus[zu]theilen" (FW, Incipit tragoedia und Za I, Vorrede I), also seine in der Einsamkeit entwickelte Weisheit zu verkünden. Seine ersten Schritte bestehen darin, den Menschen seine Weltanschauung zu predigen. Auf diese Weise nimmt sich Nietzsche den Raum, seine eigene Philosophie, die er durch die Loslösung und die Jahre der Krankheit hindurch ausgebildet hat und die er als Be-

---

299 In einem Brief an Schmeitzner vom 13. 2. 1883 bringt Nietzsche mit folgenden Worten zum Ausdruck, dass sein Buch keinem traditionellen Format folgt: „Es ist eine ‚Dichtung', oder ein fünftes ‚Evangelium' oder irgend Etwas, für das es noch keinen Namen giebt" (Nietzsche an Ernst Schmeitzner, 13. Februar 1883, KGB III/1, Bf. 375). Im Jahre 1886 schreibt er an Fritzsch: „— ein Ereigniß ohne Gleichen in der Literatur und *Philosophie* und Poesie und Moral usw." (Nietzsche an Ernst W. Fritzsch, 29. August 1886, KGB III/1, Bf. 740). Und in EH sagt Nietzsche darüber: „Man wird einmal sagen, dass Heine und ich bei weitem die ersten Artisten der deutschen Sprache gewesen sind — in einer unausrechenbaren Entfernung von Allem, was blosse Deutsche mit ihr gemacht haben" (EH,Warum ich so klug bin 4).

wältigung des Pessimismus vorstellt, auftreten zu lassen. Fast jeder Teil von Za trägt die Formel „Von + Artikel“, die Nietzsches Intention erkennen lässt, seine Gedanken in der Gestalt einer Rede darzustellen. Dieses Werk artikuliert für Nietzsche daher eine Wende, die bereits in MA I beginnt und die intrinsischen und bis zu diesem Zeitpunkt eroberten Werte seiner Philosophie zeigt.

Folglich stellt Za die Wiedergewinnung eines stärkeren Gesundheitsgefühls dar, aber das Werk bringt auch noch einen weiteren Neubeginn mit sich: Die Entfaltung seiner eigensten Philosophie. In einem Brief von Ende Juni 1883 an Carl von Gersdorff schreibt Nietzsche darüber:

> Was mich betrifft, so habe ich eine lange schwere Askese des Geistes hinter mir, die ich freiwillig auf mich nahm und die nicht Jedermann sich hätte zumuthen dürfen. Die letzten sechs Jahre waren in diesem Betracht die Jahre meiner größten Selbstüberwindung: wobei ich noch absehe von dem, was mich Gesundheit, Einsamkeit, Verkennung und Verketzerung überwinden ließ. Genug, ich habe auch diese Stufe meines Lebens überwunden [...]. Die Zeit des Schweigens ist vorbei: mein Zarathustra, der Dir in diesen Wochen übersandt sein wird, möge Dir verrathen, wie hoch mein Wille seinen Flug genommen hat. Laß Dich durch die legendenhafte Art dieses Büchleins nicht täuschen: hinter all den schlichten und seltsamen Worten steht mein tiefster Ernst und meine ganze Philosophie. Es ist ein Anfang, mich zu erkennen zu geben — nicht mehr! — Ich weiß ganz gut, daß Niemand lebt, der so Etwas machen könnte, wie dieser Zarathustra ist. (Nietzsche an Carl von Gersdorff, Ende Juni 1883, KGB III/1, Bf. 427)

Nietzsche beschreibt die Periode, die mit der Vorbereitung von MA I beginnt und bis zur Fertigstellung von Za andauert, als Jahre der ‚Selbstüberwindung‘, und hebt dabei die Worte ‚überwunden‘ und ‚vorbei‘ im Brief hervor. Er charakterisiert sein Leben so, als ob es insgesamt auf dieses Werk abgezielt hätte: Nietzsche hat seine „ganze Philosophie“ (Nietzsche an Carl von Gersdorff, Ende Juni 1883, KGB III/1, Bf. 427) in dieses Buch gegossen. Die Reden von Zarathustra entfalten daher seine tiefste Betrachtung der Welt.

Dass Za das Präludium zu seinen innerlichsten Gedanken und zu seiner Gesundheit ist, sagt er sehr klar in verschiedenen Briefen. Im selben Brief an Carl von Gersdorff betrachtet er Za als „ein[en] Anfang, [sich zu] erkennen zu geben“ (Nietzsche an Carl von Gersdorff, Ende Juni 1883, KGB III/1, Bf. 427). Am 7. April 1884 schreibt er an Overbeck: „Ich muß jetzt Schritt für Schritt durch eine ganze Reihe von Disciplinen hindurch, denn ich habe mich nunmehr entschlossen, die nächsten fünf Jahre zur Ausarbeitung meiner ‚Philosophie‘ zu verwenden, für welche ich mir, durch meinen Zarathustra, eine Vorhalle gebaut habe“ (Nietzsche an Franz Overbeck, 7. April 1884, KGB III/1, Bf. 504). Ein paar Monate später äußert Nietzsche etwas Ähnliches: „Ich bin überdies mit der Haupt-Aufgabe dieses Sommers, wie ich sie mir gestellt hatte, im Ganzen fertig geworden — die nächsten 6 Jahre gehören der Ausarbeitung eines Schema’s an, mit welchem ich meine Philosophie umrissen habe“ (Nietzsche an Köselitz, 2. September 1884, KGB III/1, Bf. 529). Za bedeutet im Leben und Denken Nietzsches eine neue philosophische Richtung, die er gleichzeitig als Hoffnung auf Gesundheit versteht. Dieses Werk erscheint daher als Vorgefühl eines Sieges über die Romantik und die Metaphysik. Wie Groddeck anmerkt, wird dieses Gefühl zunehmender Gesundheit in Nietzsches Leben auch in *Der*

Genesende im dritten Teil von Za dargestellt:[300] Dort erlebt Zarathustra die Krankheit – gefolgt von einer ‚Genesung' und Akzeptanz –, die dadurch entsteht, dass er die ständig wiederkehrenden metaphysischen Werte auf sich nimmt, und seine anschließende Aufgabe, sie durch seine Ideale zu ersetzen. Diese Zeit der ‚Genesung' ist nicht nur auf die Loslösung, Trennung und Zerstörung historisch gewachsener nihilistischer Perspektiven zurückzuführen, sondern auch auf die Artikulation eigener Werte, die als Leitfaden zu einem erfüllteren inneren Zustand dienen. Die These, Za als Angelpunkt von Nietzsches eigenem ‚Genesungsgefühl' zu betrachten, als ersten Schritt zu einer stärkeren Gesundheit, die die Krankheit allmählich beherrscht und verklärt, wird durch die Betrachtung von *Der Genesende* noch verstärkt.

Das vierte Buch der FW ist die Einführung der neuen Philosophie und Gesundheit, während sich Zarathustras Ankommen bzw. ‚Untergang' vollzieht. Diese bedeutsame Darstellung erklärt Nietzsche im dritten Teil der Vorrede der FW. Der Abschnitt beginnt mit dem Ausdruck der Dankbarkeit für die zum freien Geist gehörende Krankheit, die einen ständigen Transfigurierungs- und Bewältigungsprozess impliziert. So erklärt Nietzsche in der neuen Vorrede zur FW den Schmerz zum „Lehrmeister des g r o s s e n V e r d a c h t e s, der aus jedem U ein X macht, ein ächtes rechtes X, das heisst den vorletzten Buchstaben vor dem letzten…" (FW, Vorrede 3). Der Schmerz oder die Krankheit macht aus sich selbst (U) ein X, da es sich bei der ‚Genesung' (X) um eine Transformation handelt und die Krankheit der erste Schritt in diesem Prozess ist. Deswegen wird das X von Nietzsche als der vorletzte Buchstabe aufgefasst: Die Krankheit stellt nur den Anfang des Prozesses zur ‚Genesung' dar; ein vollständiges Gesundheitsgefühls ist nicht impliziert. Das Z wird folglich zum ersten Hinweis auf die stärkere Gesundheit, zum Präludium einer potenziellen Beherrschung der Krankheit. Und wenn man das Ende des vierten Buches der FW und die von Nietzsche in den Vorreden erzählte Geschichte seiner Krankheit insgesamt in Betracht zieht, ist leicht nachzuvollziehen, dass das Z das Zeichen für Zarathustra ist. Das X ist die Zeit vor Za, ist dessen Vorperiode in seinem Leben. Das X entspricht dem „grosse[n] Schmerz, jene[m] lange[n] langsame[n] Schmerz, der sich Zeit nimmt, in dem wir gleichsam wie mit grünem Holze verbrannt werden" (FW, Vorrede 3). Das X würde dann die Jahre der Loslösung umschließen, d. h. den Zeitraum von MA I bis zur ersten Ausgabe der FW. Die dem Z entsprechende Zeit stellt keine Empfindung einer verstärkten Gesundheit dar, sondern eine deutlichere Hoffnung auf deren Wiedererlangung. Er kann dieses Geschehen beim Zerteilen seiner „Seele Eis" (FW, Viertes Buch, Motto) spüren.

Nietzsche beendet den dritten Teil dieser Vorrede wieder mit der Betonung der entscheidenden Rolle der Krankheit:

> Der Reiz alles Problematischen, die Freude am X ist aber bei solchen geistigeren, vergeistigteren Menschen zu gross, als dass diese Freude nicht immer wieder wie eine helle Gluth über alle Noth des Problematischen, über alle Gefahr der Unsicherheit, selbst über die Eifersucht des Liebenden zusammenschlüge. Wir kennen ein neues Glück… (FW, Vorrede 3)

300 Groddeck 1997, 196.

Durch diese Beschreibung leitet er ein wichtiges Merkmal des ‚geistigeren' Menschen ein: Er ist ständig auf der Suche nach dem Schmerz bzw. der Transfiguration aller Krankheiten. Daher stellt für ihn ‚die Freude am X' die höchste der Freuden dar. Diejenigen Menschen, die in der Erkrankung eine neue Welt von eigenen Möglichkeiten entdecken und sie als Brücke zu einer immer stärkeren Gesundheit erkennen, finden in der Krankheit eine Art Genuss, da sie in ihr den Ausgangspunkt für die letzte Befreiung des Geistes erkennen. Sie kommen in den Genuss einer erhabenen, transfigurativen Fähigkeit, die nicht alle Menschen ständig in die Tat umsetzen können und die den Romantikern gänzlich fehlt. Die Beschreibung solcher ‚geistigeren' Individuen ähnelt der Beschreibung der tragischen Menschen im Aphorismus 370.[301] Diese Menschen, die Nietzsche in FW 370 als dionysisch oder als tragische Pessimisten betrachtet, „verlangen" (FW, Was ist Romantik?) nach Zerstörung und Wandel. Ihre transfigurativen Kräfte sind so weit entwickelt, dass sie sie in Verwandlung entladen müssen. An diesem Punkt gründet sich eine solche Fähigkeit auf die eigenen Kräfte: Die ‚geistigeren' oder dionysischen Menschen genießen einen Überschuss an „zeugenden" (FW, Was ist Romantik?) Kräften.

Mit einer ähnlichen Beschreibung beendet Nietzsche die Vorrede von MA II: Es gibt einen „Willen zum Tragischen" (MA II, Vorrede 7), der ein Zeichen der eigenen Kräfte ist. „Man fürchtet, mit diesem Willen in der Brust, nicht das Furchtbare und Fragwürdige, das allem Dasein eignet, man sucht es selbst auf" (MA II, Vorrede 7). Der „vergeistigtere" (MA II, Vorrede 7) Wille in der Vorrede der FW ist eine weitere Bezeichnung für den ‚Willen zum Tragischen', d.h. für den dionysischen Menschen. Die Beschreibung des dionysischen Menschen im fünften Buch der FW gliedert den letzten Aphorismus *Die grosse Gesundheit*. In diesem vollendet Nietzsche, wie bereits angedeutet, die Darstellung seines Ideals von Gesundheit.[302] Wieder tritt in diesen Schriften von 1886/1887 die Idee eines Individuums auf, dessen erhöhte Fähigkeiten auf seinen Asimilations- und Transfigurationskräften beruhen und der daher mit „Allem spiel[en]" kann (FW, Die grosse Gesundheit), sogar mit den wichtigsten gesellschaftlich verankerten Werten.

An dieser Stelle wird Nietzsches Beweggrund klar: Er will das Motto sowie das fünfte Buch als Bestandteile der FW veröffentlichen. Za spielt bei dieser Entscheidung die zentrale Rolle; das Werk repräsentiert die neu erlangten philosophischen Perspektiven und Werte in seinem Leben. Dies stellt auch den Anfang der Züchtung einer anderen Art von Gesundheit dar: Mit den Ideen der ewigen Wiederkunft und des Übermenschen erreicht Nietzsche den Höhepunkt seiner Loslösung, da sie das ‚schwerste Gewicht' bedeuten. Sein Kompromiss einer auf das irdische Leben und die Gesundheit hin orientierten Philosophie kennzeichnet die Periode *nach* Za,[303] die eine Gegenbewegung zur Krankheit entfaltet. Indem das vierte Buch der alten Ausgabe der FW den Auftritt Zarathustras enthält, verspricht es bereits all jene Fortschritte.

301 Vgl. FW, Vorrede 3 und hier 2.5.

302 Vgl. 1.2.4.

303 Vgl. Groddeck 1997, 195–196.

Das Motto der neuen Ausgabe ist eine Aussage über den von Nietzsche beschrittenen Weg der Loslösung bis zur Entdeckung seines ‚eigensten' Gedankens. Das fünfte Buch enthält im Aphorismus 370 die kategorische Klassifizierung der zwei Arten von Pessimismus und dementsprechend die klare Unterscheidung zwischen Krankheits- und Gesundheitsereignissen. Der Aphorismus 382 erklärt das Streben nach einem Ideal des menschlichen Wohlgefühls im Leben. So passen das Motto der zweiten Ausgabe sowie das fünfte Buch der FW aufgrund ihrer ganzen Natur eher zu dieser Schrift als zu einer anderen. Das Werk gestaltet sich daher als die deutlichste Inszenierung des ‚Genesungsgeschehens' im Leben seines Autors. Die erste Ausgabe von 1882 entspricht einem Nietzsche, der sich der Gesundheit annähert, da sein Za zu diesem Zeitpunkt latent ist. Die zweite Ausgabe, veröffentlicht im Jahr 1887, zeigt in der Vorrede sowie auch im fünften Buch einen Nietzsche, der schon feste ‚Schritte' in einer gestärkten Gesundheit gemacht hat. Dieses Ereignis spiegelt die Saturnalien „eines Geistes" (FW, Vorrede 1), der geduldig auf sie gewartet hat und jetzt einen Sieg über die Krankheit verzeichnen kann. Auf diese Weise stellt die gesamte FW Nietzsches Erfahrung der ‚Genesung' dar. Im Widerspruch zu Groddecks berühmter Interpretation der Dualität der FW wird die Geschichte des Werkes in der vorliegenden Arbeit so verstanden, dass seine zwei Ausgaben die von Nietzsche beschriebenen Krankheits- und Gesundheitsprozesse einschließen. Groddeck behauptet, dass es ab 1887 „*zwei* Fröhliche Wissenschaften" (Groddeck 1997, 185) gibt. Seine Auslegung beruht hauptsächlich auf einer stilistischen Lektüre, da „Nietzsches Prosa *nach* Zarathustra das emphatische Pathos, die weiten und angespannten Perioden oder die charakteristischen Häufungsfiguren, die zum virtuos gesteigerten Tempo der Texte wesentlich" (Groddeck 1997, 186) beitragen, enthält. Diese Merkmale, die nach Groddeck aus der FW ein so besonderes Buch machen, fallen in der Tat ins Auge. Es wäre aber falsch, daraus abzuleiten, dass es sich hier um zwei unterschiedliche Bücher handelt. Nietzsches Absicht ist es, seine Erfahrungen mit Krankheit und ‚Genesung' zu inszenieren; und das macht die beiden Ausgaben zu einem einzigen Buch, das dadurch einen inneren Zusammenhang hat, dass Nietzsche in ihm seine Wahrnehmung und Analyse der Krankheits- und Gesundheitsereignisse darstellt. Hierbei zeigt er die Verwandlung seiner selbst und unvermeidlich auch die Verwandlung seiner Philosophie.

Teil III: **Die ästhetisch-dionysische Welt im späten Nietzsche**

3.1 Das Dionysische als Äußerung der Natur: Von der metaphysischen Auflösung zur Behauptung der Individuation im Bereich der Gesundheit

Im Folgenden werden die zwei Elemente, die im früheren Werk Nietzsches die Tragödie kennzeichnen, analysiert und mit ihrer Rolle in seiner späten Philosophie verglichen. Ich gehe hier von folgender Interpretation aus: Nietzsche stellt dem Leser in der GT und den Schriften dieser Zeit eine Welt vor, die reich an Kräften, aber für die menschliche Existenz gefährlich und kaum zu ertragen ist, da sie das Individuum mit seiner Auflösung bedroht. Das Apollinische wird dagegen als wirklicher Instinkt zum Leben und daher als Äußerung einer stärkeren Gesundheit verstanden. Nietzsches späte Auslegung des Themas behauptet das Dionysische weiterhin als Sammlung von Kräften, die aber diesmal mit einer höheren und ganz individuellen Gesundheit assoziiert wird. Durch diese Analyse wird deutlich, welche Funktion in Nietzsches Spätwerk der Gesundheit und dem dionysischen Künstler zukommt.

„Ja, was ist dionysisch?" fragt Nietzsche in *Versuch einer Selbstkritik* 4 und schreibt daraufhin, dass die Antwort sich in der GT befinde. Jene Frage bezieht sich auf eine zweite Frage, nämlich auf die Frage nach „de[m] Ursprung der Tragödie bei den Griechen" (GT, Selbstkritik 4), die er, wie bereits betont, als eine „schwere[] *psychologische*[] Frage" klassifiziert (GT, Selbstkritik 4, kursive Hervorhebung M. S.). Die Frage nach der Tragödie und ihren Elementen hat einen psychologischen Charakter, da sie darauf abzielt, das Verhalten der klassischen Griechen angesichts des Schmerzes zu verstehen:[304] Warum brauchte die griechische Kultur „das Verlangen nach dem Hässlichen"? (GT, Selbstkritik 4) Warum neigte der „gute strenge Wille des älteren Hellenen zum Pessimismus, zum tragischen Mythus, zum Bilde alles Furchtbaren, Bösen, Räthselhaften, Vernichtenden, Verhängnissvollen auf dem Grunde des Daseins?" (GT, Selbstkritik 4). Wieder ist der Leser hier mit der Frage des Pessimismus konfrontiert, die ihn unweigerlich in das Feld von Gesundheit und Krankheit versetzt. Aber gerade diese Tendenz zum Schmerz entsteht „aus der Lust, aus der Kraft, aus überströmender

304 Vgl. Eicke Brock 2016. Unter dem Untertitel „Der Schmerz macht den Psychologen" schreibt sie über die Rolle des Schmerzes im Denken und auch im Leben Nietzsches: „Wenn richtig ist, was Nietzsche über Leiden und Schmerz schreibt, dass nämlich ‚der grosse Schmerz [...] der letzte Befreier des Geistes' ist, wenn erst ‚jener lange und langsame Schmerz, der sich Zeit nimmt, in dem wir gleichsam wie mit grünem Holze verbrannt werden, [...] uns Philosophen [zwingt], in unsre letzte Tiefe zu steigen', wenn also, kurz gesagt, zutrifft, dass solcher Schmerz ‚uns *vertieft*' (FW Vorrede 3, KSA 3, S. 350), dann hängt der extraordinäre psychologische Spürsinn Kierkegaards und Nietzsches (und im Übrigen auch Jaspers') wesentlich mit ihrer Leidenserfahrung und Leidensfähigkeit zusammen", Brock 2016, 96. Die Behandlung und Analyse der Schmerzen in der Existenz des Individuums macht Nietzsche zum Psychologen.

 https://doi.org/10.1515/9783111340920-015

Gesundheit, aus übergrosser Fülle [?]" (GT, Selbstkritik 4).[305] Wenn Nietzsche 1886/1887 von dem tragischen oder starken Pessimismus spricht, bezieht er sich auf den Pessimismus eines Willens, der seine Kraft aus der Krankheit und aus der Assimilation und Transformation derselben schöpft. Die psychologische Frage nach dem Verhältnis des Individuums zum Schmerz ist daher die Leitfrage, nach der die beiden Arten des Pessimismus, der tragische und der romantische, zu bestimmen sind. Jenes psychologische Verhältnis definiert auch die plastische Fähigkeit jeder Person, mit der Krankheit umzugehen, und damit die Art ihrer Gesundheit.

Die Kennzeichnung des tragischen Pessimismus als Ausdrucksgeschehen der Gesundheit in den Vorreden von 1886/1887 macht es möglich, zu verstehen, dass die drei Referenzen in der FW auf den Anfang der Tragödie es mit der Verwirklichung der Gesundheit zu tun haben: Der Beginn der Tragödie ist zugleich der Anfang der Entwicklung einer volleren Gesundheit.[306] GT ist also die Charakterisierung der menschlichen Fähigkeit, den Schmerz des Lebens anzunehmen und ihn in etwas Erträgliches umzuwandeln, so dass die Tragödie letztlich ein Zeichen einer stärkeren plastischen Gesundheit ist. In *Versuch einer Selbstkritik* stellt Nietzsche dar, dass sie die Frucht einer auf das Schreckliche der Existenz vorbereiteten Kultur ist.[307] Doch erst in der FW entwickelt sie diese Bedeutung aufgrund ihrer Verbindung mit Zarathustra und dann mit der großen Gesundheit vollständig, wie wir an der Interpretation der Aussage ‚die Tragödie beginnt' gesehen haben. Über die Tragödie und ihre Verbindung mit der Gesundheit schreibt er deutlich in einer nachgelassenen Aufzeichnung von 1885: „in der Zeit der größten Fülle u. Gesundheit erscheint die Tragödie, aber auch in der Zeit der Nervenerschöpfung u Überreizung. Entgegengesetzte Deutung. – Bei W. ist bezeichnend, wie er schon dem Ring des Nibel. einen nihilistischen (ruhe u endesüchtigen) Schluß gab" (NL 1885, KGW IX, W I/8, S. 111, KSA 12, 2[113]). In Zeiten einer starken Kultur, die den guten Willen zum Pessimismus besitzt, erscheint die Tragödie als künstlerische Manifestation. Eine solche Kultur ist darauf vorbereitet, sich mit den schlimmen und schmerzvollen Situationen im Leben auseinanderzusetzen. Die Tragödie entsteht, wenn die Menschen mit dem Schmerzlichen und Kranken im Dasein umgehen können. Der Mangel an leiblicher Koordination, d. h. an Selbstregulation, kann jedoch, wie bereits erläutert, das Gegenteil hervorrufen: Dekadenz im Wagnerschen Sinne.

Nietzsche versteht das Dionysische und das Apollinische in der GT als unmittelbare Manifestationen der Natur, die sich auf den Menschen beziehen:

> Wir haben bis jetzt das Apollinische und seinen Gegensatz, das Dionysische, als künstlerische Mächte betrachtet, die aus der Natur selbst, ohne Vermittelung des menschlichen Künstlers, her-

305 Wieder lässt sich die Frage des Pessimismus in den fünf Vorreden von 1886/1887 und hauptsächlich im Aphorismus 370 von FW finden. Die Frage, die Nietzsche hier formuliert, kann deswegen eher als rhetorische Frage verstanden werden, die ihre Antwort schon in sich hat.

306 Vgl. hier 1.2.4 und 2.9.2.

307 Vgl. GT, Selbstkritik 1.

> vorbrechen [...]. Diesen unmittelbaren Kunstzuständen der Natur gegenüber ist jeder Künstler „Nachahmer“. (GT 2, KSA 1, S. 30)

Unter „Mächte [...] aus der Natur [...] ohne Vermittelung“ (GT 2, KSA 1, S. 30) versteht Nietzsche zwei Arten von Trieben im Menschen, die sich als physiologische Prozesse herausstellen: Traum und Rausch.[308] Wichtig ist hier, zu sehen, dass Nietzsche den „schönen Schein der Traumwelten“ (GT 1, KSA 1, S. 30) als eine Erzeugung jedes Menschen versteht,[309] während das Dionysische aus der Natur dringt und in ihm das Ur-eine seine Manifestation findet. Der Mensch wird auf diese Weise zum Kunstwerk der Natur und ihres tiefen Sinnes.[310]

In der Gruppe der nachgelassenen Aufzeichnungen von 1885, die als vorbereitende Schriften für den *Versuch einer Selbstkritik* gelten, betont Nietzsche seine frühere Idee, dass die Kunst von den Mächten der Natur stammt: „Wie weit reicht die Kunst ins Innere der Welt? {Und} Giebt es abseits vom ‚Künstler‘ {noch} künstlerische Gewalten?‘ Die{se Frage} war {wie man weiß} mein Ausgangspunkt: und ich sagte Ja zu der zweiten Frage; u zur ersten ‚die Welt {selbst} ist ~~{nur}~~ ~~eine Vision‘~~ {nichts als Kunst}“ (NL 1885, KGW IX, W I/8, S. 110; KSA 12, 2[119]). Die Tatsache, dass Nietzsche die Welt als ästhetisches Phänomen begreift, hängt gerade damit zusammen, dass er die apollinischen und dionysischen Manifestationen als Kräfte der Natur selbst versteht. Diese Sicht der Welt erhält er auch in seiner späten Philosophie aufrecht, aber zu ihr tritt die Theorie des Willens zur Macht hinzu. Zwar kann diese hier nicht detailliert interpretiert werden, aber es ist notwendig, einige ihrer Züge zu analysieren, um die von Nietzsche so genannte „dionysische Welt“ zu verstehen. Das Verhältnis zwischen der Welt als Willen zur Macht und dem Dionysischen wird von ihm in einer berühmten nachgelassenen Aufzeichnung von 1885 deutlich dargestellt. Sie lautet:

> – Und wißt ihr auch, was mir die Welt ist? Soll ich sie euch im Spiegel zeigen? Die{se} Welt: ein Ungeheuer von Kraft, ohne Anfang, ohne Ende, eine feste {eherne} Größe von Kraft ~~die~~ {welche} nicht größer, nicht kleiner wird, die sich nicht verbraucht, sondern nur ~~umsetzt~~ {ver-wandelt} als Ganzes unveränderlich groß, ein Haushalt ohne Einbußen u Ausgaben, aber ebenso ohne Zuwachs, ~~u.~~ {ohne} Einnahmen, vom „Nichts“ umschlossen als von seiner Grenze, {nichts Verschwimmendes

308 Vgl. GT 1, KSA 1, S. 26.

309 In der GT schreibt Nietzsche über den apollinischen Menschen: „Der schöne Schein der Traumwelten, in deren Erzeugung jeder Mensch voller Künstler ist“, GT 1, KSA 1, S. 26. Nietzsche setzt diesem Aspekt das Aufbrechen der Individualität in den vom Menschen erlebten dionysischen Prozessen entgegen. Wie in dieser Arbeit betont wird, ist dies ein wichtiges Merkmal, das Nietzsche in seiner späten Auffassung des dionysischen Künstlers ändert, vgl. 3.2.3.

310 In GT 1, KSA 1, S. 30 sagt Nietzsche hierzu: „Der Mensch ist nicht mehr Künstler, er ist Kunstwerk geworden: die Kunstgewalt der ganzen Natur, zur höchsten Wonnebefriedigung des Ur-einen, offenbart sich hier unter den Schauern des Rausches“. Dieser Aspekt, der mit der Konzeption einer Individualität verbunden ist, die der apollinischen Ebene angehört, entspringt dem frühen Einfluss der Metaphysik auf Nietzsches Philosophie. Dazu schreibt Jochen Schmidt: „Die Vorstellung, dass der Mensch in der Ekstase seinen Subjektstatus verliert und zum Objekt einer ihn überwältigenden Macht wird, überträgt N. hier auf eine Kunst- und Künstler-Metaphysik“, Schmidt 2012, 122.

> Verschwendetes} nichts unendlich Ausgedehntes, sondern als bestimmte Kraft eine{m} bestimmten Raume~~s~~ eingelegt, und nicht einem Raume, der irgendwo „leer" ist, son=dern {selber} weder voll, noch leer, vielmehr als Kraft überall, als Spiel von Kräften {u. Kraftwellen} hier sich häufend, dort sich mindernd, ein Meer in sich {selber} stür=mender u. fluthender Kräfte, ewig sich wandelnd, ewig zurücklaufend, ~~als~~ mit ungeheuren Jahren der Wiederkehr, mit einer Ebbe u. Fluth der Gestaltungen, aus den einfachsten in die vielfältigsten hinaustreibend, aus den stillsten kältesten einförmigsten {fort} in die glühendsten, wildesten, ~~viel~~ Sich- {selber} widersprechendsten, und ebenso {dann ~~wieder~~} aus der Fülle {~~wieder-~~heim} ~~zurück~~kehrend zum Einfachen, aus dem Spiel des ~~Kampf~~ Widersprüche {zurück ~~bis~~ zur} ~~in die~~ Lust des Einklangs, sich-selber bejahend noch in dieser Gleichheit seiner Jahre [...] diese meine dionysische Welt des {Sich ~~selber~~ ewig} Schaffens, u {Sich-ewig} Zerstörens" (NL 1885, KGW IX, W I/3, S. 94; KSA 11, 38[12])

Nach dieser Darstellung ist die dionysische Welt das Spiel der Kräfte, die schaffen und zerstören; sie ist der Ausdruck jeder Art von Wesen oder vielmehr Kraftorganisationen, die in ihrem Selbstvollzug diesen Tanz der Kräfte ausführen. Jede Art von Veränderung, egal ob es sich um einen Sieg und somit eine Zunahme von Kräften oder um eine Niederlage und eine Minderung handelt, wird in seiner Philosophie unter dem Aspekt des Willens zur Macht ausgelegt.[311] Die Verbindung zwischen dem Dionysischen und der Welt, die als eine Gesamtheit von Kräften interpretiert wird, ist bereits in der GT zu finden.

Das Apollinische als Darstellung der Figur, der Grenze, des *principium individuationis* ist das Element, das die Gestaltung der Formen erlaubt. Sein Gegenprinzip beschreibt Nietzsche so:

> Wenn wir zu diesem Grausen die wonnevolle Verzückung hinzunehmen, die bei demselben Zerbrechen des principii individuationis aus dem innersten Grunde des Menschen, ja der Natur emporsteigt, so thun wir einen Blick in das Wesen des Dionysischen, das uns am nächsten noch durch die Analogie des Rausches gebracht wird. (GT 1, KSA 1, S. 28)

Das Dionysische ist darüber hinaus Ausdruck der Naturgewalt in ihrer maximalen Pracht: „Im dionysischen Rausche, im ungestümen Durchrasen aller Seelen-Tonleitern bei narkotischen Erregungen oder in der Entfesselung der Frühlingstriebe äußert sich die Natur in ihrer höchsten Kraft" (DW 1, KSA 1, S. 557). Der Traum als apollinische Manifestation der Natur setzt die Individuation voraus, und deswegen sind alle Menschen seine Erzeuger. Während das Apollinische die fertige Form ist, die alle Arten von einverleibten und einander angeglichenen Kräften darstellt, neigt das Dionysische mit seinem Expansionsbedürfnis zur Zerstörung jeglicher Individuation.[312] Nietzsche definiert das Dionysische bzw. Dionysos im *Versuch einer Selbstkritik* als „unbedenklichen und unmoralischen Künstler-Gott, der im Bauen wie im Zerstören, im Guten wie im

---

311 Vgl. 2.1.

312 Zur Beschreibung des Apollinischen und des Dionysischen schreibt Jochen Schmidt 2012, 96: „Dem Dionysos wird eine inspiratorische Kraft zugeschrieben, dem Apollon eine gestalthaft-formende Kraft". Zu betonen ist hier, dass der gestaltende Trieb dem Apollinischen zugehört, während das Dionysische Inspiration aus dem Ur-einen ist. Diese zweite Art von Kraft bedeutet die Zerstörung der Individuation.

Schlimmen, seiner gleichen Lust und Selbstherrlichkeit inne werden will, der sich, Welten schaffend, von der Noth der Fülle und Ueberfülle, vom Leiden der in ihm gedrängten Gegensätze lost" (GT, Selbstkritik 5). Das Dionysische übertritt jede Ordnung und Grenze, bis es keine Individuation mehr gibt, sondern nur Auflösung des Menschen und seine Versöhnung mit der Natur.[313]

Nur als künstlerische (schaffende) Phänomene seien das Leben und die Welt gerechtfertigt, behauptet Nietzsche in der GT. Etwa fünfzehn Jahre später greift er diese Idee wieder auf. Seine Theorie des Willens zur Macht, also seine Vorstellung der Welt als eine Menge von Kräften, die sich ansammeln oder einander zerstören, ist eine in höherem Grade physische Erweiterung der Interpretation der Welt als Wechselspiel des Apollinischen und Dionysischen mit ihren spezifischen Eigenschaften, wie sie bereits in der GT dargestellt sind. Es muss aber betont werden, dass er einige Jahre später seine Vorstellung der Welt nicht mehr „apollinisch-dionysisch", sondern nur noch „dionysisch" nennt.[314]

Es ist offensichtlich, dass zwischen der GT und den Werken der letzten Jahre ein zentraler Aspekt seiner Konzeption des Dionysischen und der Kunst eine Wandlung erfährt: Das Dionysische hört auf, eine Rolle in einer metaphysischen Philosophie zu erfüllen, und spielt nun eine wesentliche Rolle in einer Philosophie der Lebenskunst. Die metaphysische Tendenz in der Darstellung der Kunst wird in mehreren Passagen der GT deutlich, und zwar hauptsächlich dort, wo Nietzsche das Apollinische auf der Ebene der Erscheinung verortet, das Dionysische aber als Manifestation der Wahrheit, d. h. dessen, was ‚an sich' ist, beurteilt. Die apollinische Erscheinungsschicht entspricht der „empirische[n] Realität" (GT 1, KSA 1, S. 39), die von allem Unbegreiflichen, Unverständlichen abgegrenzt ist. Das Dionysische hingegen stellt jenes Stadium dar, das der Mensch aus seinem empirischen Zustand, d. h. aus seiner kontingenten Natur, nicht erfassen kann. Das Dionysische wird von Nietzsche in diesem Buch als der Ausdruck des Ur-einen oder als die Manifestation des „Wesen[s] der Natur" (GT 2, KSA 1, S. 33) verstanden. In der ästhetischen Dimension des Dionysischen ergibt sich die künstlerische Äußerung des Ur-einen auf unmittelbare Weise. Deshalb bricht diese Manifestation der Naturkräfte heftig in die Schicht der empirischen apollinischen Realität ein. Die zwei wichtigsten Ausdrucksformen des Dionysischen in der Kunst sind der Tanz und die Musik – die dionysische Musik, die „[die] Musik überhaupt ausmacht, die erschütternde Gewalt des Tones, der einheitliche Strom des Melos und die durchaus unvergleichliche

313 Vgl. Jochen Schmidts Erklärung, dass der Schleier der Maja als Illusion der wahren Welt eine Konzeption ist, die Nietzsche aus Schopenhauers Philosophie übernimmt, Schmidt 2012, 110 – 111. Schmidt entfaltet auch Nietzsches Auseinandersetzung mit dem Buddhismus.

314 Theo Meyer vertritt ebenfalls diese Ansicht: „Bei Nietzsche dominiert eindeutig das Dionysische. Er verkündet zwar die Duplizität des Dionysischen und Apollinischen, beharrt aber in letzter Konsequenz auf der Dominanz des Dionysischen", Meyer 1991, 31. Zwar hört Nietzsche auf, über eine apollinische Dimension oder eine apollinische Welt zu sprechen, um sich nunmehr nur auf die dionysische Welt zu beziehen. Die dionysische Welt nimmt jedoch – dies muss hervorgehoben werden – Eigenschaften auf, die in der GT zu Apollo gehörten.

Welt der Harmonie“ (GT 2, KSA 1, S. 33). Diese Musik als unmittelbarster Ausdruck der Natur wird von der spontanen Bewegung des Körpers begleitet: „Jetzt soll sich das Wesen der Natur symbolisch ausdrücken; eine neue Welt der Symbole ist nöthig, einmal die ganze leibliche Symbolik, nicht nur die Symbolik des Mundes, des Gesichts, des Wortes, sondern die volle, alle Glieder rhythmisch bewegende Tanzgebärde“ (GT 2, KSA 1, S. 33–34). Die dionysische Musik und der ihr entsprechende Tanz sind für Nietzsche zu dieser Zeit die unmittelbarsten Ausdrucksformen, d. h. sie sind die reinsten Manifestationen der Natur.

Jedenfalls ist seit der GT zu beobachten, dass nicht die Wahrnehmung des Zuschauers, sondern vor allem die Entstehungsprozesse der Kunst den Schwerpunkt seiner Überlegungen zu ästhetischen Prozessen bilden.[315] Das Dionysische als Vernichtung des *principium individuationis* muss in diesem Zusammenhang einen Bruch des Individuums selbst bedeuten. Nietzsche schreibt dazu: „Um diese Gesammtentfesselung aller symbolischen Kräfte zu fassen, muss der Mensch bereits auf jener Höhe der Selbstentäusserung angelangt sein, die in jenen Kräften sich symbolisch aussprechen will“ (GT 2, KSA 1, S. 34). In der dionysischen Kunst gilt:

> Das Individuum, mit allen seinen Grenzen und Maassen, ging hier in der Selbstvergessenheit der dionysischen Zustände unter und vergass die apollinischen Satzungen. Das Uebermaass enthüllte sich als Wahrheit, der Widerspruch, die aus Schmerzen geborene Wonne sprach von sich aus dem Herzen der Natur heraus. (GT 4, KSA 1, S. 41)

Das Ur-eine äußert sich dann durch den Menschen, aber um einen vollendeten Ausdruck zu erreichen, ist es wiederum nötig, dass die unermesslichen Kräfte über die Individuation siegen, das Individuum sich von seiner empirischen Natur entfremdet und sich mit jenem Wesen der Natur vereinigt:

> Seine Subjectivität hat der Künstler bereits in dem dionysischen Prozess aufgegeben [...] wohl aber dürfen wir von uns selbst annehmen, dass wir für den wahren Schöpfer derselben schon Bilder und künstlerische Projectionen sind und in der Bedeutung von Kunstwerken unsre höchste Würde haben – denn nur als aesthetisches Phänomen ist das Dasein und die Welt ewig gerechtfertigt (GT 5, KSA 1, S. 44 f.)

Apollo dagegen als Vertreter der Individuation und auch der Harmonie ist „jene maassvolle Begrenzung, jene Freiheit von den wilderen Regungen, jene weisheitsvolle Ruhe des Bildnergottes“ (GT 1, KSA1, S. 28). Es gibt noch eine wesentliche Eigenschaft des Apollinischen, die zentral für das Verständnis der späteren Konzeption des Dionysischen ist und im Kontext der Nietzsche-Forschung oft nicht beachtet wird: Nietzsche schreibt dem Apollinischen nicht mehr und nicht weniger als den bejahenden Instinkt

315 In der GT entfaltet Nietzsche den Entstehungsprozess der griechischen Tragödie. Die Erwähnung des Zuschauers erfolgt in den meisten Fällen in Bezug auf den Chor, die Gruppe privilegierter Zuschauer des Ur-einen, das sich in der Musik manifestiert. Auch in der GD akzentuiert Nietzsche den Schaffensprozess, und zwar aus einer psychologischen und physiologischen Perspektive.

des Lebens zu.[316] Dies wird in GT 3 durch die alte Legende von Silen, dem Begleiter des Dionysos, erklärt. Er gesteht König Midas, dass das Beste für die Menschheit ist „nicht geboren zu sein, nicht zu sein, nichts zu sein. Das Zweitbeste aber ist für dich – bald zu sterben" (GT 3, KSA 1, S. 35). Diese Aussage sieht Nietzsche in engem Zusammenhang mit der Entstehung der olympischen Welt: „Der Grieche kannte und empfand die Schrecken und Entsetzlichkeiten des Daseins: um überhaupt leben zu können, musste er vor sie hin die glänzenden Traumgeburt der Olympischen stellen" (GT 3, KSA 1, S. 35). Das Apollinische bedeutet die Bewältigung all dieser Schrecken der menschlichen Existenz, und gerade dank des apollinischen Instinkts wurden die Griechen zur Schaffung der olympischen Welt geführt: „Um leben zu können, mussten die Griechen diese Götter, aus tiefster Nöthigung, schaffen" (GT 3, KSA 1, S. 36). Dank des apollinischen Instinkts konnten die Griechen Silens Sentenz umkehren und behaupten, „‚das Allerschlimmste sei für sie, bald zu sterben, das Zweitschlimmste, überhaupt einmal zu sterben'" (GT 3, KSA 1, S. 36). Die apollinische Natur führt den Menschen dazu, durch einen schöpferischen Akt einen Ausweg aus den Schrecken des Lebens zu finden. Die Erschaffung der olympischen Götter bedeutete die Rettung der Griechen, die ohne die gegenständliche Welt der Erscheinungen die Übel des Daseins nicht hätten überwinden können.

Was Nietzsche in der GT die „Schrecken und Entsetzlichkeiten des Daseins" (GT 3, KSA 1, S. 35) nennt, ist ein metaphysischer Bezug auf jene Dimension des Ur-einen, der sich der Mensch nicht ohne existenzielle Probleme überantworten kann. Deshalb stammt die Aussage über das schnelle Sterben der menschlichen Art von einem Wesen mit dionysischer Natur, das diese Dimension ohne Vermittlung durch Bilder oder Symbole erlebt und versteht. Das schreckliche, negative Leben, das in diesem Buch durch das Dionysische enthüllt wird, zerstört das Individuum. Das Apollinische leugnet aus seiner Naivität heraus die Tiefe, die Natur des Ur-einen, das hinter der Erscheinung liegt und in erster Linie nur durch die dionysische Kunst darstellbar ist. Im dionysischen Ausdruck des Ur-einen stellt sich dieses unmittelbar durch die Musik und den Leib dar, so dass jeder, der angesichts dieser Erfahrung in Ekstase gerät, der Zerstörung der eigenen psychologischen und physiologischen Individualität beiwohnt. Die dionysische Manifestation ergibt sich nur durch eine Entfremdung und Brechung der Individuation. Das Ur-eine erreicht in diesem Zustand somit eine Vereinigung mit allen Menschen. Nietzsche charakterisiert die dionysische Äußerung als maximalen Zustand des Wohlbefindens: „Unter dem Zauber des Dionysischen schließt sich nicht nur der Bund zwi-

316 In GT 7 findet der Leser einen direkten Hinweis auf den Chor und wie dieser den „tiefsinnige[n] und zum zartesten und schwersten Leiden einzig befähigte[n] Hellene[n]" (GT 7, KSA 1, S. 56) rettet. Der tragische Chor drückt sich aber schon durch die Symbolik des Apollinischen aus: „und wie die Tragödie mit ihrem metaphysischen Troste auf das ewige Leben jenes Daseinskernes, bei dem fortwährenden Untergange der Erscheinungen, hinweist, so spricht bereits die Symbolik des Satyrchors in einem Gleichniss jenes Urverhältniss zwischen Ding an sich und Erscheinung aus", GT 8, KSA 1, S. 59. Dies heißt, dass das Dionysische allein unmöglich für den Menschen ist; die ‚Wahrheit' ist nur erträglich, wenn sie durch Symbole vermittelt wird. Das Apollinische schützt somit das Individuum vor dem Schlechten im Leben.

schen Mensch und Mensch wieder zusammen: auch die entfremdete, feindliche oder unterjochte Natur feiert wieder ihr Versöhnungsfest mit ihrem verlorenen Sohne" (GT 1, KSA 1, S. 29). Aber auch diese Freude reißt aus der Brust der Teilnehmer gequälte Klänge: „Aus der höchsten Freude tönt der Schrei des Entsetzens oder der sehnende Klagelaut [...]. In jenen griechischen Festen bricht gleichsam ein sentimentalischer Zug der Natur hervor, als ob sie über ihre Zerstückelung in Individuen zu seufzen habe" (GT 2, KSA 1, S. 33). Der entfremdete Mensch verbindet sich mit dem Ur-einen, was in ihm eine innere unvergleichbare Erhebung erzeugt. Aber gerade, weil in der dionysischen Dimension das Ur-eine ohne Umwege zum Ausdruck kommt, gehören zu dieser ästhetischen dionysischen Ebene die Kontradiktion und der Schmerz der Existenz. Und der Grund für dieses Ereignis ist, wie Nietzsche sowohl in diesem Buch als auch in seinem *Versuch einer Selbstkritik* von 1886 beschreibt, dass das Ur-eine Widerspruch und Schmerz an sich selbst ist.[317] Das Wesen der Natur symbolisiert die Wahrheit, das reine Wissen der Dinge; das Wissen, dass jedes Streben nach ‚Einheit' nichts anderes als eine Illusion des Menschen ist. Das Dionysische als ästhetische Repräsentation der Naturgewalt erweckt den Rausch im Menschen wie auch den Schmerz und das Erlebnis des Widerspruchs, die jener metaphysischen Dimension angehören. Deshalb nennt Nietzsche die Teilnehmer der dionysischen Rituale „zwiefach gestimmte Schwärmer" (GT 2, KSA 1, S. 33). Er beschreibt die Erlebnisse des Menschen im dionysischen Zustand wie folgt:

> Die Verzückung des dionysischen Zustandes mit seiner Vernichtung der gewöhnlichen Schranken und Grenzen des Daseins enthält nämlich während seiner Dauer ein l e t h a r g i s c h e s Element, in das sich alles persönlich in der Vergangenheit Erlebte eintaucht. So scheidet sich durch diese Kluft der Vergessenheit die Welt der alltäglichen und der dionysischen Wirklichkeit von einander ab. Sobald aber jene alltägliche Wirklichkeit wieder ins Bewusstsein tritt, wird sie mit Ekel als solche empfunden [...]. In diesem Sinne hat der dionysische Mensch Aehnlichkeit mit Hamlet: beide haben einmal einen wahren Blick in das Wesen der Dinge gethan, sie haben e r k a n n t, und es ekelt sie zu handeln; denn ihre Handlung kann nichts am ewigen Wesen der Dinge ändern. (GT 7, KSA 1, S. 56–57)

Der Mensch, der an dieser Stufe des Rauschs teilnimmt, wird ein von sich selbst entfremdetes Wesen, das mit dem Wesen der Natur zusammengeschlossen ist. Dies erlebt auch der dionysische Künstler, da er „gänzlich mit dem Ur-Einem, seinem Schmerz und Widerspruch, eins geworden [ist]" (GT 5, KSA 1, S. 43–44), was ihm ermöglicht, eine Wiederholung des Ur-Einen als Musik zu erzeugen.[318] „Der dionysische Musiker ist ohne jedes Bild völlig nur selbst Urschmerz und Urwiederklang desselben" (GT 5, KSA 1, S. 44), denn in ihm sind die Parameter seiner Individualität völlig entleert. Diese Ambivalenz der Emotionen, wobei der Rausch die innere Fülle steigert, aber gleichzeitig die Selbstvergessenheit und die folgende Einheit mit dem Schmerz des Ur-einen erzeugt, ist charakteristisch für den dionysischen Zustand. Zu dieser Dualität der Gefühle muss man

317 Vgl. z. B. GT 5, KSA 1, S. 43–44; GT 24, KSA 1, S. 152: „Das Dionysische, mit seiner selbst am *Schmerz* percipirten Urlust, ist der gemeinsame Geburtsschooss der Musik und des tragischen Mythus".
318 Vgl. GT 5, KSA 1, S. 44.

hinzufügen, was der Mensch nach dem Rausch erlebt, d. h. sobald er in seinen normalen Zustand zurückkehrt. Im Alltag findet er sich vom apollinischen Schleier eingehüllt, der ihm erlaubt, sein Leben zu entfalten. Doch sobald er die andere, metaphysische Dimension durchdringt und die in ihr liegende Wahrheit begreift, erfährt der den Schock eines existentiellen Widerspruchs.[319] Es wird klar, dass die dionysische Ebene in dieser ersten philosophischen Periode Nietzsches zugleich die Schrecken im Leben des Menschen, seine Entfremdung von sich und die Auflösung seiner Individualität bezeichnet. Relevant ist daher der Kontrast, den Nietzsche zwischen dieser Erfahrung und dem Leben unter den Bedingungen der apollinischen Verschleierung erklärt.

Es gibt im dionysischen ästhetischen Prozess zwei spezifische Momente, die dem typischen Apollinischen gänzlich entgegengesetzt sind. Eines dieser Momente hat seinen Ort *im* Rauschzustand, das zweite danach. Im ersten Fall ist es das Ur-eine, das im Menschen eine Art Entleerung hervorbringt, im zweiten ist das Individuum im Widerspruch so verloren, dass es angesichts des Daseins gelähmt ist. Hier besteht also ein bedeutsamer Gegensatz zwischen dem Apollinischen und dem Dionysischen: Im ersten Zustand herrschen die Individuation und das Agieren, im zweiten die Entfremdung und die Unfähigkeit, zu transformieren. Wie schon angedeutet, identifiziert Nietzsche den apollinischen Kunsttrieb mit dem Lebensinstinkt, der das Individuum zur lebensnotwendigen Veränderung antreibt. Die Hauptbedingung für diesen schöpferischen Akt ist, dass der Mensch nicht von sich selbst entfremdet ist, sondern sich in psychologischer und physiologischer Ganzheit befindet. Apollo ist folglich in der GT nicht nur der Gott des Scheins, der visuellen Darstellungen und der Harmonie, sondern er ist vor allem der rettende Gott. Er fördert und gewährleistet die Existenz und die Gesundheit.

Es ist nun notwendig, die von Nietzsche identifizierten Merkmale des Apollinischen im Zusammenhang mit dem Handeln und der Verwandlung zu analysieren. Die vorbereitenden Schriften der GT sind für diesen Punkt sehr hilfreich. In *Die dionysische Weltanschauung* charakterisiert Nietzsche das Apollinische wie folgt:

> Bei dem höchsten Leben dieser Traumwirklichkeit haben wir doch noch die durchschimmernde Empfindung ihres S c h e i n s, erst wenn diese aufhört, beginnen die pathologischen Wirkungen, in denen der Traum nicht mehr erquickt, und die heilende Naturkraft seiner Zustände aufhört. Innerhalb jener Grenze aber sind es nicht etwa nur die angenehmen und freundlichen Bilder, die wir mit jener Allverständigkeit in uns aufsuchen: auch das Ernste, Traurige, Trübe, Finstere wird mit derselben Lust angeschaut (DW 1, KSA 1, S. 553)

Es ist kohärent, dass Nietzsche hier auf die Betrachtung in einem Zustand der Ruhe verweist – einer Ruhe, die man beinahe als Passivität auffassen könnte, da Apollo ja der Gott der Bilder und der Schönheit ist. Hinter diesem ‚Scheinbild des Traumlebens', das Nietzsche in seinen frühen Jahren gebraucht, findet jedoch eine Verwandlung auf der natürlichen, empirischen Ebene statt. Was in erster Instanz angesichts der Schrecken des Daseins als ein bloßer kontemplativer Zustand interpretiert wird, betrifft eigentlich

---

319 Vgl. GT 7, KSA 1, S. 56; dieser Mensch fühlt „Ekel" (GT 7, KSA 1, S. 56) vor der alltäglichen Wirklichkeit.

einen transfigurativen Prozess, einen Kampf gegen widrige Zufälle. Die Erzeugung der olympischen Welt antwortet auf solche Ereignisse des Schreckens: Das Verlangen nach Leben, „[d]iese Noth war es, aus der der künstlerische Genius dieses Volkes diese Götter geschaffen hat" (DW 2, KSA 1, S. 560). Nietzsche definiert die olympische Welt als „verklärende[n] Spiegel" (GT 3, KSA 1, S. 36), da sie für die Griechen als Maßstab für das eigene Leben fungiert. Alles, was diese Götter überwinden können, ist im Grunde auch für das Individuum erreichbar: „Wie anders hätte jenes so reizbar empfindende, so ungestüm begehrende, zum Leiden so einzig befähigte Volk das Dasein ertragen können, wenn ihm nicht dasselbe, von einer höheren Glorie umflossen, in seinen Göttern gezeigt worden wäre" (GT 3, KSA 1, S. 36). Aus der wahren Welt des Ur-Einen, „aus der ursprünglichen titanischen Götterordnung des Schreckens" (GT 3, KSA 1, S. 36) schafft dieses Volk das perfekte Bild des Daseins, in dem es sich wie im Spiegel sehen kann. Angesichts dieses Vorbildes verklärt es die schrecklichen Ereignisse der Existenz zu Formen der Bejahung. Nietzsche identifiziert den apollinischen Trieb mit dem Instinkt des Lebens: „Derselbe Trieb, der die Kunst in's Leben ruft, als die zum Weiterleben verführende Ergänzung und Vollendung des Daseins, liess auch die olympische Welt entstehn" (GT 3, KSA 1, S. 36). Dieser Instinkt wirkt weiter, wenn der apollinische Mensch sich aufs Neue dem Schrecklichen des Daseins gegenüberstellen muss. Der griechische Mensch versucht auf diese Weise unter dem Einfluss der olympischen Götter, das Leben so zu bejahen, dass er allerhand dafür in Kauf zu nehmen bereit ist:

> Das Dasein unter dem hellen Sonnenscheine solcher Götter wird als das an sich Erstrebenswerthe empfunden, und der eigentliche Schmerz der homerischen Menschen bezieht sich auf das Abscheiden aus ihnen, vor allem auf das baldige Abscheiden [...]. Es ist des grössten Helden nicht unwürdig, sich nach dem Weiterleben zu sehnen, sei es selbst als Tagelöhner. So ungestüm verlangt, auf der apollinischen Stufe, der „Wille" nach diesem Dasein, so eins fühlt sich der homerische Mensch mit ihm, dass selbst die Klage zu seinem Preisliede wird. (GT 3, KSA 1, S. 36)

In diesem Passus lässt Nietzsche klar erkennen, dass der Wille zum Dasein, der später in seiner Philosophie das Emblem „Wille zum Leben" wird, nicht nur über die Klage und den Schmerz hinausgeht, sondern dies alles in Geschenke verwandelt. Die vom Menschen erreichte apollinische Ebene ist dann nicht nur ein passiv erfahrener Schutz, sondern sie manifestiert den Lebenstrieb, der den Menschen aus dem Hintergrund seines Lebens zur Akzeptanz und Verklärung des Schrecklichen führt.

Für eine hinreichend genaue Analyse ist es notwendig, einen weiteren Aspekt zu erklären. Wenn Nietzsche über die Erzeugung der olympischen Welt schreibt, drückt er deutlich den Gedanken aus, dass der Grieche nicht in der Lage sei, „das finstere Walten der μοῖρα" (DW 2, KSA 1, S. 560), die schreckliche Unvermeidlichkeit umzuwandeln. Auf diese Weise stellt er den Spiegel der olympischen Götter vor das natürliche Leben. So wird aber keine Transformation erreicht, sondern die ‚Wirklichkeit' verschleiert: „Jenes ungeheure Misstrauen gegen die titanischen Mächte der Natur [...] wurde von den Griechen durch jene künstlerische Mittelwelt der Olympier [...] überwunden, jedenfalls verhüllt und dem Anblick entzogen" (GT 3, KSA 1, S. 35–36). Hier nimmt Nietzsche einen gnoseologischen Standpunkt ein, um die apollinische Welt von der dionysischen Welt zu unterscheiden. Die vom Apollinischen durchgeführte Verwandlung des Lebens besteht darin, bestimmte Transformationen für das menschliche Dasein zu erzeugen. Der apollinische Instinkt des Lebens agiert aktiv in der ‚Welt des Scheines', er kann aber nicht verwandeln, was unveränderlich ist. Die dionysische Welt stellt dem Menschen daher die Unmöglichkeit der Veränderung, d.h. ‚die Wahrheit', vor. Der apollinische Instinkt zum Leben verdeckt die unvermeidliche Moira und führt das Individuum zu Verwandlungen, für die sein Handlungsvermögen ausreicht und die letzteres wiederum stärken. Die Griechen sehen sich selbst in der Mittelwelt der Olympier widergespiegelt und lassen sich davon anregen.

Es ist bekannt, dass aus der Begegnung des Apollinischen mit dem Dionysischen die Tragödie als Kunstwerk entsteht.[320] Wie agiert aber spezifisch das Apollinische, *nachdem* die dionysische Erfahrung des Ur-einen den Menschen von sich entfremdet hat? Nietzsche antwortet wie folgt:

> Hier wirkte er [der hellenische Wille] sofort mit seiner Naturheilkraft, um jene verneinende Stimmung wieder umzubringen: sein Mittel ist das tragische Kunstwerk und die tragische Idee. Seine Absicht konnte durchaus nicht sein den dionysischen Zustand zu dämpfen oder gar zu unterdrücken [...]. Vor allem galt es jene Ekelgedanken über das Entsetzliche und das Absurde des Daseins in Vorstellungen umzuwandeln, mit denen sich leben läßt (DW 3, KSA 1, S. 566–567)

Nietzsche macht hier erneut klar, dass die apollinische Natur aus einem kontemplativen ebenso wie aus einem aktiven Zustand besteht und das Schreckliche in etwas Erträgliches für das Dasein verwandelt. Bei der Begegnung beider ästhetischen Elemente entsteht die Tragödie als neue künstlerische Manifestation mit einer besonderen Natur: „Hier ist die gefährlichste Grenze erreicht, die der hellenische Wille mit seinem apollinisch-optimistischen Grundprincip gestatten konnte" (DW 3, KSA 1, S. 566). Deswegen tritt der Instinkt zum Dasein als Retter des Individuums auf.

Nach dieser Begegnung ist es unmöglich, den überwältigenden dionysischen Zustand mit der Harmonie der Erscheinung zuzudecken: Der Mensch ist in diese andere, ‚wahre' Welt eingetreten und kann folglich nicht mehr unter einem Schleier leben. Das Dionysische, unter dessen Wirkung die apollinische Manifestation zusammenbricht, muss jedoch auf irgendeine Weise gestoppt werden. Der apollinische Instinkt führt erneut zur Erlösung des Menschen, aber diesmal ohne eine totale Verschleierung der

---

320 Vgl. z. B. GT 4, KSA 1, S.42: „Wenn auf diese Weise die ältere hellenische Geschichte, im Kampf jener zwei feindseligen Principien, in vier grosse Kunststufen zerfällt: so sind wir jetzt gedrängt, weiter nach dem letzten Plane dieses Werdens und Treibens zu fragen, falls uns nicht etwa die letzterreichte Periode, die der dorischen Kunst, als die Spitze und Absicht jener Kunsttriebe gelten sollte: und hier bietet sich unseren Blicken das erhabene und hochgepriesene Kunstwerk der attischen Tragödie und des dramatischen Dithyrambus, als das gemeinsame Ziel beider Triebe, deren geheimnissvolles Ehebündniss, nach langem vorhergehenden Kampfe, sich in einem solchen Kinde — das zugleich Antigone und Kassandra ist — verherrlicht hat". Diese Idee vertieft Nietzsche in GT 7, KSA 1, S. 52–57. Er betrachtet den Chor als Kern der Tragödie, aber betont auch, dass der Chor in der Tragödie bereits ein Symbol der wahren Welt ist, die dem Ding an sich entspricht.

Wirklichkeit, sondern durch eine vermittelnde, bildhafte Darstellung. Das Ur-Eine braucht, behauptet Nietzsche, „als das ewig Leidende und Widerspruchsvolle, zugleich die entzückende Vision, den lustvollen Schein, zu seiner Erlösung“ (GT 4, KSA 1, S. 38). Der Mensch im dionysischen Zustand, der das reinste Abbild des Ur-einen ist und dessen Leid und Widersprüchlichkeit verkörpert, braucht für seine Erlösung die apollinische Umwandlung. Auf diese Weise tritt

> Apollo [...] uns wiederum als die Vergöttlichung des principii individuationis entgegen, in dem allein das ewig erreichte Ziel des Ur-Einen, seine Erlösung durch den Schein, sich vollzieht: er zeigt uns, mit erhabenen Gebärden, wie die ganze Welt der Qual nöthig ist, damit durch sie der Einzelne zur Erzeugung der erlösenden Vision gedrängt werde und dann, ins Anschauen derselben versunken, ruhig auf seinem schwankendem Kahne, inmitten des Meeres, sitze. (GT 4, KSA 1, S. 39–40)

Das Dionysische als die direkte Manifestation des Ur-einen führt das Individuum zu einer gerechtfertigten Schöpfung: Das Wesen der Natur steigt bis zum Bedürfnis auf, eine Transformation der Schrecken des Lebens zu verwirklichen. Der künstlerische Ausdruck wird aber immer den dionysischen Inhalt umfassen. Durch die Einheit beider Elemente findet eine tiefe und ‚echte‘ Transformation statt. So entspringt die Tragödie:

> Jener bild- und begrifflose Wiederschein des Urschmerzes in der Musik, mit seiner Erlösung im Scheine, erzeugt jetzt eine zweite Spiegelung, als einzelnes Gleichniss oder Exempel. Seine Subjectivität hat der Künstler bereits in dem dionysischen Prozess aufgegeben: das Bild, das ihm jetzt seine Einheit mit dem Herzen der Welt zeigt, ist eine Traumscene, die jenen Urwiderspruch und Urschmerz, sammt der Urlust des Scheines, versinnlicht [...]. Die dionysisch-musikalische Verzauberung des Schläfers sprüht jetzt gleichsam Bilderfunken um sich, lyrische Gedichte, die in ihrer höchsten Entfaltung Tragödien und dramatische Dithyramben heissen. (GT 5, KSA 1, S. 44)

Dieser Gedanke kann jetzt in die Formel übersetzt werden, dass die Existenz und die Welt als ästhetische Phänomene verstanden werden müssen. Das Phänomen, dem allgemeinen metaphysischen Ausdruck folgend, entspricht der Ebene der apollinischen Bilder, die das Wesen der Natur darstellen. Das Ur-eine findet seine Rechtfertigung im apollinischen Stadium, weil gerade die Qual und das Schreckliche den Menschen dazu drängen, eine Transformation dieses Zustandes zu suchen. Dank des Apollinischen kann sich das Individuum dem Schrecklichen aussetzen, ohne zerstört zu werden, und in dieses verstehend eindringen. Die Identifikation dieses Stadiums mit dem Lebensinstinkt wird so vervollständigt: Nietzsche behauptet, dass in der Geschichte der Griechen Apollo sie immer wieder rettete.[321] Das Apollinische spielt also in jenen Jahren seiner Philosophie nicht nur die Rolle, das Individuum zu retten, sondern es wirkt auch als die

321 Nietzsche schreibt dazu: „jener Geier des grossen Menschenfreundes Prometheus, jenes Schreckensloos des weisen Oedipus, jener Geschlechtsfluch der Atriden, der Orest zum Muttermorde zwingt, kurz jene ganze Philosophie des Waldgottes, sammt ihren mythischen Exempeln, an der die schwermüthigen Etrurier zu Grunde gegangen sind – wurde von den Griechen durch jene künstlerische Mittelwelt der Olympier *fortwährend von Neuem* überwunden“, GT 3, KSA 1, S. 35–36, kursive Hervorhebung M. S. Diese wichtige Textstelle wurde teilweise auf S. 238 zitiert.

Kraft, die es überhaupt auf einen solchen Weg bringt: „Apollo der rechte Heil- und Sühngott rettete den Griechen von der hell sehenden Ekstase und dem Ekel am Dasein – durch das Kunstwerk des tragisch-komischen Gedankens“ (DW 3, KSA 1, S. 568). Das Dionysische dagegen erfüllt die Funktion der tiefen Wahrheit, es ist das Element, das die andere, unerträgliche Seite des Lebens jeden Individuums darstellt.

Die leitende Frage für ein detailliertes Verständnis des Apollinischen und des Dionysischen in der späten Philosophie Nietzsches ist, welche Funktion sie am Ende übernehmen. Wenn diese zwei Elemente in der GT analysiert werden, indem man die bisher entwickelte Auslegung der Begriffe von Krankheit und Gesundheit heranzieht, dann scheint man den ersten mit dem Dionysischen und den zweiten mit dem Apollinischen in Verbindung bringen zu müssen. Das Dionysische eröffnet dem Menschen die wahre Welt der ewigen Kräfte und zugleich einen unvergleichbaren Schmerz. Es bedeutet die Auflösung der Individualität in eine Allgemeinheit, in der der Mensch weder psychisch noch physiologisch eine Macht oder Reaktionsmöglichkeit hat. Der Entfremdungsprozess beinhaltet die Verneinung aller verklärenden Prozesse. Der dionysische Mensch ist in diesem Zustand während und nach seiner Auflösung sozusagen ‚gefangen‘. Auf dieser Ebene sind seine *individuellen* Instinkte und Triebe suspendiert. Apollo lässt den Menschen den Sinn seiner Individualität zurückerlangen. Die apollinische Fähigkeit leitet ihn zur ‚Genesung‘ und drängt ihn, weiterzuleben.

Während das Dionysische in der GT dem Menschen die schreckliche Wahrheit der Existenz zeigt und mit einem Zustand des Schmerzes, der Verleugnung und der Zerstörung einhergeht, erfährt es in den letzten Jahren von Nietzsches Denken eine große Veränderung. Das Leiden des dionysischen (oder tragischen) Menschen hat nun nichts mehr mit metaphysischen Aspekten zu tun. Dagegen konzipiert Nietzsche ein ganz kontingentes und individuelles Dasein, in dem der dionysische Mensch wegen der Fülle des Lebens leidet, d.h. wegen seines Willens zu einer immer stärkeren Gesundheit. Das Dionysische wird im Aphorismus 370 der FW, wie bereits betont wurde, als Wille zur Zerstörung definiert, aber auch als Inbegriff der plastischen Kräfte zur Transformation des Lebens. Auf diese Weise schreibt Nietzsche dem Dionysischen bis zu einem gewissen Punkt andere Eigenschaften als in der GT zu. Der „Pessimismus der Stärke“ beruht auf jener Fülle, auf einer überfließenden Gesundheit, was Nietzsche auch im *Versuch einer Selbstkritik* ausdrückt,[322] aber nicht in seinem ersten veröffentlichten Buch. Silen empfiehlt den Menschen, so schnell wie möglich zu sterben, um den Schmerz am Leben zu vermeiden. Diese Aussage setzt eigentlich der Romantiker um, wenn er keine positive Umwandlung seiner Existenz durchführt. Das Apollinische ist aber in der GT die Instanz, die die Griechen rettet und sie anweist, ihre eigene Existenz zu bejahen. So stark wünscht sich der vom Apollinischen beeinflusste Mensch sein Leben, dass er gegen das Schrecklichste kämpfen kann. Dies wird Nietzsches Motto der Gesundheit ab 1886. Damit dieser Wandel der Rolle des Dionysischen von 1871/1872 bis (Ende 1885) 1886 besser

322 Siehe GT 1, KSA 1, S. 12.

sichtbar wird, lohnt es sich, die folgende nachgelassene Aufzeichnung von 1885 in Betracht zu ziehen:

> Von jener Höhe der Freude, wo der Mensch sich selber {und sich gar und ganz} als eine ~~Vergottung~~ {vergöttliche Form} und Selbst=Rechtfertigung der Natur fühlt, bis hinab zu der Freude gesunder Bauern und gesunder {Halbmensch} Thiere: diese ganze {lange} ungeheure Licht und Farbenleiter des Glücks nannte der Grieche, nicht ohne die ~~frommen~~ {dankbaren} Schauder {dessen, der in ein Geheimniß eingeweiht ist} ~~der {begeisterten}Dankbarkeit~~ {nicht ohne viele Vorsicht u fromme Schweigsamkeit –} mit dem Götternamen: Dionysos. (NL 1885, KGW IX, W I/5, S. 28; KSA 11, 41[6])

Bereits in der GT beschreibt Nietzsche das Dionysische als Ausbruch von Kräften, der sich aber in Schmerz und Widerspruch verwandelt, da die Welt der Wahrheit für die menschliche Natur nicht wohltätig erscheint. Ein bejahendes Leben entspricht dem Apollinischen in der GT; durch das Bild ihrer olympischen Götter, in dem die Existenz von einer höheren Glorie umflossen ist, transformieren die Griechen das Dasein in jeder Situation in etwas Wünschenswertes. Die Interpretation des späten Nietzsche wendet diese Konzeption um, wenn er das Dionysische als das rettende Element des Menschen definiert.[323]

Das Dionysische wird im späten Denken Nietzsches zu einem Lob des Lebens, einer Manifestation von Stärke, aber auch von Gesundheit. Indem er das Dionysische in Beziehung zum tragischen Pessimismus setzt und das Apollinische nicht erwähnt, kann man sagen, dass Nietzsche letzteres aus dem Bild herausnimmt, was seine tragische Konzeption des Lebens anbelangt. Er behandelt Gesundheit und Fülle ohne Bezug auf die apollinische ästhetische Dimension und schreibt beide Aspekte – das Schreckliche, das sich im Spiel für die Tiefe des Lebens öffnet, und der Instinkt des Lebens, der das Individuum dazu bringt, die Dinge und seine Situation zu verändern – dem Dionysischen zu. Die transfigurierende Fähigkeit, die in der GT Apollo angehört, wird in den letzten Jahren seiner Philosophie ein exklusives Merkmal des Dionysischen. Ferner bedeutet das Dionysische nun nicht mehr die Auflösung der Individualität – einen Gedanken, den der späte Nietzsche mit Schopenhauers Philosophie und seiner Interpretation des Nirvana verbindet: das „starre, taube Sich-Ergeben, Sich-Vergessen, Sich-Auslöschen“ (FW, Vorrede 3): Vor allem findet der verklärende Prozess im Inneren jedes Individuums statt. Der Wille zum Dasein muss aktiv sein, sonst würde es zur Romantik führen.

Zur Eigenschaft des Dionysischen, all das zu zerstören, was eine Grenze, ein *principium individuationis* hat,[324] fügt Nietzsche die schöpferische Fähigkeit hinzu. Der dionysische Mensch genießt nun eine Reihe von inneren Kräften, die ihn dazu bringen, zu zerstören, um neu zu schaffen. Der Grund für die Zerstörung ist also, neue Formen und neue Interpretationen der Welt einzuführen, die die Transformation alles

323 Nietzsche identifiziert den Pessimismus der Stärke, den er auch tragischen Pessimismus nennt, mit dem Dionysischen. Dieser Aspekt wird im *Versuch einer Selbstkritik* und im Aphorismus 370 der FW deutlich.

324 Vgl. FW 370, Was ist Romantik?

Schrecklichen im Leben spiegeln. Das Dionysische wird auf diese Weise zur Einheit der Vernichtung von Formen mit dem folgenden transformativen Prozess. Das Universum verwandelt sich also in einen dionysischen ästhetischen Vorgang, in dem fortwährend die Zerstörung und Schaffung neuer Formen stattfindet. Das Spiel dieser Kräfte und die Tendenz jedes Wesens, sie zu vermehren, kennzeichnen zugleich das Gesundheitsmodell. Je mehr der Mensch in der Lage ist, mehr Kämpfe zu bestreiten und seine Kenntnis über seinen Leib als Ganzes durch Erfahrungen zu vertiefen, desto mehr wird er in der Lage sein, Widerstände und Krankheiten zu assimilieren, zu verändern und zu beherrschen: Die Selbstregulierung wird plastischer und gewinnt an Fähigkeiten. So wird das dionysische Element zum Symbol der Gesundheit und des Überflusses. Im Kontext von 1886/1887 kann man bestätigen, dass der dionysische Mensch derjenige ist, der die experimentelle Philosophie des tragischen Pessimismus zu seinen Gunsten ins Werk setzt. Dieselbe Idee wird im letzten Kapitel vervollständigt, wenn die Figur des dionysischen Künstlers detailliert analysiert wird.

3.2 Zu Nietzsches später Interpretation des dionysischen Künstlers

3.2.1 Erster Ansatz: Der Sinn der Ästhetik und des dionysischen Künstlers in den nachgelassenen Aufzeichnungen von 1887/1888

Die vorliegende Arbeit erforscht die Bedeutung des Dionysischen zu Beginn von Nietzsches Philosophie im Vergleich mit der Bedeutung des tragischen Pessimismus und des Dionysischen, die in der Zeit der fünf Vorreden von 1886/1887 entwickelt wurde. Das Dionysische nimmt in seinen letzten Schriften eine zunehmend wichtige Rolle ein, vor allem in den nachgelassenen Aufzeichnungen von 1887/1888 und in der GD. Bei der Analyse des *Versuchs einer Selbstkritik* und von WA kann man bereits die Bedeutung erkennen,[325] die Nietzsche zu dieser Zeit der Ästhetik zuzuschreiben beginnt: Sie hängt direkt mit dem individuellen psychophysiologischen Zustand des Individuums zusammen. In einigen nachgelassenen Aufzeichnungen von 1887/1888 widmet sich Nietzsche genauer dem Verständnis der Ästhetik und ihres Verhältnisses zum Leben. Diese Schriften, die wesentlich für das Verständnis der Kunst und des dionysischen Künstlers in GD und für die Erkenntnis des Einflusses von Férés Theorien auf seine Philosophie sind, werden nachfolgend analysiert. In KGW IX, W II 2, S.27 schreibt Nietzsche über die ästhetische Dimension des Individuums:

> Aesthetica/Zur Entstehung des Schönen u. des Häßlichen. Was uns {instinktiv} widersteht, aesthetisch, ist aus allerlängster Erfahrung dem M. als schädlich, gefährlich, mißtrauen -verdienend bewiesen: der plötzlich redende {aesthetische} Instinkt (im Ekel {zb.} ~~usw ist~~ {enthält} ein Urtheil. Insofern steht das Schöne unter {innerhalb} der Rubrik {allgemeinen Kategorie der biologischen Werthe} des Nützlichen, Wohlthätigen {Lebensteigernden}: doch so, daß eine Menge Reize, die ganz von Ferne an nützliche Dinge u Zustände erinnern u. anknüpfen, uns das Gefühl des Schönen ~~erregen~~ {dh. der Vermehrung von Machtgefühl geben} (- nicht also bloß Dinge, sondern auch die Begleitempfindungen solcher Dinge oder ihre Symbole) (NL 1887, KGW IX, W II/2, S. 27; KSA 12, 10[167])

Was dem Menschen gegenübersteht, wird ästhetisch, d. h. unmittelbar in der Dimension der Instinkte, definiert: Nietzsche setzt die instinktive Ebene mit der Ästhetik gleich. Zur ästhetischen Dimension des Menschen gehören alle Auslegungsprozesse und in Verbindung mit ihnen alle transformativen und schöpferischen Prozesse in Bezug auf die Welt. Die ästhetischen Vorgänge spielen sich immerzu ab, da der Mensch die Umgebung

325 Die GT stellt die Ästhetik bereits als inneren Ausdruck des Menschen dar, obwohl Nietzsche das Dionysische und das Apollinische als Triebe der Natur definiert. Die Natur äußert sich durch den Menschen.

 https://doi.org/10.1515/9783111340920-016

fortwährend assimiliert und so seinen persönlichen Standpunkt schafft.[326] Er ist auf diese Weise vor allem anderen ein ästhetisches Wesen,[327] dessen bildende Fähigkeit seinen Gesundheitszustand offenlegt. Dies bedeutet in Nietzsches Worten, die Welt auf der Grundlage der ästhetischen Dimension und der Kunst, die jeder Mensch in seiner Existenz erzeugt, zu rechtfertigen. Die Vollendung des Lebens ist, wenn man sie aus der ästhetischen Perspektive betrachtet, ein Kunstwerk. In Nietzsches Philosophie ist die Ästhetik nicht mehr an den Parametern der Schönheit und der Hässlichkeit orientiert.[328] Die ästhetische Dimension ist das dionysische Merkmal der Welt: Sie wird das Spiel des Willens zur Macht aller Wesen sowohl organischer als auch anorganischer Natur. Wie bereits dargelegt, findet schon in den grundlegendsten Prozessen der Assimilation eine Transformation der Materie statt, eine Interpretation der Welt, die Nietzsche unter dem Einfluss von Wilhelm Roux als Bildung und Züchtung des Leibes versteht. Er schlägt daher ein radikales Umdenken in Bezug auf den Begriff „Schönheit" in der Geschichte der Philosophie und auch der Kunst vor. Wenn Krankheit und Gesundheit durch das positive Vorhandensein beider bestimmt werden, nämlich in dem Sinne, dass sie sich nicht gegenseitig ausschließen, sondern durch die Herrschaftsprozesse in den Kampf um die Macht einbezogen sind und eine Hierarchie im Leib etablieren, dann ist die ästhetische Dimension der unmittelbare Ausdruck der jeweiligen Macht der Gesundheit oder der Krankheit. Die Ästhetik ist also die Manifestation der psychologischen und physiologischen Bedingungen jedes Menschen in allen transformativen Prozessen.

Auf diese Weise verbindet Nietzsche die ‚klassischen' Begriffe der Ästhetik, das Schöne und das Hässliche, mit leiblichen Parametern. Es ist daher verständlich, wenn er in der zuletzt zitierten Aufzeichnung die Ästhetik mit der instinktiven Ebene identifiziert: Was dem Menschen bedrohlich gegenübersteht, fällt in die Kategorie des Hässlichen. Der Instinkt bestimmt die Subsumierung unter die Begriffe „schön" oder „häss-

326 Der interpretative Akt ist der Kern aller Prozesse, die vom Willen zur Macht geleitet werden. Abel (1998, 182) ergänzt Nietzsches Standpunkt, dass alles Interpretation ist, mit seiner Formel „und Interpretation ist alles, was ist" spezifischer: „Alles Geschehen, alle Gestalten des Wirklichen, das Geschehen von jedem Kraftzentrum, nicht nur vom Menschen aus, ist ein Interpretationsgeschehen", S. 161. Die Instinkte als wesentlicher Bestandteil der Interpretationsprozesse des Menschen sind daher Teil dessen, was als ästhetische Ebene angesehen wird, vgl. Abel 1998, 160. Heinrich Schipperges betont ebenfalls den physiologischen Aspekt der Ästhetik, vgl. Schipperges 1975, 49–52: „Es kommt nirgendwo auf das Individuum und seine bewußte Erkenntnistiefe an, sondern eher auf die konkrete Organisation und Individuation des Leibes", hier S. 52.

327 Die Vernunft ist in der Philosophie Nietzsches nicht mehr die erste Eigenschaft des Menschen. Ziel der vorliegenden Arbeit ist es, Nietzsches integrative Sichtweise des Leibes herauszustellen, in der es keine Dualität gibt. Es wird dabei die Bedeutung des Instinkts und des Unbewussten deutlich, da die Funktion dieser Organe für das Leben am primitivsten und grundlegendsten ist. Der Leib ist, so Abel, „die daseiende, vollzugs-interne Quasi-Transzendentalität des menschlichen Interpretierens und damit der menschlichen Welt-, Selbst- und Fremd-Auslegung", Abel 1998, 160.

328 Der Polykletes-Kanon beherrschte die Kunstgeschichte seit der griechisch-römischen Zeit, überstand das Mittelalter und wurde in der Renaissance und in der neoklassizistischen Periode der Kunst erneut zu einem Parameter der Schönheit, vgl. Beck 1990, 136.

lich“, und zwar nach dem Kriterium, ob der so beurteilte Sachverhalt förderlich oder schädlich für das Leben ist. Diese Klassifizierung gewinnt man nicht nur durch individuelle Erfahrung, sondern durch die gesamte Menschheitsgeschichte hindurch auf der Grundlage der Züchtung der für die Menschen am besten geeigneten Funktionen und Eigenschaften.[329] Nur auf solche Weise lässt sich etwas so Unmittelbares wie die Instinkte mit der Erfahrung, die man im Laufe des Lebens erwirbt, in Beziehung setzen. Da der Mensch durch den ästhetischen Instinkt das Schöne vom Hässlichen im leiblichen Sinne unterscheiden kann, schreibt Nietzsche ihm einen normativen Charakter zu: Der ästhetische Instinkt enthält ein Urteilsvermögen. Was auf einer unbewussten Ebene als instinktive Welt des Menschen verstanden wird, bezieht Nietzsche auf etwas, das in der Geschichte der Philosophie sonst allgemein auf der vernünftigen Ebene des Menschen situiert wurde. Man darf behaupten, dass das Urteil nicht a priori ist und nicht von der Vernunft abhängt. Dieses Urteil, das sich auf die Instinkte bezieht, entsteht in erster Linie aus der Notwendigkeit, dann aus dem Gefühl der erreichten Angemessenheit und des Wohlbefindens, und schließlich aus der Gewohnheit. Die Kategorie des Schönen, die Nietzsche in einen Ausdruck der psychophysiologischen Eigenschaften eines Menschen umwandelt, der kraft seiner transfigurativen Fähigkeit als ‚gesund‘ bzw. „gesünder“ (MA I, Vorrede 5) gelten kann, entspricht einem Gefühl von gesteigerter Stärke. Er schreibt in der gleichen Aufzeichnung: „Hiermit ist das Schöne u Häßliche als bedingt erkannt: nämlich in Hinsicht auf unsere {obersten} Erhaltungswerthe. Davon abgesehen ein Schönes u. ein Häßliches ansetzen wollen ist sinnlos {Das Schöne existirt so wenig als das Gute, das Wahre}“ (NL, KGW IX, W II/2, S. 27; KSA 12, 10[167]). Weder das Schöne noch das Hässliche sind für Nietzsche mögliche Konzepte, solange man sie getrennt von den lebensbezogenen Werten zu denken versucht. Sonst würde man in den Irrtum zurückfällt, die Vernunft und ihre Vorgänge als dem Rest des Leibes überlegen zu betrachten. Sie existieren nicht in sich selbst und sind nicht am Maßstab einer Schönheit zu messen, die lediglich als historisch kontingente und kodifizierte Norm verstanden wird. Die Kategorie des Schönen weist vielmehr auf eine Steigerung von Kräften und die Bejahung der Existenz hin. Das Hässliche ist dagegen eine Bedrohung, die zum Verlust der Stärke und einem negativen Lebensgefühl führt. Dinge, die als schön empfunden werden, erwecken ein Gefühl der Sammlung von Kräften, das den Menschen an positive Dinge und Zustände erinnert.

Die Urteile, die auf gesammelten Erfahrungen beruhen und durch die Gewohnheit instinktive Züge annehmen, werden sofort gefällt – anders als die Urteile der Vernunft und des Verstandes. Nietzsche behauptet:

> Alle Instinkt = Urtheile sind kurzsichtig in Hinsicht auf die Kette der Folgen: sie rathen an, was zunächst zu thun ist. Der Verstand ist wesentlich ein Hemmungsapparat gegen das Sofort = Reagiren auf das Instinkt=Urtheil: er hält auf, er überlegt weiter, er sieht die Folgenkette ferner u. länger. (NL 1887, KGW IX, W II/2, S. 28; KSA 12, 10[167])

329 Vgl. die oben bereits dargestellte Theorie Gestaltung der Affekte und Instinkte in 2.1 und 2.3.

Den instinktiven Urteilen über das Schöne und das Hässliche steht das Verstehen gegenüber, insofern der übersteigerte rationale und bewusste Teil des Organismus Prozesse an sich zieht, die idealerweise ganz auf der instinktiven Ebene verbleiben sollten. Die Urteile, die den Menschen bestimmen und ihm sowohl das zeigen, was von Vorteil sein kann und eine Zunahme der Kräfte bedeutet, als auch das, was zu einem Verlust derselben führen würde, der instinktiven Ebene zuzuordnen sind. Ein gesunder Leib, der die organische, im Laufe der Geschichte und Vorgeschichte herausgebildete Hierarchie respektiert, erlaubt den Instinkten, ihre Arbeit der Unterscheidung und Klassifizierung von Schönem und Hässlichem zu tun. Der kranke Mensch ist derjenige, dessen Vernunft das Reagieren der Instinkte ganz lähmt oder sie betäubt und schwächt, so dass ihre innere Selbstregulierung versagt. Wenn nun das ständige Reagieren auf Reize mehr Verbrauch als Assimilationskraft bedeutet, dann führt dies zur Erschöpfung des Leibes.

Es ist hier sachdienlich, wiederum zu betonen, dass Nietzsche in der Vorrede von MA I seine Trennung von der Romantik als einen instinktiv gelenkten Prozess definiert.[330] Instinkturteile unterscheiden zwischen dem Günstigen und dem Ungünstigen im Leben. Daran zeigt sich der „Gesundheits- und Krankheitszustand“: Ein ‚gesunder Mensch‘ ist derjenige, der jene Urteile seinen Instinkten überlässt und ihnen blind vertrauen kann. Ein Kranker leidet dagegen an Anarchie oder mangelnder Koordination zwischen seinen Instinkten, so dass er nicht unterscheiden kann, was für seine eigene Existenz positiv oder negativ ist.[331] Damit macht Nietzsche klar, dass ein gesunder Mensch seine Entscheidungen bezüglich seiner eigenen Gesundheit instinktiv trifft, weil der Verstand niemals so gut funktionieren könnte wie die unbewussten Urteile über das Schöne und das Hässliche. Er drückt diese Idee folgendermaßen aus:

> Die <u>Schönheits</u>- u. <u>Hässlichkeits=Urtheile</u> sind <u>kurzsichtig</u>: {- sie haben immer den Verstand <u>gegen</u> sich -} aber im <u>höchsten Grade überredend</u>; sie appelliren an unsere Instinkte, dort, wo sie am schnellsten sich entscheiden u. ihr Ja und Nein sagen, <u>bevor</u> noch der Verstand zu Worte kommt... (NL 1887, KGW IX, W II/2, S. 28; KSA 12, 10[167]).

Ein Mensch mit gesunden Instinkten erkennt nicht nur, was für sein Leben von Vorteil ist und was ihm schadet. Er ist auch in der Lage, im Laufe der Zeit eine kräftigere Gesundheit zu bilden, denn durch die Wirkung seiner Instinkte sammelt er unterschiedliche nützliche Erfahrungen als Folge der verschiedenen Konfrontationen mit der Krankheit:

> Die gewohntesten Schönheits=Bejahungen <u>regen sich gegenseitig auf u. an</u>; wo der aesthetische Trieb einmal in <u>Arbeit</u> ist, krystallisirt sich um „das {einzelne} Schöne“ noch eine ganze Fülle anderer u. anderswoher stammender Vollkommenheiten. Es ist nicht möglich, <u>objektiv</u> zu bleiben resp. die interpretirende, hinzugebende, ausfüllende dichtende Kraft auszuhängen (- letztere ist jene Verkettung der Schönheits=Bejahungen selber) (NL 1887, KGW IX, W II/2, S. 28; KSA 12, 10[167]).

330 Vgl. 1.2.1 und 2.2.

331 Vgl. 2.6.

Ein Individuum, das daran gewöhnt ist, das Schöne zu verfolgen, d.h. das, was seine eigene Existenz bejaht und seine inneren Kräfte erhöht, neigt dazu, diesem Weg bedingungslos zu folgen. Alles, was Nietzsche hier „Schönheits-Bejahungen" nennt, wirkt in einer gemeinsamen Erregung, in einem gegenseitigen Erwachen, und bekräftigt das Leben. Die Dinge, die für das eigene Dasein positiv sind, erzeugen im Individuum eine Art von Erinnerung, die sich in ihm kristallisiert und befestigt. Auf diese Weise entsteht und wirkt der ästhetische Instinkt: Er beruht vollständig auf Erfahrungen und Erinnerungen, die im Menschen als positiv eingestuft werden. So kann das ästhetische Urteil arbeiten und seine Aufgabe der Unterscheidung erfüllen. Sobald er sie einmal identifiziert hat, sucht der Mensch nach den bejahenden Dingen oder schönen Wahrnehmungen für sein Leben.

In diesem von den Instinkten getriebenen Prozess öffnet Nietzsche den Weg zum transfigurativen Akt, indem er sagt, der Mensch in diesem Zustand könne nicht objektiv bleiben.[332] Die Stärke des gesünderen Individuums führt zu einer Transformation der Welt, indem es in jeden interpretierenden Akt den gleichen Grad an Fülle einbringt. Dank dieses ästhetischen Prozesses, bei dem der Mensch die Dinge in Entsprechung zu seiner Natur umwandelt, findet die Verklärung des Hässlichen und der Krankheit statt. Nietzsches Interpretation der Ästhetik lässt sich auf folgende Weise zusammenfassen:

> 1) das Schönheits=Urtheil ist kurzsichtig, es sieht nur die nächsten Folgen 2) es überhäuft den Gegenstand, der es erregt, mit einem Zauber, der durch die Association verschiedener Schönheits=Urtheile bedingt ist, – der aber dem Wesen jenes Gegenstandes ganz fremd ist. (NL 1887, KGW IX, W II/2, S. 28; KSA 12, 10[167])

Beim romantischen Individuum kommt es zu einer Unterbrechung der instinktiven Funktion. Diese wird durch das Still-bleiben oder die Erschöpfung aus übermäßiger Erregung durch ständige Reaktionen auf Reize eingeschränkt und geschädigt, wenn diese Reaktion einen Verbrauch bedeutet, der größer ist als die Assimilationsfähigkeit. Man kann sich nur teilweise von Krankheiten erholen, wenn – wie Nietzsche es in der Vorrede von MA I erklärt – ein Teil des Instinkts gesund bleibt und bereit ist, dem Schädlichen entgegenzuwirken.

So funktionieren die ästhetischen Prozesse. Bedingt sind sie durch den psychophysiologischen Zustand des Individuums, in und aus dem die Auslegung stattfindet. Nietzsche schreibt daraufhin: „Es ist die Frage der Kraft (eines Einzelnen oder eines Volkes), ob ~~u~~ {u} wo ~~das~~ {Urtheil} ~~Schöne~~ {‚schön'} ~~oder das Hässliche~~ angesetzt wird" (NL 1887, KGW IX, W II/2, S. 25; KSA 12, 10[168]). Wie Nietzsche hier schildert, hängt die Interpretation der Welt durch den Einzelnen grundlegend von der Menge der verfügbaren Kräfte ab sowie von den Kräften, die bei der Assimilation und Transformation dessen, was einem verhasst ist, erobert werden können. Dies würde bedeuten, dass die Interpretation der Welt angesichts einer zunehmenden Menge von Kräften ständig

332 Die ästhetischen Instinkte hängen von den Erhaltungswerten jedes Individuums ab. Daher lehnt Nietzsche eine allgemeine Definition des Schönen ab; vgl. auch 3.2.3.

positiv wäre: Die Dinge spiegeln den Reichtum des Individuums und steigern seine Kraft noch mehr, weil sein Zustand es erlaubt und die Instinkte ihn dazu treiben. Die Art von Gesundheit, die Nietzsche in den Vorreden von 1886/1887 vorschlägt und als plastisches Vermögen der Aneignung und Verwandlung, als aus der Selbstanalyse hervorgehende Erkenntnis der eigenen, dem Gesamtwohl des Leibes dienenden Werte darstellt, wird 1887/1888 als Bedingung jedes ästhetischen Prozesses bestimmt. Nietzsche gibt in diesen nachgelassenen Aufzeichnungen eine Erklärung dafür, was geschieht, wenn die Kräfte des Individuums, seine leibliche Regulierung und seine instinktiven Funktionen hinreichen, um ‚schöne Interpretationen' der Welt zu bilden und wahrzunehmen. Im Lauf des Lebens eines jeden Organismus treten sowohl die Krankheits- als auch die Gesundheitsprozesse im Einklang auf. Ein gesunder Mensch kann letztendlich unterscheiden, was für ihn vorteilhaft oder schädlich ist. In Entsprechung hierzu werden seine Instinkte handeln, indem sie entweder auf die Reize reagieren und sie seinem Reichtum assimilieren oder indem sie sie ignorieren und damit unnütze Reaktionen vermeiden. Der romantische oder dekadente Typ wird hingegen unkontrolliert agieren und ununterbrochen reagieren, auch wenn es angesichts seines eigenen Zustands psychophysiologischer Erschöpfung nicht angebracht ist. Nietzsche arbeitet in diesen Nachlässen also ein kognitiv-normatives Schema aus, das auf der leiblichen Dynamik und der Entfaltung der Interpretationsprozesse selbst beruht. Dies führt er dem Leser in den Streifzügen 7, 8, 9 und 10 von GD vor Augen: Da die ästhetischen Deutungsprozesse durch und durch der leiblichen Sphäre angehören, muss Nietzsche jetzt weder auf den Begriff der Krankheit noch auf den der Gesundheit explizit Bezug nehmen.

Das Thema der Ästhetik entwickelt er auch in anderen nachgelassenen Aufzeichnungen von 1887. In W II 1, S. 61 schreibt er darüber:

> Die Zustände, in denen wir eine Verklärung u Fülle in die Dinge legen und an ihnen dichten, bis sie unsere eigene Fülle und Lebenslust zurückspiegeln: der Geschlechtstrieb/der Rausch/die Mahlzeit/der Frühling/der Sieg {über den Feind}, der Hohn: die religiöse Ekstase; insgleichen die Grausamkeit {das Bravourstück: die Grausamkeit; die Ekstase des relig. Gefühls}; das Bravourstück. drei Elemente vornehmlich: der Geschlechtstrieb, der Rausch, die Grausamkeit: alle zur ältesten Festfreude des M. gehörend: alle insgleichen im anfänglichen „Künstler" überwiegend (NL 1887, KGW IX, W II/1, S. 61; KSA 12, 9[102])

Hier hebt Nietzsche das Moment der Verklärung im Vollzug der Interpretationsereignisse hervor, identifiziert aber auch die Zustände, die den Menschen dazu bringen, jenen Zustand der Fülle zu erreichen.[333] Die anschließende Aussage bestätigt die These, dass die Gesundheit des Menschen an der Basis jedes ästhetischen Prozesses liegt: „Der Nüchterne, der Müde, der Erschöpfte, der Vertrocknete (z. B. ein Gelehrter) kann absolut nichts von der Kunst empfangen, weil er die künstlerische {Urkraft}, Lügen = Kraft gar nicht {die Nöthigung des Reichthums} hat: wer nicht geben kann, empfängt auch nichts" (NL 1887, KGW IX, W II/1, S. 61; KSA 12, 9[102]). Daraus geht hervor, dass ein Mensch, der

333 Dies nimmt Nietzsche in GD, Streifzug 8 wieder auf; ich analysiere jene Phänomene in 3.2.2.

nichts zu geben hat, ein kranker Mensch ist, wie Nietzsche die Romantiker in den fünf Vorreden von 1886/1887 und vor allem im Aphorismus 370 von FW definiert. Aus dieser nachgelassenen Aufzeichnung kann man folgern, dass Nietzsche zwar genaue Bedingungen für die Zunahme der menschlichen Kräfte einführt, er sich aber grundsätzlich immer wieder auf die Gesundheit als erste Bedingung des Schöpferischen bezieht.

In einer weiteren nachgelassenen Aufzeichnung von 1887 mit der Überschrift „Aesthetica" betont Nietzsche die Wichtigkeit der leiblichen Koordination im Schaffen: „Um Classiker zu sein, muß man alle starken, anscheinend widerspruchsvollen Gaben u. Begierden haben: aber so daß sie mit einander unter Einem Joche gehen" (NL 1887, KGW IX, W II/1, S. 17; KSA 12, 9[166]). Der Begriff des Klassikers wird hier vor dem Hintergrund der von ihm hauptsächlich in der GT entwickelten Interpretation der Griechen sowie auf der Grundlage seiner erstmaligen Auseinandersetzung mit dem tragischen Pessimismus in den hier bereits erörterten Vorreden verstanden. „Klassiker" zu sein bezieht sich auf den starken Antrieb einer Person zur Umwandlung als Merkmal des Dionysischen, vermittelt durch die apollinische Begrenzung. In den Worten von Nietzsche selbst ist der klassische Pessimist „der höchste Typus: das klassische Ideal — als Ausdruck eines Wohlgerathenseins aller Hauptinstinkte" (NL 1887, KGW IX, W II/3, S. 141; KSA 12, 11[138]). Er fügt hinzu, dass diese Art von Menschen „kein reaktiver, sondern {ein} schließender u. vorwärts führender Geist, Ja sagend in allen Fällen, selbst mit seinem Haß" ist (NL 1887, KGW IX, W II/1, S.17; KSA 12, 9[166]). Er weist darauf hin, dass der klassische Pessimist nicht in der Weise des *décadent* auf unnötige Weise reagiert. Alle seine psychophysischen Funktionen werden durch eine harmonische Selbstregulierung des Leibes nach der von ihm aufgestellten Hierarchie koordiniert, so dass sie das Wohlbefinden des Organismus bewirken.

Über die Synthese der zunehmender Kräfteereignisse und der entfesselten Möglichkeiten, eine schöne Interpretation der Welt zu erzeugen und zu züchten, schreibt Nietzsche in W II 2, S. 25:

> Das Gefühl der {Fülle, der} aufgestauten Kraft ~~welche in praxis vielen Dingen~~ {aus dem es erlaubt ist, Vieles} vielen Dingen muthig u. wohlgemuth entgegen~~tritt~~ {nehmen}, ~~wo~~ {vor} dem {dem} Schwächling schaudert) ~~erwartet das Gefühl des Schönen~~ {das Machtgefühl spricht das Urtheil schön} noch ~~bei Gegenständen~~ {über Dinge} u Zuständen {aus}, ~~wo das Gefühl~~ {~~die~~ welche der Instinkt der Ohnmacht nur ~~das~~ {etwas} Hassenswerthe {als häßlich} („~~Häßliche~~") ~~zu empfinden~~ {abschätzen ~~empfinden~~ kann. ~~weiß~~) ~~vermag.~~ Der ~~Instinkt~~ {Witterung dafür}, womit wir {ungefähr} fertig werden ~~könnten in praxi~~ {würden}, ~~wovor wir uns nicht fürchten würden,~~ wenn es leibhaft entgegenträte als Gefahr, Problem, Versuchung – ~~wenn es uns leibhaft entgegenträte~~, – dieser {Witterung} ~~Instinkt redet~~ {bestimmt} auch noch ~~in~~ {aus} unserem aesthet. Ja: (~~u. Nein)~~ {(„~~das ist schön~~")} („das ist schön" ist eine Bejahung). (NL 1887, KGW IX, W II/2, S. 25; KSA 12, 10[168])

Das Gefühl der Macht bestimmt das ästhetische Urteil über das Schöne. Der gesunde Leib kann auf diese Weise das Gefühl des Überflusses in die Welt projizieren und es in allen Dingen finden. Die gleichen Situationen, die einer kranken Person unerträglich wären, treten einer gesunden Person als Herausforderungen entgegen, die ‚überwunden' werden müssen. „Daraus ergiebt sich, im{s} ~~Allgemeinen~~ {Große gerechnet}, daß die Vorliebe für {fragwürdige u} furchtbare Dinge ein ~~Zeichen~~ {Symptom} ~~der~~ {für} Stärke ist: ~~u.~~ ~~daß~~ {während} der Geschmack am Hübschen u. Zierlichen ~~ein Geschmack der Schwachen ist~~ {den Schwachen, den Delikaten zugehört}" (NL 1887, KGW IX, W II/2, S. 25; KSA 12, 10[168]). Der tragische Pessimist geht auf die Suche nach schrecklichen und schmerzhaften Erlebnissen, weil er instinktiv weiß, dass er sie verwandeln und sich dann von den zurückgewonnenen Kräften ernähren kann. Er genießt daher eine stärkere, überlegene Gesundheit. Diese Eigenschaft wird im Unterschied zum klassischen Typus durch die Fähigkeit ergänzt, ständig aus einem Zustand der Fülle heraus unter der Koordinierung einer überlegenen Selbstregulierung zu reagieren.

Eine weitere nachgelassene Aufzeichnung, die für das Verständnis von Nietzsches spätem Begriff der Ästhetik grundlegend ist, ist W II 5, S. 102 (NL 1888, KSA 13, 14[117]). Sie steht unter dem Titel „die Gegenbewegung: die Kunst" und muss im Zusammenhang mit der nächsten Aufzeichnung in diesem Heft betrachtet werden (NL 1888, W II/5, S. 100; KSA 13, 14[119]). Die Aufzeichnung lautet:

> die Gegenbewegung: die Kunst/Das Rauschgefühl, thatsächlich einem Mehr von Kraft entsprechend [...] neue Organe, neue Fertigkeiten, Farben, Formen.../die „Verschönerung" ist eine Folge der erhöhten Kraft/Verschönerung als nothwendige Folge der Kraft-Erhöhung/Verschönerung als Ausdruck eines siegreichen Willens, einer gesteigerten Coordination, einer Harmonisirung ~~der~~ {aller} starken Begehrungen, ~~des mechanischen~~ {eines unfehlbar perpendikulären} Schwergewichts/die logische und geometrische Vereinfachung ist eine Folge der Krafterhöhung: {umgekehrt erhöht wiederum die Wahrnehmung solcher Vereinfachung das Kraftgefühl...} (NL 1888, KGW IX, W II/5, S. 102; KSA 13, 14[117])

Fragen wir zuerst nach der Bedeutung von ‚Gegenbewegung': Gegen was wirkt die Kunst? In den Aufzeichnungen, die der eben zitierten vorangehen, schreibt Nietzsche über die Dekadenz,[334] und zwar unter den Überschriften „Philosophie als décadence" (NL 1888, W II/5, S. 106) und „Moral als décadence" (NL 1888, W II/5, S. 107). Es ist sinnvoll, sie auf die Aufzeichnung mit dem Titel „die Gegenbewegung: die Kunst" zu beziehen. Die Kunst als Gegenbewegung zur Dekadenz, insbesondere im Denken und in der Moral des Menschen, ist das Thema von W II 5, S. 102. Sie beginnt mit einer relevanten Aussage: Das Rauschgefühl entspricht einer Zunahme der inneren Kräfte. Die Empfindung dieser Zunahme hat Auswirkungen auf den Leib, also in der psychosomatischen Dimension des Menschen, und macht die Wahrnehmung neuer Formen und Farben möglich. Diese Potenzialität bezeichnet Nietzsche mit dem Ausdruck „neue Organe" (NL 1888, KGW IX, W II/5, S. 102; KSA 13, 14[117]). Damit weist er auf die Idee hin, dass ein günstiger Zustand des Lebens die Grenzen der Wahrnehmung und somit der Interpretation der Welt erweitert. Diese wichtige These entfaltet Nietzsche in GD, indem er den Rausch und den dionysischen Künstler diskutiert. Sie ist in hohem Maße mit der von Charles Féré in seinem Buch *Sensation et mouvement* entwickelten Theorie über die psychomotorische Induktion und die Neuropathen verbunden. Die Ermächtigung der Wahrnehmungsor-

334 Es kann allerdings nicht sichergestellt werden, dass sie tatsächlich in dieser Reihenfolge niedergeschrieben wurden.

gane hat keinen metaphysischen oder metaphorischen Sinn, sondern ist das Ergebnis einer Reihe von Experimenten, die von Féré und anderen Psychologen der Zeit durchgeführt wurden. Bei einem Zustand wie dem Rausch wird physiologisch eine Steigerung der Wahrnehmung erzeugt, was eine Verstärkung der Organe voraussetzt.

In dieser nachgelassenen Aufzeichnung versteht Nietzsche die Selbstregulierung des Leibes als eine der hauptsächlichen Voraussetzungen für jeden Interpretationsvorgang: Die Verschönerung der Welt ist die Folge des Ausdrucks eines siegreichen Willens, der sich seiner verfeinerten Koordinierung erfreut und all seine Strebungen in Harmonie zu bringen vermag. Das Hässliche „bedeutet décadence eines Typus, Widerspruch u. mangelnde Coordination der inneren Begehrungen/bedeutet einen Niedergang an organisirender Kraft, an ‚Willen' physiologisch geredet" (NL 1888, KGW IX, W II/5, S. 102; KSA 13, 14[117]). Es ist der Ausdruck eines dekadenten Typs oder einer momentanen Depression, die durch mangelnde Koordination und den Widerspruch der inneren Strebungen untereinander entsteht. In Gegenwart „ein[es] hohe[n] Machtgefühl[s]" (NL 1888, KGW IX, W II/5, S. 102; KSA 13, 14[117]) verändert sich auch die Wahrnehmung von Raum und Zeit: „die Raum- u Zeit=Empfindungen sind verändert: ungeheure Fernen werden überschaut u. gleichsam erst wahrnehmbar/die Ausdehnung des Blicks über größere Mengen u. Welten/die Verfeinerung des Organs für die Wahrnehmung vieles Kleinsten u Flüchtigsten" (NL 1888, KGW IX, W II/5, S. 102; KSA 13, 14[117]). Der Rausch ermöglicht eine Wahrnehmung der Realität – ihrer Farben, Formen und Dimensionen – von einer höheren Perspektive und mit einem genaueren Blick. Nietzsche Fazit hierzu verwundert also nicht: „Die Künstler ~~sind die Vollender der Natur~~ {sollen nichts so sehen, wie es ist, sondern voller, sondern einfacher, sondern stärker}" (NL 1888, KGW IX, W II/5, S. 103; KSA 13, 14[117]).

In der nachgelassenen Aufzeichnung W II 5, S. 100 schreibt Nietzsche weiter über die physiologischen Vorgänge im Kunstschaffen, diesmal unter direkter Bezugnahme auf die von Féré postulierte Theorie der mentalen Suggestion: „Alle Kunst wirkt als Suggestion auf die [Muskeln u. ~~Nerven~~] Sinne [u ~~Muskeln~~], welche urspr. beim {naiven} künstl. Menschen thätig sind: sie redet immer nur zu Künstlern, – sie redet zu dieser Art von feiner Erreglichkeit {des Leibes}." (NL 1888, KGW IX, W II/5, S. 100; KSA 13, 14[119]). Nach dem französischen Arzt wirkt jede Suggestion oder mentale Repräsentation als leibliche Erregung.[335] In diesem speziellen Fall bezieht sich Nietzsche ausschließlich auf den Künstler, der, wie später in GD zu sehen sein wird, den größten Instinkt für das Verständnis von Gesten, Bewegungen und Wörtern habe.[336] Er führt weiter aus: „Alle Kunst wirkt tonisch, mehr die Kraft, entzündet die Lust (d.h. das Gefühl der Kraft)" (NL 1888, KGW IX, W II/5, S. 100; KSA 13, 14[119]). Féré beschäftigt sich in seinem Buch *Sensation et mouvement* mit der Theorie der Erregungen und der entsprechenden Kraftentfaltung der Muskeln. Die Tonifizierung bespricht er in mehreren Abschnitten; folgende Passage ist ein prägnantes Beispiel: „Dans ces divers états l' énergie de la

335 Siehe 3.2.2.
336 Vgl. GD, Streifzug 10.

contraction volontaire coïncide avec un développement de la sensibilité et de la circulation périphérique" (Féré 1887, 88). Die Tatsache, dass Nietzsche bestimmte Aspekte seiner ästhetischen Interpretation auf Férés Forschung stützt, ist unbestreitbar. Man kann aber behaupten, dass er in dessen wissenschaftlichen Theorien vor allem eine Validierung der Konzeption der Kunst findet, die er bereits seit Jahren entwickelte. Bereits in der GT finden sich ähnliche Ideen: Der Rausch wirkt als die Erregung des Leibes und lenkt ihn notwendigerweise auf dessen symbolischen Ausdruck, sogar durch das Wort. Im Folgenden werden die wichtigsten Passagen von *Sensation et mouvement* analysiert und die Parallele zu Nietzsches Interpretation der Ästhetik und der Kunst aufgezeigt, um dann in 3.2.3 zur Auslegung der Streifzüge von GD überzugehen.

3.2.2 Férés Einfluss auf Nietzsches späte Konzeption des dionysischen Künstlers

Für die Analyse und das Verständnis des Dionysischen und seiner Beziehung zur Gesundheit ist das Werk von Charles Féré, vor allem *Sensation et mouvement*, grundlegend. Im Rahmen der Forschung zur Philosophie Nietzsches ist diese Rezeption bisher wenig bearbeitet worden. Der Beitrag von Erich Lampl zum Thema ist zwar reichhaltig, vor allem in Bezug auf die Forschungen der französischen Schule der Psychologie, angefangen bei Charcot, dem Lehrer von Charles Féré. Er weist aber nicht unbedingt auf das Dionysische und die Gesundheit hin, geschweige denn auf ein ästhetisches normativkognitives Modell.[337] Bettina Wahrig-Schmidts Artikel liefert einen weiteren Anhaltspunkt zum Vergleich von Nietzsches Aufzeichnungen mit Férés Einflüssen. Marco Brusottis Annäherung an das Werk des französischen Arztes ist eher kurz. In seinem Artikel betont er vor allem den Unterschied zwischen den aktiven und reaktiven Merkmalen des Menschen in GM und wie sich das ständige Reagieren, ein Zeichen von Erschöpfung und Schwäche, dann in GD beim dionysischen Künstler in das Gegenteil verkehre. Diese Interpretation ist jedoch nicht durch eine Interpretation der Konzepte von Krankheit und Gesundheit in den letzten Jahren von Nietzsches Philosophie gerahmt.

In *Sensation et mouvement* von 1887 erforscht Charles Féré die Wirkung der intellektuellen Repräsentationen und sensorischen Erregungen auf den menschlichen Leib,

337 Lampl ist einer der ersten Nietzsche-Spezialisten, der den Einfluss des französischen Arztes auf dessen Arbeit verfolgte. Als Anhang des Artikels bietet er eine „Übersicht über die wichtigsten Féré-Exzerpte und -Bezüge in den Fragmenten und Werken des Jahres 1888", Lampl 1986, 250. Dort meint er, dass die erste Referenz auf Férés Theorien erst im Streifzug 20 von GD zu finden sei, wo Nietzsche den Begriff „Dynamometer" verwendet, S. 240. Die vorliegende Arbeit belegt, dass Nietzsche bereits in den Streifzügen 8 und 10 auf Féré und das Phänomen der *induction psycho-motrice* Bezug nimmt. Lampls Referenzen auf die nachgelassenen Aufzeichnungen reichen weiter als sein exklusiver Hinweis auf GD, Streifzug 20. Vgl. auch Wahrig-Schmidt 1998; Brusotti 2012.

wobei eine Zunahme der inneren Kräfte stattfindet.[338] Er versucht in diesem Buch, folgende Hypothese zu beweisen: „L'ÉNERGIE D'UN MOUVEMENT EST EN RAPPORT AVEC L'INTENSITÉ DE LA REPRÉSENTATION MENTALE DE CE MOUVEMENT" (Féré 1887, 10). Diese Hypothese gilt für jedes Individuum. Um sie zu beweisen, beginnt er mit einer Reihe von Experimenten, die sich mit der Zunahme der körperlichen Kräfte durch Bewegung befassen. Beim ersten Experiment (1.°) kommt er zu dem Schluss, dass die Bewegung eines bestimmten Körperteils eine – wenn auch nur geringe – Steigerung der Kräfte in anderen Teilen des Körpers bewirkt:

> Si, par exemple, on fait avec un pied sur une pédale les mouvements nécessaires pour mettre en marche une roue, on constate qu'après un très petit nombre de tours la force dynamométrique de la main correspondante, puis de l'autre, a augmenté d'un sixième, ou d'un cinquième, ou même plus. (Féré 1887, 8)

Die Bewegung verstärkt die Kraft des Körperteils, mit dem die Übung ausgeführt wird, aber es fällt auf, dass sich auch im gegenüberliegenden Glied eine Zunahme ergibt. Das nächste Beispiel betrifft die Wirkung einer körperlichen Anstrengung auf die Verwendung der Sprache. Féré untersucht, was physiologisch im Sprachprozess abläuft, d. h. auf welche Weise die Bewegung den Gebrauch der Sprache fördert und erleichtert:

> 2.° L'exercice de la parole peut produire les mêmes effets, en conséquence des mouvements qu'il nécessite. Inversement, l'excitation psychique provoquée par l'exercice de la parole est très nette chez certains névropathes qui se grisent en parlant [...]. Si, en effet, sur une aphasique de ce genre, nous pratiquons des mouvements passifs de tous les segments du membre supérieur droit, nous constatons que, au bout d'un instant, l'exercice de la parole redevient possible pour cesser sitôt que les mouvements du bras cessent [...]. Cette observation qui peut peut-être être utilisée pour le traitement de certaines aphasies hystériques, montre bien l'influence excitatrice des mouvements du bras sur les mouvements adaptés de la langue et sur les organes des signes. (Féré 1887, 8–11)

Dies bedeutet, dass die Bewegungen der oberen Gliedmaßen die Verwendung der Sprache fördern oder erleichtern. Das werde auch durch die evolutionäre Tatsache bewiesen, dass der Mensch im Laufe der Geschichte sich vorwiegend seines rechten Armes bedient habe, wodurch die Sprachfähigkeit sich in der linken Gehirnhälfte konzentriere.[339] Die dritte Beobachtung lautet: „3.° D'autre part, si, pendant une ou deux minutes, on fait, avec la main qu'il s'agit d'éprouver, une série de mouvements volontaires de flexion à vide, le dynamomètre trahit bientôt une augmentation de la force de pression" (Féré 1887, 14).

Das vierte Beispiel verweist direkt auf die so genannte *induction psychomotrice.* In diesem besonderen Fall diskutiert Féré die Auswirkungen passiver Bewegungen auf Individuen, die ihre Reaktionen auf die Wahrnehmung bestimmter Erregungen besser

338 Diese misst er durch das Dynamometer; vgl. Charles Féré 1887, 9: „Un dynamographe, constitué par un dynamomètre de Duchenne de Boulogne adapté par M. Verdin, nous a permis d'enregistrer ces phénomènes".

339 Vgl. Féré 1887, 9–11.

beherrschen. Die passiven Bewegungen sind diejenigen, die der Experimentator mit den Gliedmaßen eines Individuums ohne deren Widerstand ausführt.[340]

> 4°. On remarquera que les mouvements passifs (c'est-à-dire exécutés par l'expérimentateur avec le membre du sujet qui n'oppose pas de résistance et ne s'aide pas) provoquent exactement la même excitation fonctionnelle [...]. Sur des sujets sains les mouvements passifs de flexion des doigts peuvent augmenter l'énergie de la pression de plus d'un quart. L'histoire des épidémies spasmodiques nous montre que chez les névropathes, plus sensibles d'une manière générale à tous les agents excitants ou dépressifs, la seule vue d'un mouvement provoque l'exécution de ce mouvement. (Féré 1887, 12–13)

Hier stellt Féré den besonderen Fall der Neuropathen vor, Personen mit einer so großen Erregungsfähigkeit, dass sie unweigerlich auf die Wahrnehmung eines äußeren Reizes reagieren. Die Reaktion besteht insbesondere in der Nachahmung der von ihnen wahrgenommenen Bewegung. Der französische Arzt argumentiert, dass ein Neuropath, der an einer anderen Person Bewegungen beobachtet, z. B. Biegebewegungen mit der Hand, nach einigen Minuten erklärt, die Empfindung dieser Bewegung an seinem eigenen Körper zu haben. Anschließend ahmt er die Bewegung mit seiner eigenen Hand nach.[341] Aber bereits zuvor erlebt er einen Kraftaufwand, als ob die beobachtete Bewegung tatsächlich seine eigene gewesen wäre. Wenn die Muskelkontraktion zunimmt, wächst ferner auch die Hautempfindlichkeit aufgrund stärkerer Durchblutung. Die Idee der Bewegung bewirkt eine körperliche Veränderung bzw. eine innere Bewegung, die für das Individuum nicht wahrnehmbar ist, wenn es keine Mittel zur Messung physiologischer Prozesse hat. Auf diese Weise gilt: „L'idée du mouvement, c'est déjà le mouvement qui commence" (Féré 1887, 16). Wie bereits in 3.2.1 kurz erwähnt, besitzt der dionysische Künstler nach Nietzsche in hohem Maße die Fähigkeit, alle Reize zu erfassen. Diese Fähigkeit ist mit seinem fortwährenden Reagieren verbunden, das in Bewegung übersetzt wird.[342] Die *induction psychomotrice* – ein Phänomen, das in allen Individuen stattfindet, aber bei den Neuropathen ein besonders großes Ausmaß annimmt – besitzt nach Féré eine „rôle considérable dans la contagion des émotions et des sentiments" (Féré 1887, 15), denn: „La vue d'un mouvement invite, disons-nous, à la reproduction de ce mouvement" (Féré 1887, 15). Der Prozess der psychomotorischen Induktion verweist auf einen anderen zentralen Punkt in dieser Theorie, nämlich die „contagion des émotions et des sentiments" (Féré 1887, 15) oder „suggestion mentale" (Féré 1887, 15). Diese ist die Fähigkeit, die mentale Repräsentation des Gesprächspartners dank der Nachahmung von Bewegungen oder Gesten zu verstehen. Féré behauptet, es sei möglich, die Neuropathen aufgrund einer mentalen Suggestion dazu zu bringen, „à éprouver la même émotion, la même pensée, à obéir, en un mot, à ce qu'on appelle la *suggestion mentale*" (Féré 1887, 16). Deshalb kann der Ausdruck des Vergnügens einer

340 Vgl. Féré 1887, 12.
341 Vgl. Féré 1887, 13.
342 Vgl. 3.2.3.

Person das Gefühl des eigenen Genusses verstärken. Ein anderes Beispiel wäre die gestische Ähnlichkeit zwischen Menschen, die lange zusammen leben. Nietzsche plädiert dafür, auch die Entstehung der Sprache als Folge der Suggestion im ästhetischen Geschehen zu verstehen. So schreibt er in der bereits zitierten nachgelassenen Aufzeichnung von 1888 in W/II 5, S. 100:

> Der aesthet. Zustand hat einen Überreichthum von Mittheilungsmitteln, zugleich mit einer extremen Empfänglichkeit für Reize u. Zeichen. Er ist der Höhepunkt der Mittheilsamkeit u. Übertragbarkeit zwischen lebenden Wesen, – er ist die Quelle der Sprachen. die Sprachen haben hier ihren Entstehungsherd: die Tonsprachen, so gut als die Gebärden- u Blicksprachen. Das vollere Phänomen ist immer der Anfang: unsere {Culturmensch=] Vermögen sind subtrahirte aus volleren Vermögen. Aber auch heute hört man noch mit den Muskeln, man liest selbst noch mit den Muskeln. (NL 1888, KGW IX, W II/5, S. 100; KSA 13, 14[119])

Was die Wirkung bestimmter Reize auf die Sinne wie das Riechen, das Hören und das Sehen betrifft, so bestätigen die Ergebnisse von Studien mit hypnotisierten Neurophaten die Zunahme der inneren Kräfte bei der Stimulation dieser Sinne. Die physiologischen Wirkungen, die infolge der Wahrnehmung der Farben auftreten, sind bei den Neuropathen besonders ausgeprägt. Féré bezieht sich u. a. auf die durch den Dynamometer gemessene Erhöhung der Kraft durch die Wahrnehmung von Farben:

> Ainsi [...] nous avons donné l'état dynamométrique normal pour la main droite, 23, nous voyons que l'impression des rayons lumineux passant soit à travers une lame de verre [...] porte la pression à 42 pour le rouge, pour l'orangé à 35, pour le jaune à 30, pour le vert à 28, pour le bleu à 24 (Féré 1887, 42)

Die Stimuli auf die verschiedenen Sinne veranlassen nicht nur eine Zunahme der Kräfte erzeugt, sondern der stimulierte Sinn wird auch spezifisch verstärkt, d. h. seine Funktionen werden erweitert. Nietzsche betrachtet das Thema auch in der zuvor analysierten nachgelassenen Aufzeichnung von 1888,[343] wo er noch einen Schritt weitergeht und sagt, dass der Künstler aufgrund der Zunahme seiner Kräfte ganz andere Farben und sogar Formen wahrnehmen könne.[344]

Féré bespricht anschließend die Wirkung von Lust- und Schmerzvorstellungen auf den Körper und behauptet in diesem Zusammenhang: „la sensation agréable ou désagréable était constituée par une exagération ou une diminution de l'énergie potentielle" (Féré 1887, 62). Die Stärke des Individuums nimmt bei erfreulichen Wahrnehmungen zu, während die schmerzhaften Wahrnehmungen oder die Unannehmlichkeiten die Körperkraft verringern: „La sensation de plaisir se résout donc dans une sensation de puissance; la sensation de déplaisir dans une sensation d'impuissance" (Féré 1887, 64). Dem Anstieg der körperlichen Energie folgt zwangsläufig eine Entladung, die bei mäßigen Erregungen langsam ist, etwas plötzlicher hingegen, wenn die Erregung stärker ist, was „détermine des mouvements réflexes" (Féré 1887, 64–65). In KGW

---

343 Siehe 3.2.1., KGW IX, W II/5, S. 102–103; KSA 13, 14[117].

344 Vgl. 3.2.1.

IX, W II/5, S. 100 (KSA 13, 14[119]) greift Nietzsche diese Überlegungen auf. Wie schon im vorherigen Kapitel analysiert, verweist er auf das ästhetische Urteil und die Art und Weise, wie etwas Schönes eine Reihe von Erinnerungen weckt, die bereits auf ähnliche Weise durch dieses Urteil klassifiziert wurden. Die Kunst „regt alle die feineren Erinnerungen des Rausches an, – es giebt ein eigenes Gedächtniß, das in solche Zustände hinunterkommt: eine ferne u. flüchtige Welt von Sensationen kehrt da zurück" (NL 1888, W II/5, S. 100; KSA 13, 14[119]). Der ästhetische Mensch, in diesem speziellen Fall der Künstler, lehnt alle Arten von Depression seiner Kräfte aktiv ab: „jedes Mal, wenn der Niedergang, [die Verarmung an Leben], die Ohnmacht, die Auflösung, die Verwesung von Fern nur angeregt wird, reagirt der aesthet. Mensch mit seinem Nein" (NL 1888, W II/5, S. 100; KSA 13, 14[119]).

In der Gegenwart des Hässlichen bleibt das Individuum in einem depressiven Zustand, der eine noch stärkere Depression hervorruft. Das Hässliche zieht noch mehr vom Gleichen an: „Das Häßliche suggerirt Häßliches [...] wie unterschiedlich das Schlechtbefinden auch die Fähigkeit der Phantasie des Häßlichen steigert" (NL 1888, W II/5, S. 100; KSA 13, 14[119]). Ein negativer Lebenszustand beeinflusst den Menschen in allen Bereichen, von der körperlichen bis zur psychologischen Ebene, von seiner Denkweise bis zu seinem täglichen Leben:

> Die Auswahl wird anders, von Sachen, Interessen, Fragen: es giebt einen dem Häßlichen nächstverwandten Zustand auch im Logischen... {– Schwere, Dumpfheit.} Mechanisch fehlt [dabei] das Schwergewicht: das Häßliche hinkt, das Häßliche stolpert... Gegensatz einer göttlichen Leichtfertigkeit des Tanzenden... (NL 1888, W II/5, S. 100; KSA 13, 14[119])

Jede allgemeine Aufregung beeinflusst laut Féré den Menschen auch abgesehen von seinen Bewusstseinszuständen, „modifiant la forme et l'intensité de son énergie." (Féré 1887, 67). Das bedeutet, dass der Mensch auf eine Erregung reagiert, ohne dessen gewahr zu sein. Je nach der „vibratilité spécifique, suivant sa constitution moléculaire variable avec le sexe, l'âge, le tempérament, l'état de la nutrition, etc." (Féré 1887, 67–68) reagieren die Menschen physiologisch auf unterschiedliche Weise; „mais on peut dire qu'il réagit nécessairement et qu'il ne crée jamais de forces" (Féré 1887, 68) des Widerstands. Jegliche Art von Reiz bewirkt eine innere, körperliche Veränderung, die für das menschliche Bewusstsein nicht unbedingt wahrnehmbar ist: „Si ... un mouvement volontaire ou involontaire reconnaît nécessairement pour cause une excitation venue du dehors et est par conséquent machinal, on peut dire aussi que toute excitation, si faible qu'elle soit, détermine nécessairement un mouvement" (Féré 1887, 68). Daraus lässt sich nach Féré ableiten, dass der Leib keinen Reiz unbemerkt lässt. Eine Zusammenfassung der von Féré festgehaltenen Merkmale findet sich in einer nachgelassenen Aufzeichnung von 1888, die als Vorbereitung des Streifzuges 10 von GD dient. Dort entfaltet Nietzsche die physiologischen Zustände,

> welche im Künstler [gleichsam] zur „Person" ~~gleichsam~~ gezüchtet sind, u die an sich in irgend welchem Grade dem M. überhaupt ~~anhaften~~ anhaften/1 der Rausch: das erhöhte Machtgefühl; die innere Nöthigung, aus den Dingen einen Reflex der eigenen Fülle u. Vollkommenheit zu machen -/

> 2. die extreme Schärfe gewisser Sinne: so daß sie eine ganz andere Zeichensprache verstehen – u schaffen … {– dieselbe, die mit manchen Nervenkrankheiten verbunden erscheint – } […]/3 das Nachmachen = Müssen: eine extreme Irritabilität, bei der sich ein gegebenes Vorbild contagiös mittheilt, – ein Zustand wird nach Zeichen schon errathen u. dargestellt (NL 1888, KGW IX, W II/5, S. 34; KSA 13, 14[170])

Als erste Bedingung der Kunst nennt Nietzsche den Rausch, der in Férés Experimenten dem Phänomen der Kraftsteigerung entspricht. Der Rausch erweckt den Rest der physiologischen Prozesse, die Nietzsche klar aus *Sensation et mouvement* entlehnt. Die extreme ‚Schärfe' bezeichnet die Fähigkeit der Neuropathen, allein durch Beobachtung und Wiederholung von Gesten und Bewegungen zu verstehen, was ein anderes Individuum fühlt und denkt. So ist das „Nachmachen-Müssen" (NL 1888, KGW IX, W II/5, S. 34; KSA 13, 14[170]), das Nietzsche als letztes Merkmal anführt, nach Féré die Ursache für die innere Zunahme der Kräfte und für die Deutungsfähigkeit der Nervenkranken.

Der Leib reagiert ständig auf jeden Reiz, d.h. er führt innere Bewegungen aus, die für das Bewusstsein nicht wahrnehmbar sind, oder ausgeprägtere äußere Bewegungen. Wenn er die durch den Reiz erzeugte Kraft nicht durch eine äußere Bewegung entlädt, liegt dies daran, dass die Spannung der körperlichen Kräfte äußerlich noch nicht groß genug ist: „lorsque plusieurs excitations se succèdent avant que la tension ait été suffisante pour que la décharge se produise nécessairement, il se fait des déviations successives de la direction de la tendance totalisée" (Féré 1887, 68). Das spontane physiologische Reagieren nennt Nietzsche in der nachgelassenen Aufzeichnung KGW IX, W II/5, S. 35 „eine Art Automatismus des ganzen Muskelsystems unter dem Impuls ~~inneren~~ [von Innen wirkender] starker Reize" (NL 1888, KGW IX, W II/5, S. 35; KSA 13, 14[170]) oder „Willens-Aushängung" (NL 1888, KGW IX, W II/5, S. 35; KSA 13, 14[170]). Jede periphere Erregung sowie jede allgemeine psychische Vorstellung werden von Veränderungen im Nervensystem begleitet, die zu einer Umwandlung der körperlichen Energie und Sensibilität führen. Diese physiologischen Modifikationen sind proportional zur Intensität, mit der die Erregung oder mentale Repräsentation auftritt: „Quand une irritation ou sa représentation mentale est excessive et brusque, la décharge est tellement rapide qu'elle peut paraître le premier et l'unique phénomène consécutif" (Féré 1887, 104). Eine psychische Repräsentation oder positive Emotion verstärkt im Individuum die körperlichen Kräfte, während „[t]outes les émotions dépressives déterminent une diminution de volume dans les membres" (Féré 1887, 113). Alle organischen Funktionen gewinnen durch positive Repräsentationen an Potenzial; dagegen soll gelten: „quand le sujet était en proie à une émotion pénible, la tension de l'appareil diminuait et restait au-dessous de la normale" (Féré 1887, 115). Diese Theorie verweist auf die Wechselbeziehung zwischen der psychischen und der physiologischen Ebene des Menschen und auf ihre Koexistenz als Ganzes. Nietzsches Interesse an psychologischen Prozessen und der Art und Weise, wie sie den gesamten Leib zum Guten oder zum Schlechten verändern, verstärkt sich ab den Vorreden von 1886/1887. Meiner Meinung nach markiert die GD den Höhepunkt von Nietzsches Diskussion der ästhetisch-interpretierenden Ereignisse für den Vollzug des Lebens.[345]

Die Theorie der *suggestion mentale* bedeutet nach Féré, dass es einen *notwendigen* Zusammenhang zwischen Bewegungen und mentalen Repräsentationen oder Empfindungen gibt: „toute représentation mentale, propre à établir que toutes les opérations psychiques ont nécessairement un équivalent moteur" (Féré 1887, 116). Die Position des französischen Arztes ist an diesem Punkt so extrem, dass er zugibt, dass das Denken „n'est autre chose qu'un mouvement de la matière" (Féré 1887, 116), denn in jedem Individuum wird auf der psychischen Ebene nichts erzeugt, was „ne se traduise à l'extérieur par des mouvements" (Féré 1887, 116). Auf diese Weise müssten nur die körperlichen Zeichen gelesen werden, um zu wissen, was auf der psychologischen Ebene geschieht. So kommt Féré zu der wichtigen Schlussfolgerung, die Nietzsche in der nachgelassenen Aufzeichnung KGW IX, W II/5, S. 100 zitiert: „*la communication de pensée* n'est qu'une *communication de mouvements*, et [...] la *suggestion mentale* se réduit à une *suggestion par la mimique*" (Féré 1887, 118).

Die Beziehung, die Féré zwischen dem psychischen und dem somatischen Zustand herstellt, hat hauptsächlich die Form einer energetischen Veränderung, die durch die Wahrnehmung einer direkten oder peripheren Erregung veranlasst wird. Jede Repräsentation oder Erregung schafft in den Organen der Sensibilität

> une suractivité fonctionnelle, se traduisant, surtout du côté excité, par une augmentation de la sensibilité générale et spéciale et une augmentation parallèle de la force musculaire qui coïncident avec une dilatation des vaisseaux périphériques se manifestant par une augmentation de volume des membres. (Féré 1887, 120)

Die Stimmungen wirken sich auch direkt auf den Leib als psychosomatische Gesamtheit aus:

> la mélancolie qui débute par un état de malaise, de dégoût, de crainte générale, se traduit par l'affaissement des traits, une tendance àl'immobilité, l'affaiblissement de la voix, une attitude déprimée, avec prédominance de flexion, une atténuation générale de la sensibilité, tant commune que spéciale, une diminution des fonctions organiques, une détérioration des fonctions génésiques, un ralentissement de la respiration et de la circulation, du refroidissement des extrémités, un ralentissement de la sécrétion de la sueur, de l'urine, du suc gastrique et intestinal, se traduisant par de l'inappétence et de la constipation, etc. (Féré 1887, 122)

Im Gegensatz dazu ist ein euphorischer Zustand durch die von Féré so gennante „excitation maniaque" (Féré 1887, 122)) gekennzeichnet:

> l'exubérance des idées, exubérance telle qu'elle arrive à l'incohérence, le visage est vultueux et excité, le regard est d'une mobilité extrême, de même que le geste; la force musculaire est plutôt

345 Vgl. 3.2.3.

> augmentée [...]. La sensibilité est en général exaltée et on observe *une résistance très considérable aux excitations ordinairement douloureuses.* (Féré 1887, 122, kursive Hervorhebung M. S.)

Auch hier lohnt es sich, die Beziehung zwischen psychischen und somatischen Zuständen zu betonen und darauf hinzuweisen, dass der psychische Zustand die körperlichen Eigenschaften und Prozesse direkt beeinflusst, da letztere die ersteren in der Ganzheit, die sie sind, prägen. Obwohl Féré als Materialist das Denken als Ergebnis der Bewegung der Materie definiert, macht er mit diesen letzten Aussagen deutlich, dass die psychologische Ebene des Menschen wesentlich für die von ihm erforschten somatischen Prozesse ist. Die Wahrnehmung der Erregung und die allgemeine mentale Repräsentation bewirken in jedem Individuum eine Veränderung der inneren körperlichen Kräfte. Bei Neuropathen führen alle psychischen Verstärkungen zu einem der Depression entgegengesetzten Zustand: „l'exagération de la motilité, de la sensibilité, de l'afflux sanguin à la périphérie, correspond à une exaltation psychique, qui se traduit par une diminution des temps de réaction en général, une exaltation de la mémoire et de l'imagination, etc." (Féré 1887, 123). Der positive psychische Zustand beeinflusst das normale Individuum bereits so, dass sich seine allgemeine Sensibilität, Beweglichkeit und Widerstandsfähigkeit gegen alles Schmerzhafte erhöht. Bei einem Neuropathen provoziert jener Zustand direkt die Stimulierung von Gedächtnis und Imagination, d.h. der kognitiven Fähigkeiten.[346] In 3.2.3 wird gezeigt, wie Nietzsche das Psychologische mit dem Physiologischen in schöpferischen Prozessen in Verbindung bringt und wie der Leib als Gesamtheit von organischen und psychischen Prozessen seinen eigenen Rauschzustand erzeugt, ohne von externen Faktoren abhängig zu sein.

Die Erschöpfung der Kräfte als Folge ihrer übertriebenen Erhöhung im Vorgang der psychomotorischen Induktion definiert Féré als „une diminution de vitalité se traduisant par une atténuation générale des fonctions organiques" (Féré 1887, 125). Das Schmerz- oder Unlustgefühl „se confond avec la sensation d'impuissance" (Féré 1887 129), während das Lustgefühl „se résout dans une sensation de puissance" (Féré 1887, 129). Die angenehmsten visuellen und auditiven Empfindungen führen den Menschen zum Maximum seiner potentiellen Energie. Diese lustvollen Empfindungen werden von ihm bevorzugt und verfolgt: „on aime et on recherche tout ce qui ajoute de la force" (Féré 1887, 129). Im Gegenteil vermeidet und hasst ein gesunder Mensch alles, was einen Kraftverlust bedeutet. Bemerkenswert ist die Nähe von Férés Aussagen in diesem Buch zu dem, was Nietzsche in den bereits analysierten nachgelassenen Aufzeichnungen von 1887/1888 zur Ästhetik und den Konzepten „schön" und „hässlich" erklärt.[347] So weist der

346 Vgl. Féré 1887, 123–124.

347 Erich Lampl stellt den Einfluss von Férés Forschungen bereits ab GM fest. Bettina Wahrig-Schmidt bezweifelt im Gegensatz zu Lampl, dass Nietzsche zu diesem Zeitpunkt bereits *Sensation et mouvement* gelesen hatte, hält aber den Einfluss auf die nachgelassenen Aufzeichnungen von 1888 für unbestritten: „1. Die von Lampl behauptete Rezeption von *Le magnetisme animal* sowie diverser Zeitschriftenartikel Férés scheint mir bislang nicht ausreichend belegt [...]. Zwar könnte nach dem Erscheinungsdatum *Sensation et mouvement* eine Quelle bereits für die *Genealogie der Moral* sein, aber die Fragmente zeigen

französische Arzt auf die Wechselbeziehung zwischen der physiologischen und der psychologischen Ebene hin: Was einen Kraftverlust darstellt, ist das, was der Mensch hasst, während die angenehmen Erregungen die Energie des Individuums erhöhen. Jeder soll sich auf das ausrichten, was Stärke darstellt, insbesondere wenn es im eigenen Dienst zu stehen scheint. Wenn die Stimuli oder Repräsentationen aufhören, etwas Angenehmes zu sein, oder eine Bedrohung darstellen, ändert sich das Gefühl. So geht Féré davon aus, dass „[l]e plaisir et la douleur ne sont que la manifestation d'états dynamiques" (Féré 1887, 131). Diese Gefühle werden durch die Auswirkungen, die sie auf die Kräfte haben, bestimmt. Ebenso bedingen die ausgedrückten Lust- und Unlustgefühle „sur ceux qui les observent les mêmes effets que la représentation de la force ou de l'épuisement: le spectacle du plaisir ou de la douleur augmente ou diminue notre propre énergie" (Féré 1887, 131).

Diese ausgewählten Passagen aus *Sensation et mouvement* verdeutlichen Nietzsches späte Interpretation der ästhetischen Ebene und der Kunst. Die gleiche Funktion werden sie bei der Analyse einiger Streifzüge der GD erfüllen.

3.2.3 Zweiter Ansatz: Der dionysische Künstler in den *Streifzügen eines Unzeitgemässen.* Die Idealisierung des kognitiv-normativen Interpretationsmodells

Man kann sagen, dass der letzte große von Nietzsche veröffentliche Ansatz zu einer philosophischen Untersuchung des Ästhetischen und des dionysischen Künstlers in GD, *Streifzügen eines Unzeitgemässen* 7–10 zu finden ist. Es könnte sogar argumentiert werden, dass er dieses Thema seit der GT nicht mehr auf derart konzentrierte Weise diskutiert hatte. Diese Aphorismen sind daher von einzigartiger Wichtigkeit für das Verständnis seiner späten Interpretation der Kunst bzw. der Ästhetik und ihres Verhältnisses zum Leben. Dabei ist der dionysische Künstler von zentraler Bedeutung, um die Interpretation des späten Gesundheitsmodells, das Nietzsche in den Vorreden von 1886/1887 vorstellt und ab diesen zu vertiefen beginnt, zu vervollständigen.

Die Annäherung an dieses Thema soll mit dem Streifzug 7 *Moral für Psychologen* beginnen. Die von Nietzsche in diesem Aphorismus entwickelte ‚Moral' besteht nicht aus ‚moralischen Richtlinien', die der Psychologe als Fachmann in der Disziplin zu beachten hätte. Nietzsche hebt vielmehr die Art und Weise hervor, in der der Psychologe seine Tätigkeit der Analyse des Lebens ausüben muss. So fängt er den Aphorismus mit der

---

erst ab Gruppe 14 (Frühjahr 1888) Spuren der Lektüre dieses Werks", Wahrig-Schmidt 1988, 459. Férés Spuren in diesen von Nietzsche umgedeuteten nachgelassenen Aufzeichnungen, in denen er den Rausch als Hauptbedingung für die Steigerung der inneren Kräfte bezeichnet, sind unbestreitbar. Ob er zum Zeitpunkt des Schreibens bereits diese Aufzeichnungen vom Herbst 1887 gelesen hatte, ist hier nicht relevant, wohl aber der Sinn, den er den ästhetischen Prozessen gibt, und die Nähe seiner Darstellung zu Férés Theorien.

Forderung an den Psychologen an, keine „Colportage-Psychologie“ zu üben (GD, Streifzug 7).[348]

Darauf folgt eine zweite Forderung, die sich in einen etwas philosophischeren Kontext einfügen lässt: „Nie beobachten, um zu beobachten!“ (GD, Streifzug 7). Die Aussage ist deutlich und direkt genug: Das „wozu“ einer Sache betrifft ihren Zweck. Die Frage nach dem Zweck bezieht sich auf den Glauben an die Ursache, die in der Geschichte der Philosophie allgemein als das vernünftige Subjekt interpretiert wurde.[349]

---

348 Vgl. den Kommentar von Andreas Urs Sommer zur Bedeutung des Begriffs „Colportage“: „hausieren, von Haus zu Haus tragen, auch im übertragenen Sinn: Nachrichten durch Weitererzählen verbreiten; Kolporteur (spr. -ör), Hausierer, Tabuletttträger; bei uns besonders eine Person, welche meist im Auftrag von Buchhändlern, Antiquaren etc. Bücher, Zeitungen u. dgl. zum Verkauf herumträgt oder Subskribenten etc. sammelt; daher Kolportageschriften (Kolportageromane etc.)“, Sommer 2012, 424. Mit diesem Begriff bezeichnet Nietzsche eine Art von Psychologie, die eine Sammlung von alten Meinungen zu sein scheint.

349 Zur Kritik des Zweckbegriffs vgl. z.B. die folgenden nachgelassenen Aufzeichnungen von 1883: „Wichtigster Gesichtspunkt: die **Unschuld** des Werdens zu gewinnen, dadurch daß man die **Zwecke** ausschließt. Nothwendigkeit, Causalität — nichts mehr! Und alles das als Verlogenheit zu bezeichnen, dort von ‚Zweck‘ zu reden, wo immer ein nothwendiges Resultat vorliegt!“, NL 1883, KSA 10, 7[21]; „Wir handeln nach ‚Zwecken‘ (nach Vorstellungen zu erwartender angenehmer Gefühle) — so sagen wir. In Wahrheit geschieht etwas ganz Anderes, Unbewußtes und Unwißbares: den kleinsten Theil dessen, was geschieht, fassen wir in’s Auge beim Worte ‚Zweck und Mittel‘ — und auch den legen wir erst aus als Zweck und Mittel“, NL 1883, KSA 10, 7[29]; „‚Ursache und Wirkung‘ ist nur die populäre Verallgemeinerung von ‚Mittel und Zweck‘ d.h. einer noch populäreren logischen Funktion, der Nichts in der Wirklichkeit entspricht. Es giebt keine Enderscheinungen, außer für ein Wesen, welches schon Anfang und Ende geschaffen hat“, NL 1883, KSA 10, 7[64]; „Das, was man ‚Ziel‘, ‚Zweck‘ nennt, ist in Wahrheit das Mittel für diesen unwillkürlichen Explosions-Vorgang. Und Ein und dieselbe Kraftgefühls-Menge kann sich auf tausend Weisen entladen: dies ist ‚Freiheit des Willens‘ — das Gefühl, daß im Verhältniß zu der nothwendigen Explosion hundert von Handlungen gleich gut dienen. Das Gefühl einer gewissen Beliebigkeit der Handlung in Betreff dieser Spannungs-Erleichterung“, NL 1883, KSA 10, 7[77]. Siehe auch NL 1884, KSA 11, 25[185]: „Wir schließen auch bei uns selber auf die Ursprünge einer Handlung aus Zeichen: solche sind unsere der That voranlaufenden Affekte, Vorbilder, Zwecke usw. Daß eine Handlung einem Zwecke gemäß sich entwickelt, ist oft der Fall: aber der Zweck ist dabei nicht Ursache, sondern Wirkung derselben Vorgänge, welche die eigentliche Handlung bedingten“; usw. Zum Thema ‚Zweck‘ als ‚Ursache‘ der Tätigkeiten des Menschen vgl. z.B. NL 1883, KSA 10 24[15]: „Der populäre Glaube an Ursache und Wirkung ist auf die Voraussetzung gebaut, daß der freie Wille Ursache ist von jeder Wirkung: erst hierher haben wir das Gefühl der Causalität. Also darin liegt auch das Gefühl, daß jede Ursache nicht Wirkung ist, sondern immer erst Ursache — wenn der Wille die Ursache ist.“ Vgl. auch den bekannten Aphorismus 21 von JGB, KSA 5, S. 35–36: „Man soll nicht ‚Ursache‘ und ‚Wirkung‘ fehlerhaft verdinglichen, wie es die Naturforscher thun (und wer gleich ihnen heute im Denken naturalisirt —) gemäss der herrschenden mechanistischen Tölpelei, welche die Ursache drücken und stossen lässt, bis sie ‚wirkt‘; man soll sich der ‚Ursache‘, der ‚Wirkung‘ eben nur als reiner Begriffe bedienen, das heisst als conventioneller Fiktionen zum Zweck der Bezeichnung, der Verständigung, nicht der Erklärung. Im ‚An-sich‘ giebt es nichts von ‚Causal-Verbänden‘, von ‚Nothwendigkeit‘, von ‚psychologischer Unfreiheit‘, da folgt nicht ‚die Wirkung auf die Ursache‘, das regiert kein ‚Gesetz‘. Wir sind es, die allein die Ursachen, das Nacheinander, das Für-einander, die Relativität, den Zwang, die Zahl, das Gesetz, die Freiheit, den Grund, den Zweck erdichtet haben; und wenn wir diese Zeichen-Welt als ‚an sich‘ in die Dinge hineindichten, hineinmischen, so

Die Kritik, die Nietzsche an der Kategorie des Zwecks übt, findet sich in seiner gesamten Arbeit immer wieder.[350] Er lehnt die Rolle ab, die die Vernunft sich selbst zuschreibt, nämlich allgemein in den Ereignissen des Lebens deren Zwecke erkennen und die geeignetsten Mittel bestimmen zu können, und versteht den ganzen Leib als Akteur, der seine Handlungen meistens unbewusst vollzieht.[351] Wichtig ist hier die Beziehung zwischen dem Zweckbegriff und der bewussten Ebene des Individuums, denn die Absicht eines Ereignisses muss nach dem allgemeinen Verständnis dem eigenen Willen und damit den rationalen Fähigkeiten des Menschen zugeschrieben werden. Nietzsches Aufforderung, „nicht zu beobachten, um zu beobachten", zielt in der Ausübung der psychologischen Analyse also darauf ab, die von der rationalen Bewusstseinsebene aufgestellten Grenzen aufzuheben und den Reichtum des Leibes für eine tiefere Analyse zu erschließen. Hier ist selbstverständlich die bereits dargelegte Bedeutung des Leibbegriffs zu berücksichtigen. Kurz gesagt: Als ständig fluktuierende Machtorganisation reguliert sich der Leib selbst und züchtet und bestimmt so eine innere Hierarchie zwischen seinen verschiedenen Funktionen und Ebenen. Das Urteilsvermögen, das Nietzsche den Instinkten zuschreibt, muss als Richtschnur für die Gestaltung und Bewertung der Weltanschauung dienen und soll Vorrang vor später entwickelten, oberflächlichen Fähigkeiten haben.

Weiterhin behauptet er in diesem Streifzug, dass das bewusste Beobachten zu einer falschen Sicht der Dinge führt, „ein Schielen, etwas Erzwungenes und Übertreibendes. Erleben als Erleben-W o l l e n – das geräth nicht" (GD, Streifzug 7). An das Subjekt zu glauben bedeutet, sich als objektives Maß für jede wahrnehmbare und intellektuelle Handlung zu positionieren: „Man d a r f nicht im Erlebniss nach sich hinblicken, jeder Blick wird da zum ‚bösen Blick'" (GD, Streifzug 7). Dieser bewusste Zustand des Subjekts bestimmt die Wahrnehmung der Welt vollständig und beschränkt seine Interpretation auf Begriffe. Dem widersetzt sich Nietzsche zufolge die Tätigkeit eines Psychologen, der sich von seinem Instinkt mitreißen lässt und deswegen hauptsächlich außerhalb der bewussten Ebene handelt. Ein „geborner Psychologe hütet sich aus Instinkt, zu sehn, um zu sehn" (GD, Streifzug 7). Er sucht nicht nach einer bewussten Art von Analyse, sondern schützt sich instinktiv vor dieser Art von Handlung. Was heißt das? Es heißt, dass der

---

treiben wir es noch einmal, wie wir es immer getrieben haben, nämlich m y t h o l o g i s c h". Hinter dem Zweck befindet sich nach dem allgemeinen Glauben ein vernünftiger Mensch, der durch bewusstes Nachdenken die Ursache hinter den Handlungen findet oder sich selbst als rationale Ursache vorstellt.

350 Auch im Jahr 1888 spricht sich Nietzsche dagegen aus: „Wissenschaft gegen Philosophie/Die ungeheuren Fehlgriffe: 1) die unsinnige Überschätzung des Bewußtseins, aus ihm eine Einheit gemacht, ein Wesen gemacht, ‚der Geist', ‚die Seele', etwas, das fühlt, denkt, will/2) der Geist als Ursache, namentlich überall wo Zweckmäßigkeit, System, Coordination erscheinen/3) das Bewußtsein als höchste erreichbare Form, als oberste Art Sein, als ‚Gott'/4) der Wille überall eingetragen, wo es Wirkung giebt/5) die ‚wahre Welt' als geistige Welt, als zugänglich durch Bewußtseins-Thatsachen/6) die Erkenntniß absolut als Fähigkeit des Bewußtseins, wo überhaupt es Erkenntniß giebt" (NL 1888, KGW IX, W II/5, S. 63; KSA 13, 14[146]); „Meine Theorie: Lust, Unlust, ‚Wille', ‚Zweck' vollkommen bloß Begleit-Erscheinungen, – niemals ursächlich … Alle sog. ‚geistige Ursächlichkeit' ist eine Fiktion" (NL 1888, KGW IX, W II/8, 95; KSA 13, 22[17]).

351 Vgl. 2.1 und 2.4.

geborene Psychologe sich wegen seiner Natur um seine Instinkte kümmert. Er „überlässt seinem Instinkte, seiner camera obscura das Durchsieben und Ausdrücken des ‚Falls', der ‚Natur', des ‚Erlebten'" (GD, Streifzug 7). Bedenkt man wiederum die von Nietzsche angesprochene Zucht des Leibes als Ganzes und das Urteilsvermögen, das die Instinkte enthalten, wenn es um die Bestimmung des ‚Schönen' und des ‚Hässlichen' und damit des Zuträglichen und Schädlichen geht, dann sollte diese Schlussfolgerung nicht verwundern: ein Psychologe mit den Fähigkeiten, die Nietzsche erwartet, überlässt seine Analyse nicht allein der Vernunft und auferlegten Verallgemeinerungen.

Die interessante Wendung, die er in diesem Aphorismus einführt, ist der Vergleich des Psychologen mit dem Künstler. Wenn beide ihre Tätigkeit bestmöglich ausüben wollen, müssen sie für die instinktive Dimension in ihnen Raum schaffen und ihre bewusste Regulierung des Leibes zurückstellen. Das Thema der Instinkte und ihres Verhältnisses zur Kunst ist nicht neu: Bereits in der GT geht Nietzsche dieses Thema an. Auch stellt er in den nachgelassenen Aufzeichnungen von 1887/1888 fest, dass das Schaffen, d. h. das ästhetische Tun allgemein, von der unbewussten und physiologischen Ebene ausgeht. Ein kranker Mensch leidet im Stil des Romantikers im instinktiven Bereich, da er durch Erschöpfung oder Verfall nicht mehr weiß, wie er das Wohltätige vom Schädlichen unterscheiden soll. Nun müssen sowohl der Psychologe als auch der Künstler die Instinkte wirken lassen, um eine angemessene Interpretation der Welt zu leisten.

Erinnern wir uns, dass die Figur des Psychologen in den Vorreden von 1886/1887 erscheint. Nietzsche versteht dessen Rolle als die eines Individuums, das sich selbst analysieren, besser kennenlernen und heilen kann – eine Praxis, die mit der sogenannten „Psychoanalyse" einige Züge teilt. An jenen Stellen definiert er sich selbst als Psychologen, da er sich selbst behandeln konnte und es ihm daher nun möglich ist, auf die Erkrankungsperiode zurückzublicken, um sich für die Zukunft zu stärken und einen Rückfall in eine ähnliche Art von Krankheit zu vermeiden. Die Aufgabe des Psychologen wird von Nietzsche in drei seiner späten Werke aufgegriffen und vervollständigt. In WA setzt er seine Auseinandersetzung mit dem Problem der *décadence* als seine wesentliche Aufgabe im Leben,[352] in GD stellt er einen engen Zusammenhang zwischen der Psychologie und der ästhetischen Auslegung des Menschen her,[353] und in EH stellt er sich erneut als Psychologen dar.[354] Im Streifzug 7 stellt er klar, dass die selbstanalytische Übung instinktiv ausgeführt werden muss: „Das Allgemeine erst kommt ihm zum Bewusstsein, der Schluss, das Ergebniss" (GD, Streifzug 7). Das bedeutet, dass das Bewusstsein nur zum Ergebnis des analytischen Prozesses gelangt, wenn der Psychologe zunächst seinen unbewussten Teil nutzt, um sein Leben und die Welt im Allgemeinen zu verstehen. Nietzsche bekämpft in diesem Aphorismus die Ansicht, die Vernunft sei ein unverzichtbares Element in schöpferischen Prozessen und auch in der selbstana-

352 Vgl. WA, Vorwort.

353 Vgl. GD, Streifzüge 7–10, 19–20, Was ich den Alten verdanke 4–5.

354 Vgl. EH, Warum ich so gute Bücher schreibe 5.

lytischen psychologischen Tätigkeit.[355] Dies heißt jedoch nicht, dass das bewusste Denken gänzlich aus den künstlerischen und psychologischen Prozessen entfernt würde. Nietzsche weist in diesem Streifzug auf die Tatsache hin, dass hinter der „Vernunft" und dem „Bewusstsein" ein perfekt organisiertes System existiert, das sich selbst regelt und weithin unabhängig von der Vernunft ist. Die Instinkte schaffen das ästhetische Urteil, mit dessen Hilfe der Mensch unterscheidet, was für ihn eine Zunahme oder Abnahme von Kräften bedeutet. Die Funktion des Psychologen sei nun die Entdeckung der unbewussten Sphäre im Dienste der Gesundheit, die des Künstlers das Schaffen nach dem instinktiven Befehl. Nietzsche führt zwei Eigenschaften ein, die eigentlich allen Individuen zugehören, und fügt sie durch die Figuren des Künstlers und des Psychologen zusammen: die des interpretierenden schöpferischen Tuns und die der Gestaltung der eigenen Gesundheit. Deswegen vergleicht er in diesem Streifzug die Tätigkeitsweisen beider, des Psychologen und des Künstlers. Die Streifzüge 19, 20 und 43 vervollständigen jene Konzeption des ästhetischen Urteils und seiner gesundheitsbezogenen Funktion im Hinblick auf den Menschen im Allgemeinen. Das ästhetische Urteil umfasst die gesamte Konzeption Nietzsches von Krankheit und Gesundheit. Was auf den ersten Blick nur ein Appell an die Aufgaben von Psychologen und Künstlern zu sein scheint, entpuppt sich in Wirklichkeit als normativ-kognitives Modell – allerdings in idealisierter Form – der Art und Weise, wie die Menschen die Welt interpretieren. Jene Interpretationen entsprechen genau Nietzsches Vorstellung der Gesundheit (und der Krankheit).

Um der Ansicht entgegenzuwirken, die Vernunft spiele die zentrale Rolle in Kunst und Psychologie, behauptet Nietzsche, dass weder der geborene Künstler noch der geborene Psychologe „jenes willkürliche Abstrahiren vom einzelnen Falle" kennt (GD, Streifzug 7). Damit spielt er auf die von der Vernunft oder dem Verstand durchgeführ-

355 Im Vorgriff auf die Theorie der Psychoanalyse des 20. Jahrhunderts legt Nietzsche in diesem Aphorismus die Wichtigkeit instinktiver Funktionen bzw. der unbewussten Ebene für die Selbst-Analyse fest. Dazu vgl. Thüring 2000. Obwohl Thüring bei der Analyse der Psychoanalyse den Akzent auf die Rolle des Gedächtnisses legt, sieht er, dass Nietzsche bereits zwanzig Jahre vorher begonnen hatte, sich vertieft mit der Tätigkeit des Gedächtnisses zu beschäftigen: „Aus der Nennung Nietzsches ergibt sich die zweite Grundthese, wonach er es war, der als erster das Gedächtnis schon als das Problem seiner Gegenwart erkannt hat. Und zwar mehr als zwanzig Jahre, bevor es Sigmund Freud entdeckt hat, um es gleich wieder mit der individualpsychologischen Theorie des Unbewußten zu überschreiben", S. 10. Zur Geschichte der Psychoanalyse vgl. auch gleiches Buch, S. 144–196. Walter Kaufmann definiert Nietzsche, wie schon zitiert, als den ersten Psychologen und findet, dass erst mit Freud die Psychologie wieder Nietzsches Niveau erreicht: „Was Nietzsche bietet, ist eine neue Perspektive, eine ganze Gattung neuer Perspektiven. Was wir ihm verdanken, ist eine neue Empfindlichkeit, neue Augen und neue Ohren. Theodor Reik, ein Schüler Freuds, nannte eines seiner eigenen Bücher 1948 *Listening with the Third Ear* (‚Mit dem dritten Ohr hören'). Nietzsche selbst nannte sich in seinem kurzen Vorwort zur *Götzendämmerung* (60 Jahre vorher) einen, ‚der Ohren noch hinter den Ohren hat', und einen ‚alten Psychologen'. In dieser Beziehung hat Nietzsche bis heute nicht seinesgleichen, bis auf Freud [...]. Vielleicht war Freud zu großzügig, als er [...] mehrmals von Nietzsche sagte, er habe sich selber besser gekannt als irgendein anderer Mensch, der je gelebt hätte oder wahrscheinlich je leben würde", Kaufmann 1978, 261–262. Vgl. auch Gödde 2002; Themi 2020.

ten gnoseologischen Prozesse an, wie sie die Philosophie üblicherweise beschreibt.[356] Nietzsche argumentiert, die von ihm konzipierte Art von Kunst und Psychologie dürfe nicht mit diesen rationalen Abstraktionsprozessen einsetzen, denn ansonsten werde man ja sehen, „was zuletzt herauskommt – ein Haufen von Klecksen, ein Mosaik besten Falls, in jedem Falle etwas Zusammen-Addirtes, Unruhiges, Farbenschreiendes“ (GD, Streifzug 7). Das Ergebnis ist also etwas Erzwungenes, Künstliches, dem die natürliche Ausführung der Instinkte fehlt. Laut Nietzsche stellen die Brüder Goncourt den schlimmsten Fall künstlerischen Ausdrucks dar: „sie setzen nicht drei Sätze zusammen, die nicht dem Auge, dem Psychologen-Auge einfach weh thun“ (GD, Streifzug 7). Hier schwingt der dekadente Charakter des Wagnerschen Typus mit, der auch in seinem künstlerischen Schaffen nichts Organisches zustande bringt, sondern nur die Künstlichkeit von etwas, das sich als Ensemble präsentiert. Solche Werke zeugen von einem Organismus, der nicht nach dem Maßstab seines Wohlbefindens reguliert ist, so dass jede Art von schöpferischem Prozess das gleiche Gepräge trägt. In diesem Passus nimmt Nietzsche wieder die Rolle des Psychologen ein. Er selbst bestimmt, wie sowohl der Künstler als auch der Psychologe ihre Tätigkeit ausüben sollten, und nennt die Brüder Goncourt als Fall einer misslungenen Art von Kunst. Die Augen des Psychologen erweisen sich als diejenigen von Nietzsche selbst.

Als nächstes weist der Streifzug 7 wieder auf den kognitiven Prozess hin: „Die Natur, künstlerisch abgeschätzt, ist kein Modell. Sie übertreibt, sie verzerrt, sie lässt Lücken. Die Natur ist der Zufall“ (GD, Streifzug 7). Auf diese Weise entfaltet er seine Kritik am Glauben an die Objektivität der Welt, die auch als „Naturalismus“ bezeichnet wird.[357] Die Kritik beginnt aus künstlerischer Sicht: Im Bereich der Kunst darf die Natur nicht als Darstellungsobjekt verstanden werden, als ob sie etwas ‚an sich‘ oder etwas ‚Wahres‘ wäre. Der geborene Künstler nimmt die Natur nicht als etwas Objektives, weil sie den Zufall beinhaltet. Diese Kritik ist auf alle Disziplinen auszudehnen, die die Natur als objektiven Gegenstand in Anspruch nehmen und sie als etwas verstehen, das alle Interpretationen überschreitet und überhaupt erst deren Maßstab bildet. So bekräftigt Nietzsche: „Das Studium ‚nach der Natur‘ scheint mir ein schlechtes Zeichen: es verräth

---

356 Aristoteles erörtert die kognitiven Prozesse, durch die die menschliche Seele von den sinnlichen Wahrnehmungen zum intellektuellen Wissen der Wesenheiten übergeht. Er bezieht sich auf einen metaphysischen Abstraktionssinn, sofern jener Übergang auch darin besteht, das Wesentliche aus der Wirklichkeit herauszufiltern oder herauszulösen; und dies sowohl im Sinne der Suche nach dem Wesentlichen (der *ousia*), das die Akzidentien hinter sich lässt, als auch im Sinne der Suche nach dem, was *per se* ist, im Gegensatz zum Zufälligen. Nach Aristoteles abstrahiert die „tätige Vernunft“ (*nous poiêtikós*) das Wesen der Dinge in der Welt. Vgl. Aristoteles 1995, *Über die Seele*, Buch III, Kapitel III-VIII.

357 Zur Bedeutung des Naturalismus vgl. Keil und Schnädelbach 2000, besonders Gerhard Vollmers Beitrag (2000), „Was ist Naturalismus?“, 46–67, und Keils Artikel „Naturalismus und Intentionalität“ (2000). Gegen eine naturalistische Interpretation der Welt schreibt Sommer 2012, 426: „Der Absatz skizziert die Möglichkeiten einer antinaturalistischen Ästhetik, die den Künstler zum Souveränen Herrn über seinen Stoff erhebt, anstatt in ihm den Handlanger des Vorgefundenen zu sehen“. Zu Nietzsches Interpretation des Naturalismus vgl. auch die Kommentare, Sommer 2012, 325; siehe auch Abel 1998, 162 f. Zu einer ausführlichen Erklärung von Nietzsches Auseinandersetzung mit dem Naturalismus vgl. Meyer 1991, 164–172; zu Nietzsches neuer Naturalisierung der Philosophie vgl. Heit 2016.

Unterwerfung, Schwäche, Fatalismus“ (GD, Streifzug 7). Diese nach der Natur durchgeführte Untersuchung kritisiert Nietzsche, indem er ausführt, dass für ihn das gesamte Universum des Organischen wie auch des Anorganischen einen interpretativen Charakter hat, der allem Objektivismus widerspricht.[358]

Die Künstler, die denken: „Sehen, was ist“ (GD, Streifzug 7), sind daher das Gegenteil der Vorstellung eines Künstlers, wie sie Nietzsche in diesem Aphorismus präsentiert. Erstere gehören zu den „[A]ntiartistischen“ (GD, Streifzug 7) und werden die „Thatsächlichen“ (GD, Streifzug 7) genannt. Weder der Typus Künstler noch ein geborener Psychologe führt zunächst einen kognitiven Prozess rationaler Abstraktion durch, um die Welt zu interpretieren, sondern das Interpretationsergebnis wird ihnen bewusst, sobald die Instinkte ihre interpretatorische Arbeit geleistet haben. Die Instinkte „[d]urchsieben“ (GD, Streifzug 7) alle Empfindungen der Welt. Der Streifzug 7 enthält Nietzsches Standpunkt zu kognitiven Prozessen am Beispiel des Psychologen und des Künstlers. Ersterer ist das Gesicht der Gesundheit, letzterer das der Schöpfung. Mit der Synthese beider Figuren verweist Nietzsche auf die Aufgabe des Menschen, seine eigene Gesundheit aus den ästhetischen Handlungen, die zuerst auf den Instinkten beruhen,[359] zu erzeugen.

Der Streifzug 8 *Zur Psychologie des Künstlers* greift hauptsächlich die Thematik des Rausches im schöpferischen Vorgang auf, mit der Nietzsche sich in den nachgelassenen Aufzeichnungen KGW IX, W II/5, S. 100 und S. 34 von 1888 (KSA 13, 14[119] und [170]) beschäftigt. In der Überschrift ist bereits zu bemerken, dass er in diesem Streifzug die

358 Gegen den auf naturalistischen Strömungen beruhenden Objektivismus schreibt Nietzsche in einer nachgelassenen Aufzeichnung von 1885: „‚Erkenntniß‘ — inwiefern in einer Welt des Werdens unmöglich? Mit der organischen Welt ist eine perspektivische Sphäre gegeben. Erkennbarkeit der Welt — an sich eine Unbescheidenheit für den Menschen. Auflösung der Instinkte — Verwandlung in Formeln und Formelmenschen. Gegen den *Naturalismus* und Mechanismus. Die ‚Berechenbarkeit‘ der Welt, ob wünschenswerth? damit wäre auch der schöpferische Akt ‚berechenbar‘? Mechanik eine Art Ideal, als regulative Methode — nicht mehr. Spott gegen die Idealisten, welche dort die ‚Wahrheit‘ glauben, wo sie sich ‚gut‘ oder ‚erhoben‘ fühlen. Klassisch: Renan, citirt bei Bourget“, NL 1885, KSA 11, 43[2]. Gegen den Begriff „Objektivität“ vgl. z. B. JGB 208, KSA 5, S. 13 f.; AC 20, KSA 6, S. 186–187; GD, Was den Deutschen abgeht 6; GD, Streifzug 3. Nietzsches Konzeption des Willens zur Macht als Interpretations-Geschehen darf aber nicht mit dem derzeitigen philosophischen Naturalismus verwechselt werden, da in diesem der Perspektivismus der organischen und anorganischen Welt herrscht. Abel erklärt dazu: „Darin ist die Leib-Organisation von einer Willen-zur-Macht-Genealogie her zu verstehen, die den Phänomenalismus auch noch der ‚inneren Welt und Erfahrung‘ aufrollt und die darin erfolgenden Verkehrungen der Zeitordnung, in denen das geschehensmäßig Nachträgliche als Urheber und Anfang kognosziert wird, sowie die Auftrennung nach Innenwelt *und* Außenwelt in den Zirkel der Geschehensstruktur zurückholt und von diesem her entfaltet [...]. Nachdrücklich ist auch hier wiederum zu betonen, daß dies nicht als eine Reduktion des Denkens, des Bewußtseins, des Selbstbewußtseins und des Existierens auf den Leib im Sinne eines dogmatischen Physikalismus oder Naturalismus mißverstanden werden darf. Dies ist nach der Bestimmung der Geschehensvorgänge als Interpretationsprozesse nicht mehr möglich. Vielmehr wird das in der Gegenüberstellung von Subjektivismus bzw. Mentalismus und Naturalismus bzw. Physikalismus benutzte Schema gerade unterlaufen“, Abel 1998, 158.

359 Vgl. MA II, Vorrede 3 und hier 1.2.2, 1.2.3 und 1.2.4.

Konzepte der Kunst und der Psychologie wieder in Beziehung setzt. Hier postuliert er zum ersten Mal in einem veröffentlichten Werk den Rausch als erste Bedingung *aller* künstlerischen Schöpfung: „Damit es Kunst giebt, damit es irgend ein ästhetisches Thun und Schauen giebt, dazu ist eine physiologische Vorbedingung unumgänglich: der Rausch" (GD, Streifzug 8). So wie Nietzsche es in KGW IX, W 5/II, S. 34 feststellt, ist der Rausch das erste unverzichtbare Element für Kunst. Aber dieser Zustand scheint, wie er selbst betont, rein physiologisch zu sein. Er fügt hinzu: „Der Rausch muss erst die Erregbarkeit der ganzen Maschine gesteigert haben: eher kommt es zu keiner Kunst" (GD, Streifzug 8). Unter Rausch wird der auf physiologischer Ebene stattfindende Anstieg innerer Kräfte verstanden. Um nun genauer zu erfassen, was Nietzsche hier meint, ist es notwendig, diesen Passus detaillierter zu analysieren.

Der Rausch als erstes Element, das seinen Ursprung auf der physiologischen Ebene hat, erfüllt die Funktion, „die Erregbarkeit der ganzen Maschine" zu provozieren (GD, Streifzug 8). Dies ist auch das erste Mal, dass Nietzsche den Begriff „Erregbarkeit" in Bezug auf den Rausch verwendet. Dieser Begriff bezieht sich auf die Möglichkeit des Menschen, physiologisch angeregt zu werden, das heißt auf eine Fähigkeit des Individuums. Dies bedeutet auch, dass der Erregungszustand nicht konstant ist. Er ist kein dauerhaftes Merkmal des Künstlers, sondern eine zu erweckende Potenzialität. Die Erregbarkeit ist eine Eigenschaft, die nach Féré ganz den Neuropathen entspricht. Sie haben als Nervenkranke die Besonderheit, durch jeden wahrgenommenen Reiz eine deutliche innere Kraftsteigerung zu erfahren, aus der die körperliche Bewegung folgt. Sie ist eine beständige physiologische Wirkung einer psychophysiologischen Pathologie.[360] Nietzsche hingegen charakterisiert das Phänomen, das Féré als psychomotorische Induktion bezeichnet, als Vermögen. Er verwendet „Erregbarkeit" anstelle von „Erregung", um genau auf die Grundfähigkeit zu verweisen, die die leiblichen Prozesse im Moment der Schöpfung kennzeichnet. Der Rausch ist, so Nietzsche, der *Auslöser* der körperlichen Erregung. Nur dadurch kommt es zu einem für die Kunst idealen physiologischen Zustand. Ohne körperliche Erregung kann es weder ein „ästhetisches Tun noch Schauen" geben (GD, Streifzug 8). Dies bedeutet, dass die inneren Kräfte des Leibes verstärkt werden müssen, damit die Organe maximal funktionieren. Auf diese Weise werden zwei wichtige Phänomene ausgelöst: Die Wahrnehmung des Individuums wird schärfer, weil sein Machtgefühl wächst. Die Wahrnehmung und die Interpretation der

---

360 Vgl. Silenzi 2015, 154, Fußnote 15: „Schon in der *Geburt der Tragödie* schreibt Nietzsche, dass das Dionysische die Bewegung des Leibes für den eigenen Ausdruck braucht. Dies kann schon in seinem Erstling mit der Idee der leiblichen Kräfte, d. h. mit der Muskelkraft, verbunden werden [...]. Aber das Wort ‚Erregbarkeit' weist im Unterschied zu dem mehrmals von Nietzsche benutzten Wort *Erregung* zum ersten Mal auf die Eigenschaft bzw. Fähigkeit des Künstlers im Rauschzustand hin, die inneren Kräfte zu steigern und eine extreme Erregung der Augen oder der Affekte zu entwickeln. Die Erregbarkeit bezeichnet auf diese Weise eine positive Potenzialität des Körpers, die eigentlich für Nietzsche Kennzeichen einer stärkeren Rasse ist. Nach Féré ist die Erregbarkeit oder die *excitabilité* eine Eigenschaft der *néuropathes*".

Dinge stammen insgesamt aus einem Zustand erhöhter Anspannung, der nach Nietzsche ein ganzes Feld von Erinnerungen derselben Natur hervorbringt.[361]

An dieser Textstelle bemerkt man nicht nur die Nähe zu den bereits besprochenen nachgelassenen Aufzeichnungen von 1887 und 1888, sondern auch den Einfluss der Theorie der psychomotorischen Induktion. Sowohl für den Nietzsche von 1887/1888 als auch für Féré führt die Erhöhung der körperlichen Kräfte zur Erweiterung der menschlichen Wahrnehmung sowie zur Verstärkung der Bewegung und zur Beschleunigung der Reaktionszeiten. Psychologisch entspricht ein allgemeines Wohlbefinden einem Anstieg der inneren Kräfte, wobei die Sinne sowie die Gedanken geschärft werden und alles positiver wahrgenommen wird, während das Negative ignoriert oder eine größere Widerstandskraft dagegen entwickelt wird.[362] In den bereits angesprochenen nachgelassen Aufzeichnungen aus dem Jahr 1887 (KGW IX, W II/2, S. 25–28; KSA 12, 10[167] und 10[168])[363] stellt Nietzsche fest, dass die Zunahme der Körperkräfte das ästhetische Urteil bestimmt, d.h. die Fähigkeit, das Zuträgliche vom Niederdrückenden und Schädlichen zu unterscheiden. Dies entspricht dem zentralen Gedanken seiner Spätphilosophie: Was als ‚schön' oder ‚hässlich' empfunden wird, ist eine Frage der Kräfte. Wenn die Instinkte interpretative und damit normative Urteile für das Leben fällen, so hängt dies sowohl von den inneren Kraftreserven des Individuums als auch von seinem psychischen Zustand ab.[364]

In KGW IX, W II/5, S. 34 (Nachlass 1888, KSA 13, 14[170]) wie auch im gegenwärtigen Streifzug erkennt Nietzsche den Rausch als das einzige Mittel der körperlichen Erregung an. Anschließend beginnt er, verschiedene Arten des Rausches aufzuzählen, die allesamt dazu dienen: „Alle noch so verschieden bedingten Arten des Rausches haben dazu die Kraft: vor Allem der Rausch der Geschlechtserregung, diese älteste und ursprünglichste Form des Rausches" (GD, Streifzug 8). Dem primitivsten Rausch, der sexuell erregt wird, folgen andere Arten:

> insgleichen der Rausch, der im Gefolge aller grossen Begierden, aller starken Affekte kommt; der Rausch des Festes, des Wettkampfs, des Bravourstücks, des Siegs, aller extremen Bewegung; der Rausch der Grausamkeit, der Rausch in der Zerstörung; der Rausch unter gewissen meteorologischen Einflüssen, zum Beispiel der Frühlingsrausch; oder unter dem Einfluss der Narcotica. (GD, Streifzug 8)

Die zuletzt genannte Art ist schließlich „der Rausch eines überhäuften und geschwellten Willens" (GD, Streifzug 8). In Anbetracht dieser Liste kann man bemerken, dass die Hauptursache vieler Arten des Rausches in physiologischen Prozessen, so beim Rausch durch Bewegung, oder in externen Ereignissen oder Faktoren liegt, so wie in den Fällen des Rausches beim Fest, beim Sieg und unter meteorologischen sowie narkotischen Einflüssen. Die primitivste Art des Rausches entspringt einer unbewussten psychischen

---

361 Vgl. 3.2.1 und 3.2.2.
362 Vgl., 3.2.1 und 3.2.2.
363 Vgl. 3.2.1.
364 Vgl. auch 3.2.1.

Energie und den grundlegendsten Begierden und Affekten.[365] Der durch Grausamkeit und Zerstörung hervorgerufene Rausch wird Dionysos wie auch dem dionysischen Menschen zugeschrieben und scheint auf psychophysiologischen Faktoren zu beruhen, denn diese Art von Rausch zeugt von der Lust an der Zerstörung des Schrecklichen im Leben. Der dionysische Mensch genießt die regenerierenden Kräfte, da ein solches Ereignis ihn zu einer stärkeren Gesundheit führt. Der Rausch der Zerstörung als Charakteristikum des dionysischen Menschen kann folglich mit dem Zustand eines Willens in Verbindung gebracht werden, der durch Überfülle gekennzeichnet ist. Ein solcher Rausch beschränkt sich jedoch nicht ausschließlich auf physiologische Vorgänge, wie Nietzsche sie in dem Streifzug bestimmt. Für die Entstehung des Rausches im Falle eines starken Willens ist die psychische Ebene wesentlich, da sie auch für die Bildung der Gesundheit zentral ist. Es wurde bereits erklärt, wie Nietzsche die metaphysische dualistische Interpretation von Körper und Geist bekämpft und wie er dagegen den Leib als selbstregulierte Organisation interpretiert. Ebenso wurde dargelegt, dass die Romantik ihre Ursache hauptsächlich in dem von der Vernunft provozierten Bruch der leiblichen Organisation hat. Es wurde auch auf die instinktive, affektive, aber auch psychologisch bewusste Züchtung des Leibes hingewiesen, die jedoch in erster Linie aus der (Selbst-)Analyse des Organisch-Unbewussten hervorgeht.

Der geschwellte Wille benötigt keine äußeren Ursachen, um den Rausch zu schaffen. Darüber hinaus zu behaupten, dass sein Rausch auf rein physiologischen Prozessen beruht, wäre ein Widerspruch.[366] Diese Art des Willens enthält die Ursache des Rausches in sich selbst, bzw. er *ist* die Ursache. Nietzsche schreibt daraufhin in dem Streifzug 8: „[d]as Wesentliche am Rausch ist das Gefühl der Kraftsteigerung und Fülle" (GD, Streifzug 8). Ein überfließender Wille generiert dieses Gefühl in sich selbst, da er diesen Zustand bzw. diese Fähigkeit gezüchtet hat. Dieser Wille kann nur zu einem Menschen gehören, der nach der Deutung von Krankheit und Gesundheit in Nietzsches Spätphilosophie ‚gesund' und daher ständig auf der Suche nach einem stärkeren

---

365 Natürlich ist solche Erregung durch organische Vorgänge möglich, es ist jedoch unzulässig, diese Prozesse von der Rolle der Psyche zu trennen. Der ‚geschwellte Wille' hat durch Erfahrung bereits einen Prozess der Kräftigung, der jedoch nicht nur in physiologischen, sondern auch in psychologischen Aspekten seinen Grund findet, vollzogen. Die Gesundheit, die Nietzsche definiert, integriert die selbstanalytische Fähigkeit des Menschen, die ihn zum Nachdenken anregt, um weiterhin einen immer stärkeren Willen zu wecken. Der Rausch dieses Willens wird daher nicht spontan geboren oder abgekürzt wie bei den anderen Arten von Rausch, sondern antwortet auf eine Züchtung und wird zu einer Eigenschaft, die allein dem Individuum gehört: Der hier diskutierte Wille wird ein eigener interner Zustand. Auf diese Weise assoziiert Nietzsche den tragischen Pessimismus, dem dieser Art von Willen gehört, mit der von ihm so genannten „Psychologie des Orgiasmus" (GD, Was ich den Alten verdanke 5). Dies wird in diesem Kapitel deutlicher dargestellt.

366 Aus dem gleichen Grund wurde das Argument, dass die Gesundheit ausschließlich auf der physiologischen Ebene des Menschen beruht, in 2.3 zurückgewiesen. Zu sagen, dass der Rausch eines stärkeren Willens seine Ursache ausschließlich auf der physiologischen Ebene hat, würde in einen biologischen Determinismus zurückführen.

Wohlbefinden ist. Er ist der Wille eines Menschen, der aus jeder Art von Trauer oder Depression der Kräfte etwas Positives für sich hervorbringen kann.

Die Machtsteigerung und das Empfinden des individuellen Wohlbefindens sind Vorgänge, die vermittelt durch physiologische Erregbarkeit zusammen ablaufen. So verwandelt der Künstler die schmerzlichsten oder schrecklichsten Situationen in lebensbejahende Vorgänge: darin besteht das von Nietzsche so genannte „Idealisiren" (GD, Streifzug 8), das er am Ende des Streifzuges 8 als Projektion des Künstlers auf seinen eigenen Erfüllungszustand definiert. Aus dem Gefühl der Steigerung der Kräfte und des Überflusses „giebt man an die Dinge ab, man zwingt sie von uns zu nehmen, man vergewaltigt sie" (GD, Streifzug 8). Das Idealisieren des ästhetischen Menschen, in diesem speziellen Fall des Künstlers, ist die Projektion der psychischen und physiologischen Fülle. Das gleiche Maß von Perfektion an die Dinge anzulegen nennt Nietzsche „zwingen". Dies macht deutlich, dass er den schaffenden Prozess als etwas Aktives versteht. Im künstlerischen Schaffen ‚zwingt' der Künstler die Realität, indem er sie aus seinem eigenen Zustand der Fülle heraus transformiert. Er kann sich dem Schrecklichen im Leben stellen und es verklären, bis dieser Widerstand als Beherrschung der Krankheit, als Sieg oder sogar als etwas Schönes dargestellt wird. Was Nietzsche hier als das ‚Zwingen der Dinge' bezeichnet, ist nicht mehr und nicht weniger als der Prozess der Transformation, den jeder ‚gesunde Mensch' auf der ästhetischen Ebene durchführt.

Nietzsche erläutert im Folgenden einen wichtigen Punkt, der das „Idealisiren" (GD, Streifzug 8) der Dinge betrifft:

> Machen wir uns hier von einem Vorurtheil los: das Idealisiren besteht nicht, wie gemeinhin geglaubt wird, in einem Abziehn oder Abrechnen des Kleinen, des Nebensächlichen. Ein ungeheures Heraustreiben der Hauptzüge ist vielmehr das Entscheidende, so dass die andern darüber verschwinden (GD, Streifzug 8)

Dieser Akt der Idealisierung der Welt darf keinesfalls mit dem in der Philosophiegeschichte häufig thematisierten Prozess der Abstraktion als Zugang zum Wesen der Dinge verwechselt werden,[367] bei dem das Besondere eines jeden Falles verworfen wird.

367 Axel Pichler bezieht sich auf Nietzsches Interpretation des Idealisierens im Gegensatz zur in der Philosophie sonst üblichen Bedeutung des Wortes auf folgende Weise: „Dies führt zu einer eindeutigen Verschiebung der Bedeutung dieses ‚Begriffes', welcher sich auf dem Hintergrund der zentralen inhaltlichen Topoi der Götzen-Dämmerung im Allgemeinen und den in GD Streifzüge 7 und 8 anhand des ‚geborene[n] Psychologe[n]' und des Künstlers im Besonderen dargelegten Procederes der ‚Abstraktion' von traditionellen Formen wissenschaftlich-philosophischer ‚Verallgemeinerung' sowie traditioneller Formen der Idealisierung in der Kunst absetzt: Nicht mehr logische Oberbegriffe, sondern diejenigen Züge einer Sache, die der ‚vergewaltigende' Künstler als deren Hauptzüge in einem vom Text an diesem Punkt nicht weiter ausgeführten Zusammenspiel von Wahrnehmung und beteiligter Konstitution ‚heraustreibt', stehen im Mittelpunkt besagter ästhetischer Praxis des ‚Idealisiren[s]'", Pichler 2014, 259. Zur Interpretation des Idealisierens in Nietzsches GD siehe auch Sommer 2012, 431. Sommer weist dort ebenfalls auf den Gegensatz zum Idealismus hin: „Idealisieren sei nicht Abstrahieren [...]. Die Gestaltungskraft des Individuums ist dabei der Hauptzug dieses neuen Idealisierungsvermögens."

Nietzsches ‚Idealisiren' bedeutet im Gegensatz hierzu die Akzentuierung der einzelnen Hauptmerkmale. Der Verallgemeinerung der Dinge, die letztlich dazu führt, sie unter die Norm des Allgemeinen zu bringen, stellt Nietzsche die Tätigkeit entgegen, aus ihnen zu extrahieren, was jedem Individuum in ästhetischen Prozessen wichtig ist. Der Prozess der Idealisierung wird in der späten Philosophie Nietzsches zu einem individuellen Akt, der aus der Zunahme von Kräften und dem Gefühl der entsprechenden Fülle entspringt. Die Idealisierung ist relativ zum jeweiligen Individuum: Sie beruht hauptsächlich auf den je eigenen psychophysiologischen, triebhaft-affektiven Bedingungen. Auf diese Weise kontrastiert er im Streifzug 7 den Abstraktionsprozess, der den vernunftgeleiteten Aktivitäten entspricht, mit dem Idealisierungsprozess, der den Instinkten eines Künstlers folgt. Der erste Prozess hat etwas Willkürliches zur Folge, das in keiner Weise der Individualität oder dem eigenen Zustand des Künstlers entspricht. Dagegen ergibt sich aus dem zweiten Prozess der Idealisierung ein Ausdruck seines inneren überfließenden Zustandes. Dieser Vorgang ist daher nicht willkürlich, da er auf keine vorgetäuschte Darstellung von etwas Objektivem hinweist.

Im Streifzug 9 geht Nietzsche auf die Idealisierung weiter ein: „Man bereichert in diesem Zustande Alles aus seiner eignen Fülle: was man sieht, was man will, man sieht es geschwellt, gedrängt, stark, überladen mit Kraft" (GD, Streifzug 9). Damit unterstreicht er erneut, dass der kreative Prozess individuell ist und von inneren Zuständen abhängt, wobei der Künstler seine eigene Fülle auf die Welt projiziert: „Der Mensch dieses Zustandes verwandelt die Dinge, bis sie seine Macht widerspiegeln, – bis sie Reflexe seiner Vollkommenheit sind" (GD, Streifzug 9). Hier führt Nietzsche schließlich den transformativen Akt explizit in den Prozess der Idealisierung ein. Der Künstler erzeugt eine Transformation der Welt, indem er seine Fülle zum Ausdruck bringt; ihm schreibt Nietzsche die transfigurative Fähigkeit zu. Diese Transformation der Realität ist jedoch immer positiv, weil sie aus einem durch den Rausch hervorgerufenen Zustand der Fülle heraus ausgeführt wird. Der Künstler kann daher alle negativen und schrecklichen Aspekte des Lebens in eine Darstellung der Bejahung umwandeln. Genau so definiert Nietzsche die Kunst: „Dies Verwandeln m ü s s e n in's Vollkomme ist – Kunst" (GD, Streifzug 9). In den Streifzügen 8 und 9 wie auch in den nachgelassenen Aufzeichnungen der letzten Jahre spricht Nietzsche nicht ausdrücklich über das künstlerische Werk, sondern über den Schaffensprozess.[368] Kunst ist die Idealisierung der Welt aus einem individuellen Gesichtspunkt; „in der Kunst geniesst sich der Mensch als Vollkommenheit" (GD, Streifzug 9). Kunst ist also die Bereicherung des Künstlers und der Welt. Vielleicht lässt sich diese Definition der Transformation der Welt als ‚Perfektion' besser verstehen, wenn man sie mit dem Blick auf die sogenannten „Anti-Artisten" (GD, Streifzug 9), die „Ausgehungerten des Lebens" (GD, Streifzug 9), vergleicht. Es sei darauf hingewiesen, dass Nietzsche bereits in FW 370 eine ähnliche Einteilung der

---

368 Dies ist in der GT sehr deutlich; vgl. auch die nachgelassene Aufzeichnung KGW IX, W II/5, S. 35; KSA 13, 14[170]: „Unsere Aesthetik war insofern bisher eine Weibs=Aesthetik, als nur die Empfänglichen für Kunst ihre Erfahrungen ‚was ist schön?' formulirt haben. In der {ganzen} bisherigen Philosophie {bis heute} fehlt der Künstler…".

Kunst vornimmt, der zufolge die eine Art von Künstlern das Leben als Ganzheit und Fülle, die andere hingegen als Armut wahrnimmt. Was im Streifzug 9 ausgedrückt wird, ist nicht weit von dieser Idee entfernt, denn Nietzsche definiert hier die Kunst als die ästhetische Transformation der Realität aus einem Zustand der Fülle heraus, was dazu führt, dass die Welt eine Fülle gleicher Art gewinnt. Die sogenannten „Anti-Artisten" (GD, Streifzug 9) sind die „Ausgehungerten" (GD, Streifzug 9) im Leben, die nichts mit Lust wahrnehmen und die „alle Dinge verarmte[n], verdünnte[n], schwindsüchtig machte[n]" (GD, Streifzug 9). Die ‚Anti-Artisten' greifen den Instinkt an, weil sie sich gegen das Leben und gegen alle Manifestationen der Kraftsteigerung aussprechen. Es geht hier um „ein spezifisches Antikünstlerthum des Instinkts" (GD, Streifzug 9). Die romantische Krankheit lässt, wenn sie fortbesteht, keinen intakten Instinkt für das Leben übrig. Wenn die Instinkte bezwungen sind, tritt der Leib permanent in diesen Zustand ein.

Im Streifzug 9 sind die Anti-Artisten dadurch gekennzeichnet, dass sie das Gegenteil des Instinkts erzeugen.[369] Solche ‚Antikünstler' erreichen nie ein Wohlgefühl im Leben, im Gegenteil dominieren in ihnen die entgegengesetzten Empfindungen: Verarmung, Mangel und das Bedürfnis, zu nehmen und nicht zu geben. „Die Geschichte ist reich an solchen Ausgehungerten des Lebens: welche mit Nothwendigkeit die Dinge noch an sich nehmen, sie auszehren, sie m a g e r e r machen müssen" (GD, Streifzug 9). In dieser Textstelle schließt Nietzsche seine Überlegungen zum für die Philosophie typischen Prozess der Abstraktion ab: Das „willkürliche Abstrahiren vom einzelnen Falle" (GD, Streifzug 7) ist das ‚Abziehn oder Abrechnen des Kleinen', um die „Dinge noch an sich" (GD, Streifzug 9) zu erreichen. Dieser Abstraktionsprozess steht der von ihm vorgeschlagenen Art der Idealisierung gegenüber, bei der der Künstler die Hauptsache aller Dinge begreift. Aber die Hauptmerkmale, die er erfasst, sind keine Verallgemeinerungen, sondern hängen von seinem besonderen inneren Zustand ab. Die rationale Idealisierung ist folglich willkürlich, da in diesem Prozess das Allgemeine über das Besondere gestellt wird, ohne darauf zu achten, was für den Menschen wirklich von Vorteil sein könnte. In den schöpferischen Prozessen sind die Objektivität der Dinge und der Anspruch der Wahrheit am wenigsten relevant.

Der Streifzug 10 ist von zentraler Bedeutung für das Verständnis der Konzeption des dionysischen Künstlers in Nietzsches letzten Schaffensjahren. In ihm kommen mehrere Aspekte zur Sprache, die sich aus der bereits vorgestellten Theorie der psychomotorischen Induktion ableiten. Nietzsche beginnt den Aphorismus mit der Frage: „Was bedeutet der von mir in die Aesthetik eingeführte Gegensatz-Begriff a p o l l i n i s c h und d i o n y s i s c h, beide als Arten des Rausches begriffen?" (GD, Streifzug 10). Die Veränderung des Begriffs des Apollinischen, die er an dieser Stelle einführt, ist offensichtlich: Ab jetzt ist es ein Ausdruck des Rausches. Diese Änderung folgt logisch auf die Aussage in

369 Vgl. dazu Sommer 2012, 432.

Streifzug 8, dass der Rausch ist die Voraussetzung für alle Arten von Kunst sei.[370] Der Hinweis auf den Gegensatz zwischen dem Apollinischen und dem Dionysischen ruft die Anfänge von Nietzsches Philosophie, insbesondere die GT, in Erinnerung. Ab der GD stellt er den Rausch als erste Bedingung sowohl für die dionysische Kunst als auch für die apollinischen Ausdrucksformen auf, da dieser physiologische Zustand die Erregbarkeit des ganzen Leibes hervorruft. Im vorliegenden Streifzug erklärt er hauptsächlich den kreativen Prozess, der dem dionysischen Künstler entspricht, während der apollinische Künstler nur in den ersten Zeilen angesprochen wird. „Der apollinische Rausch" (GD, Streifzug 10) macht das Auge empfindlicher für visuelle Reize, „so dass es die Kraft der Vision bekommt" (GD, Streifzug 10). Die Künstler, die in diese Kategorie fallen, sind praktisch die gleichen, die auch in der GT dem Apollinischen zugerechnet werden: „Der Maler, der Plastiker, der Epiker sind Visionäre par excellence" (GD, Streifzug 10).

Der Rausch regt im dionysischen Künstler das Potenzial des „gesammte[n] Affekt-System[s]" an (GD, Streifzug 10). Damit kann das affektive System des Künstlers „alle seine Mittel des Ausdrucks mit einem Male entlade[n] und die Kraft des Darstellens, Nachbildens, Transfigurirens, Verwandelns, alle Art Mimik und Schauspielerei zugleich heraustreib[en]" (GD, Streifzug 10). Der Leib spielt sowohl im apollinischen als auch im dionysischen Schaffensprozess eine zentrale Rolle: Im ersten Fall steigert der Rausch die Erregbarkeit der visuellen Wahrnehmung, im zweiten diejenige des gesamten ‚affektiven Systems'. Wenn letzteres sich erst einmal in einem Zustand gesteigerter Erregbarkeit befindet, führt die Affektion selbst zur Verwirklichung repräsentativer, nachahmender, transformierender Kräfte. Nietzsche wiederholt in diesem Passus das Verb „heraustreiben", mit dem er die Idealisierung der Welt aus einem Zustand der Fülle erklärt. Der Leib ist für die Äußerung der eigenen transfigurierenden Kräfte verantwortlich, was wiederum dem Prozess der willkürlichen Abstraktion entgegensteht, der auf rationale und bewusste Weise durchgeführt wird. Nietzsche schreibt dem dionysischen Künstler zu, das Wahrgenommene zu verwandeln: „Das Wesentliche bleibt die Leichtigkeit der Metamorphose" (GD, Streifzug 10). In diesem Aphorismus spielt er auf die von Féré durchgeführten Studien zur psychomotorischen Induktion an: Der dionysische Künstler, so Nietzsche, besitzt zusammen mit der Leichtigkeit der Metamorphose

370 Vgl. Sommer 2012, 436: „Die Zuordnung sowohl des Apollinischen wie des Dionysischen an unterschiedliche Formen des Rausches ist systematisch dann allerdings zwingend, wenn man für das Kunstschaffen den Rausch zur Vorbedingung erklärt und zugleich erklären will, wie es auch einen vorwiegend apollinischen Künstler geben kann — den Augenkünstler, den Visionär. Es gibt demnach nicht mehr langer die Dichotomie zwischen ‚apollinischem Traumkünstler' und ‚dionysischem Rauschkünstler' (GT 2, KSA 1, S. 30 f.), sondern alle beide sind Rauschkünstler". Siehe dazu auch Lypp 1984, 363 – 364: „In der Folge dieser Vermutung gelten der dionysische und der apollinische Kunsttrieb, die Nietzsche in seiner Tragödienschrift gegeneinander gestellt hat, als Arten des Rausches […]. Physiologisch gesprochen zeigt sich im Rauschzustand ein Maximum an Beweglichkeit und Reaktionsfähigkeit des Organismus. Nietzsche nennt ihn einen ‚Ausnahmezustand'. Er ist dies mit Hinsicht auf die gewohnte Koordination der Bewegungen und Expressionen des Organismus […]. Nietzsche beschreibt das Entstehen und die Äußerung des Rausches als Bedingung der Symbolik, durch die das Dasein und die Welt verklärt werden".

„die Unfähigkeit, nicht zu reagieren (– ähnlich wie bei gewissen Hysterischen, die auch auf jeden Wink hin in jede Rolle eintreten)“ (GD, Streifzug 10). Mit dieser Formulierung erinnert er an die sogenannten „Neuropathen“, die angesichts der Empfindung aller Stimuli notwendigerweise reagieren und sie nachzuahmen versuchen.

Wie im vorangegangenen Kapitel erläutert, begründet Féré in *Sensation et mouvement* den Zusammenhang zwischen der Zunahme der Körperkräfte und der Kommunikationsfähigkeit. Er nennt auch sehr konkrete Beispiele von Neuropathen, die angesichts körperlicher Erregung ein genaueres Verständnis bestimmter kommunikativer Anzeichen entwickeln.[371] Ein ähnliches Argument stellt Nietzsche in diesem Streifzug auf, indem er feststellt: „Es ist dem dionysischen Menschen unmöglich, irgend eine Suggestion nicht zu verstehn, er übersieht kein Zeichen des Affekts, er hat den höchsten Grad des verstehenden und errathenden Instinkts, wie er den höchsten Grad von Mittheilungs-Kunst besitzt“ (GD, Streifzug 10). Der dionysische Künstler hat eine interpretatorische Fähigkeit für jeden körperlichen Ausdruck, er kann die Absicht oder den Gedanken hinter der Bewegung lesen. Er „geht in jede Haut, in jeden Affekt ein: er wandelt sich beständig“ (GD, Streifzug 10). Es scheint, dass die späte Charakterisierung des dionysischen Künstlers Ähnlichkeiten mit Férés Theorie aufweist. Während des schöpferischen Prozesses verhält er sich ähnlich wie die Neuropathen, da er auf jeden wahrgenommenen Reiz unausweichlich reagiert, was mit einer Zunahme der Kräfte einhergeht. Dieser Kraftanstieg bei der sensorischen Erfassung führt den Künstler notwendigerweise zu einer Entladung, d. h. zu einer äußerlichen Bewegung. Gemäß der Theorie von Féré wiederholt der Neuropath die Bewegung, sodass er den Grund dafür verstehen kann. Nietzsche erweitert diesen Punkt und fügt hinzu, dass der dionysische Künstler nicht nur nachahme, sondern auch transformiere und verkläre. Jede Art von künstlerischer Manifestation, die mit der Bewegung des Körpers und seiner entsprechenden Erregung zusammenhängt, versteht Nietzsche in seiner späten Philosophie als „dionysisch“. Genauer gesagt repräsentiert der dionysische Künstler die Erregung der affektiven Dimension und die Schärfe der Empfänglichkeit für umgebende Stimuli.

371 Vgl. Féré 1887, 116 f.: „Lorsque je pense une lettre, j'ai la sensation distincte d'un mouvement qui se passe dans ma langue; si je pense la bouche ouverte, ce mouvement se voit d'une façon très vague, tandis que les lèvres paraissent complètement immobiles. Je me place en face de G… en somnambulisme; c'est la première fois que l'expérience est faite sur elle: je la prie seulement de me regarder. Je reste la bouche entr'ouverte, et je pense succesivement un certain nombre de lettres. G… me regarde attentivement, suit les mouvements des lèvres et de la langue et, au bout de quelques minutes, elle prononce automatiquement quelques-unes des lettres que je pense, et elle réussit d'autant mieux à mesure que le experience se prolonge.“ Vgl. auch Silenzi 2015, 151–152: „Sowohl visuelle als auch Ton-Vorstellungen erzeugen eine Muskelverkürzung, auf die eine notwendige Bewegung folgt. Auf Basis von Férés wissenschaftlichen Experimenten behauptet Nietzsche, dass alle Sprache im Leib entsteht und dass alle Gedanken über den Leib und dessen Bewegungen verstanden werden können. Féré versucht, zu beweisen, dass ein Gedanke nicht mehr als die Bewegung von Materie ist. Das Phänomen lässt sich in bestimmten Veränderungen beobachten, die von der Blutzirkulation, der Sekretionen, über viele organische Funktionen bis zu automatischen Bewegungen der Zunge beim Denken an ein Wort gehen“.

In der GT charakterisiert Nietzsche die Musik als apollinischen Ausdruck – als Architektonik in angedeuteten Tönen[372] – und zugleich als dionysisch. Zentral für die Tragödie ist der dionysische Dithyrambus und der Satyrchor des Dithyrambus,[373] durch welchen der dionysische Mensch „zur höchsten Steigerung aller seiner symbolischen Fähigkeiten gereizt" (GT 2, KSA 1, S. 33) wird und die illusorische Welt von Apollo durchbricht. Nietzsche versteht die dionysische Musik als die direkteste Manifestation des Ur-einen und definiert sie deswegen als das zentrale Element in der griechischen Tragödie: „Die Entstehungsgeschichte der griechischen Tragödie sagt uns jetzt mit lichtvoller Bestimmtheit, wie das tragische Kunstwerk der Griechen wirklich aus dem Geiste der Musik herausgeboren ist" (GT 17, KSA 1, S. 109). Im Streifzug 10 stellt Nietzsche einen anderen Gedanken dar, der sich von seiner frühen Musikauffassung unterscheidet: Er definiert die Musik nun als „ein blosses residuum des dionysischen Histrionismus" (GD, Streifzug 10). „Histrionismus" ist ein anderes Wort, um die Reaktionen Hysteriker oder Nervenkranker zu benennen. Eine solche Reaktion zeigt gerade der Künstler, der über keinen Affekt hinwegsieht und danach agiert, indem er das Wahrgenommene imitiert oder transformiert. Wieder sieht man den Einfluss von Féré auf Nietzsches späte Interpretation des dionysischen Künstlers.

Der Zwang, auf alle Stimuli zu reagieren, die diese Art von Individuum treffen, ist der ‚dionysische Histrionismus'. Deshalb definiert Nietzsche ihn als die „Ausdruck-Welt des Affekts" (GD, Streifzug 10). Zur Ausführung der Musik hat man aber „eine Anzahl Sinne, vor Allem den Muskelsinn still gestellt (relativ wenigstens: denn in einem gewissen Grade redet noch aller Rhythmus zu unsern Muskeln): so dass der Mensch nicht mehr *Alles, was er fühlt, sofort leibhaft nachahmt und darstellt*" (GD, Streifzug 10, kursive Hervorhebung M. S.). Die Musik ist nicht mehr die repräsentativste Manifestation des Dionysischen, da die körperliche Entladung der Affekte durch die Bewegung den zentralen Platz in der dionysischen Kunst besetzt.[374] Nietzsche geht einen Schritt weiter, indem er behauptet, dass der *„dionysische Normalzustand*" (GD, Streifzug 10, kursive Hervorhebung M. S.) die unmittelbare leibhaftige Reaktion des Leibes ist. Der „dionysische Histrionismus" (GD, Streifzug 10) wird folglich in seiner späten Philosophie zum

---

372 Vgl. GT 2, KSA 1, S. 33.

373 Obwohl das Apollinische ein zentraler Aspekt der Tragödie ist, sagt Nietzsche in der GT sehr klar, dass der Chor die Geburt der Tragödie bedeutee: „Diese Ueberlieferung sagt uns mit voller Entschiedenheit, dass die Tragödie aus dem tragischen Chore entstanden ist und ursprünglich nur Chor und nichts als Chor war", GT 7, KSA 1, S. 52.

374 Giuliano Campioni weist darauf hin, dass Nietzsche bereits im Aphorismus 216 von MA I die Musik nicht als direkte Manifestation der Affekte definiert, sondern als ein von der Gebärde abgeleitetes Symbol. Vgl. Campionis Artikel „Wagner als Histrio. Von der Philosophie der Illusion zur Physiologie der *décadence*" (1994). Man könnte sogar noch einen Schritt weiter gehen und unterstreichen, dass Nietzsche bereits auf die Ansteckung durch Bewegungen und Emotionen Bezug nimmt, wie Féré später in *Sensation et mouvement* mit seinen Theorien über die *induction psychomotrice* und *suggestion mentale* bekräftigt. Nietzsche schreibt: „man kann beobachten, dass fingirtes Gähnen bei Einem, der es sieht, natürliches Gähnen hervorruft", MA I, Gebärde und Sprache. Der Hinweis auf das Dionysische ist aber nicht in MA zu finden, sondern erst im Streifzug 10 von GD. Dazu vgl. Silenzi 2023.

dionysischen Zustand per excellence: „Trotzdem ist Das [mit Bezug auf die Sofort-Nachahmung und Darstellung durch den Leib] der eigentlich dionysische Normalzustand, jedenfalls der Urzustand; die Musik ist die langsam erreichte Spezifikation desselben“ (GD, Streifzug 10). Dass Nietzsche seine frühe Konzeption des Dionysischen zurückverweist und sie transformiert, stellt eine wichtige Wendung in seiner Spätphilosophie dar.[375] Die Musik ist in der GT der ehrlichste Ausdruck des Ur-einen und deswegen die im höchsten Maße dionysische künstlerische Manifestation. Der Tanz und die Gesten sind bereits ein Symbol solch reinen Ausdrucks. Genau dies behauptet er in einer schon zitierten Textstelle der GT: „Im dionysischen Dithyrambus wird der Mensch zur höchsten Steigerung aller seiner symbolischen Fähigkeiten gereizt [...] eine neue Welt der Symbole ist nöthig, einmal die ganze leibliche Symbolik“ (GT 2, KSA 1, S. 33). Durch die dionysische Musik erreicht der Mensch den höchsten Grad seiner symbolischen Kräfte. Das Dionysische leitet ihn dazu an, mittelbare Ausdrücke zu verwenden, die aufgrund ihres symbolischen Charakters – Nietzsche erwähnt nicht nur die Gebärden des Mundes, sondern des ganzen Leibes – die nicht so direkte dionysische Äußerungen sind wie die Musik, sondern eine visuelle Darstellung dieses Zustandes.[376] In der GD postuliert er die physiologischen und auch die unbewussten psychologischen Prozesse als das Dionysische par excellence: Die sofortige Reaktion (Nachahmung, Darstellung, Verwandlung) des Leibes angesichts aller Arten von Stimuli ist der dionysische Urzustand.

Wie oben erwähnt gibt es drei Arten von Rausch, die ihre Ursache nicht in äußeren oder rein physiologischen Faktoren haben: Der Rausch des ‚geschwellten Willens‘, der Rausch der großen Affektionen und der primitivste Rausch der geschlechtlichen Erregung. Der durch die „grossen Begierden“ (GD, Streifzug 8) und „starken Affekte“ (GD, Streifzug 8) verursachte Rausch ist jedoch eine Eigenschaft und eigentlich eine Folge eines ‚geschwellten Willens‘. Dessen Rausch ist der einzige, der wirklich dem Individuum in dem Sinne innewohnt, dass er aus diesem selbst hervorgeht, jederzeit aktiviert werden kann und nicht auf äußere Umstände angewiesen ist. Der Mensch schafft hier seine eigene Erfüllung, er selbst erzeugt den Rausch aus seinem psychophysiologischen Zustand: Der Rausch eines ‚geschwellten Willens‘ gehört einem gesünderen Menschen an, der sich um eine immer stärkere Gesundheit bemüht. Auch an dieser Stelle findet der Leser die Konzeption des dionysischen Pessimismus von 1886/1887 wieder.

Es wurde in 3.1 ausgeführt, dass Nietzsche dem Dionysischen in seiner späten Philosophie die Fähigkeit zuordnet, das Schreckliche zu verwandeln. Der lebensbejahende Instinkt, der zunächst Apollo zugeordnet wird, verwandelt sich in eine Eigenschaft des Dionysischen. Während Nietzsche im Streifzug 10 dem apollinischen Künstler die Kraft des Sehens zuschreibt, teilt er dem dionysischen Künstler die Kraft des „Transfigurirens, Verwandelns“ (GD, Streifzug 10) zu. Das Wesentliche ist hier die „Leichtigkeit der Metamorphose“ (GD, Streifzug 10) des Individuums, die nur dank der

375 Vgl. Silenzi 2015, 154–155.

376 Diesen Schaffensprozess erklärt Nietzsche ausführlich in GT 2, 4 und 5.

Erregung und Kräftesteigerung möglich ist: Das gesamte Affektsystem ist in den dionysischen Zustand einbezogen. In 2.1 wurde gezeigt, dass die Affekte trotz ihrer langen an den Leib gebundenen Vorgeschichte eigentlich soziale Interpretationen der von den Instinkten und dem Organismus ausgeübten Funktionen sind, wobei Nietzsche jedoch versucht, diese Tendenz zur sozialen Einbindung in Richtung einer Individualisierung umzukehren. Die affektive Ebene ist damit einen Schritt näher an der bewussten Analysemöglichkeit des menschlichen Verhaltens. In seinem späteren Werk nimmt Nietzsche jedoch in seine Aufzählung der Affekte einen grundlegenderen auf, und zwar den „Affekt des Commando's“ (JGB 19). In *Der freie Geist 36* schreibt Nietzsche dem Willen zur Macht eine tiefere greifende Rolle zu, indem er sagt, dass dieser in den organischen Prozessen nicht allein auf der affektiven Ebene, sondern auf der instinktiven Ebene wirke:

> Gesetzt, dass nichts Anderes als real „gegeben“ ist als unsre Welt der Begierden und Leidenschaften, dass wir zu keiner anderen „Realität“ hinab oder hinauf können als gerade zur Realität unser Triebe – denn Denken ist nur ein Verhalten dieser Triebe zu einander –: ist es nicht erlaubt, den Versuch zu machen und die Frage zu fragen, ob dies Gegeben nicht ausreicht, um aus Seines-Gleichen auch die sogenannte mechanistische [...] Welt zu verstehen? Ich meine nicht als eine Täuschung, einen „Schein“, eine „Vorstellung“ [...] sondern als vom gleichen Realitäts-Range, welchen unser Affekt selbst hat, – als eine primitivere Form der Welt der Affekte, in der noch Alles in mächtiger Einheit beschlossen liegt, was sich dann im organischen Prozesse abzweigt und ausgestaltet [...] als eine Art von Triebleben, in dem noch sämmtliche organische Funktionen, mit Selbst-Regulirung, Assimilation, Ernährung, Ausscheidung, Stoffwechsel, synthetisch gebunden in einander sind, – als eine V o r f o r m des Lebens? [...] — Gesetzt endlich, dass es gelänge, unser gesammtes Triebleben als die Ausgestaltung und Verzweigung Einer Grundform des Willens zu erklären — nämlich des Willens zur Macht, wie es m e i n Satz ist —; gesetzt, dass man alle organischen Funktionen auf diesen Willen zur Macht zurückführen könnte und in ihm auch die Lösung des Problems der Zeugung und Ernährung – (JGB 36)

Der Vollzug des Willens zur Macht ist zugleich die Grundlage und der Brennpunkt aller instinktiven Grundfunktionen der Organismen, die sich dann in affektiven Repräsentationen ausdrücken, einer Ebene, auf der jedoch der Wille zur Macht als befehlender Affekt weiterwirkt. Daraus lässt sich schließen, dass der Wille zur Macht sowohl der instinktiven Regulation und Dynamik als auch der affektiven Entwicklung zugrunde liegt.

Im Rauschzustand erlebt die ganze Skala der Affekte die entsprechende Steigerung der inneren Kräfte, wodurch jeder Reiz eine innere und äußere Bewegung auslöst – so im Fall der Tänzer und auch der Schauspieler. In diesem Streifzug ist Nietzsches Definition des Dionysischen zentral: ‚Der eigentlich dionysische Normalzustand‘ ist die Steigerung der affektiven Dimension. Normal am dionysischen Zustand ist die Fähigkeit des Individuums, jeden Stimulus unmittelbar durch den Leib und die Instinkte zu verstehen, was eine Folge einer totalen organischen und psychologischen Erregung ist. Dies löst eine unmittelbare Reaktion aus, die Nietzsche als Nachbilden, Darstellen und auch Transfigurieren beschreibt. Diese Phänomene, die von Féré „induction psychomotrice“ und von Nietzsche „dionysische[r] Histrionismus“ (GD, Streifzug 10) genannt werden, sind aber weder auf Neurophaten noch auf Künstler beschränkt. Die innere Bewegung als Reaktion auf Stimuli findet in jedem Individuum statt. Worauf es aber ankommt, ist die Intensität, mit der man reagieren und das Wahrgenommene verwandeln kann. Der extreme Fall bei den Nervenkranken ist die von ihnen gefühlte Notwendigkeit, äußerlich zu reagieren, was Nietzsche in diesem Streifzug als „die Unfähigkeit, nicht zu reagieren" (GD, Streifzug 10) thematisiert. Wie der Neuropath muss der dionysische Künstler auch agieren, d.h. darstellen, nachbilden, transfigurieren, verwandeln. Auf diese Weise ist es möglich, den ‚geschwellten Willen', auf den Nietzsche im Streifzug 8 verweist, in erster Linie als den Willen des dionysischen Künstlers zu verstehen, der durch das Anwachsen seiner Kräfte – an dem der die Reize „verstehende[] und errathende[]" (GD, Streifzug 10) Instinkt mitwirkt – eine noch größere Präzision der Wahrnehmung und Mitteilung gewinnt. Dies stellt einen Kreislauf im schöpferischen Prozess dar: Im Rauschzustand erfährt der dionysische Künstler eine Steigerung der inneren Kräfte und damit ein inneres Wohlbefinden, das wiederum zu einer Vertiefung der wahrnehmenden, nachahmenden und umgestaltenden Fähigkeiten führt. Das trägt zu einer immerwährenden Zunahme der Kräfte und folglich zu einer ständigen Erregung unter der Unmöglichkeit, nicht zu reagieren, bei.

Nur die Handlungsweise dieses Künstlers wird von Nietzsche als „der ursprüngliche dionysische Zustand" definiert. Die Frage ist dann, ob der ‚normale' dionysische Zustand (mit Hervorhebung des Begriffs „normal") allen Menschen angehört. Vielleicht sollte man sich vorher fragen, ob die Darstellung des dionysischen Künstlers in der GD mit der Definition des dionysischen Menschen (bzw. des tragischen Menschen) aus den Vorreden von 1886/1887 und dem Aphorismus 370 von FW übereinstimmt. Die Antwort lautet: Eigentlich schon. Der dionysische Mensch kann es nicht vermeiden, aus dem Überschuss seiner schöpferischen Kräfte und seiner Rauscherfahrung heraus nach dem Schrecklichen zu suchen, um seine transformativen Fähigkeiten zu entfalten.[377] Romantiker wie Wagner können gleichfalls nicht vermeiden, auf jeden Stimulus zu reagieren.[378] Der Rausch bringt sie zu einer unkoordinierten und für ihren Leib ungeeigneten Entladung. Aus einem kranken Leib, d.h. aus einem totalen Mangelzustand heraus, kommt der Mensch zu keiner welt- und lebensbejahenden Interpretation. Mit dem Hinweis auf den *normalen* dionysischen Zustand im selben Streifzug bezieht sich Nietzsche nicht mehr exklusiv auf den Künstler. Der dionysische Urzustand wird jetzt am ehesten von einem Individuum vertreten, dessen Affekt-System sich unmittelbar äußern und in vollständigerer Weise die „Welt des Affekts" (GD, Streifzug 10) darstellen kann. Da diese Reaktion aus der Dimension des ursprünglichsten Affektes hervorgeht, drückt sie den Willen des Individuums sowie seine Triebe, Begierden und Instinkte am besten aus. Die unmittelbare leibliche Nachahmung und Verwandlung gehören somit nicht nur dem dionysischen Künstler an, sondern allgemein dem dionysischen Menschen der Vorreden von 1886/1887. Mit der Idee eines ‚normalen' dionysischen Zustandes weist Nietzsche auf

377 Vgl. MA II, Vorrede 7 und FW 370, Was ist Romantik?

378 Vgl. 2.5 und 2.6.

ein Gesundheitsmodell hin, wie er es in den Vorreden auch mit seiner Konzeption des tragischen Pessimismus und des tragischen Menschen tut.

Bedeutet dies, dass der dionysische Mensch über eine stärkere Gesundheit verfügt? Ja, denn er hat die Fähigkeit, aus seiner Fülle heraus die Wirklichkeit beständig zu verwandeln, da der Rausch eine innere Eigenschaft seines Willens ist:

> Ich setze hier eine Reihe psych. Zustände als Zeichen vollen u blühenden Leben hin, welche man {heute} gewohnt ist, als krankhaft zu beurtheilen. Nun haben wir verlernt inzwischen, zwischen gesund u krank von einem Gegensatze zu reden: es handelt sich um Grade, – meine Behauptung in diesem Falle ist, daß was heute „gesund" genannt wird, ein niedrigeres Niveau von dem darstellt, was unter günstigen Verhältnissen gesund wäre ... daß wir relativ krank sind ... Der Künstler gehört zu einer noch stärkeren Rasse ... Was uns schon schädlich, was bei uns krankhaft wäre, ist bei ihm Natur – – – (NL 1888, KGW IX, W II/5, S. 101; KSA 13, 14[119]).

Wie bereits erwähnt, stützen sich die graduelle Konzeption der Gesundheit und die entsprechenden Interpretationen im bereits erörterten Forschungsrahmen vor allem auf diese nachgelassene Aufzeichnung, während schon die analysierten Vorreden von 1886/1887 vielfach auf diese Konzeption hinweisen. Von Bedeutung ist hier nicht nur die durch die bisherige Analyse bestätigte Feststellung, dass der dionysische Mensch eine stärkere Gesundheit vollzieht, sondern auch der Angriff Nietzsches auf das institutionalisierte und normierte Modell der Gesundheit. Letzteres beruht auf Gegensätzen und auf der Entleerung der vielfältigen Besonderheit dessen, was jeder Leib bedeutet. Im Unterschied zu den fünf Vorreden von 1886/1887, in denen Nietzsche einen Typus von Krankheit und einen Typus von Gesundheit mit spezifischen Merkmalen in einer textlichen Wechselbeziehung einführt, spricht er in den Streifzügen 7–10 nicht mehr direkt von Gesundheit oder Krankheit. Das liegt daran, dass Nietzsche in ihnen den idealen Vollzug der ästhetischen Prozesse der Weltdeutung darlegt, die vor allem der dionysische Künstler repräsentiert: Nietzsche braucht sich nicht explizit über die Gesundheit zu äußern, weil die schöpferischen Vorgänge des dionysischen Künstlers selbst die Gesundheit darstellen. Schon in den analysierten nachgelassenen Aufzeichnungen von 1887 setzt er das ästhetische instinktive Urteil mit dem Ausdruck des „Schönen", d. h. der inneren Kraft, gleich, erwähnt aber weder die Gesundheit noch die Krankheit direkt. Er betont diesen Punkt in der GD, wenn er argumentiert, dass aus der inneren Kraft eines geschwellten Willens und aus seinem selbst generierten Rauschzustand eine Fülle in der Welt wahrgenommen, interpretiert und erzeugt wird, die dem Vermögen dieses Willens entspricht. Das ästhetische Tun des dionysischen Künstlers ist also eine Idealisierung der Gesundheit als Modus der kognitiven und normativen Prozesse des Individuums und repräsentiert deren aktuelle Dynamik.

In den Streifzügen 19 und 20 entfaltet Nietzsche seine Theorie des ästhetischen Urteils, das er zuvor nur in nachgelassenen Aufzeichnungen betrachtet hat. Er stellt zunächst klar, dass das „‚Schöne an sich' [...] bloss ein Wort [ist], nicht einmal ein Begriff" (GD, Streifzug 19). Das Schöne ist eine abstrakte Konstruktion und keine außerhalb des Menschen liegende Sache. „Im Schönen setzt sich der Mensch als Maass der Vollkommenheit" (GD, Streifzug 19), und deswegen bedeutet es die Widerspiegelung eines

Individuums in Entsprechung zu dessen eigenem Zustand. Folgende Behauptung ist zentral für das Verständnis der ästhetischen Auslegung der Welt und der kognitiven Prozesse dieser Auslegung. Nietzsche schreibt: „Eine Gattung k a n n gar nicht anders als dergestalt zu sich alleine Ja sagen. Ihr u n t e r s t e r Instinkt, der der Selbsterhaltung und Selbsterweiterung, strahlt noch in solchen Sublimitäten aus" (GD, Streifzug 19). Genau wie in den nachgelassenen Aufzeichnungen von 1887 situiert Nietzsche das ästhetische Urteil im Bereich des Instinkts des Lebens oder „der Selbsterhaltung und Selbsterweiterung" (GD, Streifzug 19), welcher der ursprünglichste unter den Instinkten ist. Auf der ästhetischen Ebene findet die gesamte Auslegung und Bildung der Welt statt, und deswegen vertritt Nietzsche die Ansicht, dass der Mensch die Ursache der Schönheit in der Welt sei. „Er allein hat sie mit Schönheit beschenkt, ach! Nur mit einer sehr menschlich-allzumenschlichen Schönheit" (GD, Streifzug 19). Er nimmt den von ihm eingeführten Prozess des Idealisierens wieder auf und behauptet: „Im Grunde spiegelt sich der Mensch in den Dingen, er hält Alles für schön, was ihm sein Bild zurückwirft" (GD, Streifzug 19). Dem Der-Welt-aus-der-eigene-Fülle-Geben ordnet er in diesem Streifzug eine mögliche Definition der Schönheit zu: Schön ist, was die eigene Auslegung der Welt reflektiert. Das Individuum „vermenschlicht" (GD, Streifzug 19) die Welt, „[a]ber nichts, gar Nichts verbürgt uns, dass gerade der Mensch das Modell des Schönen abgäbe" (GD, Streifzug 19). Dieser Prozess der Verschönerung ist die Idealisierung der Dinge, die nicht einem universellen Schönheitsmodell folgt, sondern im Gegenteil vor allem den Bedürfnissen des Individuums. Auf diese Weise beendet er den Aphorismus mit einem Beispiel für den Relativismus und die Individualität jedes gnoseologischen Vorgangs: das Dionysische, das wiederum als Ausdruck der eigenen inneren Kräfte verstanden wird. Als Symbol einer ‚höheren Objektivität' stellt er einen „höheren Geschmacksrichter[s]" (GD, Streifzug 19) vor: Dionysos, der Ariadnes Ohren zieht, da er sie zu kurz findet.[379] In gewisser Weise würde Nietzsche damit die ‚kosmische Hierarchie' des Dionysos der GT wiederherstellen.

Im Streifzug 20 erweitert Nietzsche seine Konzeption der Schönheit durch zwei ‚Wahrheiten':[380] „Nichts ist schön, nur der Mensch ist schön […] sie ist deren erste Wahrheit. Fügen wir sofort noch deren zweite hinzu: Nichts ist hässlich als der e n t a r t e n d e Mensch" (GD, Streifzug 20). Die erste Wahrheit bestimmt wiederum die individuelle Natur des Schönen; mit der zweiten bezieht er die psychophysiologische Ebene des Menschen ein: So „ist das Reich des ästhetischen Urtheils umgrenzt" (GD, Streifzug 20). Das Hässliche „schwächt und betrübt […]. Es erinnert ihn an Verfall, Gefahr, Ohnmacht, er büsst thatsächlich dabei Kraft ein" (GD, Streifzug 20). Der Hinweis

379 Vgl. GD, Streifzug 19, und Pichler 2014, 309: „Dafür, dass es diesbezüglich nicht nur bei einer Andeutung bleibt, sorgt das den ‚Aphorismus' abschließende Gespräch zwischen dem Gott Dionysos, der hier die Rolle des ‚höheren Geschmacksrichters' übernimmt, und seiner menschlichen Geliebten Ariadne."

380 Vgl. GD, Streifzug 20. Zum Begriff „Entartung" vgl. Sommer 2012, 462: „Den Begriff der Entartung braucht N. synonym zu Degeneration und Degenerescenz".

auf Férés *Sensation et mouvement* ist in diesem Passus sehr klar;[381] Nietzsche fügt hinzu, dass man „die Wirkung des Hässlichen mit dem Dynamometer" (GD, Streifzug 20) messen kann. „Physiologisch nachgerechnet" (GD, Streifzug 20) sinkt „sein Gefühl der Macht, sein Wille zur Macht, sein Muth, sein Stolz" (GD, Streifzug 20) mit dem Hässlichen und „steigt mit dem Schönen" (GD, Streifzug 20). Wie in der nachgelassenen Aufzeichnung KGW IX, W II/2, S. 27–28 von 1887 (KSA 12, 10[167]) und im Streifzug 7 betont er hier, dass Handlungen mit Bezug auf die ästhetischen Urteile durch die Instinkte ausgeführt werden: „Im einen wie im andern Falle m a c h e n w i r e i n e n S c h l u s s: Die Prämissen dazu sind in ungeheurer Fülle im Instinkte aufgehäuft" (GD, Streifzug 20). Auf diese Weise versteht er das Hässliche als „Symptom der Degenerescenz" (GD, Streifzug 20), da die Instinkte von der Vernunft überholt und von ihren Grundfunktionen verdrängt werden. Das Individuum, dessen Leib sich ständig für das Hässliche entscheidet, ist folglich ein Romantiker oder, wie Nietzsche ihn 1888 nennt, ein „décadent", oder schließlich von „Degenerescenz" betroffen.

> [Alle] Anzeichen von Erschöpfung, von Schwere, von Alter, von Müdigkeit, jede Art von Unfreiheit, als Krampf, als Lähmung, vor Allem der Geruch, die Farbe, die Form der Auflösung, der Verwesung, und sei es auch in der letzten Verdünnung zum Symbol – das Alles ruft die gleiche Reaktion hervor, das Werturtheil „hässlich". (GD, Streifzug 20)

Zu unterstreichen ist auch der Hinweis auf das Gedächtnis. Das Urteil über das Schöne und Hässliche ist durch die Erfahrung gebildet, in welcher die Instinkte auf der Grundlage der gesammelten Erinnerungen gewirkt und diese den inneren Kräften entsprechend geordnet haben.

Das ästhetische Urteil, das die Art und Weise bestimmt, wie die Welt wahrgenommen wird, d.h. wo und in welchem Ausmaß das Individuum in der Lage ist, Schönheit auf seine Wahrnehmungen der Dinge zu projizieren, wird instinktiv in Entsprechung zu den ihm zur Verfügung stehenden und den zu gewinnenden Kräften geregelt. Wenn man davon ausgeht, dass der dionysische Künstler seinen eigenen Zustand des Rauschs aus einer sich ständig bekräftigenden psychophysiologischen Verfassung aufgrund einer für ihn günstigen instinktiven, affektiven und psychischen Züchtung erzeugt, dann steht diesem ästhetischen Urteil eine unvergleichliche Menge an Kräften zur Verfügung, um das Schaffen zu regulieren, denn das ständige Reagieren und Umformen entspringen aus seiner eigenen Fülle. Werden die inneren Kräfte gesteigert, so wird nach Nietzsche ein Zustand des Wohlbefindens und der Fülle erreicht, der eine Idealisierung der Welt in Gang setzt. Der dionysische Künstler mit einem ästhetischen Urteilsvermögen, das durch die Steigerung der Kräfte viel höher ist als das der übrigen Menschen, ist dann auch in der Lage, die Funktion seiner Organe zu stärken, mehr Farben wahrzunehmen, mehr Gerüche, Gesten, Andeutungen, schließlich alle Arten des

---

381 Vgl. 3.2.2. Am Ende seines Buches *Sensation et mouvement* nennt Féré spezifische negative Prozesse im Körper, wenn man hässliche Stimuli und Gefühle erfährt. Auch Sommer (2012, 461–462) weist in diesem Streifzug auf den gleichen Passus in *Sensation et mouvement* hin.

Sprechens mit größerer Tiefe und Leichtigkeit zu spüren und zu verstehen, wie Nietzsche im Spätnachlass und auch im Streifzug 10 behauptet. Wenn man nun noch bedenkt, dass die Zunahme der inneren Kräfte auch eine größere Anzahl von Kämpfen um sie impliziert, dann geht man auch hier, wie in 2.1 in Bezug auf Roux aufgezeigt wurde, von einer stärkeren Selbstregulierung des Leibes aus. Der Rausch des erfüllten Willens findet die Ursache dieses psychophysiologischen Zustandes in sich selbst, d.h. er wird durch die leibliche Züchtung, die bereits erläutert wurde, selbst erzeugt. Wenn man also annimmt, dass der Wille des dionysischen Künstlers die eigentliche Ursache für seinen erhöhten Kräftezustand ist und dass dies wiederum seinem ästhetischen Urteil erlaubt, sich in Bereiche zu projizieren, die für den gewöhnlichen Menschen unerreichbar sind, einen höheren Grad an Schönheit zu erfassen und so ein Bild der Welt zu erzeugen, das ihm dieselben Kräfte zurückgibt. Es ist dann für den besagten Künstler unmöglich, aufzuhören, auf die Reize zu reagieren. In seinem Erregungszustand gibt ihm jede Interpretation der Dinge zusätzliche Kraft, trägt also zur gekräftigten und geschwellten Verfassung seines Willens bei. So entsteht ein idealisierter kognitiv-normativer Kreis, aus dem er nicht ausbrechen kann, und gerade deshalb bedeutet diese Darstellung des dionysischen Künstlers ein ästhetisches Interpretationsmodell der Machtprozesse.

Darüber hinaus entfaltet Nietzsche in Hinblick auf die Ästhetik und ihre Beziehung zur Gesundheit im Streifzug 24 die sich in jenem Zeitraum entwickelnde Theorie des „L'art pour l'art" (GD, Streifzug 24). Eigentlich erklärt er, dass „der Kampf gegen den Zweck in der Kunst [...] immer der Kampf gegen die moralisirende Tendenz in der Kunst" ist (GD, Streifzug 24). Dieser Kampf bringt seiner Meinung nach eine wahre Einsicht zum Ausdruck. Wenn man jedoch die Moral aus der Kunst gänzlich herausnimmt, bedeutet dies nicht, dass „die Kunst überhaupt zwecklos ist" (GD, Streifzug 24). Die „blosse Leidenschaft" (GD, Streifzug 24) redet: „‚Lieber gar keinen Zweck als einen moralischen Zweck!'" (GD, Streifzug 24); der Psychologe stellt jedoch andere Fragen:

> was thut alle Kunst? lobt sie nicht? verherrlicht sie nicht? wählt sie nicht aus? zieht sie nicht hervor? Mit dem Allen stärkt oder schwächt sie gewisse Werthschätzungen ... Ist dies nur ein Nebenbei? ein Zufall? Etwas, bei dem der Instinkt des Künstlers gar nicht betheiligt wäre? Oder aber: ist es nicht die Voraussetzung dazu, dass der Künstler kann...? (GD, Streifzug 24)

Nietzsche verwendet wieder das Verb „können", um die schöpferische Fähigkeit zu bezeichnen, die nicht nur dem Künstler zukommt, sondern dem Menschen allgemein.[382] Hier weist er auf den „unterste[n] Instinkt" (GD, Streifzug 24.) hin, wie er es bereits in den bisher analysierten Streifzügen bezüglich des (dionysischen) Künstlers getan hat.[383] Dieser Instinkt richte sich auf den Sinn des Lebens bzw. auf „eine Wünschbarkeit von Leben" (GD, Streifzug 24), weshalb die Kunst „das grosse Stimulans zum Leben"

382 Vgl. 1.2.4 und 2.4.

383 Im Streifzug 24 stellt Nietzsche erneut die Verbindung zwischen der Kunst und dem Leben auf der Grundlage des schaffenden Instinkts her: „Geht dessen unterster Instinkt auf die Kunst oder nicht vielmehr auf den Sinn der Kunst, das Leben?".

(GD, Streifzug 24) ist. Genau dies behauptet Nietzsche in einer nachgelassenen Aufzeichnung von 1888 mit Bezug auf sein erstes Buch, die GT: „Das Wesentliche an dieser Conception ist der Begriff der Kunst im Verhältniß zum Leben: sie wird, ebenso psychologisch als physiologisch, als das große Stimulans aufgefaßt, als das, was ewig zum Leben, zum ewigen Leben drängt...“ (NL 1888, KGW IX, W II/5, S. 181; KSA 13, 14[23]). Schon in der GT ist es sehr deutlich, dass die Kunst an das Leben gebunden ist: Der gleiche Antrieb, der der Kunst Leben gibt, zwingt den Menschen weiterzuleben. Es wurde in 3.1 erklärt, wie Nietzsche den grundlegenden Lebenstrieb mit dem apollinischen Ausdruck verbindet. Sowohl die apollinisch verklärende Kunst, die die olympische Welt und dann die tragische Darstellung ermöglicht, indem sie das Schreckliche assimiliert und verwandelt, als auch der tiefe Wille zum Leben begründen sich auf denselben Instinkt. In seiner Spätphilosophie genießt nun der dionysische Künstler das *größte* Stimulans zum Leben, was sich mit der späten Konzeption der Gesundheit deckt. ‚Gesund‘ ist ein transfigurierender Mensch, d. h. jemand, der über Umwandlungsfähigkeit verfügt. Kunst und Ästhetik werden dann *ausschließlich* von der psychologischen und physiologischen Ebene aus begriffen, und sie können daher nicht als zwecklos betrachtet werden.

Es gibt aber auch Kunst, die „vieles Hässliche, Harte, Fragwürdige des Lebens zur Erscheinung“ (GD, Streifzug 24) bringt. Dies nimmt nicht wunder, da Nietzsche in seinem Denken ständig auf pessimistische und ‚dekadente‘ Weltanschauungen hinweist. So tritt Schopenhauers Name in diesen Streifzügen auf: „Und in der That, es gab Philosophen, die ihr diesen Sinn liehn: ‚loskommen vom Willen‘ lehrte Schopenhauer als Gesammt-Absicht der Kunst, ‚zur Resignation stimmen‘ verehrte er als die grosse Nützlichkeit der Tragödie“ (GD, Streifzug 24). Aber dies genau ist die „Pessimisten-Optik“ (GD, Streifzug 24) und ein „„böser Blick““ (GD, Streifzug 24) im Leben.[384] Einen weiteren Hinweis auf die These dieser Arbeit zu Nietzsches später Interpretation von Krankheit und Gesundheit findet man am Ende dieses Streifzuges. Schopenhauers Erlösung der Existenz und folglich seinen Pessimismus unterscheidet Nietzsche vom Ziel des tragischen Künstlers: „Was theilt der tragische Künstler von sich mit? Ist es nicht gerade der Zustand ohne Furcht vor dem Furchtbaren und Fragwürdigen, das er zeigt? – Dieser Zustand selbst ist eine hohe Wünschbarkeit; wer ihn kennt, ehrt ihn mit den höchsten Ehren“

---

384 Im Aphorismus 254 von JGB führt Nietzsche seine Meinung zu der Theorie des ‚l'art pour l'art‘ ein. In diesem Zusammenhang tritt Schopenhauers Name auf, aber auch der von Richard Wagner. In Bezug auf den ersten sagt Nietzsche: „Vielleicht ist jetzt schon Schopenhauer in diesem Frankreich des Geistes, welches auch ein Frankreich des Pessimismus ist, mehr zu Hause und heimischer geworden, als er es je in Deutschland war“, JGB 254. Über den zweiten schreibt er: „Was aber Richard Wagner betrifft: je mehr sich die französische Musik nach den wirklichen Bedürfnissen der âme moderne gestalten lernt, um so mehr wird sie ‚wagnerisiren‘, das darf man vorhersagen“, JGB 254. In diesem Aphorismus verortet Nietzsche die künstlerische Bewegung unter dem Motto „Kunst ohne Zweck“ in Frankreich und behauptet deswegen, dass Schopenhauer dort mehr zu Hause sei als in Deutschland. Je moderner die französische Musik werde, desto größer sei Wagners Einfluss auf sie. Obwohl Nietzsche in diesem Aphorismus nicht über die Kunst und ihre Beziehung zum Leben spricht, enthält sie implizit die Idee, die französische Kunst, sofern sie unter jenem Motto stehe, sei Ausdruck von etwas nicht vollkommen Lebendigem.

(GD, Streifzug 24). Aus diesem Aphorismus nimmt er einen weiteren Aspekt wieder auf: „Er [der tragische Künstler] theilt ihn [den Zustand ohne Furcht] mit, er muss ihn mittheilen, vorausgesetzt, dass er ein Künstler ist, ein Genie der Mittheilung" (GD, Streifzug 24). Der dionysische Künstler hat die höchste Mitteilungsfähigkeit, und kraft dieser stellt er seine Transformation der Dinge dar. Nietzsche setzt im Streifzug 24 seine ästhetische Auslegung der Welt mit Bezug auf die Gesundheit fort: Die Kunst zielt unter Berücksichtigung der inneren psychophysiologischen Ereignisse, die der Künstler im Moment des Schaffens erlebt, auf die Bejahung des Lebens und der Welt ab. Darum schafft der ‚gesunde Typ' wie der dionysische oder tragische Künstler die beste Kunst – im Gegensatz zum romantischen Typ, in diesem Fall Arthur Schopenhauer. Der tragische Mensch ist das Modell der Gesundheit: „Die Tapferkeit und Freiheit des Gefühls vor einem mächtigen Feinde, vor einem erhabenen Ungemach, vor einem Problem, das Grauen erweckt – dieser siegreiche Zustand ist es, den der tragische Künstler auswählt, den er verherrlicht" (GD, Streifzug 24). Diese Passage spielt erneut auf die verklärende Fähigkeit an, die der dionysische Künstler oder der tragische Mensch aus seiner Fülle schöpft, indem er in den schrecklichsten Zuständen und Situationen, in den schlimmsten Krankheiten, eine Bekräftigung seiner eigenen Existenz zu finden vermag. Nietzsche beendet diesen wichtigen Streifzug zur Ästhetik mit der Erwähnung der Saturnalien, woraus sich ein direkter Bezug zur Vorrede zur FW von 1886/1887 ergibt, diesmal aber nicht in Anspielung auf seine eigene Krankheitsgeschichte, sondern auf den tragischen Menschen, der nach Schmerz und Widerständen sucht: „Vor der Tragödie feiert das Kriegerische in unserer Seele seine Saturnalien; wer Leid gewohnt ist, wer Leid aufsucht, der heroische Mensch preist mit der Tragödie sein Dasein, – ihm allein kredenzt der Tragiker den Trunk dieser süssesten Grausamkeit" (GD, Streifzug 24). Es wurde die Bedeutung der Saturnalien als Symbol der Bewältigung der Krankheit bereits in 1.2.4 erklärt. Diesen Sinn behält Nietzsche in diesem Kontext bei: Der tragische Mensch feiert jede Assimilierung und Verwandlung des Furchtbaren seiner Existenz.

Um diese späte Interpretation des dionysischen Menschen und seiner Gesundheit in GD abzuschließen, ist noch der Streifzug 47 *Die Schönheit kein Zufall* zu betrachten. Die Schönheit des Individuums, auch „einer Rasse oder Familie [...] wird erarbeitet: sie ist [...] das Schlussergebniss der accumulirten Arbeit von Geschlechtern" (GD, Streifzug 47). Mit dieser Passage ist die im Teil II entwickelte Interpretation zur leiblichen Züchtung gerechtfertigt: Das Physiologische, so Nietzsche, bildet sich durch Zucht und wird vererbt.[385] Der Mensch kann ästhetische Interpretationsereignisse, die ihre letzte Grundlage in seinem Leib finden, bilden und verändern. Er soll von einem psychophysiologischen Verständnis seines Leibes ausgehen, bestimmte Gesten, bestimmte Verhaltensweisen, bestimmte psychische Standpunkte, bestimmte Affekte ausarbeiten, festlegen und integrieren, um dann auf die tiefste Schicht der Instinkte abzuzielen. All dies wird über die Generationen vererbt: „in zwei, drei Geschlechtern ist bereits Alles verinnerlicht" (GD, Streifzug 47). Dieser Gedanke der Zucht setzt voraus, den Leib

385 Vgl. 2.1 und 2.3.

als ersten Grund der menschlichen Auslegung der Welt zu verstehen: „eine blosse Zucht von Gefühlen und Gedanken ist beinahe Null (– hier liegt das grosse Missverständnis der deutschen Bildung, die ganz illusorisch ist): man muss den L e i b zuerst überreden" (GD, Streifzug 47). Der Kult der Vernunft soll enden, die Zucht muss sich auf den Leib als Ganzheit richten. Eine diesem Denken entsprechende Weltanschauung würde eine Wertschätzung der organischen, der affektiv-unbewussten und der (selbst-)analytischen Ebene umfassen. Diese Ebenen anzuerkennen würde eine tiefere Einsicht in das Leben und die Wissenschaft erlauben: „Es ist entscheidend über das Loos von Volk und Menschheit, dass man die Cultur an der r e c h t e n Stelle beginnt – n i c h t an der ‚Seele' [...] die rechte Stelle ist der Leib, die Gebärde, die Diät, die Physiologie, der R e s t folgt daraus" (GD, Streifzug 47). Diese Theorie der Zucht beweist, dass Nietzsche in keinen biologischen Determinismus verfällt. Es ist besonders in den letzten Jahren seiner Philosophie deutlich, dass die Physiologie eine zentrale Rolle spielt. Nicht zu vergessen ist aber, dass die Psychologie sowie die Figur des Psychologen und der ‚Genesung' durch Selbstanalyse ab 1886 wesentlich sind.

Ganz am Ende der GD nimmt Nietzsche wie in den Vorreden von 1886/1887, in WA und in EH eine autobiographische Perspektive ein. Die Überschrift der fünf abschließenden Aphorismen weist bereits auf dieses Merkmal hin: „Was *ich* den Alten verdanke" (GD, Was ich den Alten verdanke, KSA 6, S.154 f., kursive Hervorhebung M. S.). Im Aphorismus 3 beschreibt sich Nietzsche wieder als Psychologe und erkennt in dieser Fähigkeit einen Schutz vor der „niaiserie allemande" (GD, Was ich den Alten verdanke 3), welcher er eine Analyse der griechischen Kultur gegenüberstellt, die z. B. „die Ruhe in der Grösse, die ideale Gesinnung, die hohe Einfalt bewunder[t]" (GD, Was ich den Alten verdanke 3). In ihr sah Nietzsche „ihren stärkeren Instinkt, den Willen zur Macht, [...] sie zittern vor der unbändigen Gewalt dieses Triebs" (GD, Was ich den Alten verdanke 3), und fügt hinzu: „Ich war der erste, der, zum Verständniss des älteren, des noch reichen und selbst überströmenden hellenischen Instinkts, jenes wundervolle Phänomen ernst nahm, das den Namen des Dionysos trägt" (GD, Was ich den Alten verdanke 4). Genauer betrachtet definiert Nietzsche den Kern jeder Kultur durch das dionysische Element, das „einzig erklärbar aus einem Z u v i e l von Kraft" (GD, Was ich den Alten verdanke 4) ist. Weder Goethe noch Winckelmann verstanden „den Begriff ‚griechisch'" (GD, Was ich den Alten verdanke 4), sofern für ihn das Dionysische zentral ist: „Denn erst in den dionysischen Mysterien, in der *Psychologie* des dionysischen Zustands spricht sich die G r u n d t h a t s a c h e des hellenischen Instinkts aus – sein ‚Wille zum Leben'" (GD, Was ich den Alten verdanke 4, kursive Hervorhebung M. S.). Nietzsche betont hier wieder – ein Zug, der erst ab 1886/1887 markant auftritt – das Dionysische als Ausdruck eines wachsenden Lebens. Dieser Aspekt der Gesundheit wird durch das plastische Können des Individuums bestimmt: „Damit es die ewige Lust des Schaffens giebt, damit der Wille zum Leben sich ewig selbst bejaht, m u s s es auch ewig die ‚Qual der Gebärerin' geben... Dies Alles bedeutet das Wort Dionysos: ich kenne keine höhere Symbolik als diese griechische Symbolik, die der Dionysien" (GD, Was ich den Alten verdanke 4).[386] Mit der Metapher der „Gebärerin" (GD, Was ich den Alten verdanke 4) und der Schmerzen, die sie erleidet, während sie Leben hervorbringt, zieht Nietzsche eine Parallele zu seiner eigenen schmerzhaften Erfahrung – dargestellt in den Vorreden von 1886/1887 –, dem an Fülle Leidenden von FW 370 und seiner Konzeption des Dionysischen von 1888. Die Lust am Schaffen kommt aus dem transfigurativen Willen, der sich auf das Furchtbare und die Krankheit richtet. Nur auf diese Weise wird der Wille zum Leben geprüft und das Leben bejaht. Folglich ist die Fähigkeit der Transformation das Maß für die Gesundheit und die grundlegende Eigenschaft des Dionysischen. Den Status des Dionysischen als ‚Symbol' der Gesundheit bestätigt Nietzsche in EH erneut, wenn er sich auf die GT bezieht: „im dionysischen Symbol [ist] die äusserste Grenze der Bejahung erreicht" (EH, Die Geburt der Tragödie 1).[387]

Nietzsche beendet die GD mit einem Aphorismus zur „*Psychologie* des Orgiasmus" (GD, Was ich den Alten verdanke 5, kursive Hervorhebung M. S.). Da stellt Nietzsche die Beziehung zwischen dem Dionysischen und der Gesundheit noch deutlicher heraus. Er definiert jene Psychologie als diejenige „eines überströmenden Lebens- und Kraftgefühls, innerhalb dessen selbst der Schmerz noch als Stimulans wirkt" (GD, Was ich den Alten verdanke 5). Einen weiteren deutlichen Hinweis auf die Vorreden von 1886/1887 gibt er mit dem folgenden Satz: „Die Tragödie ist so fern davon, Etwas für den Pessimismus der Hellenen im Sinne Schopenhauer's zu beweisen, dass sie vielmehr als dessen entscheidende Ablehnung und Gegen-Instanz zu gelten hat" (GD, Was ich den Alten verdanke 5). Dieser Passus ist wesentlich für das Verständnis von Nietzsches Unterscheidung zwischen den zwei Typen des Pessimismus sowie zwischen Gesundheit und Krankheit. In diesem Aphorismus bedient er sich der gleichen Kategorisierung wie in den fünf Vorreden und im Aphorismus 370 von FW – einer Kategorisierung, deren zwei Pfeiler seine Auslegung des Themas bis zum Ende seines Schaffens tragen. Der Definition des Dionysischen im letzten Aphorismus fügt er hinzu: „Das Jasagen zum Leben selbst noch in seinen fremdesten und härtesten Problemen; der Wille zum Leben, im Opfer seiner höchsten Typen der eignen Unerschöpflichkeit frohwerdend – das nannte ich dionysisch, das errieth ich als die Brücke zur *Psychologie* des tragischen Dichters" (GD, Was ich den Alten verdanke 5, kursive Hervorhebung M. S.). Das Dionysische ist keine Flucht vor der Wirklichkeit: Es richtet sich *nicht* darauf, „von Schrecken

---

386 Zur Symbolik der Gebärerin in der Philosophie Nietzsches, besonders mit Bezug auf Za, vgl. Sommer 2012, 578–579. Dort betont er das Verhältnis des Schaffens zu den Schmerzen. In Za weist Nietzsche auf genau diese Idee hin, dass das Kind – als Symbol der Zukunft – wie eine Gebärerin leiden muss (Za II, Auf den glückseligen Inseln). Diese Idee kehrt in den Vorreden von 1886/1887 wieder, wenn Nietzsche über die freien Geister und über seine eigene Erfahrung mit der Krankheit spricht. In diesen Schriften definiert er seine Auffassung vom tragischen Pessimismus, die er im soeben besprochenen Aphorismus der GD unter dem Stichwort des Dionysischen erneut formuliert und dabei den Schmerz als wesentlichen Bestandteil der Transformation hervorhebt. Diese Idee repräsentiert daher seine Konzeption der Gesundheit. Vgl. Därmann 2015.

387 Vgl. Schmidt 2012, 6 und Groddeck 1984.

und Mitleiden loszukommen“ (GD, Was ich den Alten verdanke 5), sondern ist auf den Genuss des Zerstörens und die Neuschöpfung aus schrecklichen und schwierigen Erfahrungen des Lebens hin orientiert.

Nietzsche entwickelt das Thema des Dionysischen in der GD in verschiedenen Aphorismen aus einer psychologischen Perspektive. Einige dieser Aphorismen wurden in dieser Arbeit betrachtet. Deutlich ist, dass physiologische und psychologische Vorgänge nicht voneinander zu trennen sind, da der Leib in seiner Philosophie als ein Ganzes verstanden wird. Die dualistische Interpretation der Welt ist metaphysisch und wird von ihm abgelehnt. Doch gibt es in seiner Konzeption des Leibes eine unleugbare Hierarchie: Die physiologische Dimension, d.h. alle organischen Funktionen des Körpers, und die psychologische Ebene des Unbewussten spielen die wesentliche Rolle im Leib. Nietzsche betont in verschiedenen Abschnitten der Vorreden von 1886/1887 die Funktion des Psychologen bei der ‚Genesung‘: Durch die Erfahrung der Krankheit und den experimentierenden Umgang mit ihr macht man sich selbst ‚gesünder‘.[388] Dieser Aspekt ist mit seiner Interpretation der Psychologie des tragischen Pessimismus[389] sowie 1888 mit seinen Überlegungen zur Psychologie des Orgiasmus verbunden. Nietzsche analysiert auf diese Weise die Lebensweise der Griechen, die eine höhere Sensibilität für das Dasein wie auch die entsprechende Fähigkeit hatten, alles Furchtbare zu ‚überwinden‘. Die Psychologie hat in Nietzsches später Philosophie eine analytische und selbstanalytische Funktion im Dienste des Lebens. Im Streifzug 7 der GD fordert er zu einer auf die instinktive, unbewusste Dimension zurückgreifenden Selbstanalyse auf. Der Mensch soll die Psychologie nicht an der Vernunft im Sinne eines wollenden Subjekts orientieren, das alle seine Aktionen bestimmten Zielen unterordnet. Vielmehr soll das Individuum diese Tätigkeit seinen Instinkten anvertrauen. Nietzsche lässt bei der psychologischen Analyse die bewusste Dimension hinter sich und verankert die Analyse im Instinkt zum Leben. Die Gesundheit und die von ihm vorgeschlagene selbstanalytische Übung gehen Hand in Hand, da letztere die Tür zur Welt der Instinkte und Triebe öffnet. Nietzsches gesamte späte Konzeption der Gesundheit beruht auf der Möglichkeit zur ‚Genesung‘, die teilweise von den beschriebenen psychologischen Prozessen der Selbstanalyse abhängt. Die Möglichkeiten der Instinkt- und der Affektzüchtung, die auf der eben skizzierten psychologischen Analyse des Unbewussten beruhen, zeigen, dass Nietzsches Auslegung der Krankheit und der Gesundheit im Rahmen der Interpretationsprozesse des Leibes als Ganzes gerechtfertigt ist und der Mensch seine Gesundheit selbst gestalten kann.

---

388 Vgl. 1.2 und 2.8.

389 Vgl. 1.2, 1.2.3 und 2.8.

Schluss

Nietzsche plante offenbar bereits eine Vorrede für die zweite Ausgabe von MA I sowie für die neue Ausgabe von MA II, bevor er den Entschluss fasste, auch für die GT, M und die FW neue Vorreden zu schreiben. Die psychologische Perspektive einer in der ersten Person erzählten Geschichte erstreckt sich auf alle dieser Vorreden und erzeugt somit ein Band, das sie zusammenhält. Anhand der Briefe jener Zeit an seinen Verleger, seine Verwandten und Bekannten lässt sich feststellen, dass seine Absicht, die hinter diesen neuen Ausgaben steckt, stark auf ein kommerzielles Bedürfnis zurückzuführen ist. Diese Dringlichkeit ist jedoch mit der Möglichkeit verbunden, einen Raum zu schaffen, der die philosophische und persönliche Entwicklung Nietzsches in autobiografischer Form (sei sie nun fiktiv oder nicht) wiedergibt. Die Veröffentlichung der neuen Ausgaben kann man durchaus als ‚Sanierung' bezeichnen, da dieses Projekt einen doppelten Zweck hat: einerseits, gelesen (und verkauft) zu werden, andererseits, dem Publikum eine Vervollkommnung seiner Philosophie zu präsentieren, die frühere Ideen zum Teil explizit verabschiedet. Die Erzählung seiner ‚Selbstentwicklung' umfasst einen Prozess der Selbstanalyse, insofern er sowohl über seine Niederlagen als auch über seine spätere ‚Genesung' von bestimmten Widerständen gegen sich selbst schreibt. So stellen die fünf Vorreden von 1886/1887 die Genese der späten Konzeption der Krankheit und Gesundheit in seiner Philosophie dar. Diese Schriften behandeln seine Bewältigung einer Krankheit, die er „Romantik" oder „schlechten Pessimismus" nennt. Auf diese Weise entsteht eine Intertextualität zwischen ihnen, die die Eigenschaften der Paratextualität erweitert und ihnen eine noch größere Unabhängigkeit von den Texten verleiht, denen Nietzsche sie voranstellt.

Im *Versuch einer Selbstkritik* stellt er erstmals in einem veröffentlichten Werk den Begriff „Pessimismus der Stärke" vor. Zwar definiert er den Begriff im Rahmen von Fragen,[390] diese sind jedoch als rhetorische Fragen zu verstehen, so dass sich aus ihnen seine Interpretation des Pessimismus erschließen lässt. Die Charakterisierung des Pessimismus der Stärke oder tragischen Pessimismus endet jedoch dort nicht. Nietzsche benutzt die anderen Vorreden, um den tragischen Pessimismus mit der Gesundheit in Verbindung zu bringen und zu zeigen, dass er ein Faktor ist, der das Grausame im Leben verwandeln und beherrschen kann. Die Definition dieser Art von Pessimismus ist auch durch spezifische Unterschiede zur Romantik gekennzeichnet. Die ‚romantische' Krankheit illustriert Nietzsche mit den Figuren von Schopenhauer und Wagner, bei deren Charakterisierung er sich auf seine persönlichen Erfahrungen stützt, d. h. auf den Einfluss, den beide in seinem Leben ausgeübt haben. In den fünf Vorreden von 1886/1887 vereinheitlicht er seine Verwendung des Begriffs „Romantik" oder des „schlechten Pessimismus", der, wie hier gezeigt wird, den Status einer Kategorie erlangt. Im gleichen Zug erlangt auch der andere Typus des Pessimismus, der dionysische Pessimismus, der

390 Vgl. GT, Versuch einer Selbstkritik 4.

 https://doi.org/10.1515/9783111340920-017

mit einer im Durchgang durch die Krankheit gestärkten Gesundheit assoziiert wird, einen solchen kategorialen Status.

Nietzsche fasst seine späte Interpretation von Krankheit und Gesundheit auf einer psychophysiologischen Ebene zusammen, die sich aus seiner Definition des Leibes ergibt. Er schlägt vor, die dualistische Konzeption der Metaphysik zu überwinden und die organischen und psychischen Prozesse als Ganzes zu begreifen. Er baut jedoch eine Hierarchie in Bezug auf die leiblichen Funktionen auf: Die Funktion der Organe, der instinktiven und der unbewussten Ebene überwiegt gegenüber der Vernunft und der Ebene des menschlichen Bewusstseins. Die Krankheit der Romantik, die neben den fünf Vorreden von 1886/1887 insbesondere im Aphorismus 370 von FW thematisiert wird, entfaltet Nietzsche in genauer Entsprechung zu der Beschreibung, die er von ihren zwei großen Vertretern gibt: Schopenhauer repräsentiert die Stille, das Nicht-Reagieren, den Willen zum Nichts; Wagner stellt hingegen die ununterbrochene, aber überfließende Reaktion dar, die von einem Leib ausgeht, dem die innere Koordination fehlt und dessen Selbstregulierung geschwächt ist. In diesen beiden Formen der Krankheit manifestiert sich jedoch eine frühere Ursache, nämlich die Krankheit aus der Vernunft. Der Leib wird krank, wenn die Vernunft ihre Funktion überschreitet und dadurch eine Krankheit zum Ausbruch bringt, die sich in psychischem Unwohlsein und unmittelbar darauf in einer physiologischen Veränderung niederschlägt.

Die interrelationale Analyse der fünf Vorreden, des Aphorismus 370 von FW, der dem Thema gewidmeten nachgelassenen Aufzeichnungen von 1887/1888 sowie spezifischer Passagen von WA, GD und EH führte mich dazu, die Konzeption der Krankheits- und Gesundheitsprozesse folgendermaßen zu interpretieren: 1) Nietzsche versucht in seiner Philosophie jede Spur von Gegensätzlichkeit, vor allem in Bezug auf seine Auffassung des Leibes und damit der Gesundheit, hinter sich zu lassen. Dies führt notwendigerweise dazu, die Dialektik zwischen Krankheit und Gesundheit zu verabschieden. 2) Obwohl eine Kraftsteigerung oder -minderung im Aufbau einer mehr oder weniger starken Gesundheit (oder Krankheit) zu empfinden ist, stimmt diese weder mit einer spiralförmigen noch mit einer linearen Entwicklung überein. Mehr noch: Die projizierte Gradualität entspricht überhaupt keiner Entwicklung, denn es gibt keine solche Ordnung im Geschehen von Krankheit und Gesundheit. So ist auch das graduale Modell dem Verhältnis dieser beiden Begriffe in Nietzsches Spätphilosophie nicht angemessen – vor allem dann nicht, wenn es den dialektischen Zug trägt, jene Gradualität zwischen zwei gegebenen Polen aufzuspannen. 3) Sowohl Krankheit als auch Gesundheit sind in einem interpretierenden kreisrelationalen Modell von Kraftprozessen zu verstehen: Krankheit versucht wie jede andere Art von Machtorganisation, mehr Raum und Macht zu erobern, was durch die Gesundheit des Gesamt-Organismus konterkariert, d.h. assimiliert, transformiert und beherrscht werden muss. Die von den Organismen durchgeführten Interpretationsprozesse beruhen daher auf dem Übermächtigungsgeschehen der Krankheit und der Gesundheit, das sich wiederum in den Kämpfen zwischen den Teilen der Organismen oder zwischen ihnen und der Welt äußert. Unter diesem Gesichtspunkt gibt es weder einen Bezug zu Gegenteilen noch zur Linearität noch zu einer bestimmten Reihenfolge von Ereignissen.

Die Ereignisse von Krankheit und Gesundheit, die in das zirkulär-relationale Schema der Interpretationen durch die leiblichen Organisationen einbezogen sind, vervielfältigen sich so, dass jeder interne Kampf um mehr Macht ein einzigartiges und neues Ereignis darstellt. Wenn Gesundheit bedeutet, dass der Organismus Widerstände oder auch die Depression der eigenen Kräfte in etwas Positives transformiert, dann gibt es alle Arten von Krankheiten, die der Organismus zwar erlebt, die aber für den menschlichen Verstand nicht wahrnehmbar und nicht beschreibbar sind. Auf dieser Grundlage wurde auch der Begriff der „Identität" in Frage gestellt, der sowohl im dialektischen als auch im graduellen Modell notwendig impliziert ist: Ersteres definiert die eigene Identität des Elements auf der Grundlage der Einschließung dessen, was es nicht ist und was es in sich selbst ausschließt. Das zweite Modell geht insofern von Identität aus, als es eine lineare, schrittweise Verbesserung in Richtung eines der Pole bezeichnet (oder auch umgekehrt). Wenn eine lineare Entwicklung in Richtung eines Ziels, in diesem Fall zur Gesundheit, festgestellt wird, dann führt dies zu einer Identifizierung von Prozessen, die beginnen, sich verlängern und an einem bestimmten Ziel enden. Mit anderen Worten: Die lineare Ordnung macht Prozesse bestimmbar und identifizierbar, denn die Pole fungieren als Anfang und Ende einer gedachten Linie oder als regulierende Prinzipien einer linearen Ordnung von Vorgängen, die einander untergeordnet sind. Dies ist im zirkulären Modell der Krankheits- und Gesundheitsereignisse nicht der Fall, da es auf der Ebene des Vollzugs der Machtorganisationen weder eine begrifflich-bewusste Identität noch irgendeine Art von Ordnung oder Entwicklung dieser Art gibt: Die Organismen regulieren sich selbst instinktiv in einem wechselnden Kräftespiel. Hinzu kommt, dass im Interpretationskreis der Krankheits- und Gesundheitsprozesse weder ein Anfang noch ein Ende zu bestimmen sind, sondern nur Geburt oder völliges Vergehen. Es wurde auch auf die Unmöglichkeit der vollständigen ‚Überwindung' der Krankheit in diesen Prozessen hingewiesen. Es wurde zunächst die Vielzahl der Widerstände und abnehmenden Kräfte angesprochen, die der Leib ständig erfährt; zweitens die Tatsache, dass eine Krankheit zwar beherrscht werden, aber wieder auftauchen oder zu einer anderen mutieren kann; und schließlich die Möglichkeit, mit einer chronischen Krankheit zu leben, die letztlich unüberwindbar ist, und doch eine stärkere Gesundheit zu gewinnen. Sowohl im dialektischen als auch im graduellen Modell wird ein ‚Überwindungsprozess' als klare Entwicklung hin zu einem Ziel dargestellt. Die Willen-zur-Macht-Prozesse tendieren zwar zu einem Mehr an Kraft, aber dies wird weder als Finalität noch als teleologische Ordnung dargestellt, sondern als Vollzug der Machtorganisationen. Das dialektische Modell deutet auf eine klare teleologische Entwicklung hin, das graduelle Modell verweist ebenfalls auf eine allmähliche ‚Überwindung' früherer Momente, die aber am Ende wieder eine Identität, eine lineare Ordnung, einen Anfang und ein Ende der Prozesse voraussetzt.

Auf der Metaebene, bzw. auf der von Nietzsche aufgeworfenen (selbst)analytischen Ebene, beruhen die Gesundheitsgeschehen vor allem auf der ständigen Präsenz von Krankheit, auf den Grenzen der Vernunft beim Verständnis solcher Geschehnisse und auf der Notwendigkeit, die Dialektik des Gegensatzes zwischen den beiden Begriffen hinter sich zu lassen. Nietzsche verweist in den fünf analysierten Vorreden von 1886/

1887, vor allem in MA I, MA II und FW, immer wieder auf eine noch latente Krankheit, auf einen Prozess, der nicht abgeschlossen ist, auf die Hoffnung auf eine stärkere – aber nicht völlig vollendete – Gesundheit. Obwohl es in bestimmten Passagen eine Anspielung auf eine ‚Überwindung' gibt, die zuweilen vollständig zu sein scheint, ist Nietzsche ein Genesender, der die ständige Koexistenz mit der Krankheit und folglich deren fortwährend Transfigurierung anerkennt. Dass es keine totale oder endgültige ‚Überwindung' der Krankheitsprozesse gibt, bedeutet jedoch nicht, dass das Individuum nicht das Gefühl oder bewusste Auffassung einer stärkeren Gesundheit haben kann. Diese ergibt sich aus der Organisation und Regulierung seines Leibes, aus der Züchtung der Instinkte und Affekte, aus der Hierarchisierung der Funktionen in Entsprechung zu ihrer Bedeutung für das allgemeine Wohlbefinden des Organismus, aus der Rolle der psychoanalytischen Übung, die das Individuum durchführen muss, um die Aufgabe der Züchtung zu erfüllen, indem es sich in das Verständnis der Gesamtheit des Leibes hineinversetzt. Das bedeutet auch nicht, dass man aufhört, die vielfältigen Krankheitsereignisse zu klassifizieren, sie unter einem Begriff gleichzusetzen und eine ‚Heilung' oder ‚Überwindung' von Krankheit in der Annahme anzustreben, dass dies wirklich möglich wäre. Darauf verweist Nietzsche auch in seinen fünf Vorreden gelegentlich, wenn er von einer ‚Überwindung' (Vorrede MA II) oder einem ‚Sieg' (Vorrede MA I und FW) schreibt.

Es wurde auch argumentiert, dass die Struktur der FW selbst Nietzsches ‚Genesungserfahrung' repräsentiert, wenn wir die Vorrede für die Neuausgabe, das fünfte Buch, das Zusammenspiel der Aphorismen 342 und 382 unter Bezugnahme auf den Beginn der Tragödie, das Motto der ersten Ausgabe, dasjenige des vierten Buchs und das der letzten Ausgabe in ihrem Entwicklungszusammenhang analysieren. Die erste Ausgabe entspricht dem Moment der Hoffnung auf Gesundheit, in dem Nietzsche anfängt, über seinen Zarathustra nachzudenken. Dies stellt seinen ‚Sanctus Januarius' dar, der den Winter zum Schmelzen bringt – eine Metapher, die Nietzsche in der Vorrede von 1887 verwendet, um über die Krankheit zu sprechen – und eine neue Vision der Zukunft mit sich bringt. Die zweite Ausgabe, die nach der Veröffentlichung des Zarathustra erscheint, schildert den Prozess der Bewältigung der Krankheit, insofern Nietzsche beginnt, sie zu meistern, sie in seine eigenen philosophischen Werte umzuwandeln und sichere Schritte in Richtung einer stärkeren Gesundheit zu unternehmen. Sobald er sich als ‚gesünder' empfindet, bezieht er sich in der Vorrede auf die Saturnalien eines kranken Geistes, da er jetzt sein Wohlgefühl aus der Krankheit heraus gestaltet. Die verschiedenen relationalen Krankheits- und Gesundheitsprozesse als Teile einer umfassenden Erfahrung zu begreifen, ist das Ergebnis der unvermeidlichen Projektion und Ordnung dieser Ereignisse durch die Vernunft; eine Ordnung, die für das Leben grundlegend erscheint. Angesichts dieser Ambiguität sei jedoch noch einmal darauf hingewiesen, dass Nietzsche von einer ständigen Präsenz der Krankheit ausgeht und mehrfach auf eine unvollendete ‚Genesung' anspielt, ganz zu schweigen von seinem unermüdlichen Beharren, dass die Vernunft willkürliche Grenzen zieht und dagegen die Instinkte den Leitfaden im Hinblick auf organische Prozesse und individuelles Wohlbefinden darstellen.

Nietzsche bezeichnet den Menschen als ein ästhetisches Wesen, das aus der Erzeugung seiner eigenen Gesundheit die eigene Interpretation der Welt generiert. Die Krankheit wirkt insofern als Auslöser für die Bildung und Züchtung des Leibes in seiner Gesamtheit, als sie eine Bedrohung oder einen Kraftverlust bedeutet: Das Individuum *kann* gar nicht anders,[391] als die Widerstände gegen seine Gesundheit zu transformieren. Die Interpretation der Welt steht in direktem Zusammenhang mit dem psychophysischen Zustand des Individuums. Diesen Gedanken artikuliert Nietzsche auch bei der Definition des ästhetischen Urteils. Es bestimmt die Wahrnehmung und Klassifizierung des Schönen und Hässlichen, wobei jedoch diese Parameter als psychophysische gelten müssen, so dass das Schöne eine Kraftsteigerung bedeutet, das Hässliche hingegen den Anlass einer Verringerung der Kräfte. Zentral ist, dass er das ästhetische Urteil als von den Instinkten beherrscht definiert. Die Vernunft ist nicht in der Lage, diese Funktion auszuführen, und wenn sie es tut, kann es schädlich für den Menschen sein. Wenn die Vernunft das ästhetische Urteil und die Instinkte fortwährend in Besitz nimmt, dann wird das Individuum romantisch krank. Nietzsche hebt in den Vorreden von 1886/1887 die zentrale Rolle der Instinkte bei der Reaktion auf die Krankheit hervor. Wenn der Leib vollständig krank ist, dann kann er entweder überhaupt nicht reagieren, oder er reagiert ununterbrochen und unkoordiniert, weil er von der Vernunft regiert wird. Diese zwei Fälle werden von Schopenhauer und Wagner dargestellt.

Nietzsche kehrt in den letzten Jahren seiner Philosophie zur Ästhetik zurück, die mit Hilfe seiner nachgelassenen Aufzeichnungen, seiner Überlegungen zu Wagners Schaffensprozessen und der *Streifzüge eines Unzeitgemäßen* systematischer interpretiert werden kann. Obwohl Charles Férés Werk, insbesondere *Sensation et mouvement*, Nietzsche grundlegend beeinflusst hat, ist nicht sicher, dass Nietzsche es vor 1888 gelesen hat. Darüber hinaus decken sich jedoch die von ihm hervorgehobenen Themen der ästhetischen Prozesse in mehreren Punkten mit dem, was der französische Arzt auf der Basis seiner Forschungen erarbeitet hatte. Im genannten Buch verweist Féré auf die Zunahme der inneren Kräfte angesichts von Reizen bei Menschen, die ein höheres Maß an Sensibilität als ‚gesunde Menschen' haben. Bei jenen variiert auch die Intensität der organischen Prozesse: Sie können eine größere Bandbreite an Farben, Gerüchen, Entfernungen usw. wahrnehmen, und sie sind widerstandsfähiger gegen Ermüdung. Er stellt auch fest, dass der Nervenkranke in der Lage ist, durch seinen erhöhten Grad der Wahrnehmung und durch die Wiederholung der Bewegung seinen Gesprächspartner leichter zu verstehen. Ein weiterer relevanter Aspekt in der Analyse der Kunst und des Künstlers in der Spätphilosophie Nietzsches ist schließlich, wie Féré durch Experimente positive mentale Repräsentationen mit positiven leiblichen Effekten in Verbindung bringt. Im Gegenteil hierzu drückt jeder negative mentale Reiz das System nieder.

Im Streifzug 7 der GD betont Nietzsche erneut die Wichtigkeit der Instinkte, wenn es darum geht, eine psychologische Analyse in Angriff zu nehmen und sie durchzuführen. Der Parallelismus zwischen Kunst und Psychologie, den Nietzsche in diesem Streifzug

391 Vgl. FW, Vorrede 3 und hier 1.2.4 und 2.4.

herstellt, sollte nicht verwundern, da ästhetische Prozesse im Allgemeinen – gleich, ob sie eine bestimmte Art von Kunst schaffen oder ob sie eine Interpretation der Welt produzieren – von Instinkten geleitet sein sollen. So funktioniert das ästhetische Urteil. Im gegenteiligen Fall ergibt sich etwas Künstliches, das Nietzsche als „[z]usammen-addirtes" (GD, Streifzug 7)[392] definiert. Dieselbe Idee bringt er in WA zum Ausdruck und argumentiert, dass die daraus entstehende Kunst die Anarchie des Leibes und die „Disgregation des Willens" (WA 7) ist.[393] Dies ist sinnvoll, wenn Wagner als Romantiker aufgefasst wird. Diese Interpretation nimmt eine geschwächten Selbstregulierung des Leibes an, so dass die Instinkte nicht mehr angemessen reagieren können: In diesem Fall verdrängt die Kraft der Vernunft die organische Vorgeschichte der hierarchischen Entwicklung der Funktionen der Teile, deren Koordinierung sich letztlich aus einem inneren Kampf ergibt. Die Vernunft unterbricht diesen Kampf und beharrt darauf, die instinktiv-affektiven Reaktionen zu hinterfragen und zu kontrollieren. Wenn der Leib krank ist und ein künstliches Wissen über die Welt erzeugt, schlägt sich dies in jeder Art von künstlerischer Manifestation nieder. So sieht man die Nähe des Lebens zur Kunst.

Nietzsche stellt im Streifzug 8 den vom Künstler erlebten Schaffensprozess in den Mittelpunkt. Die Bedingung für alle Arten von Kunst, auch für die apollinische, ist jetzt der Rausch. Er bewirkt eine Zunahme der inneren Kräfte und damit einen Zustand der Fülle im Künstler. Nietzsche formuliert diese Streifzüge aus einer kognitiv-normativen Perspektive, weil er hier den Idealisierungsprozess definiert: Gerade die Idealisierung, die Welt aus der eigenen Fülle heraus zu transformieren und in diesem Akt das zu erfassen, was die Bejahung der eigenen Existenz bedeutet, führt durch die Hand des (dionysischen) Künstlers. Er erzeugt seinen eigenen Rauschzustand und vollendet die Idealisierung, denn er ist in der Lage, die ästhetisch interpretativen und transfigurierenden Ereignisse immer wieder aus seiner inneren Fülle heraus zu vollziehen. Im Gegensatz zu den „Thatsächlichen" (GD, Streifzug 7) oder den so genannten „Anti-Artisten" (GD, Streifzug 9) führt ein Künstler, der sich durch seine Instinkte leiten lässt, keinen Abstraktionsprozess durch, sondern er wertet das Einzelne auf. In dieser Individualisierung des interpretativen Prozesses findet der Künstler sein eigenes Bild in der Welt, da er es aus seiner eigenen Perspektive und nicht aus einer verallgemeinerten Perspektive interpretiert. Auf diese Weise erhalten die Dinge den gleichen Grad an Perfektion zurück, da jeder Auslegungsakt ein individueller ästhetischer Akt ist.

Im Streifzug 10 definiert Nietzsche seine Vorstellung des Dionysischen neu. Dieser Künstlertyp nimmt die Stimuli viel schärfer wahr, was ihn zum sofortigen Handeln veranlasst. Dem dionysischen Künstler schreibt er die Unmöglichkeit zu, nicht zu reagieren. Das ist die gleiche Eigenschaft, die Féré in den Nervenkranken findet. Nietzsche kehrt die Parameter der Medizin seiner Zeit um und versteht ein Individuum mit solchen Merkmalen als gesunden Menschen und sogar als Repräsentanten des Gesundheitsparadigmas. In diesem Streifzug fasst er die unmittelbare und kontinuierliche

392 Vgl. 3.2.3.
393 Vgl. 2.6.

Reaktion auf jeden Reiz als den ursprünglichen dionysischen Zustand schlechthin auf. In Bezug auf sein erstes veröffentlichen Buch, die GT, ist also ein Umdenken festzustellen. Das Dionysische ist nicht mehr mit einem primordialen Wesen assoziiert, das auf einer metaphysischen Ebene verortet ist und den Menschen nahezu unzugänglich und unerträglich erscheint. Es wird einem Typus von Individuum zugeschrieben, dessen Rauschzustand und dessen Fähigkeit, seinen Körper angesichts der ständigen Reaktion auf jeden Reiz zu koordinieren, einem idealisierten psychophysischen Zustand und damit einer viel stärkeren Gesundheit gleichkommen. Die direkteste und getreueste Darstellung der dionysischen Natur ist nicht mehr die Musik, sondern die Bewegung des reagierenden Leibes.

Man könnte eine weitere wichtige Wendung hinzufügen, die Nietzsche in Bezug auf seine frühe Auffassung von Kunst und Leben macht: In der GT wird das Apollinische mit dem Instinkt des Lebens verbunden, während das Dionysische ‚die Wahrheit' enthüllt und die individuelle Natur des Menschen zerstört. Eine der Ideen, die Nietzsche bis zum Ende seiner Philosophie beibehält, ist die Verbindung zwischen Kunst und Leben. Die analysierten Streifzüge, in denen er seine Auffassung von Kunst und Künstler ausdrückt, zeigen die Art und Weise, in der ein gesunder Mensch die Welt wahrnimmt. Kreative Prozesse werden durch die Zunahme der Kräfte bestimmt, ein Ereignis, das Nietzsche als Einfluss des Rauschs auf das Individuum versteht. Die ‚Idealisierung' wird von einem vereinheitlichten Leib durchgeführt, der sich aus der inneren Spannung, nicht aber aus der extremen Opposition zusammensetzt, wie es der Fall bei Wagners Rausch ist. Das künstlerische Tun wird dann eine kognitiv-normative Vorstellung der Welt, denn wie Nietzsche im *Vorwort an Richard Wagner* behauptet und im *Versuch einer Selbstkritik* noch einmal betont, ist die Welt nur als ästhetisches Phänomen gerechtfertigt. Die Grundlage dieser Interpretation liegt in der Angleichung des Lebensinstinkts an den Kunstinstinkt, das heißt, die ästhetische Dimension definiert das Einzelne. Das Tun des dionysischen Menschen – denn in Wahrheit behandelt Streifzug 10 nicht allein den dionysischen Künstler, sondern den dionysischen Menschen überhaupt[394] – repräsentiert folglich in idealer Form, was ich hier als „Modell der Gesundheit" vorschlage. Eine Idealisierung ist seine Beschreibung deshalb, weil Gesundheit nach Nietzsches eigener Definition aus singulären Vorgängen besteht und nicht auf die Allgemeinheit eines Modells zurückgeführt werden kann.

Aus dieser Perspektive ist es verständlich, dass Nietzsche den dionysischen Menschen als Zeichen „vollen und blühenden Lebens" (NL 1888, KGW IX, W II/5, S. 101, KSA 13, 14[119]) auffasst. Er hat nicht nur die *Fähigkeit* – anders als der romantische Typ Wagner –, ständig aus einem Zustand der Fülle heraus zu reagieren, sondern er weiß auch die Stimuli für sein Wohl zu verwandeln. Zu dieser Definition des dionysischen Menschen in den Streifzügen der GD sind auch die Eigenschaften zu rechnen, die Nietzsche in den Vorreden von 1886/1887, im Aphorismus 370 der FW und am Ende der GD herausarbeitet. Der tragische Mensch genießt eine in solchem Maße erhöhte äs-

394 GD, Streifzug 10.

thetische Fähigkeit, dass er auf der Suche nach dem Schrecklichsten im Leben ist, um seine zerstörenden und schaffenden Kräfte einsetzen zu können. Auf der Skala zwischen der Nichtreaktion, dargestellt durch Schopenhauer, der gemäßigten Reaktion, dargestellt durch den gewöhnlichen Menschen, und der ständigen Reaktion, dargestellt durch den Rauschzustand des romantischen Wagner und des dionysischen Menschen, repräsentiert der letztere eine höhere Gesundheit. Ihm gehört der Rausch als Eigenschaft an, aber nicht irgendeine Art vom Rausch, der von äußeren und zufälligen Ereignissen veranlasst ist,[395] sondern der Rausch des Willens. Dieser wird zum Gestaltungszustand des dionysischen Menschen, und deswegen kann es sich hier um keine andere Art vom Rausch handeln.[396] Der Rausch, der einem „geschwellten Willen" (GD, Streifzug 8) angehört, ist das Ergebnis einer hoch koordinierten psychischen und physischen Selbstregulation, die in sich selbst gegründet ist, aber sich zugleich unzähligen Kämpfen öffnet, eben allem, was in ihr eine Reaktion hervorruft. Der Rausch des Willens ist folglich kein rein körperliches Geschehen, sondern ein psychophysisches Phänomen, das seinen Grund in der individuellen Gesundheit hat. Nietzsche zielt auf keinen biologischen Determinismus, denn die von ihm angedeuteten individuellen Veränderungen zugunsten der Gesundheit lassen sich in Bezug auf die Züchtung des Leibes stellen.

Nietzsche verortet Krankheit und Gesundheit in Rahmen der Psychologie. Die Analyse der Funktionsweise der Gesundheit im dionysischen Künstler nennt er „Psychologie des Orgiasmus" (GD, Was ich den Alten verdanke 5).[397] Die Psychologie erfüllt in seiner Philosophie eine Doppelfunktion: In den Vorreden von 1886/1887 ist sie eine eigenständige selbstanalytische Tätigkeit zum Zweck der Gesundheit des Individuums, die hauptsächlich auf dem Unbewussten und den Instinkten beruht; in zweiter Linie ist sie die Perspektive philosophischer Betrachtungen der Krankheits- und Gesundheitsprozesse. Die von Nietzsche entfaltete Philosophie lässt sich somit unter anderem als eine Philosophie der Psychophysiologie bezeichnen. Denn die Aufgabe, diese beiden Begriffe und ihre jeweiligen Auswirkungen auf die eigene leibliche Ebene und auf die Kultur zu verstehen, sieht er als seine schwierigste Aufgabe an: Nietzsche definiert sich als Psychologen seiner Zeit. Die selbstanalytische Aktivität ist eine Voraussetzung der Gesundheit; zu ihrer Ausführung ermutigt er jedes Individuum. Das Studium der Krankheits- und Gesundheitsmodelle in der Geschichte ist eine Tätigkeit, die die Philosophie ausführen muss, um beide Parameter zu verstehen und so die metaphysischen nihilistischen Werte umkehren zu können. Nietzsches Konzeption der Krankheit und Gesundheit richtet sich an alle Menschen und stellt in der Geschichte der Philosophie eine Denkweise dar, in der die Vielfalt der existentiellen Partikularität anerkannt wird.

Die vorgeschlagene zirkuläre Interpretation der Gesundheit legt dar, dass diese in ihrem Kern immer die Krankheit enthält. Daher sind beide in Wirklichkeit ein Ge-

---

395 Vgl. 3.2.3.

396 Vgl. 3.2.3.

397 Die Analyse des Künstlers und seiner Rauschzustände nennt er im Streifzug 8 von GD „Psychologie des Künstlers", GD, Streifzug 8.

schehen, es gibt keine Dichotomie zwischen beiden, und sie sind nicht voneinander zu trennen. Die Konzeption der Gesundheit entspricht Nietzsches Interpretation des Leibes, in der jede Art von metaphysischem Dualismus überwunden wird. Wichtig für die Entwicklung des Lebens ist es nicht, die Krankheit zu fürchten oder sie als Abwesenheit von Gesundheit zu betrachten, da beide dynamische Elemente in ständiger Bewältigung sind. Die von Nietzsche angesprochene Gesundheit ist daher nichts Stabiles, sondern etwas so Vergängliches wie jeder Moment im Leben des Individuums, der ein Ungleichgewicht oder eine Bedrohung bedeuten kann. Nietzsches Gesundheitsmodell konzentriert sich auf das Verständnis des Leibes als Ganzheit, wobei er die Bedeutung organischer und unbewusster Prozesse betont. Die Vernunft kann nicht länger den Vordergrund einnehmen, so dass die Philosophie das Leben als eine Reihe von leiblichen Prozessen in einer bestimmten Umgebung verstehen muss. Die Gesundheit beruht auf der Fähigkeit des Menschen, das Schreckliche und Negative im Leben in bejahende Interpretationen für die eigene Existenz zu transfigurieren.

Anhang

Da bis Ende 1885, Anfang 1886 – also in der letzten Periode vor der Verfassung der Vorreden von 1886/1887 (bis einschließlich NL 1885/1886, KWG IX W I/8, S. 34; KSA 12, 2[206]) – der Ausdruck „Pessimismus“ in 110 Texteinheiten (vgl. Nietzschesource.org) in veröffentlichen Texten, nachgelassenen Aufzeichnungen und Briefen vorkommt, wurden in 1.3. diejenigen Abschnitte analysiert, die in Bezug auf den starken Pessimismus und den allgemeinen Kontext der Tragödie am gewichtigsten sind. Ebenfalls wurden die signifikantesten Aufzeichnungen über den Pessimismus in Bezug auf Wagner und Schopenhauer betrachtet. Im Vergleich zum Begriff „Pessimismus“ verwendet Nietzsche „Romantik“ seltener: Insgesamt gibt es nur 99 Registereinträge für dieses Wort in 77 verschiedenen veröffentlichen und nachgelassenen Schriften. Bis Ende 1885 verwendet er diesen Ausdruck in 34 Fällen, wobei die bedeutsamsten nachgelassenen Aufzeichnungen zitiert und analysiert wurden. Die anderen Textpassagen oder nachgelassenen Aufzeichnungen vor der Genese der fünf Vorreden von 1886/1887, die weder den Pessimismus und die Tragödie/das Dionysische noch den Pessimismus der Romantik als eine Krankheit behandeln, werden hier als Teil des Anhangs zitiert.

„Alterthümliche Betrachtungen/Die Aesthetik des Aristoteles/Die Alterthumsstudien/Zur Aesthetik der Tragiker I. II/Homers Persönlichkeit/Pessimismus im Alterthum/Griechische Lyrik/Demokrit/Heraklit/Pythagoras/Empedokles/Sokrates/Blutrache/Die Idee des Geschlechts/Selbstmord/Geselligkeit und Einsamkeit/Handwerk und Kunst/Freundschaft/Hesiods Mythologie/Die Philosophen als Künstler“ (NL 1869, KSA 7, 1[110], S. 43). „Philologie der Gegenwart und Zukunft/Litteraturgeschichte im Alterthum/Homerfrage/Musikdrama/Socrates und das Drama/Aristoteles’ Aesthetik/Pessimismus/Zur Aesthetik der Musik/Das a priori construirte Hellenenthum.“ (NL 1869, KSA 7, 1[111]). „Die Tragödie ist die Naturheilkraft gegen das Dionysische. Es soll sich l e b e n lassen: also ist der reine Dionysismus unmöglich. Denn Pessimismus ist praktisch und theoretisch unlogisch. Weil die Logik nur die μηχανή des Willens ist.“ (NL 1869, KSA 7, 3[32]). „Das mythologische Weib. Schicksal und Pessimismus der Mythologie. Das Zeitalter des Häßlichen in der Mythologie. Dionysos und Apollon“ (NL 1869, KSA 7, 3[73]). „Die vorplatonischen Philosophen/Der weise Mensch bei den Griechen/Anaximander/Melancholie und Pessimismus. Mit der Tragödie verwandt/Pythagoras/Religiöse Bewegung des 6ten Jahrhunderts/Xenophanes/Wettkampf mit Homer/Parmenides/Die Abstraktion/Heraclit/Künstlerische Weltbetrachtung/Anaxagoras/Naturgeschichte des Himmels. Teleologie. Athenischer Philosoph/Empedocles/Der ideal-vollkommene Grieche/Democrit/Der universale Erkennende/Pythagoreer/Das Maaß und die Zahl bei den Hellenen/Socrates/Erziehung, Liebe/Kampf gegen die Bildung/Plato/Universal aggressiv“ (NL 1869, KSA 7, 3[84]). „Man kommt nicht über den Willen hinweg: die Moral, die Kunst stehen nur in s e i n e m Dienste und arbeiten nur für ihn. Vielleicht ist die Illusion, daß es gegen ihn geschehe, nothwendig/Der Pessimismus ist unpraktisch und ohne die Möglichkeit der Konsequenz! Das Nichtsein kann nicht Ziel sein/Der Pessimismus ist nur im Reiche des B e g r i f f s möglich. Es ist nur erträglich zu existieren mit dem Glauben an die

 https://doi.org/10.1515/9783111340920-018

Nothwendigkeit des Weltprozesses. Dies ist die große Illusion: der Wille hält uns am Dasein fest und wendet jede Überzeugung hin zu einer Ansicht, die das Dasein ermöglicht. Dies ist der Grund, weshalb der Glaube an eine Vorsehung so unvertilgbar ist, weil er über das Übel hinweghilft. Ebendaher der Unsterblichkeitsglaube" (NL 1869, KSA 7, 3[95]). „— Bei den Griechen ist auch hierin alles mäßig. Bei aller pessimistischen Erkenntniß kommt es nie zur That des Pessimismus" (NL 1870, KSA 7, 5 [50]). „Das höchste Zeichen des Willens: der Glaube an die Illusion und der theoretische Pessimismus beißt sich selbst in den Schwanz." (NL 1869, KSA 7, 5[68]). „Die germanische Ansicht von der Natur — nicht die aufklärerische des Romanismus, mit seinem Emile/Der germanische Pessimismus — dabei starre Moralisten, Schopenhauer und kategorischer Imperativ!/Wir thun unsre Pflicht und verwünschen die ungeheure Last der Gegenwart — wir brauchen eine besondere Art der Kunst. Sie hält für uns Pflicht und Dasein zusammen. Dürer's Bild vom Ritter Tod und Teufel als Symbol unsres Daseins" (NL 1871, KSA 7, 9[85]). „Aus diesem entsetzlichen Existenzkampfe können nur die Einzelnen auftauchen, die nun sofort wieder durch die Wahnbilder der künstlerischen Kultur beschäftigt werden, damit sie nur nicht zum praktischen Pessimismus kommen: als welchen Zustand die Natur auf das Höchste verabscheut" (NL 1871, KSA 7, 10[1]). „Die vorplatonischen Philosophen/Philosophie innerhalb der Sprache. Parallelzeitalter der Tragödie. Der Weise als Greis König Priester Magus. Identität von Leben und Philosophie. Aber immer innerhalb der Grenzen des Hellenischen. Bis Plato, der das Hellenische bekämpft. Philosophie in der Mythologie/1. Thales. Kampf mit dem Mythus. Der Staatsmann/2. Anaximander. Schule. Pessimismus" (NL 1871, KSA 7, 16[17]). „Jetzt lernt man nun gar, seiner engen Philisterhaftigkeit recht herzlich froh zu sein — der Philister hat seine Unschuld verloren (Riehl). Der Philister und der windige ‚Gebildete' unserer Zeitungsatmosphäre reichen sich brüderlich die Hand und unter dem gleichen Jauchzen vernichtet der Bonner Afterphilosoph Jürgen Bona-Meyer den Pessimismus und Riehl Jahn oder Strauß die neunte Symphonie" (NL 1872, KSA 7, 19[201]). „Freiheit dem Mythus gegenüber/Thales und Anaximander. Pessimismus und Handeln/Das Tragische als Spiel. Genie/Heraclit. Wettkampf. Spiel" (NL 1872, KSA 7, 23[22]). „Demokrit. Die Welt ohne moralische und aesthetische Bedeutung, Pessimismus des Zufalls" (NL 1872, KSA 7, 23[35]). „Aus diesem entsetzlichen Existenz-Kampfe können nur die Einzelnen auftauchen, die nun sofort wieder durch die edeln Wahnbilder der künstlerischen Kultur beschäftigt werden, damit sie nur nicht zum praktischen Pessimismus kommen, den die Natur als die wahre Unnatur verabscheut" (CV 3, KSA 1, S. 765). Was die Religion war, war vergessen worden, ebenso die Stellung der Kunst zum Leben. Erst durch den Pessimismus sind beide wieder begriffen worden. Wie tief aber die neue Religion sein muß, ergiebt sich 1) daraus, daß das Unsterblichkeitsmotiv, mit der Todesfurcht, wegfällt 2) die ganze Scheidung von Seele und Körper 3) die Einsicht, nicht durch Correkturen palliativischer Art über das Elend des Daseins wegzukommen: viel radikaler 4) das Verhältniß zu einem Gott ist vorbei 5) das Mitleid (nicht die Liebe zum Ich, sondern die Einheit alles Lebenden und Leidenden). Gegenbild der Kultur, wenn die Religion nicht mehr möglich sein sollte. Tragische Resignation" (NL 1873, KSA 7, 28[6]). „Die historische Ansicht verbrüdert sich hier mit dem Pessimismus: nun sehe man die Consequenzen! Die Lebensalter des Einzelnen bieten die Analogie, die gar nicht schmeichelhafte Schilderung der Gegenwart erweckt nur den Schluss, dass es noch schlimmer kommt und dass dies der nothwendige Process sei, dem man sich hinzugeben habe" (NL 1873, KSA 7, 29[51]). „Ekelhaftes Buch, eine Schande für die Zeit! Wie unendlich reiner, höher und sittlicher wirkt Schopenhauers Pessimismus! Diese Hartmannsche Philosophie ist die *Fratze des Christenthums*, mit ihrer absoluten Weisheit, ihrem jüngsten Tag, ihrer Erlösung usw. Die Speculation auf den Effect der *monströsen Paradoxie*, verbunden mit dem *laissez faire*, war nie toller" (NL 1873, KSA 7, 29[52]). „Der Pfaffenstreit zwischen Optimismus und Pessimismus" (NL 1873, KSA 7, 29[230]). „Der angebliche Welttag und die Vernichtung des Pessimismus" (NL 1873, KSA 7, 30[14]). „Pessimismus. — Tiefe der Selbstverachtung: das Christenthum zu eng" (NL 1874, KSA 7, 34[34]). „Es ist kein Zweifel, wir Alle sind mit ihm verwandt und verbunden, wie wir mit dem Philosophen und dem Künstler verwandt sind; es giebt Augenblicke und gleichsam Funken des hellsten liebevollsten Feuers, in deren Lichte wir nicht mehr das Wort ‚ich' verstehen, es liegt jenseits unseres Wesens etwas, was in jenen Augenblicken zu einem Diesseits wird, und deshalb begehren wir aus tiefstem Herzen nach den Brücken zwischen hier und dort. In unserer gewöhnlichen Verfassung können wir freilich nichts zur Erzeugung des erlösenden Menschen beitragen, deshalb hassen wir uns in dieser Verfassung, ein Hass, welcher die Wurzel jenes Pessimismus ist, den Schopenhauer unser Zeitalter erst wieder lehren musste, welcher aber so alt ist als es je Sehnsucht nach Kultur gab." (SE, KSA 1, S. 383). „55. Es giebt viel mehr Behagen, als Unbehagen in der Welt. Practisch ist der *Optimismus* in der Herrschaft; — der theoretische Pessimismus entsteht aus der Betrachtung: wie schlecht und absurd der Grund unseres Behagens ist; er wundert sich über die geringe Besonnenheit und Vernunft in diesem Behagen; er würde das fortwährende Unbehagen begreiflich finden" (NL 1876, KSA 8, 18[15]). „**Jetzt** tagte mir das Alterthum und Goethes Einsicht der grossen Kunst: und *jetzt* erst konnte ich den *schlichten* Blick für das *wirkliche* Menschenleben gewinnen: ich hatte die *Gegenmittel* dazu, dass kein vergiftender Pessimismus draus wurde. Schopenhauer wurde ‚historisch', nicht als Menschenkenner." (NL 1878, KSA 8, 27[49]). „Weg mit den bis zum Ueberdruss verbrauchten Wörtern Optimismus und Pessimismus! Denn der Anlass, sie zu gebrauchen, fehlt von Tag zu Tage mehr: nur die Schwätzer haben sie jetzt noch so unumgänglich nöthig" (MA I 28, KSA 2, S. 48–49). „Der **thrazische** *Pessimismus* v<ide> Herodot, der Geborene wird bewehklagt" (NL 1878, KSA 8, 30[86]). „Wie vergänglich Philosoph<ien> sind, erkennt man an ihrer vergänglich-machenden Kraft. Schiller, seiner Zeit frisch und lebenskräftig — jetzt schon historisch zu empfinden: die Glasur des deutschen Idealismus. So alle Dichtung mit den Tüpfeln des verstand- und weltflüchtigen deutschen Pessimismus, heute" (NL 1878, KSA 8, 34[16]). „Diese Kriege, diese Religionen, die extremen Moralen, diese fanatischen Künste, dieser Parteihaß — das ist die große Schauspielerei der Ohnmacht, die sich selber Machtgefühl anlügt und einmal Kraft bedeuten will — immer mit dem Rückfall in den Pessimismus und den Jammer! Es fehlt euch an *Macht über euch!*" (NL 1880, KSA 9, 4[202]). „Das Widerwärtige wird jetzt *sehr genau gemalt — warum?* — Dahin gehört auch der Pessimismus. Nicht Entartung der Sitten, sondern Überbeschäftigung ist der Grund." (NL 1880, KSA 9, 6 [389]). „In dem Grade als die Welt zähl- und meßbar sich zeigt, also zuverlässig — erhält sie Würde bei uns. Ehedem hatte die unberechenbare Welt (der Geister — des Geistes) Würde, sie erregte mehr Furcht. Wir aber sehen die ewige **Macht** ganz wo anders. Unsere Empfindung über die Welt **dreht sich um: Pessimismus** des Intellekts" (NL 1881, KSA 9, 11[71]). „Unser Stolz bäumt sich auf, wie noch nie: es hat für ihn einen Reiz ohne Gleichen, gegen einen solchen Tyrannen wie der Schmerz ist, und gegen alle die Einflüsterungen, die er uns macht, damit wir gegen das Leben Zeugniss ablegen, — gerade das Leben gegen den Tyrannen zu vertreten. In diesem Zustande wehrt man sich mit Erbitterung gegen jeden Pessimismus, damit er nicht als Folge unseres Zustandes erscheine und uns als Besiegte demüthige." (M, KSA 3, S. 106). „Wenn man, wie die Inder, als Ziel der ganzen intellectuellen Thätigkeit die Erkenntniss des menschlichen Elendes aufstellt und durch viele Geschlechter des Geistes hindurch einem solchen entsetzlichen Vorsatze treu bleibt: so bekommt endlich, im Auge solcher Menschen des erblichen Pessimismus, das Mitleiden einen neuen Werth, als lebenerhaltende Macht, um das Dasein doch auszuhalten, ob es gleich werth erscheint, vor Ekel und Grausen weggeworfen zu werden. Mitleiden wird das Gegenmittel gegen den Selbstmord, als eine Empfindung, welche Lust enthält und Überlegenheit in kleinen Dosen zu kosten giebt: es zieht von uns ab, macht das Herz voll, verscheucht die Furcht und die Erstarrung, regt zu Worten, Klagen und Handlungen an, — es ist verhältnissmässig ein Glück, gemessen am Elende der Erkenntniss, welche das Individuum von allen Seiten in die Enge und Dunkelheit treibt und ihm den Athem nimmt. Glück aber, welches es auch sei, giebt Luft, Licht und freie Bewegung." (M, KSA 3, S. 129). „Übrigens muß ich Ihnen, nicht ohne Betrübniß, melden, daß jetzt, mit dem dritten Theile, der arme Z<arathustra> wirklich in's Düstere geräth — so sehr, daß Schopenhauer und Leopardi nur als Anfänger und Neulinge gegen seinen ‚Pessimismus' erscheinen werden. So will es der Plan. Um aber diesen Theil machen zu können, brauche ich selber erst tiefe, himmlische Heiterkeit: denn das Pathetische der höchsten Gattung wird mir nur als Spiel gelingen. (Zum Schluß wird **Alles** hell)" (Nietzsche an Heinrich Köselitz, 3. September 1883, KGB III/1, Bf. 461). „Ein Protest gegen den Pessimismus: vom Standpunkte der Griechen aus. Der ‚tiefsinnige und zum zartesten und schwersten Leiden einzig befähigte' Grieche." (NL 1883, KSA 10, 7[7]). „Dieser Glaube an Zwecke führt zum Pessimismus. Umdrehung: der Zweck ist, sich nicht glücklich zu fühlen; der Mensch wird von den Irrwegen des Lebens zurückgeführt; je mehr man leidet, wird der wahre Zweck erreicht, ‚ein Anstrich von Absichtlichkeit ist hierin nicht zu erkennen' Schopenhauer. Hartmann p. 42 ‚Moralität ein Palliativ vor der Entschließung zur Radicalkur' p. 43 ‚die bösen Handlungen an uns eigentlich eine Wohlthat'" (NL 1883, KSA 10, 7[221]). „Du bist mir eine Tarantel: und schwarz sitzt auf deinem Rücken der Tarantel Dreieck und Wahrzeichen. Beiße mir diese Oberflächlichen mit deinem giftigen Bisse, daß ihre Seelen mir erst Tiefe und Schwermuth und schwarzen Schorf erhalten. An die Lehrer des Pessimismus." (NL 1883, KSA 10, 13[1]). „[S]ie schimpfen und lassen sich's dabei wohl sein (Homer's Sophocles' Epicur's Pessimismus — das ‚Ausweichen' als ‚göttlich' empfunden)." (NL 1883,

KSA 10, 8[15]). „„Ich versuche es noch einmal‘ Lösung. — Scepsis gegen allen Pessimismus gewendet. — Vergessen, Neubeginn, wie bei allen prophetischen Menschen.“ (NL 1883, KSA 10, 20[2]). „20. Der Wille: versuchen wir’s noch einmal! Die Scepsis gegen den Pessimismus gewendet.“ (KSA 10, 20[3]). „Die Einsamkeit, der alle Trostgründe abhanden gekommen sind, Hohnlied auf allen bisherigen Pessimismus (weit über alle bisherigen Denkweisen hinaus)“ (NL 1883, KSA 10, 21[2]). „Wir schufen sie, wir weckten sie auf: höchste Äußerung des Muthes und des Machtgefühls. Hohn über allen bisherigen Pessimismus!“ (NL 1883, KSA 10, 21[6]). „[D]er nach dem Werthe des Daseins (aber die erbärmliche Form des deutschen Pessimismus erst zu überwinden!“ (NL 1883, KSA 10, 24[7]). „Weiter-Entwicklung des Pessimismus, der Pessimismus des Intellects. Die moral<ische> Kritik, Auflösung des letzten Trostes“ (NL 1883, KSA 10, 24[28]). „Sie werden auf den letzten Bogen noch einige Ueberraschungen haben. Der Teufel weiß! — nun, nachdem ich **soweit** mein Stillschweigen gebrochen habe, bin ich zu ‚**mehr**‘ verpflichtet, zu irgend einer ‚Philosophie der Zukunft‘ — eingerechnet ‚dionysische Tänze‘ und ‚Narren-Bücher‘ und anderes Teufelszeug. — Man muß noch weiterleben!!! Was denken Sie? —Eigentlich hat Schopenhauer den Pessimismus verdorben —; er war zu eng für diese ganze prachtvolle Nein-sagerei.“ (Nietzsche an Heinrich Köselitz, 22. März 1884, KGB III/1, Bf. 495). „Die Hauptsache aber ist die: ich habe Dinge auf meiner Seele, die hundert Mal schwerer zu tragen sind als la bêtise humaine. Es ist möglich, daß ich für alle kommenden Menschen ein Verhängniß, das Verhängniß bin — und es ist folglich sehr möglich, daß ich eines Tages stumm werde, aus Menschen-Liebe!!! Ich blätterte dieser Tage einmal in Schopenhauer — ah, diese bêtise Allemande — was ich Das satt habe! Die verdirbt alle großen Dinge! Auch den ‚Pessimismus!‘“ (Nietzsche an Malwida von Meysenbug, Ende März 1884, KGB III/1, Bf. 498). „Der europäische Pessimismus ist noch in seinen Anfängen: er hat noch nicht jene ungeheure sehnsüchtige Starrheit des Blicks, in welchem das Nichts sich spiegelt, wie er sie einmal in Indien hatte, es ist noch zu viel Gemachtes und nicht ‚Gewordenes‘ daran, zu viel Gelehrten- und Dichter-Pessimismus: ich meine ein gutes Theil darin ist hinzu erdacht und hinzu erfunden, ist ‚geschaffen‘, aber nicht Ursache, gemacht und nicht ‚geworden‘“ (NL 1884, KSA 11, 25[16]). „Ursachen des Pessimismus/die Sklaven-Moral im Vordergrund ‚Gleichheit‘/die gemeinsten Menschen haben alle ‚Vortheile‘ für sich/die Entartung der Herrscher und herrschenden Stände/die Nachwirkung der Priester und Weltverleumder.“ (NL 1884, KSA 11, 25[345]). „Pessimismus des 19ten Jahrhunderts als Folge der Pöbel-Herrschaft./Le plaisir im 18ten Jahrhundert.“ (NL 1884, KSA 11, 25[370]). „Welches schlimme Schicksal hat Schopenhauer gehabt! Seine Ungerechtigkeiten fanden Übertreiber (Dühring und Richard Wagner), seine Grundeinsicht vom Pessimismus einen Berliner unfreiwilligen Verkleinerer (E. von Hartmann)!“ (NL 1884, KSA 11, 26[51]). „[D]ie Griechen: verbergen ihren agonalen Affekt, drapiren sich als ‘Glücklichste‘ durch die Tugend, und als Tugendhafteste (zwiefache Heuchelei)/(Sokrates, siegreich als der plebejisch Häßliche unter den Schönen und Vornehmen, der Niederredende unter einer Stadt von Rednern, der Besieger seiner Affekte, der gemeine kluge Mann mit dem ‚Warum?‘ unter dem Erbadel — verbirgt seinen Pessimismus)“ (NL 1884, KSA 11, 26[285]). „[V]on Hartmann ein oberflächlicher Querkopf, der den Pessimism durch Teleologie vermanscht und eine Behaglichkeits-Philosophie daraus machen will (nähert sich darin den Engländern an)/Das, was auf den Pessimismus folgt, ist die Lehre von der **Sinn**losigkeit des Daseins“ (NL 1884, KSA 11, 26[326]). „Sobald nun jene Vorstellungen dahingefallen sind 1) die von Gott 2) die von ewigen Werthen: entsteht die Aufgabe des Gesetzgebers der Werthe in furchtbarer Größe. Die Mittel der Erleichterung, welche man früher hatte, sind dahin. Das Gefühl ist so schrecklich, daß ein solcher Mensch Zuflucht sucht/1) beim absoluten Fatalismus: die Dinge gehn ihren Gang und der Einfluß des Einzelnen ist gleichgültig/2) beim intellektuellen Pessimismus: die Werthe sind Täuschungen, es giebt an sich gar kein ‚Gut und Böse‘ usw. Aber der intellektuelle Pessimismus wirft auch den Fatalismus um, er zeigt, daß das Gefühl ‚Nothwendigkeit‘ und ‚Causalität‘ erst von uns hineingelegt worden ist“ (NL 1884, KSA 11, 26[407]). „Mißverständniß meiner Jugend: ich hatte mich noch nicht ganz von der Metaphysik losgemacht — aber das tiefste Bedürfniß nach einem andern Bilde des Menschen. An Stelle der Sündhaftigkeit erlebte ich ein viel volleres Phänomen — ich durchschaute die Armseligkeit in aller modernen Zufriedenheit. ‚[A]lles Falsche an den Dingen an’s Licht zu bringen‘ p. 49/ich als ernsthafter Fortsetzer des Schopenhauerschen Pessimismus.“ (NL 1884, KSA 11, 27[78]). „Zarathustras tiefe Geduld und Zuversicht, daß die Zeit kommt/Die Gäste: der Wahrsager verbreitet schwarzen Pessimismus.“ (NL 1884, KSA 11, 29[23]). „Einen ganz überraschenden Erfolg hatte ich jüngst, durch einen Brief des Herrn Lanzky: ich hatte gemeint, die Bemühung um ihn, und im Grunde damit dieser Winter in Nizza, sei umsonst gewesen, wie andre Bemühungen meinerseits — aber siehe, es kam anders. Er schrieb wie ein umgedrehter Mensch, von seinem ‚Pessimismus‘ befreit und zu einem ganz ernsthaften wissenschaftlichen Leben entschlossen (ob er schon nicht mehr jung ist). Alles hatte sich verbessert, selbst die Handschrift; er schrieb sehr dankbar“ (Nietzsche an Franz Overbeck, 7. Mai 1885, KGB III/3, Bf. 599). „NB. Unser Zeitalter ist in seinen wesentlichsten Instinkten skeptisch: fast alle feineren Gelehrten und Künstler sind es, ob sie es sich schon nicht gerne zugeben. Der Pessimismus, des Nein-sagens<,> ist nur für die Bequemlichkeit des Geistes leichter: unser feuchtes Zeitalter mit demokratischer Luft ist vor allem bequem.“ (NL 1885, KSA 11, 34[67]). „Der Pessimismus, wie er ihn verstand, ist ebenfalls kein kleiner Lehrmeister der Verehrung auf Gebieten, wo Verehrung nicht zu Hause war: z. B. vor dem indischen Alterthum, vor dem alten eigentlichen Christenthum, dem katholischen, gegen welches die protestantische Schul-Erziehung den Geschmack <zu> wenden pflegt.“ (NL 1885, KSA 11, 34[150]). „Meine Freunde, womit bin ich doch seit vielen Jahren beschäftigt? Ich habe mich bemüht, den Pessimismus in die Tiefe zu denken, u<nd> aus der halb christlichen, halb deutschen Enge und Einfalt zu erlösen, in der er mir, in der Philosophie Schopenhauers, zuerst entgegentrat: so daß der Mensch dieser Denkweise auch dem höchsten Ausdruck des Pessimismus gewachsen ist. Ich habe insgleichen ein umgekehrtes Ideal gesucht — eine Denkweise, welche die übermüthigste lebendigste und weltbejahendste aller möglichen Denkweisen ist: ich fand sie im Zuendedenken der mechanistischen Weltbetrachtung; es gehört wahrlich der allerbeste Humor von der Welt dazu, um eine solche Welt der ewigen Wiederkunft, wie ich sie durch meinen Sohn Z<arathustra> gelehrt habe — also uns selber in ewigem da capo mit begriffen — auszuhalten.“ (NL 1885, KSA 11, 34[204]). „Pessimismus zu Ende denken und ebenso den Optimismus.“ (NL 1885, KSA 11, 34[207]). „— [D]er Herr vieler Philosophien, mächtig zum tiefsten Pessimismus und höchster Welt-Verklärung.“ (NL 1885, KSA 11, 34[212]). „Zweitens {nenne ich} das ~~her~~ feine {aufrichtige} schwermüthig-herzhafte Buch eines Franzosen, welches {freilich} ~~reichlich~~, wie fast Alles, was jetzt aus Paris kommt { zum Übermaaß}, zu verstehen giebt, wo {eigentlich} ~~heute~~ der Pessimismus zu Hause ist: {(nämlich nicht in Deutschland)} allerdings und wie wenig der {der französische} Positivismus im Grunde nur eine der Positivismus u die {entschlossene} Verehrung {Kniebeugen} vor den ‚petits faits‘“ (NL 1885, KGW IX, WI/3, S. 113; KSA 11, 35[34]). „Mit Schopenh. dämmert die Aufgabe des Philos., daß es sich um eine Bestimmung des Werthes handele: immer noch unter der Herrschaft des Eudämonismus {~~Spott über~~ Hartmann} das Ideal des Pessim.“ (NL 1885, KSA 11, 35[44]). „Meine Vorbereiter: Schopenhauer/in wie fern ich den Pessimismus vertiefte und durch die Erfindung seines höchsten Gegensatzes erst ganz mir zum Gefühl brachte.“ (NL 1885, KGW IX, W I/3, S. 85; KSA 11, 35[45]). „Paete, non dolet! Paete, dieser Pessimismus thut nicht weh! […]. Ich war damals im Irrthum: ich meinte E v H. sei ein feiner überlegener Kopf u Spaaßvogel, der sich über die pessimist.“ (NL 1885, KGW IX, W I/3, S. 82; KSA 11, 35[46]). „[D]er deutsche Atheismus./die Schulmeister-Cultur/der deutsche Pessimismus.“ (NL 1885, KGW IX, W I/4, S. 17; KSA 11, 36[46]). „Der deutsche Pessimismus.“ (NL 1885, KGW IX, W I/4, S. 14, KSA 11, 36[47]). „Über den deutschen Pessimismus. – Die Verdüsterung, die pessimistische Färbung, kommt nothwendig im Gefolge der Aufklärung. Gegen 1770 bemerkte man bereits die Abnahme der Heiterkeit; Frauen dachten, mit jenem weiblichen Instinkt, der immer zu Gunsten der Tugend Partei nimmt, daß die Immoralität daran Schuld sei. Galiani traf ins Schwarze: er citirt Voltaires Vers. – Wenn ich nun vermeine, jetzt ~~den~~ um ein paar Jhunderte Voltaire u sogar Galiani – der etwas viel Tieferes war – in der Aufklärung voraus zu sein: wie weit mußte ich d also gar in der Verdüsterung gelangt sein! Dies ist auch wahr: u ich nahm zeitig mit einer Art Bedauern Acht vor der deutschen u. christl. Enge u Folge-Unrichtigkeit des Schopenhauerschen oder gar Leopardischen Pessimismus und suchte die principiellsten Formen auf (– Asien –) Unter die Fortdenker des Pess. rechne ich nicht E. v. H., vielmehr unter die ‚angenehmen Litteraturen‘ – – – usw. Um aber diesen extremen Pessimismus zu ertragen (wie er hier u. da aus meiner ‚Geburt der Tragödie‘ heraus klingt) ‚ohne Gott u. Moral‘ allein zu leben, mußte ich mir ein Gegenstück erfinden. Vielleicht weiß ich am besten, warum der Mensch allein lacht: er allein leidet so tief, daß er das Lachen erfinden mußte. Das unglückliche u. melancholische Thier ist, wie billig, das heiterste.“ (NL 1885, KGW IX, W I/4, S. 15; KSA 11, 36[49]). „[E]r hat das klingende und bunte Französisch auf die Höhe gebracht. Zwar fehlt auch ihm wie Renan und Sainte-Beuve die philosophische Zucht, insgleichen eine eigentliche Kenntniß der wissenschaftlichen Prozeduren: aber ein tiefes Bedürfniß zur Analyse und sogar zur Gelehrsamkeit hat sich zusammen mit einem instinktiven Pessimismus bei ihm Bahn gebrochen, wunderlich vielleicht, aber kräftig genug um den gegenwärtigen Romanschriftstellern Frankreichs damit ein Vorbild zu geben.“ (NL 1885, KSA 11, 38[5]). „Das hieß in der That kräftig zugreifen und seine Finger nicht schonen, mitten hinein ins

‚Wesen‘! Schlimm genug daß dieses Wesen sich dabei unangenehm erwies, und, infolge verbrannter Finger, durchaus der Pessimismus und die Verneinung des Willens zum Leben nöthig erschien! Aber dieses Schicksal Schopenhauers ist ein Zwischenfall, der für die gesammte Bedeutung der deutschen Philosophie, für ihren höheren ‚Effekt'“ (NL 1885, KSA 11, 38[7]). „Nicht der Pessimismus (eine Form des Hedonismus) ist die große Gefahr, die Abrechnung über Lust und Unlust, und ob vielleicht das menschliche Leben einen Überschuß von Unlustgefühlen mit sich bringt. Sondern die Sinnlosigkeit alles Geschehens!“ (NL 1885, KSA 11, 39[15]). „Zarathustra als Verführer der Jugend, die Rache der Väter, er heißt sie warten/Zarathustra auf den Wällen der Festung gehend: — er hört den absoluten Pessimismus predigen. Die Stadt wird umringt. Er schweigt.“ (NL 1885, KSA 11, 39[22]). „(Vorrede über die drohende ‚Sinnlosigkeit‘. Problem des Pessimismus.)“ (NL 1885, KGW IX, W I/7, S. 77; KSA 11, 40[2]). „Künstler-Pessimismus. – Es giebt sehr unterschiedliche Arten ~~des Pessimismus~~ {von Künstlern.} Wenn z. ~~B. R. W.~~ {A. de Musset –} {~~ein Künstler~~} Pessimist sein muß, so zwingt ihn hierzu der Widerwille gegen sich selbst, der Wurm ~~der~~ {vielfacher} Selbst=verachtung, die Nothwendigkeit ~~aller~~ {von} Berauschungsmitteln, eingerechnet seine Kunst, um das Leben überhaupt auszuhalten, und wieder der Ekel hinter dem Rausche zualledem das Bewußtsein der ~~beständigen~~ Schauspielerei“ (NL 1885, KGW IX, W I/7, S. 37; KSA 11, 40[60]). „Im Ganzen gebe ich den Künstlern mehr Recht: Pessimismus.“ (KSA 11, 42[3]). „[E]in Wort über den Pessimismus.“ (NL 1885, KSA 11, 42[6]). „Künstler-Pessimismus.“ (NL 1885, KSA 11, 45[6]). „Der moderne Pessimismus ist ein Ausdruck vpn der Nutzlosigkeit der modernen Welt — nicht der Welt und des Daseins.“ (NL 1885, KSA 12, 1[194]). „—Zur Geschichte des Pessimismus“ (NL 1885/1886, KSA 12, 2[70]). „Der Hammer: eine Lehre, welche durch Entfesselung des todsüchtigsten Pessimismus eine Auslese der Lebensfähigsten bewirkt“ (NL 1885/1886, KSA 12, 2[100]). „Die Peststadt. Er wird gewarnt, er fürchtet sich nicht und geht hinein, verhüllt. Alle Arten des Pessimismus ziehen vorbei. Der Wahrsager deutet jeden Zug. Die Sucht zum Anders, die Sucht zum Nein, endlich die Sucht zum Nichts folgen sich.“ (NL 1885/1886, KGW IX, W I/8, S. 145; KSA 12, 2[129]). „*1.* Der heraufkommende Nihilismus, theoretisch und praktisch. Fehlerhafte Ableitung desselben/(Pessimismus, seine Arten: Vorspiele des Nihilismus, obschon nicht nothwendig.)“ (NL 1885/1886, KSA 12, 2[131]). „Angewendet auf die speziell christlich-europäische Moral: unsere moralischen Urtheile sind Anzeichen vom Verfall, vom Unglauben an das Leben, eine Vorbereitung des *Pessimismus.*“ (NL 1885/1886, KSA 12, 2[165]). „{Jener ~~Berliner~~} Pessimismus, [...] {der die Lust und Unlust des Daseins selbst auf die Wagschale zu setzen sich anheischig macht}“ (NL 1885/1886, KWG IX W I/8, S. 34; KSA 12, 2[206]).

Zur Verwendung des Begriffs „Romantik“ ohne direkten Hinweis auf Schopenhauers oder Wagners Krankheit bzw. auf den schlechten Pessimismus vgl. folgende Schriften: Brief an Carl von Gersdorff, 25. Mai 1865, KGB I/2, Bf. 467; Brief an Erwin Rohde, 09. Dezember 1868, KGB I/2, N. 604; NL 1871, KSA 7, 9[71]; NL 1873, 27[55]; NL 1875, KSA 8, 11[25]; NL 1877, KSA 8, 22[17]; NL 1878, KSA 8, 27[3]; MA, KSA 2, S. 109 – 111; NL 1880, KSA 9, 3[31]; M, KSA 3, S. 120 – 122; M, KSA 3, S. 145; FW, KSA 3, S. 398 – 399; NL 1884, KSA 11, 26[6]; KSA 11, 26[21]; KSA 11, 26[377]; KSA 11, 26[393]; NL 1885, KSA 11, 34[221]; KGW IX, W I/3, S. 84; KGW IX, W I/7, S. 3; KSA 11, 42[3]; NL 1886, KSA 12, 1[17].

Literaturverzeichnis

Abel, Günter. 2001. „Bewusstsein – Sprache – Natur. Nietzsches Philosophie des Geistes". *Nietzsche-Studien* 30: 1–43.

Abel, Günter. 1998. *Nietzsche. Die Dynamik der Willen zur Macht und die ewige Wiederkehr*, Berlin: De Gruyter.

Acampora, Christa D. 2008. „Forgetting the Subject". In: *Reading Nietzsche at the Margins*, hg. von Steven V. Hicks und Alan Roseberg, 34–56. West Lafayette: Purdue University Press.

Acampora, Christa D. 2013. „Nietzsche, Agency, and Responsibility: ‚Das Thun ist Alles'". *Journal of Nietzsche Studies* 44/2: 140–156.

Acampora, Christa D. 2018. „Nietzsche and Embodied Cognition". In: *Nietzsche on consciousness and the Embodied Mind*, hg. von Manuel Dries, 17–47. Berlin: De Gruyter.

Anderson, Lanier R. 2002. „Sensualism and Unconscious Representations in Nietzsche's Account of Knowledge". *International Studies in Philosophy* 34/3: 95–117.

Antonovsky, Aaron. 1996. „The salutogenic model as a theory to guide health promotion". *Health Promotion International* Band 11, Nr. 1: 11–18.

Antonovsky. Aaron. 1987. *Unraveling The Mystery of Health – How People Manage Stress and Stay Well*, San Francisco: Jossey-Bass.

Aristoteles. 1995. *Über die Seele.* Übersetzung und Kommentar von Horst Seidl. Hamburg: Felix Meiner Verlag.

Aurenque, Diana. 2018. *Die medizinische Moralkritik Friedrich Nietzsches.* Wiesbaden: Springer.

Aurenque, Diana. 2016. „Nietzsche und die ‚unzähligen[n] Gesundheiten des Leibes'". In: *Nietzsche, Foucault und die Medizin. Philosophische Impulse für die Medizinethik*, hg. von Orsolya Friedrich, Diana Aurenque, Galia Assadi, Sebastian Schleidgen, 23–38. Bielefeld: Transcript.

Beck, Herbert. 1990. *Polyklet. Der Bildhauer der griechischen Klassik*, Frankfurt: P. von Zabern.

Becker, Werner. 1969. *Hegels Begriff der Dialektik und das Prinzip des Idealismus. Zur systematischen Kritik der logischen und der Phänomenologischen Dialektik*, Stuttgart: Kohlhammer.

Benne, Christian und Georg, Jutta. 2015. „Einführung". In *Friedrich Nietzsche: Die fröhliche Wissenschaft*, hg. von Christian Benne, Jutta Georg, 1–6. Berlin: De Gruyter.

Benne, Christian. 2015. „Incipit parodia – noch einmal". In: *Pathos, Parodie, Kryptomnesie: das Gedächtnis der Literatur in Nietzsches „Also sprach Zarathustra"*, hg. von Gabriella Pelloni, Isolde Schiffermüller, 49–66. Heidelberg: Universitätsverlag Winter GmbH Heidelberg.

Benne, Christian und Müller, Enrico. 2014. „Das Persönliche und seine Figurationen bei Nietzsche". In: *Ohnmacht des Subjekts – Macht der Persönlichkeit*, hg. von Christian Benne, Enrico Müller, 15–68. Basel: Schwabe.

Bertino, Andrea C. 2010. „La dialettica della conoscenza in e oltre il testo dell'aforisma 110 de La gaia scienza". In *Letture della Gaia scienza. Lectures du Gai savoir*, hg. von Chiara Piazzesi, Giuliano Campioni, Patrick Wotling, 157–172. Pisa: ETS.

Bertino, Andrea C. 2011. *„Vernatürlichung"*. Berlin: De Gruyter.

Bilheran, Ariane. 2005. *La Maladie, Critere des Valeurs chez Nietzsche. Premices d'une Psychoanalyse des Affects.* Paris: L'Harmattan.

Blättler, Christine. 2012. „Nietzsche und die Experimentalisierung des Lebens". In: *Nietzsches Wissenschaftsphilosophie: Hintergründe, Wirkungen und Aktualität*, hg. von Helmut Heit, Günter Abel, Marco Brusotti, 455–463. Berlin: De Gruyter.

Blondel, Eric. 1991. *The Body and the Culture: Philosophy as a Philological Genealogy.* London: Stanford University Press.

Böhne, Gernot. 2002. *Der Typ Sokrates.* Frankfurt: Suhrkamp.

Bourget, Paul. 1886. *Nouveaux Essais de Psychologie Contemporaine.* Paris: Alphonse Lemerre.

Bormuth, Matthias. 2002. „Karl Jaspers als Pathograph". *Fundamenta Psychiatrica* 18: 154–159.

Brock, Eicke. 2016. „Mit dem Leiden leben. Kierkegaard, Nietzsche und Jaspers als Leidenskünstler“. In: *Nietzsche und die Lebenskunst: Ein philosophisch-psychologisches Kompendium*, hg. von Günter Gödde, Nikolaos Loukidelis, Jörg Zirfas, 95 – 105. Stuttgart: J. B. Metzler.

Brusotti Marco. 1997. *Die Leidenschaft der Erkenntnis. Philosophie und ästhetische Lebensgestaltung bei Nietzsche von Morgenröthe bis Also sprach Zarathustra.* Berlin: De Gruyter.

Brusotti, Marco. 2012. „Reagieren, schwer reagieren, nicht reagieren. Zur Philosophie und Physiologie beim letzten Nietzsche“. *Nietzsche-Studien* 41: 104 – 126.

Campioni, Giuliano. 2010. „*Gaya scienza* und *gai saber* in Nietzsches Philosophie. In: *Letture della Gaia Scienza*, hg. von Chiara Piazzesi, Giuliano Campioni, Patrick Wotling, 15 – 37. Pisa: ETS.

Campioni, Giuliano. 1994. „Wagner als Histrio. Von der Philosophie der Illusion zur Physiologie der *décadence*“. In: *Centauren-Geburten. Wissenschaft, Kunst und Philosophie beim jungen Nietzsche*, hg. von Tilman Borsche, Federico Gerratana, Aldo Venturelli, 461 – 488. Berlin: De Gruyter.

Carbone, Mirella und Jung, Joachim. 2016. „Nietzsche und die Kunst der Gesundheit“. In *Nietzsche und die Lebenskunst: ein philosophisch-psychologisches Kompendium*, hg. von Günter Gödde, Nikolaos Loukidelis, Jörg Zirfas, 323 – 333. Stuttgart: J. B. Metzler.

Caysa, Volker. 2000. „Leibkultur und Rausch“. *Nietzsche-Forschung* 5/6: 39 – 59.

Charcot, Jean-Martin. 1886. *Neue Vorlesungen über die Krankheiten des Nervensystems, insbesondere über Hysterie.* Autorisierte deutsche Ausgabe von Dr. Sig. Freud. Leipzig/Wien: Toeplitz & Deuticke.

Cherlonneix, Laurent. 2002. *Nietzsche: Santé et Maladie, l'Art.* Paris: L' Harmattan.

Cherlonneix, Laurent. 2002. *Philosophie Medicale de Nietzsche: la Conaissance, la Nature.* Paris: L'Harmattan.

Collmer, Thomas. 2012. *Nietzsches Experimental-Philosophie.* Wenzendorf: Stadtlichter Presse.

Constâncio, João. 2012. „A última vontade do homem, a sua vontade do nada: pessimismo e niilismo em Nietzsche“. *Revista trágica* 5: 46 – 70.

Constâncio, João. 2012. „Consciousness, Communication and Self-Expression: Towards an Interpretation of Aphorism 354 of Nietzsche's The Gay Science“. In: *As the spider spins: Essays on Nietzsches's Critique and Use of Language*, hg. von Constâncio, Maria J. Branco, 187 – 232. Berlin: De Gruyter.

Därmann, Iris. 2015. „Nietzsches Ästhetik des Schaffens im Zeichen von Schwangerschaft und Erfindlichkeit“. *Nietzsche-Studien* 44: 127 – 132.

Dellinger, Jakob. 2015. „‚Du solltest das Perspektivische in jeder Werthschätzung begreifen lernen‘: Zum Problem des Perspektivischen in der Vorrede zu ‚Menschliches, Allzumenschliches I‘“. *Nietzsche-Studien* 44: 340 – 379.

Dellinger, Jakob. 2016. „Von der ‚Kritik des Intellekts‘ zur Perspektivierung des ‚Perspektivismus‘ – Überlegungen zum Problem des Perspektivischen in FW 373, 374 und 375“. In *Nietzsche als Kritiker und Denker der Transformation*, hg. von Helmut Heit, Sigridur Thorgeirsdottir, 49 – 61. Berlin: De Gruyter.

De Melo-Martín, Inmaculada. 2003. „When Is Biology Destiny? Biological Determinism and Social Responsibility“. *Philosophy of Science*, Band 70, N. 5: 1184 – 1194.

Descartes, René. 1960. *Von der Methode des richtigen Vernunftgebrauchs und der wissenschaftlichen Forschung.* Übersetzung von Lüder Gäbe. Hamburg: Felix Meiner Verlag.

Descartes, René. 1986. *Meditationen über die erste Philosophie.* Übersetzung von Gerhart Schmidt. Stuttgart: Reclam.

Dries, Manuel. 2018. *Nietzsche on Consciousness and the Embodied Mind.* Berlin: De Gruyter.

Dürr, Karl. 1947. „Die Entwicklung der Dialektik von Platon bis Hegel“. *Dialectica* 1: 45 – 62.

Ebel, Hermann und Beichert, Karl. 2002. „Depressive Störungen bei Patienten der Allgemeinmedizin: Früherkennung und therapeutische Ansätze“. *Deutsches Ärzteblatt*, Heft 3: 124 – 130.

Eisenberg, Leon. 1997. „Disease and illness. Distinctions between Professional and popular ideas of sickness“. *Culture, Medicine, Psychiatry* 1: 9 – 23.

Emden, Christian J. 2004. „Metaphor, Perception and Consciousness: Nietzsche on Rhetoric and Neurophysiology“. In *Nietzsche and Science*, hg. von Gregory Moore, Thomas Brobjer, 91 – 110. Aldershot: Routledge.

Emden, Christian J. 2005. *Nietzsche on Language, Consciousness and the Body*, Illinois: Illinois Press.

Faustino, Marta. 2017. „A 'grande libertação' e a doutrina nietzschiana da saúde". *Estudos Nietzsche* 2: 20 – 39.

Faustino, Marta. 2010. „Auf der Suche nach der ‚großen Gesundheit'. Französische Neuerscheinungen zum Thema Gesundheit und Krankheit im Denken Nietzsches". *Nietzsche-Studien* 39: 639 – 646.

Faustino, Marta. 2016. „Grande saúde e filosofia do futuro. Algumas notas sobre o aforismo 382 da Gaia Ciência". *Estudos Nietzsche* Band 7, Nr. 1: 8 – 30.

Faustino, Marta, „Nietzsche, Sokrates und der Philosoph als Arzt der Kultur". In *Letture del Crepusculo degli Idoli/Lectures du Crépuscule des Idoles*, hg. von Chiara Piazzesi, Giuliano Campioni, Patrick Wotling, 83.98. Pisa: ETS.

Faustino, Marta. 2018. „Nietzsches Therapy of therapy". *Nietzsche-Studien* 46: 82 – 104.

Faustino, Marta. 2010. „Nietzsches Umkehrung des Gesundheitsbegriffes und die große Gesundheit". In *Letture della Gaia scienza – Lectures du Gai savoir. Atti del convegno*, hg. von Chiara Piazzesi, Giuliano Campioni, Patrick Wotling, 219 – 233. Pisa: ETS.

Faustino, Marta. 2011. „Philosophy as a 'Misunderstanding of the Body' and the 'Great Health' of the New Philosophers". In *Nietzsche on Instinct and Language*, hg. von João Constancio, Maria João Mayer Branco, 203 – 218. Berlin: De Gruyter.

Féré, Charles. 1888. *Dégénérescence et criminalité.* Paris: Felix Alcan.

Féré, Charles. 1888. *Sensation et mouvement.* Paris: Felix Alcan.

Figal, Gunter. 2008. Nietzsches Dionysos. *Nietzsche-Studien* 37: 51 – 61.

Figl, Johann. 2002. „Dionysos und der Gekreuzigte. Nietzsches Identifikation und Konfrontation mit zentralen religiosen ‚Figuren'". *Nietzsche-Forschung* 9: 147 – 161.

Fingerhut, Joerg; Hufendiek, Rebekka und Wild, Markus. 2013. *Philosophie der Verkörperung. Grundlagentexte zu einer aktuellen Debatte.* Berlin: Suhrkamp.

Fink, Eugen. 1992. *Nietzsches Philosophie.* Stuttgart: Kohlhammer.

Fischer-Homberger, Esther. 1971. „Charcot und die Ätiologie der Neurosen". *Gesnerus: Swiss Journal of the history of medicine and sciences 28:* Zürich: 35 – 46.

Freud, Sigmund. 2010. *Abriss der Psychoanalyse.* Stuttgart: Reclam.

Forster, Michael. 2005. „Hegel's dialectical method". In *The Cambridge Companion to Hegel*, hg. von F. Beiser, 130 – 170. Cambridge: Cambridge University Press.

Foucault, Michel. 1977. „Nietzsche, Genealogy and History". In *Language, Counter-Memory, Practice: Selected Essays and Interviews*, hg. und übersetzt von D. F. Bouchard, 139 – 164. New York: Cornell University Press.

Galton, Francis. 1892. *Hereditary Genius. An Inquiry into its Laws and Consequences.* London: Macmillan and CO.

Galton, Francis. 1883. *Inquiries into Human Faculty and its Development.* London: Macmillan and CO.

Genette, Gérard. 1982. *Palimpseste. La Littérature au second degré.* Paris: Éditions du Seuil.

Genette, Gérard. 1987. *Seuils.* Paris: Éditions du Seuil.

Georg, Jutta. 2011. *Dionysos und Parsifal. Eine Studie zu Nietzsche und Wagner,* Würzburg: Königshausen & Neumann.

Georg, Jutta. 2015. „Vorrede: Die Bedeutung der Zurückdatierung". In *Friedrich Nietzsche: „Die fröhliche Wissenschaft"*, hg. von Christian Benne und Jutta Georg, 19 – 28. Berlin: De Gruyter.

Gerhardt, Volker. 2011. „Die „grosse Vernunft des Leibes. Ein Versuch über Zarathustras vierte Rede". In *Die Funken des freien Geistes Neuere Aufsätze zu Nietzsches Philosophie der Zukunft*, hg. von Jan-Christoph Heilinger, Jan-Christoph, Nikolaos Loukidelis, 50 – 86. Berlin: De Gruyter

Gerhardt, Volker. 1986. „Experimental-Philosophie". In *Kunst und Wissenschaft bei Nietzsche*, hg. von Mihailo Djurić, Josef Simon, 45 – 61. Würzburg: Königshausen & Neumann.

Gerhardt, Volker. 2006. *Friedrich Nietzsche.* München: C. H. Beck.

Gerhardt, Volker. 2001. „Nietzsches Alter-Ego: über die Wiederkehr des Sokrates". *Nietzscheforschung* 8: 315 – 332.

Gerhardt, Volker. 1984. „Von der ästhetischen Metaphysik zur Physiologie der Kunst“. *Nietzsche-Studien* 13: 374–393.

Guerreschi, Luca. 2019. „Nietzsches Psychosomatik“. *Nietzscheforschung* 26: 207–228.

Goedert, Georges. 1988. *Nietzsche der Überwinder Schopenhauers und des Mitleids.* Würzburg: Königshausen & Neumann.

Gödde, Günter. 2002. „Nietzsches Perspektivierung des Unbewußten“. *Nietzsche-Studien* 31: 154–194.

Gödde, Günter. 1999. *Traditionslinien des „Unbewußten“. Schopenhauer, Nietzsche, Freud.* Tübingen: Psychosozial-Verlag.

Gorner, Rudiger. 2008. *Wenn Götzen dämmern. Formen ästhetischen Denkens bei Nietzsche.* Göttingen: Vandenhoeck & Ruprecht.

Grätzel, Stephan. 1984. „Physiologie der Kunst – eine Grundlegung der Vernunft des Leibes“. *Nietzsche-Studien* 13: 394–398.

Graves, Alice A. 1999. „Hegel's Doctrine of Contradiction“. *The Journal of Speculative Philosophy* 22/1: 118–138.

Groddeck, Wolfram. 1984. „‚Die Geburt der Tragödie‘ in ‚Ecce homo‘. Hinweise zu einer strukturalen Lektüre von Nietzsches ‚Ecce homo‘“. *Nietzsche-Studien* 13: 325–331.

Groddeck, Wolfram. 1997. „Die ‚Neue Ausgabe‘ der ‚Fröhlichen Wissenschaft‘“. *Nietzsche-Studien* 26: 184–198.

Hallich, Oliver und Koßler, Matthias. 2014. *Arthur Schopenhauer: Die Welt als Wille und Vorstellung.* Berlin: J. B. Metzler.

Härter, Martin; Klesse, Christian, Bermejo Isaac; Schneider, Frank und Berger, Mathias. 2010. „Unipolare Depression: Empfehlungen zur Diagnostik und Therapie aus der aktuellen S3- und Nationalen Versorgungs-Leitlinie ‚Unipolare Depression‘“. *Deutsches Ärzteblatt*, Heft 11: 505–513.

Hederich, Benjamin- 1741. *Gründliches Lexicon mythologicum.* Leipzig: Gleditsch.

Hegel, Georg Wilhelm Friedrich. 1981. *Phänomenologie des Geistes.* Frankfurt: Suhrkamp.

Hegel, Georg Wilhelm Friedrich. 1981a. *Wissenschaft der Logik I.* Frankfurt: Suhrkamp.

Hegel, Georg Wilhelm Friedrich. 1981b. *Wissenschaft der Logik II.* Frankfurt: Suhrkamp.

Heit, Helmut. 2016. „Naturalizing Perspectives: on the Epistemology of Nietzsche's Experimental Naturalizations“. *Nietzsche-Studien* 45: 56–80.

Heit, Helmut. 2010. „Nietzsche über Wissenschaft, Metaphysik und Perspektivismus“. *Nietzsche-Studien* 39: 628–638.

Heit, Helmut und Loukidelis, Nikolaos. 2010. „Nietzsches Vermittlung von Geist und Natur – Interpretieren am Leitfaden des Leibes“. In *Der Besen, mit dem die Hexe fliegt: Wissenschaft und Therapeutik des Unbewussten,* hg. von Günter *Gödde,* Michael Buchholz, 243–269. Tübingen: Psychosozial-Verlag.

Helman, Cecil G. 1981. „Disease versus illness in general practice“. *Journal of the Royal College of General Practitioners:* 548–552.

Hemingway, Ernst. 1931. *Death in the afternoon.* New York: Charles Scribners Sons.

Holliday, Robin. 2016. „Epigenetics: A Historical Overview“. *Epigenetics* Band 1, Nr. 2: 76–80.

Hyppolite, Jean. 1946. *Gènese et structure de la „Phénoménologie de l'esprit“ de Hegel.* Paris: Aubier.

ICD-10 (International Classification of Diseases, auf Deutsch: Internationale statistische Klassifikation der Krankheiten, ICD-10-WHO Version 2019, Kapitel V, Affektive Störungen (F30-F39): https://www.dimdi.de/static/de/klassifikationen/icd/icd-10-gm/kode-suche/htmlgm2019/#V, letzter Abruf 26.09.2023.

Jaspers, Karl. 1981. *Nietzsche. Einführung in das Verständnis seines Philosophierens.* Berlin: De Gruyter.

Jaspers, Karl. 1973. *Philosophie II. Existenzerhellung.* Berlin: Springer.

Jaspers, Karl. 1977. *Strindberg und van Gogh. Versuch einer vergleichenden pathographischen Analyse.* München: R. Piper.

Jaspers, Kristina. 2016. „Friedrich Nietzsche: Leben als Experiment“. In *Nietzsche und die Lebenskunst: ein philosophisch-psychologisches Kompendium,* hg. von Günter Gödde, Nikolaos Loukidelis, Jörg Zirfas, 38–46. Stuttgart: J. B. Metzler.

Jaeger, Werner. 1973. *Paideia.* Berlin: De Gruyter.

Jensen, Anthony. 2011. *Ecce homo* as Historiography. *Nietzsche-Studien* 40: 203 – 225.
Jensen, Anthony. 2017. „ Nietzsche and Schopenhauer: For me what mattered was the human being". In: *Nietzsche and the philosophers,* hg. von Mark T. Conrad, 193 – 210. New York/London: Routledge.
Jensen, Anthony. 2015. „Was heisst Denken? Orientierung und Perspektive". *Nietzscheforschung* 22: 29 – 42.
Jiang, Yan. 2008. „Epigenetics in the Nervous System". *The Journal of Neuroscience* 28 [46]: 11753 – 11759.
Kalb, Christof. 2000. *Desintegration.* Frankfurt: Suhrkamp.
Katsafanas, Paul. 2013. „Nietzsche's Philosophical Psychology". In: *The Oxford Handbook of Nietzsche*, hg. von Ken Gemes und John Richardson, 727 – 755. Oxford: Oxford University Press.
Katsafanas, Paul. 2005. „Nietzsche's Theory of Mind: Consciousness and Conceptualization". *European Journal of Philosophy* 13/1: 1 – 31.
Katsafanas, Paul. 2016. *The Nietzschean Self: Moral Psychology, Agency, and the Unconscious.* Oxford: Oxford University Press.
Kaiser, Benjamin. 2018. „Nietzsches Grundfrage nach dem Verhältnis zum Schmerz und die Vertiefung des Pessimismus". In *Facetten Nietzsches im Spiegel junger Forschung*, hg. von Benjamin Kaiser, 13 – 27. Nordhausen: Traugott Bautz.
Kaufmann, Sebastian. 2016. „Nietzsche in Heideggers Schwarzen Heften seit 1931/32". *Jahrbuch zur Kultur und Literatur der Weimarer Republik* 17: 121 – 142.
Kaufmann, Sebastian. 2015. „Die letzte Entscheidung über den Text zwingt zum scrupulösesten ‚Hören' von Wort und Satz – Textgenese und Druckgeschichte der Fröhlichen Wissenschaft". In *Friedrich Nietzsche: Die fröhliche Wissenschaft*, hg. von Christian Benne, Jutta Georg, 7 – 18. Berlin: De Gruyter.
Kaufmann, Walter. 1978. „Nietzsche als der erste große Psychologe". *Nietzsche-Studien* 7: 261 – 287.
Kaufmann, Walter. 1982. *Nietzsche. Philosoph – Psychologe – Antichrist.* Darmstadt: Wissenschaftliche Buchgesellschaft.
Kaulbach, Friedrich. 1980. *Friedrich Nietzsches Idee einer Experimentalphilosophie.* Wien: Böhlau.
Keil, Geert und Schnädelbach, Herbert. 2000. *Naturalismus. Philosophische Beiträge.* Frankfurt: Suhrkamp.
Keil, Geert. 2000. „Naturalismus und Intentionalität". In *Naturalismus. Philosophische Beiträge*, hg. von Geert Keil, Herbert Schnädelbach, 187 – 204. Frankfurt: Suhrkamp.
Lampl, Hans Erich. 1986. „Ex oblivione. Das Fere-Palimpsest. Noten zur Beziehung Friedrich Nietzsche – Charles Féré (1857 – 1907)". *Nietzsche-Studien* 15: 225 – 264.
Lemm, Vanessa. 2016. „Biopolitische Betrachtungen zur Figur des Arztes in Nietzsches Philosophie". In *Nietzsche, Foucault und die Medizin,* hg. von O. Friedrich, D. Aurenque, G. Assadi, S. Schleidgen, 183 – 201. Bielefeld: Transcript Verlag.
Lemm, Vanessa. 2020. *Homo Natura. Nietzsche, Philosophical Anthropology and Biopolitics.* Edinburgh: Edinburgh University Press Books.
Lypp, Bernhard. 1984. „Dionysisch – apollinisch: ein unhaltbarer Gegensatz. Nietzsches ‚Physiologie' der Kunst als Version ‚dionysischen' Philosophierens". *Nietzsche- Studien* 13: 356 – 373.
Long, Thomas. 1990. „Nietzsche's Philosophy of Medicine". *Nietzsche-Studien* 19: 112 – 128.
Lossi, Annamaria. 2014. „Nietzsches Autorbild in Ecce homo". In *Ohnmacht des Subjekts – Macht der Persönlichkeit,* hg. von Christian Benne, Enrico Müller, 317 – 325. Basel: Schwabe.
Loukidelis, Nikolaos. 2012. „Die grosse Vernunft des Leibes und das Über-sich-hinaus-Schaffen: Eine Interpretation zur vierten Rede Zarathustras". In *Nietzsche – Macht – Größe: Nietzsche – Philosoph der Größe der Macht oder der Macht der Größe*, hg. von Volker Caysa. Konstanze Schwarzwald, 213 – 223. Berlin: De Gruyter.
Meyer, Theo. 1991. *Nietzsche. Kunstauffassung und Lebensbegriff.* Tubingen/Basel: Francke.
Meyer, Theo. 1993. *Nietzsche und die Kunst.* Tubingen/Basel: Francke.
Milkowski, Marcin. 2001. „Freiheit als Ethik bei Nietzsche". In *Zeitenwende – Wertewende. Internationaler Kongreß zum 100. Todestag Friedrich Nietzsches*, hg. von Renate Reschke, 335 – 338. Berlin: Akademie Verlag.
Mirbahai, Leda und Chipman, James K. 2014. „Epigenetic memory of environmental organisms: A reflection of lifetime stressor exposures". *Mutation Research* 764: 10 – 17.

Mittasch, Alwin. 1950. *Friedrich Nietzsches Naturbeflissenheit.* Heidelberg: Springer.

Mondolfo, Rodolfo. 2014. *Sócrates.* Buenos Aires: Editorial Universitaria de Bs. As.

Montebello, Pierre. 2001. *Vie et Maladie chez Nietzsche.* Paris: L' Hartmann.

Moore, Gregory. 2002. *Nietzsche, Biology and Metaphor.* Cambridge: Cambridge University Press.

Morgenstern, Martin. 2016. „Nietzsches Auseinandersetzung mit Schopenhauers Pessimismus". In *Nietzsche und die Lebenskunst*, hg. von Günter Gödde, Nikolaos Loukidelis, Jörg Zirfas, 84–94. Stuttgart: J. B. Metzer.

Morillas, Esteban Antonio. 2006. „Beitrage zur Quellenforschung. Nachweis aus Charles Fere *Sensation et Mouvement*". *Nietzsche-Studien* 35: 308.

Morillas, Esteban Antonio. 2007. „Beitrage zur Quellenforschung. Nachweis aus Paul Bourget, *Essais de psychologie contemporaine*". *Nietzsche-Studien* 36: 402.

Müller, Enrico. 2010. „Auslegungen des Leibes. Physiologie als fröhliche Wissenschaft". In *Letture della Gaia scienza. Lectures du Gai savoir*, hg. von Chiara Piazzesi, Giuliano Campioni, Patrick Wotling, 309–324. Pisa: ETS.

Müller, Enrico. 2005. *Die Griechen im Denken Nietzsches.* Berlin: De Gruyter.

Müller-Lauter, Wolfgang. 1978. „Der Organismus als innerer Kampf. Der Einfluss von Wilhelm Roux auf Friedrich Nietzsche". *Nietzsche-Studien* 7: 189–223.

Müller-Lauter, Wolfgang. 1995. „Der Wille zur Macht als Buch der ‚Krisis' philosophischer Nietzsche-Interpretation". *Nietzsche-Studien* 24: 223–260.

Müller-Lauter, Wolfgang. 1971. *Nietzsche. Seine Philosophie der Gegensätze und die Gegensätze seiner Philosophie.* Berlin: De Gruyter.

Müller-Lauter, Wolfgang. 1999a. *Über Freiheit und Chaos. Nietzsche-Interpretationen II*, Berlin: De Gruyter.

Müller-Lauter, Wolfgang. 1999b. *Über Werden und Wille zur Macht. Nietzsche-Interpretationen I.* Berlin: De Gruyter.

Nicodemo, Nicola. 2016. „Nietzsches Loslösung von Wagner und Schopenhauer als Bedingung seiner philosophischen Aufgabe einer Umwertung". In *Nietzsche und Wagner. Perspektiven ihrer Auseinandersetzung*, hg. von Jutta Georg, Renate Reschke, 160–170. Berlin: De Gruyter

Niemeyer, Christian. 1998. *Nietzsches andere Vernunft. Psychologische Aspekte in Biographie und Werk.* Darmstadt: Wissenschaftliche Buchgesellschaft.

Nietzsche, Friedrich und andere. *Briefwechsel. Kritische Gesamtausgabe (KGB).* 1995 ff. Hg. von Giorgio Colli, Mazzino Montinari. Berlin: De Gruyter.

Nietzsche, Friedrich und andere. *Sämtliche Briefe. Kritische Studienausgabe in 8 Bänden (KSB).* 2003. Hg. von Giorgio Colli, Mazzino Montinari. Berlin: De Gruyter.

Nietzsche, Friedrich, *Nietzsche Werke. Kritische Gesamtausgabe, Neunte Abteilung (KGW IX). Der handschriftliche Nachlass ab Frühjahr 1885 in differenzierter Transkription.* 2001 f. Hg. von Marie-Luise Haase, Michael Kohlenbach, Martin Stingelin. Berlin: De Gruyter.

Nietzsche, Friedrich, *Sämtliche Werke. Kritische Studienausgabe in 15 Bänden (KSA).* 1999. Hg. von Giorgio Colli, Mazzino Montinari. Berlin: De Gruyter.

Orth, Michael und Trimble, Michael. 2006. „Friedrich Nietzsche's mental illness—General paralysis of the insane vs. frontotemporal dementia". *Acta Psychiatrica Scandinavica* 114: 439–444.

Ottmann, Henning. 1999. *Philosophie und Politik bei Nietzsche.* Berlin: De Gruyter.

Perogramvos, Lampros; Perrig, Stephe; Bogousslavsky, Julien; Giannakopoulos, Panteleimon. 2013. „Friedrich Nietzsche and his Illness: A Neurophilosophical Approach to Introspection". *Journal of the History of the Neurosciences* 22: 174–182.

Piazzesi Chiara. 2015. *Nietzsche.* Roma: Carocci.

Piazzesi, Chiara. 2007. „Nietzsche: Fisiologia dell'arte e decadence". *Journal of Nietzsche Studies* 33: 92–93.

Pichler, Axel. 2017. „Eine antimetaphysische aber artistische Philosophie: Adornos Inanspruchnahme Nietzsches und anderer Quellen in einer Einfügung zur Ästhetischen Theorie". In *Text/Kritik: Nietzsche und Adorno*, hg. von Martin Endres, Axel Pichler, Claus Zittel, 231–271. Berlin: De Gruyter.

Pichler, Axel. 2014. *Philosophie als Text. Zur Darstellungsform der „Götzen-Dämmerung“*, Berlin: De Gruyter.

Platon. 1973a. „Gorgias“. In *Platon. Werke in acht Bänden. Griechisch und Deutsch* Übersetzung von Friedrich Schleiermacher. Darmstadt: Wissenschaftliche Buchgesellschaft.

Platon. 1973b. „Kratylos“. In: *Platon. Werke in acht Bänden. Griechisch und Deutsch.* Übersetzung von Friedrich Schleiermacher. Darmstadt: Wissenschaftliche Buchgesellschaft.

Platon. 1973c. „Phaidros“. In: *Platon. Werke in acht Bänden. Griechisch und Deutsch.* Übersetzung von Friedrich Schleiermacher. Darmstadt: Wissenschaftliche Buchgesellschaft.

Platon. 1973d. „Politeia“. In: *Platon. Werke in acht Bänden. Griechisch und Deutsch.* Übersetzung von Friedrich Schleiermacher. Darmstadt: Wissenschaftliche Buchgesellschaft.

Powledge, Tabitha. 2011. „Behavioral Epigenetics: How Nurture Shapes Nature“. *BioScience* Band 61, N. 8: 588 – 592.

Reuter, Soren. 2012. „Vom Embryo zum Übermenschen? Zur Bedeutung entwicklungsgeschichtlicher Denkmodelle für Nietzsches Begriff der individuellen Größe“. In *Nietzsche – Macht – Größe. Nietzsche – Philosoph der Größe der Macht oder der Macht der Größe*, hg. von Volker Caysa, Konstanze Schwarzwald, 189 – 199. Berlin: De Gruyter.

Riccardi, Mattia. 2011. „Nietzsche's Sensualism“. *European journal of Philosophy* 21/2: 219 – 257.

Roux, Wilhem. 1881. *Der kampf der Teile im* Organismus. Lepizig: W. Engelmann.

Ruch, Floyd L. und Zimbardo, Philip G. 1974. *Lehrbuch der Psychologie. Eine Einführung für Studenten der Psychologie, Medizin und Pädagogik.* Berlin: Springer.

Salanskis, Emmanuel. 2019. „La psycho-diététique de Nietzsche“. In *Die Frage der Medizin in Nietzsches Philosophie*, hg. von Isabelle Wienand, Patrick Wotling, 171 – 184. Basel: Schwabe.

Santini, Carlotta. 2016. „Gegen eine Theorie der Musik als *Sprache des Gefühls*“. In *Nietzsche und Wagner*, hg. von Juta Georg, Renate Reschke, 278 – 288. Berlin: De Gruyter.

Sarlemijin, Andries. 1971. *Hegelsche Dialektik.* Berlin: De Gruyter.

Schank, Gerd. 2000. *„Rasse“ und „Züchtung“ bei Nietzsche.* Berlin: De Gruyter.

Schwarzwald, Konstanze. 2008. „Über Körper im Rausch: Nietzsche und das Problem der Veränderung der Rauschkultur“. In *Nietzsche – Philosoph der Kulturen?*, hg. von Andreas Urs Sommer, 381 – 390. Berlin: De Gruyter.

Scheier, Claus-Arthur. 1990. *Ecce auctor. Die Vorreden von 1886.* Hamburg: Felix Meiner Verlag.

Schipperges, Heinrich. 1975. *Am Leitfaden des Leibes. Zur Anthropologik und Therapeutik Friedrich Nietzsches.* Stuttgart: Ernst Klett Verlag.

Schlimgen, Erwin. 1999. *Nietzsches Theorie des Bewußtseins.* Berlin: De Gruyter.

Schmid, Wilhelm. 2010. „Uns selbst gestalten. Zur Philosophie der Lebenskunst bei Nietzsche“. *Nietzsche-Studien* 21: 50 – 62.

Schmidt, Jochen. 2012. *Nietzsches-Kommentar: „Die Geburt der Tragödie“.* Berlin: De Gruyter.

Schmücker, Pia. 2012. „Die große Gesundheit als Salutogenese oder Krankheit als Stimulanz des Lebens“. In *Nietzsche – Philosoph der Größe der Macht oder der Macht der Größe*, hg. von Volker Caysa, Konstanze Schwarzwald, 225 – 244. Berlin: De Gruyter.

Schopenhauer, Arthur. 2019. *Die Welt als Wille und Vorstellung: Beide Bände in einem Buch.* Berlin: Hofenberg.

Schopenhauer, Arthur. 1977. *Parerga und Paralipomena I. Zweiter Teilband: Aphorismen zur Lebensweisheit, Von dem was einer vorstellt.* Zürich: Diogenes.

Shepherd, Melanie. 2019. „‚Let Us Return to Herr Nietzsche‘. On Health and Revaluation“. *Journal of Nietzsche Studies* 50: 125 – 148.

Siemens, Herman und Hay, Katia. 2015. „Ridendo dicere severum: on probity, laughter and self-critique“. In *Nietzsche's Free Spirit Philosophy*, hg. von Rebecca Bamford, 111 – 135. London: *Rowman & Littlefield International EBooks.*

Silenzi, Marina. 2023. „‚Aelter als die Sprache ist das Nachmachen von Gebärden‘. Der Leib als Entstehungsort der Sprache“. *Nietzsche-Studien* 52: 1 – 25.

Silenzi, Marina. 2015. „Dionysischer Histrionismus. Charles Féré und die Genese von Nietzsches später Ästhetik“. *Nietzscheforschung* 22: 147 – 156.

Sommer, Andreas Urs. 2012a. „Große Menschen züchten? Nietzsche anti Darwin". In *Nietzsche – Macht – Große. Nietzsche – Philosoph der Größe der Macht oder der Macht der Größe*, hg. von Volker Caysa, Konstanze Schwarzwald, 171 – 187. Berlin: De Gruyter.

Sommer, Andreas Urs. 2017. „Nietzsche als Drehscheibe in ‚die' Moderne? Heideggers Nietzsche in den ‚Schwarzen Heften' und die Rolle des Philosophen" – In *Heideggers Weg in die Moderne: eine Verortung der „Schwarzen Hefte"*, hg. von Hans-Helmuth Gander, Magnus Striet, 71 – 94. Frankfurt: Klostermann.

Sommer, Andreas Urs. 2008. „Nietzsche contra Wagner". In *Wagner und Nietzsche. Kultur – Werk – Wirkung*, hg. von Stefan Lorenz Sorgner, James Birx, Nikolaus Knoepffler, 441 – 445. Hamburg: Rowohlt Taschenbuch.

Sommer, Andreas Urs. 2015. „Die Kunst des Pathologisierens: Nietzsche – Wagner – Sokrates – Jesus". In *Nietzsche. Les textes sur Wagner*, hg. von Céline Denat, Patrick Wotling, 135 – 161. Reims: Éditions et Presses.

Sommer, Andreas Urs. 2010. „Nietzsche mit und gegen Darwin in den Schriften von 1888". *Nietzscheforschung* 17: 31 – 44.

Sommer, Andreas Urs. 2011. „Nietzsche, das Genie und die Zucht groser Menschen". In *Nietzsche – sein Denken und dessen Entwicklungspotentiale*, hg. von Klaus Wellner, 190 – 219. Neu-Isenburg: Angelika Lenz Verlag

Sommer, Andreas Urs. 2013. *Nietzsches-Kommentar: „Der Antichrist", „Ecce homo", „Dionysos-Dithyramben" und „Nietzsche contra Wagner".* Berlin: De Gruyter.

Sommer, Andreas Urs. 2012. *Nietzsches-Kommentar: „Der Fall Wagner" und „Götzen-Dämerung.* Berlin: De Gruyter.

Stegmaier, Werner. 1987. Darwin, Darwinismus, Nietzsche. Zum Problem der Evolution. *Nietzsche-Studien* 16: 264 – 287.

Stegmaier, Werner. 2011. „Fearless Findings. Instinct and Language in Book V of the Gay Science". In *Nietzsche on Instinct and Language*, hg. von João Constancio, Maria João Mayer Branco, 185 – 200. Berlin: De Gruyter.

Stegmaier, Werner. 2015. *Fünftes Buch:* „Wir Furchtlosen". In *Friedrich Nietzsche: Die Fröhliche Wissenschaft*, hg. von Christian Benne, Jutta Georg, 129 – 150. Berlin: De Gruyter.

Steigmaier, Werner. 2016. „*... ich habe Einsamkeit nöthig ...*: Kunst der Kommunikation als Lebenskunst des Einsamen". In *Nietzsche und die Lebenskunst: ein philosophisch-psychologisches Kompendium*, hg. von Günter Gödde, Nikolaos Loukidelis, Jörg Zirfas, 315 – 323. Stuttgart: J. B. Metzler.

Stegmaier, Werner. 2012. *Nietzsches Befreiung der Philosophie. Kontextuelle Interpretation des V. Buchs der „Fröhlichen Wissenschaft".* Berlin: De Gruyter.

Stegmaier, Werner. 2011. *Nietzsche zur Einführung.* Hamburg: Junius.

Stegmaier, Werner. 2019. „Sokrates fascinirte, Nietzsche auch: Philosophie im Spielraum von Irritation und Faszination". *Nietzscheforschung* 26: 101 – 123.

Stiegler Barbara. 2001. *Nietzsche et la biologie.* Paris: Presses universitaires de france.

Stingelin, Martin. 1999. „Friedrich Nietzsches Psychophysiologie der Philosophie". In *Max-Planck-Institut für Wissenschaftsgeschichte. Workshop „Physiologische und psychologische Praktiken im 19. Jahrhundert"*, hg. von Sven Dierig, Henning Schmidgen, 33 – 43. Berlin: Preprint.

Stuppner, Ivan. 2011. *Formen der Einsamkeit bei Friedrich Nietzsche.* Marburg: Tectum.

Themi, Tim. 2020. „Nietzsche's relation with Psychoanalysis: From Freud to Surrealist Modernism, Bataille and Lacan". In *Understanding Nietzsche, Understanding Modernism*, hg. von Brian Pines, Douglas Burnham, 189 – 207. New York: Bloomsbury.

Ténvi, Tamas. 2012. „The madness of Dionysus. Six hypotheses on the illness of Nietzsche". *Psychiatr Hung* 27: 420 – 425.

Thüring, Hubert. 2000. *Geschichte des Gedächtnisses. Friedrich Nietzsche und das 19. Jahrhundert.* München: Wilhelm Fink Verlag.

Thüring, Hubert. 1994. „Friedrich Nietzsches mnemotechnisches Gleichnis: von der ‚Rhetorik' zur ‚Genealogie'". In *Nietzsche oder „Die Sprache ist Rhetorik"*, hg. von Josef Kopperschmidt, Helmut Schanze, 63 – 84. München: Wilhelm Fink Verlag.

Thüring, Hubert. 2015. „Nietzsches Schreiben als philosophische Experimentalistik: eine Lektüre auf dem Weg vom Werk zum Nachlass". *Nietzscheforschung* 22: 168 – 183.

Thüring, Hubert. 1993. „Poetik des Gedächtnisses unter Ausschluß der Leiblichkeit? Merkpunkte zur Universalie der Memoria und zu Nietzsches leibhafter Mnemotechnik". *Fragmente. Schriftenreihe zur Psychoanalyse* 42/43: 177 – 190.

Troeltsch, Ernst. 2008. *Der Historismus und seine Probleme. Erstes Buch: Das logische Problem der Geschichtsphilosophie.* Berlin: De Gruyter.

Toepfer, Georg. 2004. *Zweckbegriff und Organismus. Über die teleologische Beurteilung biologischer Systeme.* Würzburg: Königshausen & Neumann.

Valls Plana, Ramón. 1994. *Del yo al nosotros. Lectura de la fenomenología del espíritu de Hegel.* Barcelona: PPU.

Van Tongeren, Paul. 2016. „Was uns Nietzsches Ästhetik für die Frage der Lebenskunst lehrt". In *Nietzsche und die Lebenskunst. Ein philosophisch-psychologisches Kompendium*, hg. von Günter Gödde, Nikolaos Loukidelis, Jörg Zirfas, 118 – 125. Stuttgart: J. B. Metzler.

Vollmer, Gerhard. 2000. „Was ist Naturalismus?". In *Naturalismus. Philosophische Beiträge*, hg. von Geert Keil, Herbert Schnädelbach, 46 – 67. Frankfurt: Suhrkamp.

Wahrig-Schmidt, Bettina. 1988. „Irgendwie, jedenfalls physiologisch. Friedrich Nietzsche, Alexandre Herzen (fils) und Charles Fere 1888". *Nietzsche-Studien* 17: 434 – 464.

Werner, Andrew. 2020. „Hegel's Dialectic Method: A Response to the Modification View". *Canadian Journal of Philosophy* 50 (6): 767 – 784.

Wittchen, Hans-Ulrich; Jacobi, Frank; Klose, Michael und Ryl, Livia. 2010. „Depressive Erkrankungen". *Gesundheitsberichterstattung des Bundes. Heft 51.* Berlin: Robert Koch-Institut.

Wotling, Patrick. 2010. „La tragédie et „nous". L'inflexion du livre V du Gai savoir". In *Letture della Gaia scienza. Lectures du Gai savoir*, hg. von Chiara Piazzesi, Guliano Campioni, Patrick Wotling, 99 – 114: Pisa: ETS.

Wotling, Patrick. 2011. „What Language Do Drives Speak?". In *Nietzsche on Instinct and Language*, hg. von João Constâncio, Marta Branco, 63 – 79. Berlin: De Gruyter.

Yhee, Jeen. 2016. „Parsifal, Siegfried und der Kompromiss der Moderne: Nietzsche über Wagners Verhältnis zum Schopenhauerschen Pessimismus und spinozistischen Optimismus". In *Nietzsche und Wagner: Perspektiven ihrer Auseinandersetzung*, hg. von Jutta Georg, Renate Reschke, 171 – 180. Berlin: De Gruyter.

Zittel, Claus. 2015. „‚Eine unaufhaltsam rollende Maschine im Kopfe': Das unfröhliche ‚erste Buch der *Fröhlichen Wissenschaft*'". In *Friedrich Nietzsche: Die fröhliche Wissenschaft*, hg. von Christian Benne, Jutta Georg, 52 – 67. Berlin: De Gruyter.

Zittel. Claus. 2003. „‚Incipit tragoedia, incipit parodia': tragische Heiterkeit und ernste Parodie in Nietzsches ‚Also sprach Zarathustra'". *Acta neophilologica* 5: 227 – 242.

Zwart, Hub. 2015. „Genetic Determinism". *SSRN* 2015: 1 – 7. https://papers.ssrn.com/sol3/papers.cfm?abstract_id=2636405, letzter Abruf 26. 09. 2023.

Namensregister

Sachregister

 https://doi.org/10.1515/9783111340920-021

www.ingramcontent.com/pod-product-compliance
Lightning Source LLC
LaVergne TN
LVHW060627300926
849162LV00008B/1728